L'auriculothérapie médicale

Bases scientifiques, principes et stratégies thérapeutiques

Chez le même éditeur

Pratiques en posturologie, par A. Scheibel, F. Zamfirescu, P.-M. Gagey et P. Villeneuve, 2017, 336 pages.

Aide à l'examen du système nerveux périphérique, par le Comité directeur de la revue de neurologie Brain. 2e édition, 2017, 80 pages.

Réflexothérapie occipito-podale, par G. Boitout et J.-P. Vadala. 2015, 192 pages.

Douleurs d'origine vertébrale, par R. Maigne. 2016, 480 pages.

La psyché en médecine chinoise, par G. Maciocia, S. Burner (trad.) 2012, 712 pages.

Homéopathie et médecine chinoise, par V. Hémond, 2017, 320 pages.

Les principes fondamentaux de la médecine chinoise, par G. Maciocia, S. Burner (trad.), 2016, 1320 pages.

Manipulations des nerfs périphériques, J.-P. Barral et A. Groibier, coll « Ostéopathie », 2e édition, 2014.

L'auriculothérapie médicale

Bases scientifiques, principes et stratégies thérapeutiques

David Alimi

Elsevier Masson

ISBN : **978-2-294-75442-5**
e-ISBN : **978-2-294-75533-0**

Elsevier Masson SAS, 65, rue Camille-Desmoulins, 92442 Issy-les-Moulineaux cedex
www.elsevier-masson.fr

Hommages

À mes parents,

À qui je dois tout,

C'est tout l'amour qu'ils m'ont donné, qui m'a aidé à écrire ce livre.

Ils sont inscrits, à tout jamais, dans mon moi le plus profond.

À ma femme,

Qui malgré toutes les contraintes et les vicissitudes induites par ce projet et par mes nombreuses activités professionnelles,

N'a jamais cessé de m'aimer.

J'ai puisé dans cet amour tout le concentrat d'énergie qu'il m'a fallu, pour ordonner mes idées et mes pensées, pour écrire ce livre.

Je ne trouverai jamais assez de forces pour la remercier.

À mes enfants : Sandrine, Debborah et Jonathan,

Que j'aime plus que tout au monde,

Qui, malgré quelquefois, mes absences cruelles,

N'ont jamais eu de cesse de me témoigner leur amour et leur encouragement.

Je veux leur dire qu'ils sont mon souffle de vie.

Je veux rendre un hommage de cœur à ceux qui ont déposé dans le creuset de mes passions la plus vibrante d'entre elles, l'AURICULOTHÉRAPIE. Je veux nommer :

Paul NOGIER

René KOVACS

René BOURDIOL

Ils ont été et resteront à tout jamais les socles essentiels de mon savoir auriculothérapeutique. Ma reconnaissance leur est sans limite.

Aussi un hommage ému au professeur Pierre CORNILLOT qui, après avoir eu l'intelligence visionnaire de faire entrer à la faculté de médecine, dans les années 1980, tout le groupe des médecines intégratives, au sein du fameux diplôme universitaire de médecines naturelles (DUMENAT) à l'université Paris 13, m'a gratifié de sa confiance pour diriger l'enseignement de l'auriculothérapie. Ma reconnaissance et mon affection lui sont acquises pour toujours.

Je n'oublie pas le professeur Jacques CHELLY, qui depuis qu'il a découvert l'auriculothérapie, n'a eu de cesse de m'encourager à poursuivre sans cesse, surtout dans les moments de découragements ou de dépits.

Également au professeur Dan BENHAMOU qui a été le premier à percevoir l'impérieuse nécessité d'élargir l'enseignement de l'auriculothérapie au plus grand nombre. C'est grâce à lui, après que nous le lui avons proposé, qu'a pu se créer, en 2006, le premier diplôme interuniversitaire d'auriculothérapie, entre les universités Paris 13 et Paris 11. Je lui adresse mes amicales pensées.

À toutes celles et à tous ceux,

Parmi mes amis,

Parmi mes étudiants,

Parmi mes connaissances,

Parmi mes patients,

Qui, avec force, m'ont toujours laissé penser qu'ils attendaient cet ouvrage avec impatience.

Je leur rends aussi hommage du plus profond de mon cœur.

Remerciements

À Madame le docteur Sabine BRULE,

Une de mes étudiantes des premières heures,

Celle avec qui j'ai partagé pendant longtemps, à l'Institut Gustave Roussy, la consultation d'auriculothérapie au Centre de la douleur,

Celle qui a géré, pendant longtemps toute la logistique liée à mon enseignement,

Je veux la remercier de toute cette énergie dépensée.

À Monsieur le docteur Richard VERICEL,

Qui a eu, un jour, malgré ses activités chargées de chirurgien ORL, l'intelligence de s'intéresser à notre discipline.

Il en est devenu un des plus inconditionnels et fait maintenant partie intégrante de la mouvance auriculothérapique.

À lui aussi tous mes remerciements.

Aux Docteurs :

Cosimo PELLICANO

Carlo RIPA

Luciano BASSANI

Francesco ZAMPESE

Ils m'ont apporté tant d'amitié, de fraternité, de chaleur humaine que ma reconnaissance leur est sans limite.

À mon fils Jonathan ALIMI, qui, par sa dextérité informatique et technique, a su me permettre de rendre intelligible tous les schémas thérapeutiques présentés sur la Nomenclature Internationale d'Auriculothérapie. Je l'en remercie avec émotion.

À tous mes ÉLÈVES,

De tous les continents, à qui j'ai eu tant de plaisir de partager avec eux ces merveilleuses heures passées ensemble,

La qualité de nos échanges, la chaleur de nos rencontres et l'intelligence de nos relations resteront, pour moi, des souvenirs gravés à tout jamais.

Avertissement

Les stratégies d'auriculothérapie scientifique, pour être efficaces, doivent toujours avoir été établies et déduites d'un examen clinique complet, d'un diagnostic le plus probable, et à partir de l'élaboration d'un raisonnement neurophysiopathologique le plus vraisemblable.

C'est dire qu'il n'y a jamais de recette auriculothérapeutique !

Dans tous les cas, les réflexions cliniques, diagnostiques et neurophysiologiques du médecin auriculothérapeute doivent primer.

L'ordre de sollicitation des zones auriculaires est aussi important que la stratégie elle-même. Il faut la respecter, à l'instar des ordres précis de cheminement des potentiels dans les réseaux cérébraux.

Préface

Ce livre de David Alimi consacré à l'Auriculothérapie est une addition importante à la connaissance dans ce domaine. Outre la longue expérience du praticien et sa formation entourée par de grands experts de cette discipline, cet auteur présente des caractéristiques personnelles qui donnent toute la valeur à cet ouvrage. David Alimi a commencé sa carrière comme neurophysiologiste et cette notion transparaît tout au long de ce livre, car sa formation lui a donné des clés pour comprendre la physiopathologie de nombreuses maladies et voir avec précision les liens qu'entretiennent les mécanismes des maladies et leur traitement. Ce lien inclut aussi le traitement par les médecines complémentaires et c'est l'une des originalités de cet ouvrage.

Dans l'introduction, David Alimi exprime clairement cette vision en écrivant : *« Les propositions auriculothérapiques indiquées et développées dans ce livre ne sont que l'expression de stratégie moyennes déduites d'une longue expérience clinique, en conformité avec un raisonnement neurophysiologique strict : condition sine qua non du basis scientifique de l'auriculothérapie. »*

Une autre phrase de cette introduction est à mon sens cruciale pour donner du poids à cet ouvrage et à positionner l'auriculothérapie au sein de nos traitements.

« Les stratégies d'auriculothérapie scientifique pour être efficaces, doivent toujours avoir été établies et déduites d'un examen clinique complet, d'un diagnostic le plus probable et à partir de l'élaboration d'un raisonnement physiopathologique le plus vraisemblable. »

Le mot important répété de façon récurrente dans les phrases ci-dessus est le mot « scientifique ». En effet, le danger le plus important de ces médecines complémentaires est représenté par ceux qui les pratiquent de façon déraisonnable, c'est-à-dire sans en avoir vérifié l'efficacité et qui pourraient, par leurs paroles, laisser penser que ces traitements sont universellement efficaces et qu'il suffit d'utiliser la bonne potion ou de piquer au bon endroit pour que la maladie disparaisse. Rien de tel n'existe en ce monde et un traitement (quel qu'il soit) ne peut tout guérir. Chaque traitement a ses indications. Il est donc essentiel d'en avoir conscience pour appliquer le « bon » traitement à une maladie donnée et non d'appliquer un traitement similaire à toutes les pathologies. Ici est une des clés de cette auriculothérapie moderne et scientifique.

La priorité des générations futures d'auriculothérapeutes sera sans nul doute de renforcer sans cesse sa puissance en continuant les travaux de recherche clinique.

Je reprendrai bien volontiers les termes de la phrase que Norman Buckley écrivait en 2007 dans un éditorial publié dans le Canadian Medical Association Journal à propos d'une étude randomisée évaluant l'efficacité de l'auriculothérapie dans la douleur postopératoire après chirurgie du genou : *It seems to me that this is the sort of acupuncture research that needs to be done in the future : studies demonstrating the most effective use of its effect, not just illustrating an effect. That would be my challenge to the acupuncturists now : we believe that it works ; just show us for whom. And then show us how to do it.*

L'efficacité de l'auriculothérapie est démontrée « en général » comme rappelé dans l'une des phrases ci-dessus. En médecine conventionnelle, nous faisons de même en appliquant à nos patients les stratégies et traitements issus d'essais cliniques réalisés sur de grands nombres de patients, en sachant que les résultats chez un sujet donné ne sont pas toujours similaires à ceux de la moyenne des patients inclus dans ces études. C'est ici qu'intervient la médecine personnalisée qui, tout en maintenant les bienfaits de la recherche clinique, cherche à en améliorer les résultats en individualisant les traitements à chaque patient. L'auriculothérapie se situe de façon similaire dans ce paradigme car les résultats du traitement auriculothérapique peuvent aussi varier d'un patient à un autre alors que la maladie ou le symptôme semble similaire. Ainsi l'auriculothérapie est comme toute modalité thérapeutique le résultat des essais cliniques et de l'expérience du praticien. La même analyse peut être reprise dans le cas où l'auriculothérapie n'est pas le traitement principal mais associé à d'autres (médecine complémentaire). La démonstration expérimentale positionne souvent l'auriculothérapie comme d'une efficacité modérée, mais certaine, la situant bien souvent comme un complément d'autres traitements. Dans ce cas aussi, elle peut participer à cette notion de médecine personnalisée en apportant un bénéfice thérapeutique supplémentaire chez des patients chez lesquels le traitement médicamenteux classique ne donne pas tous les résultats attendus.

Savoir la pratiquer, connaître les domaines de son efficacité et comprendre pourquoi l'auriculothérapie est efficace, voilà le contenu de ce livre. C'est déjà beaucoup.

Pr Dan BENHAMOU

Service d'Anesthésie - Réanimation
Hôpitaux Universitaires Paris-Sud (AP-HP)
Hôpital de Bicêtre

Abréviations

5-HIAA *5-hydroxy-indole-acetic acid*
AC aiguille cryogénique
ACH acétylcholine
ACTH adrénocorticotropine hypophysaire
ADH *antidiuretic hormone*
ADN acide désoxyribonucléique
ADS activité dynamique spécifique
AE aiguille extemporanée
Afssaps Agence française de sécurité sanitaire pour les produits de santé
AGL acides gras libres
AIT accident ischémique transitoire
APHP Assistance publique des hôpitaux de Paris
ARN acide ribonucléique
ASJ aiguille stérile jetable
ASP aiguille semi-permanente
ATM articulation temporo-mandibulaire
ATP adénosine triphosphate
AVC accident vasculaire cérébral
BPCO broncho-pneumopathie chronique obstructive
CAP cryoauriculoponcteur
CBA commissure blanche antérieure
CBP commissure blanche postérieure
CC corps calleux
CGRP *calcitonin gene-related peptide*
CL côté de la latéralité
CMH complexe majeur d'histocompatibilité
CNV complexe neurovasculaire
COL côté opposé à la latéralité
CPA cellule présentatrice d'antigènes
CPE cardio-pneumo-entérique
CRF *corticotropin-releasing factor*
DCE dépression corticale envahissante
DDP différences de potentiel
DHA *dihydroandrostènedione*
DHEA dihydroépiandrostènedione
DHT dihydrotestostérone
DID diabète insulino-dépendant
DIU diplôme interuniversitaire
DNV détente neurovégétative
EEG électro-encéphalograme
EVA échelle visuelle analogique
F/Vb foie/voies biliaires
FGF *fibroblast growth factor*
FR formation réticulaire
FSH/LH *folliculo-stimulating hormone/ luteinizing hormone*
GABA *gamma-aminobutyric acid*
GCS *gate control system*
Gh-RH *growth hormone-releasing hormone*
Gh-RIH *growth hormone-releasing inhibiting hormone*
GHRF *growth hormon releasing factor*
Gn-RH *gonadotrophin releasing hormone*
HA hypothalamus antérieur
HCG *human chorionic gonadotropin*
HHC hypothalamo-hypophyso-corticosurrénalien
HLA *human leucocyte antigen*
Hox *homeotic box*
HP hypothalamus postérieur
HTA hypertension artérielle
IMC indice de masse corporelle
INR *international normalized ratio*
Inserm Institut national de la santé et de la recherche médicale
IRM imagerie par résonance magnétique
IRMa imagerie par résonance magnétique anatomique
IRMf imagerie par résonance magnétique fonctionnelle
LC locus coéruléus
LCR liquide céphalorachidien
LH-RH *luteinizing hormone-releasing hormone*
LIP *lateral intraparietal*
MALT *mucosa-associated lymphoid tissue*
MDT mémoire de travail
MEG magnéto-encéphalographie
MESOR *midline estimating statisting of rythm*
MSH *melanine stimulating hormone*
NGF *nerve growth factor*
NSC noyau suprachiasmatique
OMS Organisation mondiale de la santé
PΣC parasympathique crânien

PA	potentiels d'action
PA	pression artérielle
PAD	potentiel auriculo-dermal
PBP	plexus broncho-pulmonaire
PCS	plexus cervical superficiel
PG	point génital
PMΣ	point maître sympathique
PMM	point maître de la main
PMMIΣ	point maître membres inférieurs sympathique
PMMI(f)	point maître du membre inférieur fonctionnel
PMMSΣ	point maître membres supérieurs sympathique
PMS	point maître sensoriel
PMR	point maître réticulaire
PR	polyarthrite rhumatoïde
PS	point de synthèse
PSC	parasympathique crânien
PSP	parasympathique pelvien
REC	résistance électrique cutanée
REM	*rapid eye movements*
RGO	reflux gastro-œsophagien
RMN	résonance magnétique nucléaire
RV	roue vasculaire
SADAM	syndrome algodystrophique de l'appareil manducateur
SAL	sérum antilymphocytaire
SCI	syndrome du côlon irritable
SE	système endocrinien
Sida	syndrome de l'immunodéficience humaine
SIO	sphincter inférieur de l'œsophage
SL	système limbique
SN	système nerveux
SNA	système nerveux autonome
SNC	système nerveux central
SNP	système nerveux périphérique
SNS	système nerveux somatique
SNV	système nerveux végétatif
SRAA	système réticulaire ascendant activant
SRIF	système réticulé inhibiteur descendant
STD	système thalamique diffus
STH	*somatotrope hormone*
STV	système trigéminovasculaire
TAG	troubles anxieux généralisés
TC	tronc cérébral
TDM	tomodensitométrie
TEP	tomographie par émission de positons
THC	tétrahydrocannabinol
TOC	troubles obsessionnels compulsifs
TR	triade de relaxe
TRH	*thyroid inhibiting hormone*
TSH	*thyroid stimuling hormone*
UV	ultraviolets
V	variété (complexité) du système
Vc	variété (complexité) du système de contrôle
VIH	virus de l'immunodéficience humaine
VIP	*ventral intraparietal*
VIP	*vaso intestinal peptide*
Vo	variété (complexité) des objectifs
VPL	ventro-postéro-latéraux
VR	*vanilloïd receptor*
WFCMS	*World Federation of Chinese Medicine Societies*

Table des matières

VII
Minutes de cours

Histoire de l'auriculothérapie

Chapitre 1

L'auriculothérapie, une discipline émergente

Le passé

Pour l'homme préhistorique, ses symptômes sont des énigmes, et la mort précoce, une fatalité qu'il doit admettre. L'anatomie du corps et son fonctionnement sont ignorés.

Cet homme se livre à des incantations, des prières, des offrandes, et des démarches spirituelles accompagnent la pratique des traditions orales en guise de traitement.

Les pratiques religieuses constituent souvent le seul espoir de guérir.

Puis, les hommes avancent avec leur histoire :

- au Moyen Âge, hormis l'astrologie, la domination de la médecine arabe repose sur une triade : théorie « humorale » d'Hippocrate, thèses de la « dyscrasie » de Galien, philosophie d'Aristote (premier biologiste qui a introduit la notion de relation entre la fonction et l'organe) ;
- le XIIIe siècle voit naître les dissections ; le premier livre médical, édité et imprimé en 1457, s'intitule *Calendrier des saignées et des purgations* ;
- le XVIe siècle est marqué par les avancées de l'anatomie ;
- la physique, le rationnel et la confrontation anatomoclinique des XVIe et XVIIe siècle préparent une révolution des esprits ;
- à la fin du XIXe siècle, la génération spontanée, l'alchimie et l'ovisme sont définitivement abandonnés.

Le XXe siècle enfin, grâce à l'essor des biotechnologies, voit le triomphe du diagnostic et de la thérapeutique. Toutes les sciences deviennent de plus en plus pointues, avec un chaînage interactif des plus performants, à tel point que le corps devient transparent.

La chimie thérapeutique, indispensable et souvent salvatrice, devient tellement puissante, que son corollaire, l'iatrogénicité, peut, dans certains cas, confiner à la toxicité et aux effets adverses.

Ces savoirs de plus en plus précis profitent également à la physiologie, et viennent renforcer les possibilités et les connaissances des modes d'action des thérapeutiques non pharmacologiques.

L'histoire de la médecine montre que ces connaissances, admises ou réfutées – voire combattues soit par opposition systématique, soit par ignorance, soit par mercantilisme – ont toujours cohabité avec la chimie et les techniques interventionnelles, quand elles ne les ont pas précédées.

Le présent

À l'aube du XXIe siècle, à l'ère de la résonance magnétique nucléaire (RMN), de la caméra à positons et des ligands radioactifs, cette opposition ne peut plus exister, car les possibilités d'explication deviennent très fortes et probantes.

Moyennant une adéquation des techniques de recherche et d'analyse, les outils modernes d'investigation, de plus en plus performants, permettent actuellement d'approcher la démonstration de l'efficacité des thérapeutiques non chimiques.

Ces dernières sont, de ce fait, perçues de plus en plus, et par le monde médical et par les malades, comme des traitements authentiques,

L'auriculothérapie médicale

parfaitement complémentaires ou alternatifs, renvoyant leurs détracteurs à leur ignorance et à leur sectarisme, rarement innocents.

La médecine est **une**. Une fois le diagnostic approché, le choix de la meilleure thérapeutique, ou de la meilleure association thérapeutique, doit se faire selon deux critères fondamentaux : l'efficacité et la tolérance, voire l'innocuité. Aucune incompatibilité, ou presque, n'existe entre les différents agents thérapeutiques, qui peuvent se combiner ou être utilisés séparément.

L'auriculothérapie fait partie de ces thérapeutiques naturelles.

Elle utilise les pavillons des oreilles à des fins diagnostiques et thérapeutiques, en exploitant des circuits neuroréflexes, homothétiques à leurs projections cérébrales, et bouclés par la neuromorphogénétique au niveau de chaque auricula.

L'auriculothérapie est connue depuis la nuit des temps. Pratiquée d'abord de façon empirique, puis de plus en plus de façon raisonnée, et actuellement avec des arguments scientifiques pertinents, elle représente un moyen thérapeutique puissant, non iatrogène et économique.

Elle n'est pas une panacée, possède des indications et des contre-indications précises.

Le docteur Paul Nogier et ses élèves ne pouvaient sans doute pas s'imaginer l'essor aussi important de cette discipline.

Consacrée par l'Organisation mondiale de la santé (OMS), elle a acquis son droit de cité dans les congrès internationaux, elle est enseignée en France et dans de nombreux pays, et fait l'objet de recherches cliniques et fondamentales modernes.

Elle s'inscrit sur le tableau des consultations hospitalières et fait partie de l'arsenal thérapeutique authentique.

On ne peut plus, aujourd'hui, faire comme si cette discipline n'était qu'une « pratique parallèle », exercée par quelques illuminés friands des formes rondes de l'auricule !

On ne peut plus, aujourd'hui, nier la démonstration scientifique et l'apport décisif des sciences fondamentales, qui ne cessent de renforcer les bases logiques de l'auriculothérapie.

On ne peut plus, aujourd'hui, refuser l'entrée à l'université de tout un panel de disciplines thérapeutiques complémentaires – à la chimie –, qui ont été validées et évaluées.

On ne peut plus, aujourd'hui, nier le passage avec succès de l'auriculothérapie au feu de l'*evidence based medicine*, bien que 30 % seulement de la pharmacothérapie soit passée par ce tamisage, et même si l'on sait que l'absence de preuve n'est pas la preuve de l'absence !

On ne peut plus, aujourd'hui, apprendre, à l'université (ou ailleurs), sérieusement l'auriculothérapie, sans lui adjoindre ses substrats neurophysiologiques et neurobiologiques, qui assurent ses fondements et valident ses modalités d'action.

Dans cet ouvrage, nous avons tenté de rassembler l'essentiel des connaissances neurophysiologiques, scientifiques, sur la discipline, en y mettant toute la force de 30 ans de pratique, de 20 ans d'enseignement universitaire, de 15 ans de recherche et de toute une vie de médecin, consacrée à soigner des patients en les comprenant et en les aimant. Nous avons modestement voulu éclairer de la lanterne de la neurophysiologie, le chantier immense creusé par nos maîtres.

Chapitre 2

Petite histoire de la médecine

L'Antiquité

L'homme a toujours eu conscience de sa vulnérabilité.

À la préhistoire, les symptômes que l'homme éprouve sont vécus comme des énigmes incompréhensibles.

L'anatomie est ignorée ; les incantations, les prières et les offrandes sont faites pour combler cette ignorance.

Les menues connaissances sont jalousement gardées et ne se transmettent que par tradition orale de père en fils, de maître à disciple. Les initiés sont les shamans (chamanes), polyvalents dans leurs attributions (sorcier, prêtre, devin ou même possédé), dont les origines remontent aux sociétés traditionnelles sibériennes, avant leur dissémination.

Peu à peu, les pratiques religieuses (*religio* = relier) tentent de combler (ou de s'accaparer) le vide laissé en proposant aux pratiquants de multiples rites. Au Moyen Âge, l'astrologie, à son tour, vient disputer le terrain aux autres croyances.

La médecine arabe affirme sa domination avec les Égyptiens (1800 av. J.-C.) et les Babyloniens (1046 av J.C.), Puis vers 500 av. J.-C., les bases de la médecine occidentale sont jetées par les Grecs, notamment Pythagore, Thalès et Démocrite. Hippocrate développe sa théorie humorale et Gallien, dans les années 200 av. J.-C., la thèse de la dyscrasie. Aristote expose sa pensée (il est le premier biologiste à affirmer que « la fonction explique l'organe »).

Au XIe siècle, Avicenne (Abu Ali Ibn Sinâ) médecin, philosophe et érudit, né à Afchana en Ouzbékistan, écrit *Le canon de la médecine et le livre de la guérison*. À la même époque, Moïse Maïmonide, médecin, philosophe, théologien juif, né à Cordoue en 1138 et mort à Fostat (Le Caire) en 1204, appelé « prince des médecins », écrit de nombreux ouvrages médicaux, notamment le *Traité des aphorismes médicaux*. Il y est passé en revue pratiquement tous les fondements et les préceptes de la médecine.

Au XIIIe siècle, on ose les premières dissections avec plus ou moins de bonheur. En 1457, le premier livre médical intitulé *Calendrier des saignées et des purgations* est édité, dans lequel sont esquissées des recommandations thérapeutiques.

Au XVIe siècle, l'anatomie enregistre des avancées notoires. C'est à cette époque que les premiers diplômes de docteur en médecine *« actus triomphalis»* sont délivrés et que Léonardo Da Vinci écrit son traité *De l'anatomie.*

L'anatomiste flamand Vésale (1514–1564) est un des premiers à pratiquer des dissections autorisées par l'Église. En même temps, Ambroise Paré, dans les années 1500, est considéré comme le premier chirurgien moderne. Quant à Paracelse, alchimiste, astrologue et médecin suisse, il amorce la psychologie : « là où l'esprit souffre, le corps souffre aussi » et « ne sois pas un autre si tu peux être toi-même ».

Aux siècles suivants, la physique, la logique et, surtout, la confrontation anatomoclinique préparent la révolution des esprits, indispensable et nécessaire aux progrès.

À la fin du XIXe siècle, le besoin de plus en plus grand de « vraies » connaissances devient pressant et a raison des derniers soubresauts de la génération spontanée, de l'alchimie et de l'ovisme.

L'auriculothérapie médicale

Le modernisme

Le XXe siècle voit l'essor des biotechnologies, le triomphe du diagnostic et de la thérapeutique. Toutes les sciences deviennent pointues, le corps apparaît désormais transparent. Mais la chimie thérapeutique, tellement puissante se trouve limitée par un double corollaire : les effets adverses et la toxicité, d'où le renouveau des pratiques non pharmacologiques.

Ces pratiques sont d'abord suspectées puis réfutées, combattues et enfin admises pour cohabiter avec les techniques conventionnelles et ce, d'autant plus que les moyens modernes d'investigation permettent d'approcher la démonstration de leurs mécanismes d'action et de leur efficacité.

Ceci contribue à la prise de conscience que la médecine est **une**, qu'il faut faire aux patients la meilleure proposition thérapeutique et ce, en toute complémentarité sans aucune incompatibilité.

C'est ainsi que l'auriculothérapie, issue de la nuit des temps, s'est intégrée dans cette mouvance, avec des arguments scientifiques pertinents, démontrant qu'elle est une thérapeutique puissante, non iatrogène et économique.

Chapitre 3

Histoire de l'auriculothérapie

Elle se confond avec celle de la médecine qu'elle a accompagnée tout au long de son évolution jusqu'à nos jours.

Nous signalons ici l'excellent travail de recherche de cette histoire de l'auriculothérapie effectuée par un de nos élèves, le docteur Diego Voghera, dans le cadre de son mémoire intitulé *Auriculotherapy : a history between east and west* pour l'obtention du diplôme interuniversitaire d'auriculothérapie (novembre 2011).

De l'Antiquité au XVe siècle

Dans les années 3000 av. J.-C., certains kabbalistes, érudits juifs étudiant et pratiquant la Kabbale (mystique juive), recommandent des techniques de visualisation des lettres hébraïques représentant les oreilles droite (Resh) ou gauche (Tav) pour aider à soigner les maux ou maladies affectant l'hémicorps droit ou gauche. Ils préconisent aussi des massages et des « meurtrissures » des pavillons auriculaires pour soulager certains maux[1]. De même, dans le Middrach Rabba (paracha Aazinou – chapitre de la *Torah*), il est écrit que « les oreilles sont semblables au Kelkal » (fine grille d'or pur, sur laquelle le grand prêtre dépose ses vêtements, pour qu'ils soient imprégnés d'encens brûlant sous la grille et diffusant au travers d'elle, avant de les revêtir pour se rendre au Saint des saints, tabernacle dans lequel sont enfermés les rouleaux de la loi ou *Torah*). Il s'agit là d'une analogie remarquable avec les pavillons d'oreilles, dont on sait aujourd'hui qu'ils sont une voie de passage de toutes les informations du corps, avant de se rendre au cerveau.

Vers 2500 ans av. J.-C., dans le *Neï king* (premier ouvrage d'acupuncture, composé de deux livres : le *So ouenn* et le *Linn Tchrou*), attribué à l'Empereur chinois légendaire Hoang-Ti, il est écrit que « les vaisseaux dans l'espace de l'oreille régularisent les douleurs », reconnaissant ainsi une action thérapeutique aux oreilles. Cette citation est plutôt d'obédience acupuncturale.

Au Xe puis au VIIIe siècle av. J.-C., les Perses et les Iraniens pratiquent des rudiments d'auriculothérapie, acquis des chinois à la faveur des grandes migrations nomades aux frontières avec la Chine.

Au Ve siècle av. J.-C., on trouve une référence aux relations existantes entre le corps et l'oreille dans le *Silk book meridians*, où il est stipulé que le méridien originaire du dos de la main arrive à l'oreille.

Au IVe siècle av. J.-C., Hippocrate pratique incisions et saignées au niveau des oreilles dans des cas d'impuissance et de frigidité. Il tient cette technique des Égyptiens qui la tenaient eux-mêmes des Hébreux. À cette époque, les femmes qui ne voulaient plus avoir d'enfants se faisaient piquer à l'oreille.

Dans les années 160 apr. J.-C., le médecin Claude Galien fusionne la médecine hippocratique avec l'anatomie et la physiologie, et l'introduit dans l'Empire romain. Il préconise, notamment, des scarifications des pavillons auriculaires pour les maladies du foie et de la rate.

Après la chute de l'Empire romain en 476, les connaissances médicales hébraïques, égyptiennes, grecques et romaines sont regroupées et précieusement conservées dans les canons de la médecine de l'ancienne Perse et du monde arabe. Dans ce compendium, on retrouve des références spécifiques à l'auriculothérapie dans le traitement

1. *Thora*: Sépher Jesirah, 7, 8 ; Exode 20.8 ; Zaïn et Bahir : 79 à 81.

L'auriculothérapie médicale

des douleurs sciatiques et de troubles sexuels par cautérisation des pavillons.

En Chine, on retrouve dans les ouvrages médicaux et dans le langage populaire, de nombreuses indications de stimulations des pavillons des oreilles, par piqûre ou massage. On parle également d'éléments de diagnostic des maladies par l'analyse morphologique des pavillons auriculaires.

Histoire de l'acupuncture auriculaire en Chine

- Dans la dynastie Jin (265–419), les médecins Ge-Hong et Huang-Fu-Mi rapportent des techniques de traitement par l'oreille, comme des « pincements énergiques » pour sauver de la mort, ou des traitements « des vaisseaux de l'espace de l'oreille » chez les enfants, dans des cas de coliques abdominales, de constipation ou de diarrhée.
- Dans la dynastie Tang (618–907), le médecin Sun Gzu Miao recommande de cautériser une partie du conduit auditif externe, pour traiter la jaunisse.
- Un peu plus tard, dans le *Zhongcangjing (Traité des viscères)*, à l'époque de la dynastie des Sung (960–1279), il est écrit que l'inspection des oreilles peut laisser présager le pronostic.
- Dans la dynastie Ming (1368–1644), le médecin Yang Jizhou, en 1601 préconise dans son *Grand traité de l'acupuncture et du moxa* de « moxibuster le sommet de l'oreille pour guérir la cataracte ».
- Dans la dynastie Qing (1644–1911), l'appréciation de la température auriculaire sert de jauge au pronostic. De même, en 1888, dans le *Li Zheng An Mo Yao Shu* (une mise à jour des *Techniques de massages*), il est inséré un chapitre relatant des méthodes d'observation des pavillons auriculaires pour le diagnostic des maladies.
- Ce n'est qu'après la fondation de la République populaire de Chine en 1949, que l'acupuncture auriculaire devient une méthode thérapeutique indépendante, se démarquant franchement de l'acupuncture.

Au XIe siècle, le Perse Abu Ali Ibn Sinâ, dit Avicenne, médecin, philosophe, érudit, dans son célèbre *Canon de la médecine*, décrit une technique de traitement des céphalées par incisions des faces internes des pavillons.

Dans les années 1127, Stephanus Antiochensis, traducteur grec du célèbre médecin et psychologue perse Ali Ibn Abbäs, auteur du *Kitab al Maliki (Livre de l'art médical)*, une encyclopédie médicale plus pragmatique et plus concise que le *Canon de la médecine* d'Avicenne, décrit l'éléphantiasis et son traitement par incisions des artères de la face postérieure des pavillons, ainsi qu'une technique de l'incision de ces artères pour toutes sortes « d'affections » de la tête.

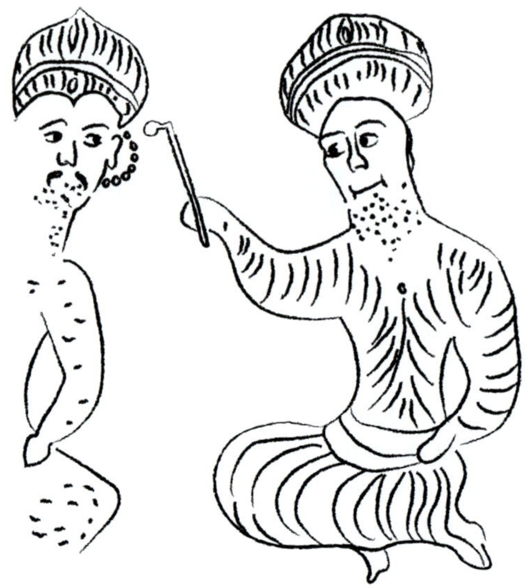

Figure 3.1. Reproduction d'une enluminure montrant la pratique par les Turcs d'une auriculothérapie rudimentaire au XIIIe siècle.

Au XIIIe siècle, les Turcs pratiquent l'auriculothérapie, en cautérisant le pavillon des oreilles (figure 3.1) pour traiter des maladies oculaires.

En 1504, le peintre flamand Hieronymus Van Aeken, appelé Jérôme Bosch (dit « le Bosco » du nom de sa ville natale), réalise un triptyque appelé *Le jardin des délices*, exposé au musée du Prado à Madrid, dont le panneau de droite, dénommé *L'enfer érotico-musical*, montre avec une précision surprenante, digne d'un initié, de véritables techniques auriculothérapeutiques (stimulation de la libido et traitement de la sciatique).

Toujours au XIVe siècle, dans le nord de la Transylvanie, sur le portique du monastère Stao, construit par le prince moldave Bogdan

Voda, on peut voir une peinture décrivant une séance d'auriculothérapie sur les oreilles d'un soldat turc.

Au XVe siècle, les vigiles corsaires, hissés en haut du mât de guet, portent un anneau d'or, au centre du lobule de l'oreille du côté de la latéralité, pour aiguiser leur acuité visuelle et reconnaître de loin les vaisseaux ennemis. En Angleterre, on perce les oreilles des filles à la naissance, pour qu'elles aient de « beaux yeux ».

Du XVIe au XIXe siècle

Au XVIe siècle en France, Henri III oblige les courtisans à porter des boucles d'oreilles (peut-être comme un signe d'homosexualité).

Le docteur Franciscus Vallesisus (1524–1592), médecin personnel du roi Philippe II d'Espagne, apprend des Maurs, battus par le roi, la technique de cautériser l'anthélix pour traiter la sciatique.

Dans la première moitié du XVIIe siècle, le chirurgien Marco Aurelio Severino, de l'université de Tarse, utilise beaucoup les cautérisations. Il rapporte la cessation de violentes rages de dents après saignée d'une veinule rétro-auriculaire ou cautérisation d'une portion de l'anthélix. Il mentionne ainsi la cure de plus de 200 cas de maux de dents par ces moyens. De même, il cite le cas du traitement d'une céphalée chez une jeune femme en incisant une veinule du lobule auriculaire.

Dans les années 1600, Adriaan van den Spiegel, d'origine flamande, professeur d'anatomie à Padoue en Italie, est le promoteur d'incisions veineuses et de cautérisations de l'anthélix du même côté que des problèmes dentaires pour les soigner.

À la même époque, Ludovicus Mercatus, un médecin espagnol renommé, recommande d'inciser et de cautériser une veinule du milieu de l'oreille pour soigner une sciatique.

En 1626, Jean Riolan, anatomiste français, rapporte, dans son ouvrage *Anthropographia, ex propriis, & novis observationibus collecta, concinnata*, l'usage régulier de cautérisation ou d'incisions de veinules de l'antitragus pour traiter des rages de dents. Il tente même de donner une explication en pensant qu'il y a des relations vasculaires entre l'antitragus et les dents.

Entre 1620 et 1690, l'Italien Bernardino Genga, dans *Anatomia chirurgica*, écrit que l'un des remèdes le plus efficace pour les douleurs dentaires est la cautérisation, avec un fer chauffé au rouge, de l'antitragus ou de l'anthélix.

En 1637, dans *Praxis Medica Admiranda*, le médecin portugais Zacutus Lucitanus, reprenant les écrits d'Hippocrate, pratique au Portugal des cautérisations de la face interne des oreilles, en cas de migraines et d'acouphènes, ainsi que pour les douleurs sciatiques et de la hanche.

Au XVIIe siècle aussi, Lazare Rivière indique qu'en appliquant derrière le conduit auditif externe, un tampon imbibé d'huile d'amandes, on peut soulager des rages de dents.

En 1701, à Kiel, Schelhammer, dans son essai *De odontalgia tactu sananda*, décrit des manœuvres de manupression des antitragus, pour traiter les douleurs dentaires.

À cette même période, B. Krysingius écrit un pamphlet railleur sur le même sujet.

En 1717, Antonio Valsalva, en étudiant les zones anatomiques de l'oreille, précise un point à brûler : le « point H », rétro-antitragal, pour traiter les odontalgies, et qu'il décrit dans son traité *De Aura Humana Tractacus.*

En 1740, Antoine Nuck, professeur à l'université de Leyden, écrit un traité médical dans lequel il rapporte « l'invention » d'un instrument pour traiter les rages de dents « de manière surprenante », à l'aide d'un fer rougi passé au travers d'un tube, permettant une cautérisation de l'antitragus.

En 1770, Lorenz Heister décrit une cautérisation de l'antitragus pour traiter les douleurs dentaires.

En 1785, l'Italien Giovanni Battista Borsieri décrit lui aussi dans *Institutionum medicinae practicae* une cautérisation de l'antitragus ou du lobule pour les douleurs dentaires. Depuis, cette technique continue d'être largement utilisée dans ces mêmes indications, par les practiciens auriculothérapeutes.

En 1802, Laurent Bodin, en se référant à Nuck, Van Soligen, Valsalva et Decker, écrit un

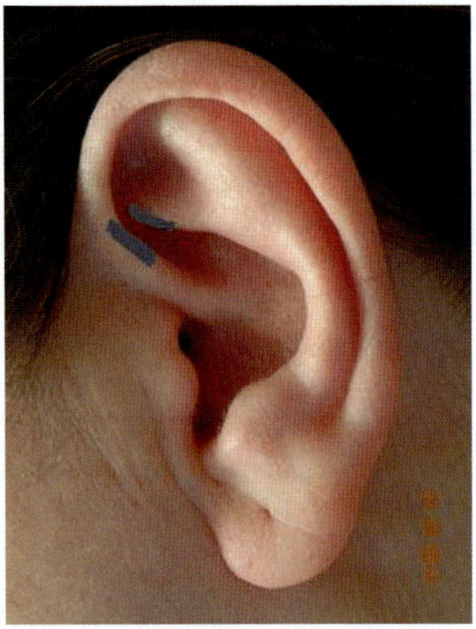

Figure 3.2. Zone cautérisée par le docteur Lucciana pour aider le traitement de la sciatique, devenue « le point corse »
Source : David Alimi.

compendium de toutes les descriptions de cautérisation de l'antitragus pour douleurs dentaires.

En 1810, le docteur Ignaz Colla, de Parme, dans le journal *Giornale medico-chirurgico di Parma,* décrit qu'un sujet piqué par une abeille à la face postérieure de l'anthélix, avait présenté une paralysie transitoire des membres inférieurs.

À cette même époque, le chirurgien italien Giovanni Battista Monteggia, professeur d'anatomie et de chirurgie à Pavie, dans son traité *Instituzioni chirurgiche,* conclut qu'il doit y avoir une relation entre l'anthélix et les nerfs des membres inférieurs.

En 1850, le docteur Lucciana, de Bastia en Corse, apprend des maréchaux-ferrants un point situé au bord du croisement de l'hélix avec l'anthélix – affectant de ce fait l'hélix et l'anthélix – pour traiter la sciatique (figure 3.2). Cette zone prend le nom de « point corse » (point concernant partiellement celui dit de « madame Barin » et une autre zone dont on sait aujourd'hui qu'elle affecte la vascularisation du membre inférieur).

En 1850 aussi, le professeur Joseph-François Malgaigne à l'hôpital Saint-Louis décrit de nombreuses observations de sciatiques guéries par ces mêmes techniques. Il relate ces observations dans la *Revue médico-chirurgicale.*

Dans les décennies suivantes, de nombreux rapports médicaux relatent les bénéfices apportés par la cautérisation de zones de l'oreille pour soigner la névralgie sciatique, la névralgie faciale, ainsi que des tentatives d'explication des relations entre l'oreille et le nerf sciatique. De même, de nombreux journaux médicaux européens et du monde entier dissertèrent sur les observations de Malgaigne.

Par la suite, le nombre de partisans de la méthode égale celui des détracteurs, parmi lesquels le neurologue français Guillaume Duchenne de Boulogne, qui reconnaît dans les années 1860 la correspondance auriculaire somatotopique chez le chien, mais refuse d'admettre l'efficacité des points d'oreille sur la sciatique humaine !

Certains médecins de cette époque affirment pouvoir calmer certaines crises d'asthme en projetant, au niveau de l'hémiconque inférieure, un jet de chlorure d'éthyle (éther).

Dans le bassin méditerranéen, certains ont hérité de leurs parents ou ancêtres, la tradition de piquer un ou plusieurs points de l'oreille d'un malade, pour le guérir de sa maladie.

Cette connaissance s'enfonce peu à peu dans l'oubli sans disparaître complètement. Elle reste longtemps cachée, se transmettant de bouche à oreille, de père en fils et de maître à disciple, dans le plus grand secret.

Du XXe siècle à nos jours

En 1946, dans l'État de New York, quelques chercheurs pédiatres, dont le docteur Edith L. Potter, signalent une grande correspondance entre des malformations rénales et une malformation de la branche montante de l'hélix auriculaire. Mais en cette époque d'après-guerre, aucune attention n'est prêtée à ces travaux.

En 1951, dans le cabinet d'un médecin lyonnais, le docteur Paul Nogier, se présentent plusieurs malades qui portent sur le lobe des oreilles une cautérisation, toujours la même, qui a été faite pour les soulager d'une sciatique hyperalgique, qu'aucun médecin n'avait réussi à soigner, pas même les plus grands spécialistes.

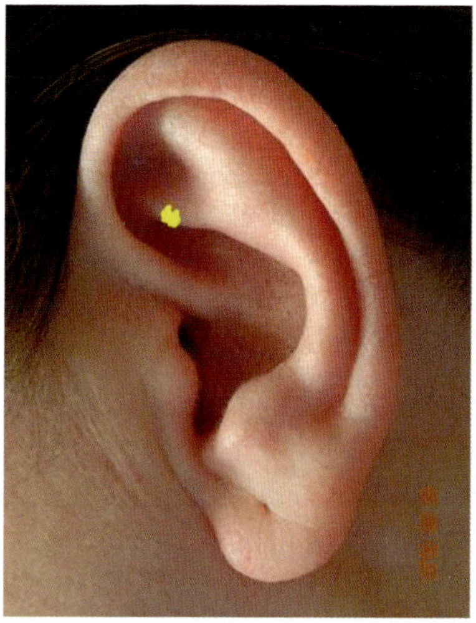

Figure 3.3. Zone cautérisée par madame Barin (en jaune).
Source : David Alimi.

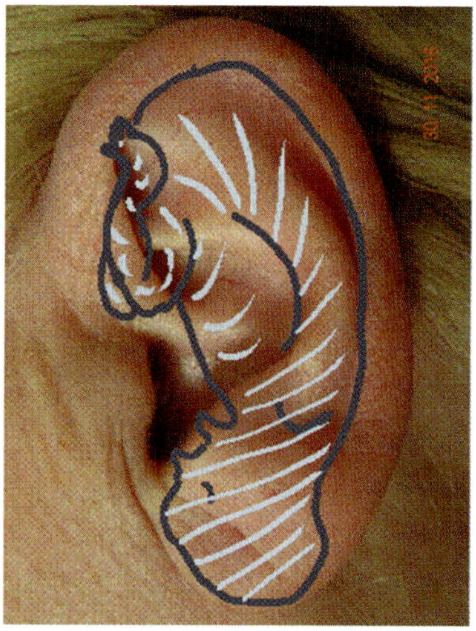

Figure 3.4. La vision géniale de Paul Nogier du fœtus lové dans le pavillon auriculaire.
Source : David Alimi – cours du DIU d'auriculothérapie.

Cette cautérisation est faite par une autodidacte, guérisseuse de la région de Lyon, madame Barin Casalta, qui tient ce « secret » de son père, marin, qui l'aurait reçu d'un médecin chinois, qu'il aurait sauvé d'un naufrage.

De nombreux patients passent entre les mains de madame Barin Casalta, dont la célèbre cantatrice Ninon Vallin. Ce point de traitement de la sciatique est d'ailleurs appelé : « point Barin » (figure 3.3).

Le docteur Paul Nogier, grâce à son imagination géniale, voit dans le pavillon de l'oreille un fœtus lové, tête en bas, identique à la position *in utero* (figure 3.4) et reconnaît, au niveau de l'anthélix, la colonne vertébrale avec la projection des disques impliqués dans la sciatique. Il en induit l'idée d'une somatotopie reportée sur l'oreille et attribue l'action thérapeutique à une action réflexe : il vient de construire la thérapeutique par l'oreille et de lui donner ses premières bases rationnelles et médicales.

Après trois ou quatre ans d'hésitations, d'incertitudes et de recherches difficiles, avec les gens de son groupe, dit Groupe lyonnais d'études médicales ou GLEM, Paul Nogier fait renaître en 1957 cette discipline, qu'il nomme : auriculothérapie du latin *auricula* (oreille) et du grec *therapein* (soigner).

Paul Nogier développe sa conception du fœtus inversé inclus dans le pavillon auriculaire, un peu comme l'ont fait le suédois Nils Liljequist et le français Pierre Bonnier. Le premier, affinant les travaux du médecin hongrois Ignatz von Peczely, précise dans les années 1870 les représentations iriennes de certaines parties du corps, donnant naissance à l'iridologie. Le second, reprenant une pratique ancestrale née en Égypte et apprise des Hébreux, systématise, dans les années 1910, une représentation humaine au niveau des cornets, appelée sympathicothérapie.

Les travaux de Paul Nogier s'inscrivent dans la mouvance des découvertes et des avancées neurologiques du XIXe siècle, notamment la découverte par Paul Broca de l'aire de la parole articulée sur la 3e circonvolution frontale gauche, bientôt suivie par les travaux de Sherrington, de Leyton et plus tard de Penfield, Boldrey et Rasmussen.

Paul Nogier établit les premières cartographies qui concernent principalement quelques points du rachis et des os sur l'anthélix. Après un long cheminement, jonché d'embûches, de difficultés, d'oppositions, de critiques, d'attaques de toute nature, de rivalités, d'échecs, l'auriculothérapie finit par triompher.

Ainsi Paul Nogier est le premier à avoir reconnu et systématisé la somatotopie auriculaire.

Ses nombreux travaux de recherche clinique et fondamentale font de lui le père fondateur de l'auriculothérapie moderne.

Il faut, ici, faire une digression : quelle est l'origine des premières constatations des premiers rudiments de ce qui deviendra plus tard l'auriculothérapie de Paul Nogier ? On ne le saura probablement jamais avec précision ! En effet il existe, encore aujourd'hui, plusieurs revendications : tout d'abord les Turcs, au XIIIe siècle ont eu quelques élans de revendication de pérennité de cette technique thérapeutique, mais rapidement abandonnée du fait de l'existence d'une antériorité.

Hippocrate a signalé cette pratique, au IVe siècle av. J.-C., mais il la tenait des Égyptiens qui eux-mêmes, l'avaient appris des Hébreux. Les Chinois, eux, pensent que l'auriculothérapie n'est ni plus ni moins que la caractérisation d'un certain nombre de points de méridiens acupuncturaux, passant par l'oreille (méridiens Yang : TR, VB, IG, Vessie, GI, EST.), mais qui, en aucun cas, ne peuvent correspondre aux zones auriculothérapeutiques, sauf peut-être pour le « Shenmen ». Ils voudraient tirer leur légitimité en citant les nombreux écrits traditionnels, déjà signalés plus haut, mais dont la plus haute origine ne remonte « qu'à » 2500 ans av. J.-C. ! Alors que, nous en avons déjà parlé, la plus vieille remontée historique, mais rudimentaire de la technique se retrouve dans la Kabbale datant de 3000 ans av. J.-C.

Pour notre part, nous considérons que Paul Nogier est et restera le fondateur de la systématisation de l'auriculothérapie, et surtout qu'il est le premier à avoir vu un fœtus lové dans l'oreille, ce qui lui a ouvert la porte des premières caractérisations topographiques et plus tard des somatotopies, prémices des origines neurologiques de notre compétence. Nous voulons donc rendre hommage à ce maître prestigieux pour le génie et l'énergie qu'il a su mettre dans son étude. Il a apporté aux médecins une dimension innommée de traitement des souffrants par la sollicitation des processus dormants, naturels, de défense.

En 1958 puis en 1963, Jacques Niboyet, dans sa célèbre thèse de sciences, *La moindre résistance à l'électricité de surfaces punctiformes et de trajets cutanés concordant avec les points et méridiens, bases de l'acupuncture*, démontre les propriétés électriques de ces points, dont la résistance est plus faible que leur environnement immédiat. Cette notion sera rapidement étendue aux points d'auriculothérapie.

En 1962, Y. Grall vérifie et confirme les recherches de Niboyet, en comparant les résistances électriques des points d'acupuncture, mesurés avec l'appareil du japonais Manaka, trouvés échelonnés entre 5 et 50 KΩ, alors que des points neutres ont, eux, des résistances comprises entre 0,5 et 3 MΩ.

Par la suite, de nombreux travaux sur les points cutanés se développent : Henri Jarricot, en 1971, reprenant ses propres travaux commencés en 1932, précise des zones cutanées siège des fameuses « dermalgies réflexes », basées sur la persistance des correspondances métamériques viscéro-musculo-dermales.

En 1972, le professeur Jacques-Armand Bègue, de la faculté de médecine de Xavier Bichat, parle d'une différence de potentiel de plus ou moins 8 mV entre deux points auriculaires signifiants.

Dans les années 1975, le professeur Jean Bossy, neuroanatomiste à Nîmes, mesure qu'aux points d'acupuncture détectés, l'impédance cutanée peut chuter d'un facteur de 10 à 1 : 30 000 à 350 000 Ω au point détecté, 150 000 à 1 500 000 Ω à 2 mm, 450 000 à 5 000 000 Ω à 10 mm.

Toujours dans ces mêmes années, Claudie Terral, chercheuse sous la direction du professeur Pierre Rabischong, neuroanatomiste à la faculté de médecine de Montpellier, conduit d'importants travaux sur les propriétés électriques des points d'acupuncture et d'oreille, qu'elle poursuit jusqu'en 2006. Ces apports fondamentaux permettent de comprendre sur le plan scientifique les propriétés électriques des zones de la peau du corps et des pavillons auriculaires.

En 1972, dans son sillage, parmi les élèves de Paul Nogier, les docteurs René Bourdiol et René Kovacs amorcent les bases neurologiques de la discipline avant que, armé de la neurophysiologie, nous finissions par ancrer définitivement l'auriculothérapie au port des neurosciences.

L'auriculothérapie est reconnue et validée officiellement par l'OMS en juin 1987 à Séoul et standardisée dans une nomenclature internationale des points (nomenclature OMS) en novembre 1990 à Lyon. Dans cette même ville, se tient en mai 1994 son premier symposium international.

Depuis, cette discipline ne cesse de s'épanouir dans toutes les directions : recherche scientifique, développement universitaire, pratique hospitalière, rayonnement mondial, etc.

II

Anatomie

Chapitre 4

Neuroanatomie élémentaire

De l'intérêt de la connaissance anatomique

Structure et fonction sont indissociables, bien que pendant longtemps l'étude des fonctions du cerveau ait prévalu sur celle de ses structures. Les références de l'auriculothérapie à la neuroanatomie sont si nombreuses que l'on ne peut faire l'économie de développer un chapitre de neuroanatomie élémentaire.

Un survol de l'histoire des neurosciences nous permet de comprendre l'enjeu de leur connaissance moderne.

Platon (427–347 av. J.-C.), dans le *Phédon*, considère le cerveau comme point de départ des activités psychiques de l'homme (cérébrocentrisme). Le cardio-centrisme, porté par Aristote (384–322 av. J.-C.), attribue au cœur le rôle central dans la génération et le contrôle des facultés mentales et émotionnelles. Vers 300 av. J.-C., Hérophile considère que les ventricules cérébraux, via le liquide céphalorachidien (LCR), sont les contenants des fonctions supérieures où s'échangent les esprits (les fluides). Cette « théorie des cellules ou des ventricules » perdure jusqu'au début du XVIIe siècle, en passant par le Moyen Âge qui loge le sens, la raison et la mémoire dans les trois cavités ventriculaires.

Claude Galien (129–199 av. J.-C.) s'essayant aux premières expérimentations physiologiques, bâtit sa théorie du *rete mirabile* ou « réseau merveilleux » dans lequel se transforment les principes vitaux (ou humeurs ou éthers), élaborés par le ventricule gauche du cœur, en principes spirituels.

Grâce aux premières dissections et expérimentations neurophysiologiques, les premiers anatomistes comme André Vésale (1514–1564) remettent en cause la théorie des ventricules.

Puis René Descartes (1596–1660), avec sa théorie « dualiste », identifie l'âme – qu'il loge dans l'épiphyse (parce qu'unique) – comme moteur d'actions sur la machine cérébrale et corporelle, par le biais d'esprits animaux, pour produire les facultés mentales. Il est ainsi le premier à considérer le corps et l'âme séparément.

Mais immédiatement, le philosophe Baruch de Spinoza (1632–1677) et le père de la neurophysiologie Thomas Willis (1621–1675) critiquent fortement cette théorie cartésienne du rôle de l'épiphyse. Willis développe alors, bien que continuant à parler « d'esprits animaux », une théorie où il est reconnu un double rôle au cerveau : élaboration et transmission des informations.

De nombreux autres anatomistes de cette époque critiquent la théorie de Descartes : ainsi Marcello Malpighi (1627–1694), qui commence à utiliser le microscope, découvre les fibres de la substance blanche et parle de *machinulae* dans le cortex (parle-t-il des dendrites et axones ? sont-ce les neurones ?). L'étude microscopique du cerveau s'appelle le réductionnisme. Ce dernier connaît au XIXe siècle un développement considérable, grâce aux perfectionnements des techniques de coloration de Jan Evangelista Purkinje (1787–1869), Camillo Golgi (1843–1926) et Santiago Ramon y Cajal (1852–1934). Un peu plus tard, ce réductionnisme aboutit à la théorie du neurone et à la découverte des synapses, au XXe siècle par Charles Sherrington (1857–1952), des neurotransmetteurs et des techniques d'étude des propriétés électriques des neurones et de biologie moléculaire.

Parallèlement, les progrès de la neuroanatomie permettent l'établissement d'une nomenclature des structures corticales et de la substance blanche. Ils conduisent l'école autrichienne de neurologie, surtout Franz Joseph Gall (1758–1828), à élaborer sa théorie phrénologique (correspondance aires corticales et fonctions mentales).

En 1861, le neurochirurgien de l'hôpital du Kremlin-Bicêtre, Paul Broca (1824–1880), constate, sur un patient récemment atteint d'un accident vasculaire cérébral, la première preuve scientifique de la localisation d'une fonction mentale (en l'occurrence la parole).

Cette envolée « anatomoclinique » ou « neuropsychologique » traverse les XIXe et XXe siècles, jusqu'à l'avènement des techniques d'imagerie cérébrale fonctionnelle. Ainsi Carl Wernicke (1848–1905) étend les travaux de Paul Broca à l'étude des aires de compréhension du langage et permet au neuropsychologue américain Norman Geschwind d'élaborer un modèle unique.

Les outils modernes de neuro-imagerie s'élaborent alors progressivement : la tomographie aux rayons X assistée par ordinateur (scanner) est inventée dans les années 1970 par Allan Cormack et Godfrey Hounsfield (prix Nobel de physiologie et de médecine en 1979). L'imagerie par résonance magnétique (IRM) est mise au point par Paul Lauterbur en 1980.

Des neurologues comme Antonio Damasio commencent alors des observations anatomocliniques originales.

Notons qu'à partir du XVIIIe siècle, se sont élaborées les prémices de l'électrophysiologie avec Luigi Galvani (1737–1798), perfectionnée par Hermann von Helmoltz (1821–1894), François Magendie (1783–1855) et Hans Berger (1873–1941) qui réalise, dans les années 1930, les premiers enregistrements externes de l'activité électrique cérébrale, préfigurant l'électro-encéphalograme (EEG) moderne.

Quant à la magnéto-encéphalographie (MEG), elle voit le jour dans les années 1970, grâce à Georges Cohen à New York et Riita Hari à Helsinski.

Enfin, en reprenant les observations originelles de deux neurochirurgiens anglais, Claude Roy et Charles Sherrington en 1890 (modification de l'irrigation corticale lors de stimulations), l'équipe de Lou Sokoloff aux États-Unis, dans les années 1960, met au point les premières cartographies de débit sanguin cérébral chez l'animal vivant (« autoradiographie »). Puis en 1980, après la mise au point de l'eau radioactive (traceur utilisable chez l'homme), Marcus Raichle et son équipe, à Saint-Louis, aux États-Unis, obtiennent les premières cartographies avec la tomographie par émission de positons (TEP).

Cette TEP est supplantée en 1990 par l'imagerie par résonance magnétique fonctionnelle (IRMf), mise au point par Bruce Rosen et son équipe du *Massachusetts General Hospital* à Boston. Elle est aujourd'hui unanimement utilisée par la plupart des laboratoires dans le monde.

L'avenir est au couplage de ces méthodes d'imagerie avec l'EEG et la MEG, pour obtenir des cartes spatiotemporelles du cerveau en action.

Neuroanatomie descriptive

Nous souhaitons montrer ici aux lecteurs combien notre système nerveux est formidablement agencé, intelligemment structuré, puissamment fonctionnel, pour, finalement, faire de nous « un miracle » de tous les instants.

Notre cerveau est un organe mou qui a une consistance gélatineuse, la taille d'une noix de coco moyenne, qui pèse 1,3 kg environ, soit 2 % du poids d'une personne de 60 kg, et qui consomme 20 % de notre oxygène et 25 % de notre glucose sanguin.

Il est constitué d'environ 86 milliards de neurones, 100 milliards de cellules gliales et de 300 types différents de neurones. Chaque neurone noue environ 10 000 synapses.

Un milliard de milliards de signaux électriques circulent dans notre cerveau par seconde, à la vitesse maximale de 430 km/h.

Signalons ici tout de suite que l'intestin, avec ses 200 millions de neurones (munis de synapses à acétylcholine, à dopamine et à sérotonine) étroitement connectés aux amygdales cérébrales, à l'hypothalamus et à l'hippocampe, mérite son appellation de deuxième cerveau. Rappelons aussi qu'il héberge un microbiote estimé à 100 000 milliards de bactéries de 1000 espèces différentes, interférant directement avec l'équilibre immunitaire et homéostasique de notre organisme.

L'intégration fonctionnelle et cognitive, intelligente et efficace des innombrables réseaux de neurones de notre cerveau, est dévolue au cortex cérébral. Ce dernier est composé d'une couche fine de neurones de 2 à 5 mm d'épaisseur, recouvrant la surface de toutes les circonvolutions cérébrales, et ayant une superficie étalée de 0,25 m^2.

Les deux hémisphères de notre cerveau ont des fonctions à la fois complémentaires et synchrones, permettant une syntonisation fonctionnelle de notre vie dans tous ses aspects, au travers d'échanges de potentiels de toutes sortes. Ces derniers transitent dans un pont intelligent interhémisphérique, retravaillant finement ces quanta informationnels pour une adaptation permanente de notre homéostasie aux aléas de notre vie. Ce pont intelligent est le corps calleux, composé de 250 à 296 millions de fibres dans lesquelles circulent pour chacune d'entre elle pas moins de 2 millions d'informations par seconde.

Les noyaux gris centraux, au cœur de notre cerveau, assurent la motricité automatique tout en accompagnant l'exécution du mouvement volontaire.

Le cervelet, affublé du qualificatif de « petit cerveau », contient, pourtant, autant de neurones que le cerveau et gère la coordination motrice ainsi que de nombreuses fonctions sensorielles, affectives et cognitives, notamment la mémoire procédurale.

Notre cerveau, cette formidable machine, cybernétique et entropique à la fois, injecte et recueille ses quanta informationnels dans un prolongement hautement fonctionnel et hiérarchisé en unités communicantes qu'est la moelle épinière. Chacun de ses segments définissant de véritables unités anatomofonctionnelles, reliés entre elles, que sont les métamères.

Le tout est organisé en un système nerveux central (cerveau, cervelet, tronc cérébral – lui-même composé du mésencéphale, du pont et du bulbe –, moelle épinière) et périphérique (nerfs crâniens et rachidiens), avec des voies afférentes et efférentes. La voie afférente apporte aux différents centres de traitement les potentiels informationnels capturés par les nombreux récepteurs bardant notre organisme. La voie efférente motrice comporte deux subdivisions : le système nerveux somatique, volontaire, à destination des muscles squelettiques ; le système nerveux végétatif, dont l'hypothalamus en est le centre stratégique, automatique, autonome (du moins en situation normale) échappant à la volonté, à destination des muscles lisses, des glandes, et des automatismes cardiovasculaires, respiratoires, digestifs. L'ensemble veille en permanence à la meilleure homéostasie possible.

L'organisation stratégique est dispatchée entre des réseaux communicant au sein de cartes cérébrales sensitives, sensorielles, motrices et végétatives, et entre des fileries de trousseaux mono- ou polymodales, assurant une cohérence intelligente.

Les logistiques neurovégétatives et sensorimotrices sont négociées au travers de grands carrefours d'échanges et d'analyses fonctionnels que sont les plexi. À leur niveau s'aiguillent les grands flux accélérateurs ou freinateurs des commandes autonomiques de notre organisme, et les réglages fins des réponses motrices aux sollicitations sensitives.

Un plexus est « un amas de filets nerveux enchevêtrés » (Larousse). Par extension, on a décrit dans l'organisme humain plusieurs types de plexi : artériel, capillaire, choroïde, lymphatique, nerveux, veineux.

Nous ne considérerons ici que les plexi nerveux. Parmi ceux-ci, les plus importants sur les plans sémiologique et thérapeutique sont : les plexi issus de la réunion des nerfs spinaux aux différents étages de la moelle, et les plexi du système nerveux autonome.

Plexi spinaux

Au nombre de cinq, ils sont latérorachidiens et s'échelonnent bilatéralement depuis la région cervicale jusqu'à la région coccygienne.

De haut en bas s'organisent successivement : le plexus cervical, le plexus brachial, le plexus lombaire, le plexus sacral, le plexus coccygien.

Ils assurent l'innervation sensitivo-motrice de la tête et du cou, des membres supérieurs, de la région ilio-inguinale, du périnée et des membres inférieurs. L'innervation sensitivo-motrice du tronc, quant à elle, est assurée par les nerfs spinaux intercostaux de T2 à T12.

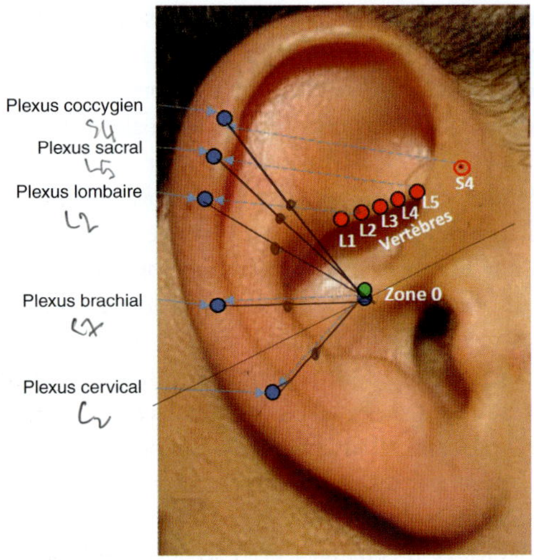

Figure 4.1. Localisation des plexi spinaux.
Source : David Alimi.

Plexus cervical

Le plexus cervical est formé de chaque côté de la moelle de la réunion des rameaux ventraux des nerfs spinaux C1, C2, C3 et C4.

C2 est le plus gros nerf :

- il a la plus faible chronaxie (temps de passage du courant nécessaire pour obtenir le seuil de la contraction) ;
- il est relié à la fois à C1, C3 et C4 (par l'intermédiaire des connexions avec le XI) ;
- il participe à la formation de l'anse cervicale.

En auriculothérapie, nous le considérons donc comme la composante maîtresse.

Il se retrouve représenté sur l'auricule au niveau de la moelle sensitive et motrice sur le rayon 0–C2 (rayon virtuel abaissé de 0 vers la vertèbre C2) (figure 4.1).

Plexus brachial

Le plexus brachial se compose de la réunion des rameaux ventraux des nerfs spinaux C5, C6, C7, C8 et T1.

C7 est le nerf prédominant, à plus faible chronaxie, relié à la fois à C5, C6 (par l'intermédiaire du nerf thoracique long), C8 et T1, et qui donne le nerf radial, nerf le plus gros du membre supérieur, regroupant des trousseaux de fibres de C5 à T1.

C7 est donc, en auriculothérapie, le représentant le plus significatif.

Il figure sur l'auricule au niveau de la moelle sensitive et motrice, sur le rayon 0–C7 (rayon virtuel abaissé de 0 vers la vertèbre C7) (figure 4.1).

Plexus lombaire

Le plexus lombaire, né de la réunion des rameaux ventraux des nerfs spinaux L1, L2, L3, L4, se compose d'une division antérieure et d'une division postérieure.

L2 est la racine prédominante aussi bien pour la partie antérieure qui donne, avec L3 et L4, le plus gros nerf, c'est-à-dire le nerf fémoral, que pour la partie postérieure qui donne, avec L3 et L4, le plus gros nerf, c'est-à-dire le nerf obturateur.

En auriculothérapie, nous prenons donc L2 pour référence.

Nous la trouvons sur l'oreille représentée au niveau de la moelle sensitive et motrice, au niveau de l'intersection d'un rayon, légèrement oblique vers le haut, tracé depuis la représentation de la vertèbre L2, avec l'hélix (figure 4.1).

Plexus sacral

Le plexus sacral se forme des divisions antérieures et postérieures des rameaux ventraux des nerfs spinaux L4, L5, S1, S2 et S3.

L5 est la plus grosse des racines qui donne, avec L4, S1, S2 et S3, le nerf sciatique (nerf le plus long et le plus gros de l'organisme).

En auriculothérapie, nous retenons L5 comme le représentant le plus significatif du plexus sacral.

Cette racine figure sur l'auricule au niveau de la moelle sensitive et motrice, au niveau de l'intersection d'un rayon, légèrement oblique vers le haut, tracé depuis la représentation de la vertèbre L5, avec l'hélix (figure 4.1).

Plexus coccygien

Le plexus coccygien est formé de la réunion des rameaux ventraux des nerfs spinaux S4, S5 et CO1.

S4 est la racine la plus significative qui donne, avec S2 et S3, le nerf honteux.

On le repère sur l'auricule au niveau de la moelle sensitive et motrice, au niveau de l'intersection d'un rayon, légèrement oblique vers le haut, tracé depuis la représentation de la vertèbre S4, avec l'hélix (figure 4.1).

Plexi autonomes

Premiers relais où arrivent les filets nerveux autonomes, ils se situent à distance des viscères qu'ils doivent innerver. Ces plexi préviscéraux sont constitués de la réunion des fibres sympathiques (en provenance des ganglions latérovertébraux) et des fibres parasympathiques, issues du tronc cérébral (qui empruntent les nerfs III, VII, IX et X) et des centres médullaires sacrés (S2, S3, S4).

Ils sont bilatéraux dans le cou et dans le bassin, et médians dans le thorax et l'abdomen.

Plexi cervicaux

Ils sont au nombre de cinq.

Plexi intercarotidiens

Situés à la face postérieure de la carotide interne, ils sont constitués bilatéralement de la réunion du nerf carotidien issu du ganglion sympathique cervical supérieur, du nerf intercarotidien du vague et d'une branche du glosso-pharyngien (IX). Ils ont un rôle cardio- et angiorégulateur. Leur excitation entraîne une bradycardie et une chute tensionnelle.

Ils sont représentés à l'oreille dans l'hémiconque inférieure, en bas et en arrière du trou auriculaire (figure 4.2).

Plexi pharyngiens

Ils sont formés, de chaque côté, de rameaux du glosso-pharyngien du vague et du ganglion cervical supérieur. Leur activation entraîne un spasme des muscles constricteurs du pharynx.

Ils se situent sur l'auricule au sommet du trou auriculaire, sous la branche montante de l'hélix (« gorge profonde ») (figure 4.2).

Plexi laryngopharyngiens

Ils résultent de la réunion, de chaque côté, de filets sympathiques, issus des ganglions cervicaux supérieur et moyen, et de fibres parasympathiques du X.

À l'oreille, ils se retrouvent dans l'hémiconque inférieure, sous le plexus intercarotidien (figure 4.2).

Plexi thyroïdiens

À tonalité uniquement sympathique, ils sont formés de chaque côté par les plexi sympathiques périvasculaires des artères thyroïdiennes.

Ils sont représentés à l'oreille au niveau de l'aire sympathique anthélicale, en bas de l'avant-mur, à hauteur de la 5e cervicale (figure 4.2).

Plexi thymiques

Également constitués de filets sympathiques, ils se situent à l'oreille, sur l'avant-mur, en regard de C7 (figure 4.2).

Plexi thoraciques

Ils sont au nombre de deux.

Plexus bronchopulmonaire

Il est formé de la réunion d'influx parasympathiques, en provenance du noyau dorsal du vague, et d'influx sympathiques, issus des segments médullaires cervicaux inférieurs et dorsaux supérieurs qui traversent le ganglion stellaire.

Il est représenté à l'oreille dans l'hémiconque inférieure, en bas et en avant de la naissance de la racine de l'hélix (figure 4.2).

Plexus cardiaque

Il est formé de la réunion des trois nerfs cardiaques sympathiques issus des ganglions cervicaux (supérieur, moyen et stellaire) et des trois nerfs cardiaques vagaux (supérieur, inférieur et thoracique) (figure 4.2).

Le plexus cardiaque sensitif (coronaire) est représenté au niveau du corps de l'anthélix sur le rayon 0–D4 (figure 4.2).

Le plexus cardiaque moteur (myocardique), lui, se retrouve sur la face interne de l'oreille, dans la gouttière anthélicale postérieure, sur le rayon 0–D4 (figure 4.2).

Plexi abdominaux

Ils sont au nombre de trois.

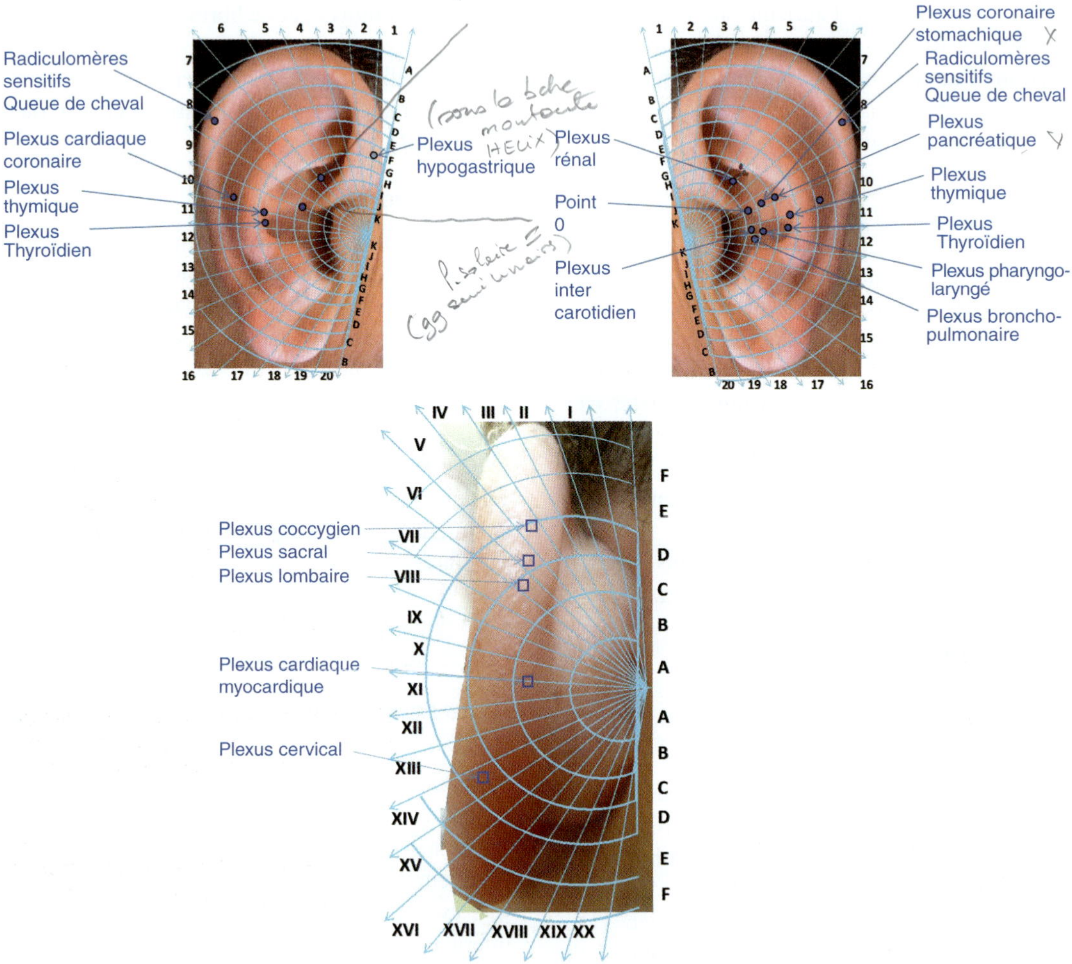

Figure 4.2. Plexi.
Source : David Alimi.

Plexus solaire

Après le cerveau, c'est le réseau le plus volumineux du corps.

Il est formé de ganglions reliés en toile d'araignée, formant trois groupes anatomofonctionnels :

- les ganglions semi-lunaires :
  - ils recueillent les influx du nerf grand splanchnique (7e, 8e et 9e ganglions thoraciques) et du X. Ils alimentent les viscères de l'étage sus-mésocolique,
  - le point 0 est leur représentation auriculaire,
  - des ganglions semi-lunaires partent des lacis nerveux qui vont former des petits plexi, en suivant le trajet des artères, jusqu'aux organes correspondants (« plexi sympathiques périartériels »). Ce sont le plexus diaphragmatique inférieur, le plexus coronaire stomachique, le plexus hépatique, le plexus splénique, le plexus pancréatique et le plexus surrénal (figure 4.2) ;
- les ganglions mésentériques supérieurs :
  - ils reçoivent leurs afférences parasympathiques du vague et des ganglions semi-lunaires et leurs afférences sympathiques du nerf petit splanchnique (issu des afférences des 10e et 11e ganglions thoraciques),
  - ils alimentent les anses grêles, l'appendice, le cæcum et les côlons ascendant et transverse,
  - à l'oreille, ils se situent au milieu de l'hémi-conque supérieure (figure 4.2) ;

- les ganglions rénaux :
  - ils reçoivent leurs afférences des ganglions mésentériques supérieurs et du nerf splanchnique inférieur (issu des afférences des ganglions 12e thoracique et 1er lombaire),
  - ils innervent les reins, les bassinets et les uretères,
  - à l'oreille, ils se positionnent dans l'hémiconque supérieure, en dessous du plexus surrénal (figure 4.2).

Plexus lombo-aortique

Siégeant au niveau de la bifurcation aortique, il se subdivise en deux régions :

- le plexus mésentérique inférieur :
  - il reçoit ses afférences sympathiques des ganglions lombaires et ses afférences parasympathiques du plexus solaire et du vague droit,
  - il innerve le côlon descendant, le sigmoïde et le rectum,
  - à l'auricule, il est décelable dans l'hémiconque supérieure, en avant du plexus surrénal (figures 4.2 et 4.3) ;
- le plexus interiliaque ou hypogastrique supérieur :
  - constitué de la réunion des nerfs intermésentériques et splanchniques lombaires, il donne une innervation essentiellement sensitive et accessoirement autonome à la vessie et au rectum,
  - à l'oreille, on le détecte dans l'hémiconque supérieure, sous la branche montante de l'hélix (figure 4.2).

Plexi hypogastriques

Ils sont sensitifs et vasomoteurs, et sont formés des fibres sympathiques en provenance des 2e, 3e et 4e ganglions lombaires, des 2e et 3e ganglions sacrés, de filets venant du plexus interiliaque (sensitif), et enfin des nerfs érecteurs (parasympathiques) issus des 2e, 3e et 4e nerfs sacrés.

Ils innervent principalement les organes génitaux et périnéaux, ainsi que le rectum, la vessie et les uretères.

À l'oreille, ils sont représentés sous la branche montante de l'hélix, au niveau de la zone d'insertion hélico-temporale, avec un effleurement sur la branche montante de l'hélix pour l'innervation des organes génitaux (figure 4.2).

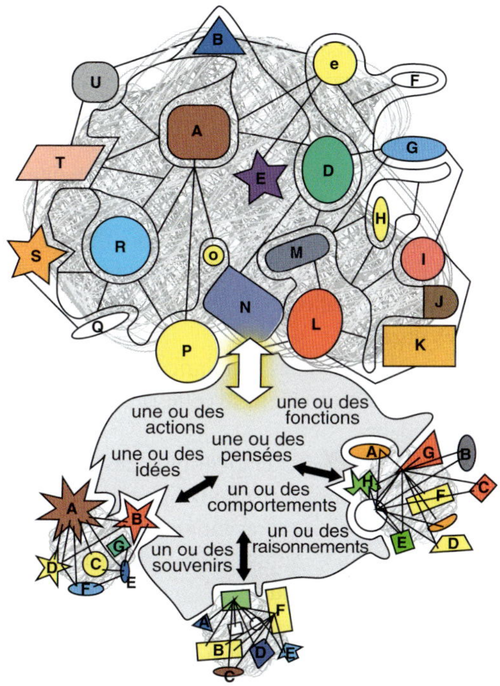

Figure 4.3. « Connectome » cérébral : tout communique avec tout dans une configuration holographique, ce qui rend quasiment illimitée la puissance de notre cerveau.

Intérêt thérapeutique des plexi

Ces plexi ont une grande importance du point de vue thérapeutique.

Il est capital de bien connaître les plexi spinaux, car ils permettent le traitement des pathologies sensitives ou motrices ou sensitivo-motrices de différents territoires plurimétamériques.

Ils sont notamment intéressants lorsque la sémiologie ne permet pas la discrimination fine de la ou des racines spinales intéressées.

Quant aux plexi autonomes, ils ont un intérêt thérapeutique évident lorsqu'il s'agit d'induire un rééquilibrage végétatif d'un organe, d'un groupe d'organes ou même d'une région anatomique.

Chaque fois que la pathologie oriente vers une désynchronisation autonome, ou vers une tendance exagérée sympathique ou parasympathique, il est logique, avant de contraindre la balance autonome, de tenter de traiter d'abord le ou les plexi correspondants (derniers chaînons de commande), afin de faciliter le rétablissement de l'euphysiologie optimale.

En effet, pour un organisme donné, le meilleur équilibre dans des conditions spatio-temporelles données n'est pas forcément l'équilibre théorique, mais celui ayant permis à l'organisme considéré de rester dans la meilleure homéostasie possible de tous ses organes.

Souvent d'ailleurs, les loci auriculaires des plexi autonomes se confondent avec le ou les organes correspondants.

Ainsi, la stratégie thérapeutique des pathologies viscérales devrait toujours comporter une première étape plexique avant la sollicitation des centres autonomes qu'ils soient ganglionnaires, médullaires ou cérébraux.

Ce « connectome » humain (par analogie au génome), à la fois fractal et holographique, relie dans tous les sens ces super-réseaux qui finissent par organiser des topies oscillantes, à la fois anatomiques, fonctionnelles, fréquentielles et électrophysiologiques, finalement de véritables nous-mêmes intracrâniens (figure 4.3).

Neuroanatomie fonctionnelle cognitive

Nous nous proposons de décrire, au travers du prisme de la neuro-imagerie moderne, l'anatomie fonctionnelle des principales activités cognitives.

Langage

Paul Broca (1824–1880) et Carl Wernicke (1848–1905) ont établi les bases neurophysiologiques du langage. Travaillant sur la localisation cérébrale des fonctions cognitives, ils sont à l'origine du concept bipolaire du langage avec, dans le lobe temporal, un pôle postérieur associé à la compréhension et un pôle antérieur associé à la production. Avec les apports de la neuro-imagerie, ce concept a évolué vers la notion de réseau cognitif.

Paul Broca, neurochirurgien des hôpitaux de Paris, est le premier à avoir mis en évidence, en 1861, la relation entre une atteinte cérébrale et une altération de la production du langage. Dix ans plus tard, Carl Wernicke propose un modèle anatomofonctionnel de réseau sensori-moteur.

Dans les années 1960, Normann Geschwind décrit les relations anatomiques reliant les différentes régions corticales impliquées dans les processus linguistiques. Il complète les travaux de Wernicke et propose un modèle bipolaire (le modèle de Geschwind-Wernicke) qui prend en compte les aires de Broca et Wernicke et le faisceau arqué qui les réunies.

À partir de 1998, toutes ces notions sont « revisitées » et précisées par l'imagerie cérébrale fonctionnelle, dont Steve Petersen *et al.* ont été les pionniers. Enfin, à la même époque, Marcel Mesulam décrit une aire d'association reliant la représentation sensorielle d'un mot à sa représentation sémantique dans le pôle postérieur.

Au final, les études neurofonctionnelles des différentes aphasies (surtout de Broca, de Wernicke, mais aussi globale et de conduction) montrent que seule l'approche « connexioniste » permet de les appréhender dans leur globalité anatomoclinique.

L'aire de Broca (constituée de trois parties du gyrus frontal inférieur gauche : la *pars opercularis*, postérieure, qui correspond à l'aire 44 de Brodmann ; la *pars triangularis*, moyenne, qui correspond à l'aire 45 ; la *pars orbitaris*, inférieure, qui correspond à l'aire 47) est actuellement plutôt considérée comme l'une des composantes de la mémoire de travail verbale, avec deux sous-unités fonctionnelles, l'une postérieure, traitant les informations phonologiques, l'autre antérieure, traitant les informations de type sémantique. Ces structures ont un rôle de sélection et de contrôle exécutif pour le langage.

L'aire de Wernicke, précisée par les études de neuro-imagerie dynamique, se comprend comme un continuum anatomofonctionnel depuis le cortex auditif primaire, s'occupant d'un traitement auditif de bas niveau, jusqu'à la région postérieure du sillon temporal supérieur gauche, vers laquelle convergent les informations sémantiques. Entre les deux, l'information est traitée par le gyrus temporal supérieur et le planum temporale qui s'occupent de l'aspect phonologique.

Marcel Mesulam, vers 1998, a synthétisé les différents processus du langage. Des aires uni- et hétéromodales sont décrites et les aires de Broca et de Wernicke deviennent des « épicentres » du langage. Dans ce modèle, la dénomination d'un objet perçu visuellement est la résultante de plusieurs étapes :

- le processus de traitement perceptif est déclenché par les entrées visuelles ;
- chaque composante du circuit perceptif active la région prélexicale qui lui est spécifique ;
- ces différentes régions se projettent sur l'aire de Wernicke, qui en effectue une intégration hétéromodale pour activer la représentation auditive du mot ;
- cette dernière est envoyée, via le faisceau arqué, à l'aire de Broca qui élabore ensuite un programme détaillé d'articulations, qui est transmis à l'aire motrice primaire (gyrus précentral et aire motrice supplémentaire frontale inférieure gauche) où se trouve la représentation des muscles moteurs de l'appareil buccophonatoire.

Latéralisation du langage

Tout comme le corps, le système nerveux a un aspect symétrique. C'est Max Dax, en 1836, qui le premier émit l'hypothèse qu'une lésion de l'hémisphère gauche serait plus susceptible qu'une lésion de l'hémisphère droit de produire des troubles du langage.

Ce sont aux nombreuses études cliniques effectuées par Henri Hecaen, tout au long du XXe siècle, que l'on doit la majeure partie des connaissances sur la notion de spécialisation hémisphérique (ou dominance hémisphérique ou latéralisation fonctionnelle).

Les études psychologiques de patients ayant subi des sections partielles ou totales du corps calleux (patients dits *split-brain*) ont également alimenté ces connaissances, notamment pour la spécialisation hémisphérique pour d'autres fonctions cognitives telles que les processus visuospatiaux et attentionnels pris en charge par l'hémisphère droit.

Enfin, l'imagerie anatomique et fonctionnelle est venue confirmer et préciser toutes ces données, surtout les rapports entre asymétrie anatomique et spécialisation hémisphérique.

La spécialisation de l'hémisphère gauche pour le langage a été découverte en 1836 par Dax et Broca a été le premier à stipuler, en 1865, que l'hémisphère « dominant » pour le langage est situé du côté opposé à la main préférée.

Hecaen avait appelé « ambilatéralité » les observations indiquant que les gauchers avaient une représentation du langage répartie sur les hémisphères.

En 1977, Rasmussen et Milner, utilisant le test de Wada (mis au point en 1949 par Wada *et al.* pour déterminer la spécialisation hémisphérique pour le langage chez des patients épileptiques, avant tentative chirurgicale d'extirpation du foyer), ont trouvé les résultats suivants :

- pour les droitiers : 96 % d'entre eux ont l'hémisphère gauche spécialisé pour le langage contre 4 % pour l'hémisphère droit ;
- pour les gauchers : 70 % sont latéralisés à gauche, 15 % latéralisés à droite et 15 % ambilatéraux.

Il existe des corrélats neuromorphologiques de la spécialisation hémisphérique pour le langage. Pfeiffer a été le premier, en 1920, à montrer que cette asymétrie correspondait à une prédominance du planum temporale (surface du gyrus temporal supérieur, au fond de la scissure de Sylvius) gauche. Cette constatation avait déjà été faite par Oskar Eberstaller, en 1884, qui avait remarqué que la zone de Broca était plus développée à gauche qu'à droite chez le plus grand nombre. Dans les années 1960, Norman Geschwind et Walter Levitsky ont confirmé les données sur le planum temporale de Pfeiffer.

Il est probable que la mise en place précoce de la dominance au cours du développement passe par la diminution du nombre de neurones à droite, permettant, dans un deuxième temps, aux facteurs environnementaux, d'induire un plus grand développement du planum gauche, pour sa spécialisation langagière.

Cette asymétrie est visible chez le fœtus dès la 31e semaine de gestation. Elle n'est pas seulement qu'un effet de la préférence manuelle, mais aussi du genre.

En effet, en 1994, Jennifer Kulynych *et al.*, dans une étude en IRM anatomique (IRMa), a mis en évidence une variabilité plus grande de l'asymétrie du planum temporale dans un échantillon de femmes, ce dernier étant plus souvent plus petit chez elles.

Dans une étude menée en 1998, en tomographie par émission de positrons (TEP) par Nathalie Tzourio-Mazoyer *et al.*, il a été constaté, au cours de l'écoute d'un texte, que les droitiers activaient massivement l'hémisphère gauche, alors que les gauchers activaient les deux hémisphères. En outre, Kenji Kansaku *et al.*, en 2000, ont mis en évidence au cours d'une même tâche de langage des patrons de latéralisation différents selon le sexe : il existe une ambilatéralité plus importante chez les femmes pour certaines tâches, dans certaines régions du cerveau.

Enfin, il a été constaté un lien net entre la spécialisation hémisphérique gauche pour le langage et la fonction hémisphérique droite pour les tâches d'attention sélective visuelle. Par ailleurs, il se pourrait que cette latéralisation hémisphérique pour le langage soit aussi une conséquence du plissement de notre cerveau (gyrencéphalie).

Attention et mémoire visuelle

La représentation interne de l'environnement visuel extrapersonnel est très fortement distribuée et la neuro-imagerie cognitive montre l'implication de multiples traitements sur plusieurs niveaux hiérarchiquement organisés, afin de parer à la richesse des entrées sensorielles non pertinentes et de brève durée.

La représentation visuo-spatiale du monde met en branle trois systèmes cognitifs :

- le regard s'oriente et se focalise sur l'information à traiter ;
- la mémoire de travail visuelle garde quelques secondes en plus l'événement capté qui n'est déjà plus présent dans le champ perceptif ;
- l'imagerie mentale visuelle effectue une transformation analogique digitale et élabore une représentation interne, issue soit de la perception, soit d'une construction à partir d'une description verbale.

Les différentes parties de l'image rétinienne n'ont pas le même poids dans les aires visuelles et ce, à tous les niveaux de relais. Ce poids est fonction de l'endroit où se trouve portée l'attention. Cette attention peut s'ouvrir sur l'étendue de la scène visuelle où se porte le regard ou sur un ou des éléments jugés les plus importants. Elle peut aussi se concentrer en un point de l'espace différent de celui où se porte le regard (« regarder du coin de l'œil »). Ou bien une information extérieure apparaissant pertinente peut attirer automatiquement l'attention (attraction réflexe). Ou encore l'attention peut se porter successivement sur plusieurs objets de la scène pour compléter sa cohérence.

L'attention spatiale va donc moduler l'activité des aires visuelles. Ce contrôle va pouvoir se faire :

- soit de manière descendante *(top-down bias)* par quatre mécanismes : augmentation de la réponse neuronale à un stimulus ; filtrage d'informations non pertinentes et élimination de distracteurs ; contrôle neuronal focalisé spatialement ; augmentation de la signifiance d'un stimulus par augmentation de la sensibilité des neurones à son égard ;
- soit de manière ascendante par travail sur l'intensité du stimulus.

Ce sont Robert Desimone et John Duncan qui ont proposé, en 1995, trois principes heuristiques à la base d'un modèle de compétition contrôlée de l'attention :

- intégration : toutes les aires sensibles aux entrées visuelles opèrent une intégration des stimuli visuels avec un certain degré de compétition ;
- compétition : au niveau de plusieurs aires, depuis la primaire (V1) jusqu'aux aires secondaires (V2, V3, V4 pour la couleur, V5, Vp, etc.), pour la facilitation des populations neuronales qui captent les différents attributs d'un même objet, au sein d'un réseau distribué ;
- contrôle descendant qui magnifie l'activité de base des aires visuelles, renforcé par un réseau frontopariétal qui sensibilise les tâches attentionnelles.

Toutes ces fonctions sont sous-tendues par la mémoire de travail (MDT) visuo-spatiale.

La MDT se définit comme la capacité à retenir une information très peu de temps afin d'effectuer une tâche, d'atteindre un but ou de réaliser diverses activités cognitives (compréhension, apprentissage, raisonnement) ; grâce à des processus exécutifs dits de « *n-back* », de « réordonnancement », de « doubles tâches » ou de « planification ».

Le modèle retenu actuellement est celui d'Allan Baddeley, élaboré dans les années 1990.

Ainsi une boucle phonologique maintient les informations verbales dans un registre de stockage limité pendant environ deux secondes, avec un processus d'autorépétition subvocal qui transforme l'information en un code phonologique.

Un calepin stocke ces codes à la fois passivement et par rafraichissement par répétition tout comme la boucle.

Notons qu'il existe trois MDT : la « dépictive » avec une voie occipito-temporale, visuelle, traitant du « quoi ? » ; la « spatiale » avec une voie occipito-pariétale, spatiale, traitant du « où ? » ; l'auditive avec aussi ses deux composantes « quoi, où ? ».

Enfin un administrateur central sélectionne, coordonne et contrôle les opérations de traitement de l'attention.

Vision

Dans ce domaine aussi les apports des techniques de neuro-imagerie ont permis une connaissance fine jamais encore approchée des mécanismes de la vision.

L'appareil optique est constitué d'un capteur automatique, la rétine, qui perçoit les afférences lumineuses au travers d'un diaphragme lui aussi automatique, la pupille, après qu'elles ont été ajustées à leur cible, les cellules rétiniennes, au travers d'une lentille elle aussi automatique, le cristallin.

La rétine comprend trois couches cellulaires superposées : les cellules réceptrices, constituées de cônes (captant les couleurs dans la zone centrale du champ visuel) et de bâtonnets (captant les informations lumineuses dans la périphérie du champ visuel) ; les cellules bipolaires ; les cellules ganglionnaires.

Après que l'image perçue a été projetée, inversée sur la rétine, les cônes et les bâtonnets envoient ces informations lumineuses aux cellules bipolaires qui les transmettent aux cellules ganglionnaires (de type M qui traitent les contrastes lumineux et de type P qui traitent l'acuité visuelle et la vision des couleurs). Ce réseau de transmission et de traitement des informations est un véritable maillage de connexions, amplifié par des liaisons latérales assurées par les cellules amacrines et horizontales.

Les axones des cellules ganglionnaires convergent vers la papille pour donner naissance à la tête du nerf optique, où ces fibres s'organisent en trousseaux pour véhiculer les précieuses informations vers l'aire visuelle primaire.

Le principe du croisement existe presque partout dans le système nerveux central : à savoir que les informations visuelles captées dans le champ optique droit, après croisement dans le chiasma optique, vont se projeter dans l'aire visuelle primaire gauche et *vice versa*. Cette ségrégation est respectée tout au long des voies optiques, non seulement sur le plan topographique mais aussi sur celui fonctionnel. Il est à savoir que les cellules ganglionnaires P, responsables de la vision des couleurs, se projettent vers le thalamus dans le corps genouillé (ou géniculé) latéral, sur les cellules homologues chargées de traiter les couleurs (cellules parvocellulaires) et que les cellules ganglionnaires M, responsables des contrastes, se projettent, quant à elles, sur les cellules magnocellulaires, aux fonctions analogues.

Après le chiasma optique, les tractus optiques droit et gauche se dirigent d'abord vers le colliculus supérieur qui assure le contrôle des mouvements oculaires, puis vers le pretectum qui contribue au contrôle du diamètre pupillaire, et enfin vers le corps genouillé latéral qui sert de relais pour la plupart des axones ganglionnaires. Ces informations sont ensuite injectées dans les radiations optiques de Gratiolet, qui courent dans les scissures calcarines pour venir se projeter sur l'aire visuelle primaire, dans des strates cellulaires différentes, d'où son nom de cortex strié (l'aire visuelle primaire postérieure reçoit les projections du champ visuel central, alors que l'aire visuelle primaire antérieure reçoit les projections du champ visuel périphérique), respectant ainsi une correspondance rétinotopie–visiotopie.

L'organisation topique du cerveau visuel occipital est complexe et n'a pu être élucidée que grâce aux TEP et IRMf. C'est dans les années 1990, grâce aux travaux de Lueck *et al.* chez l'homme, que l'on on a découvert une zone corticale occipito-temporale capable de rendre compte de la couleur (et que l'on a appelé aire V4).

En 1991, Zeki *et al.* identifient une aire V5 rendant compte du déplacement et située sur la face latérale du carrefour occipito-temporo-pariétal.

Au total, on admet aujourd'hui, après les travaux de synthèse de l'équipe de Tootell *et al.* effectués en 1998, qu'il existe sept aires visuelles empilées depuis le lobe occipital jusqu'aux confins des lobes temporal et occipital. Il est à noter que dans toutes ces aires, il existe la même parité rétinotopie–visuotopie que celle signalée pour l'aire visuelle primaire.

Cette dernière réside dans le cortex occipital strié et correspondant à l'aire 17 de Brodmann. Il faut noter qu'il n'existe pas de correspondance exacte, *stricto sensu*, entre ces aires dites visuelles et celles de Brodmann. En effet, le cerveau est assujetti aux variations interindividuelles et seules les aires primaires répondent, en réseau cependant, à la relation structure–fonction, dans une équation statistique variable.

Puis, *grosso modo*, se succèdent, dans le cortex occipital extrastrié, les aires V2 (correspondante à l'aire 18 de Brodmann), V3, V4, V5 ou MT (localisées dans l'aire 19 de Brodmann) et enfin V6 temporale (aire 37 de Brodmann) et V7 pariétale (aire 39 de Brodmann partiellement).

Après la capture, le transport et la réception des informations visuelles, le cerveau doit traiter ces dernières pour nous les rendre intelligibles.

Deux voies sont alors empruntées :

- une voie dorsale, vers le cortex pariétal : inconsciente, voie de l'action permettant de réagir, en temps réel, avec l'environnement. C'est la voie du « où ? », permettant une vision ambiante. Elle emprunte l'aire V5, l'aire temporale médiane supérieure et les aires intrapariétales ventrales (*ventral intraparietal* ou VIP) et latérales (*lateral intraparietal* ou LIP), pour aboutir à l'aire V7. L'aire V5 est importante, véritable carrefour informationnel, elle reçoit des projections des aires V2, V3 ainsi que de la couche IV-B de l'aire V1 (qui fait partie du canal magnocellulaire qui traite du déplacement des objets) ;
- une voie ventrale, vers le cortex inféro-temporal : rendant compte de la forme, de l'identification des visages. Chargée de conscience, elle répond aux questions « quoi ? » et « qui ? » permettant une vision focale. Elle emprunte l'aire V4, passe par le cortex inféro-temporal pour aboutir à l'équivalent temporal de l'aire V7.

Toutes ces voies informationnelles ont pour but de fixer les informations visuelles perçues, aux fins de distribution fonctionnelle en fonction des besoins.

Pour l'imagerie mentale visuelle, deux types de processus mobilisant les fileries cognitives communes de l'imagerie et de la perception peuvent être activés :

- soit le souvenir visuel ;
- soit l'évocation verbale.

Avec toutefois des flux informationnels opposés : des aires visuelles primaires vers les aires visuelles associatives, puis vers les aires intégratives (pariéto-frontales) pour la perception *(bottom-up)* et des aires intégratives vers les aires visuelles associatives pour l'imagerie mentale *(top-down)*.

Dans l'imagerie mentale visuelle associée au souvenir visuel, c'est la voie du « où ? », occipito-pariétale, qui intervient.

Alors que dans l'imagerie mentale visuelle associée à l'évocation verbale, c'est la voie du « quoi ? » et du « qui ? », occipito-temporale, qui intervient.

Il ressort clairement qu'à l'instar de la plupart des fonctions cognitives, l'imagerie mentale visuelle requiert un réseau de fileries neurologiques allumant plusieurs régions cérébrales : occipito-pariétale, occipito-temporale mais aussi pariéto-frontale comme pour les activités mentales spatiales, de manière identique à celles pour les tâches de mémoire de travail spatio-visuelle.

Il est important ici de faire remarquer que ces réseaux de fileries neuronales sont conformés de manière à permettre une grande plasticité, base des acquisitions, des enrichissements et des adaptations qui se réalisent tout au long de notre vie.

Calcul

Beaucoup des opérations neuronales sous-tendant les circuits du calcul sont, une fois apprises, automatisées. Les sillons intrapariétaux et les giri précentraux sont les sièges principaux des activations correspondantes aux activités numériques. Elles sont bilatérales mais prédominantes à gauche.

La résolution des faits arithmétiques est dévolue bilatéralement aux giri angulaires et frontaux inférieurs. Ces derniers interviennent aussi, mais de façon moindre, lors du calcul mental. La comparaison des nombres active le sillon intrapariétal surtout gauche et le gyrus précentral gauche.

Le réseau pariéto-précentral gauche est, lui, impliqué dans le rappel des faits arithmétiques. Le gyrus angulaire est aussi concerné, soulignant ainsi sa nature hétéromodale permettant l'intégration multisensorielle (visuelle, auditive, tactile) et des extractions spécifiques.

Le calcul mental simple repose sur des activations du cortex pariétal bilatéral et du cortex frontal gauche. Quant au calcul mental complexe, il sollicite une sorte de « buffer » visuo-spatial (cortex pariétal inférieur et sillon frontal supérieur gauches) et d'imagerie mentale visuelle (gyri occipitaux et temporaux inférieurs bilatéraux).

Enfin, un dénominateur commun existe à toutes ces opérations arithmétiques : un réseau pariéto-prémoteur gauche. Son implication fait l'objet d'hypothèses, dont celle de la proximité des enregistrements de comptage sur les doigts avec ceux des traitements numériques.

Logique

Nous effectuons ici une synthèse des travaux d'imagerie effectués par de nombreux chercheurs : depuis les premiers travaux en IRMf effectuée en 1997 par Vinod Goel *et al.* de la *York University* au Canada et poursuivis jusqu'à aujourd'hui, jusqu'à ceux d'Olivier Houdé *et al.*, en passant par la classification de Marcel Mesulam.

Les activations enregistrées siègent essentiellement dans le gyrus frontal inférieur gauche, les aires temporales et frontales gauches. Le gyrus frontal supérieur droit quant à lui semble intervenir pour dissocier les conflits : logique/contenus et les contrôles exécutifs du raisonnement.

Il apparaît clairement à la lumière des travaux d'Olivier Houdé que les stratégies de raisonnement peuvent se téléscoper, entrer en compétition pour finalement laisser la prévalence aux réponses perceptives sur les réponses logiques. L'inhibition cognitive permet alors la mise en œuvre de la logique déductive. C'est le cortex préfrontal ventro-médian droit qui est responsable du raisonnement et de la prise de décisions, des émotions et du « sentiment d'être soi ».

Conscience

Sujet difficile encore actuellement, du fait de sa complexité et des insuffisances de nos connaissances pour connaître les vrais mécanismes neuronaux de ce phénomène, s'ils existent !

Il est difficile de la définir : en neurophysiologie, nous pourrions dire que la conscience c'est la vigilance de soi, dans un lieu et dans une circonstance donnée, pour permettre d'appréhender la nature, l'état et la signification, tant physique que sociale et émotionnelle de nos interactions avec cet environnement.

La neurobiologie des états de conscience a été étudiée surtout avec la TEP, car elle est silencieuse, sans interruption psychodynamique et peut être couplée avec l'EEG et avec l'IRMf mais avec toutes les difficultés des paradigmes d'activation et de silence relatif des stimulations, nécessitant des méta-analyses complexes et homogènes. Dans les années 2000, Bernard Mazoyer *et al.* ont été une des rares équipes à réaliser ces études avec le maximum de rigueur.

Les résultats, difficiles à interpréter, montrent que l'état de conscience au repos active principalement un réseau d'aires de l'hémisphère gauche, essentiellement dans le cortex préfrontal, le cingulum antérieur, le cingulum postérieur et le précunéus. Le gyrus angulaire s'active bilatéralement. Des études complémentaires restent néanmoins nécessaires pour percer les processus biologiques à la base de ces états de conscience.

Il est certain que l'état de conscience nécessite l'activation de vastes assemblées de neurones, dont le corrélat ne devient significatif, pour la conscience, que si elles sont capables d'une synchronisation dans le temps et dans l'espace. Ce processus ne peut être que compétitif entre plusieurs de ces assemblées. Pour ce faire, notre cerveau doit traiter en parallèle différentes propriétés des objets perçus (leur intensité, leurs attributs tels que couleurs, formes, etc.) et leur conscience. Se pose donc un problème de liaison *(binding problem)*. Un des mécanismes les plus débattus par les chercheurs est celui de la synchronisation des oscillations neuronales. Christof von der Malsburg dans les années 1980, puis Andreas Engel et Wolf Singer ont exploré et confirmé cette hypoyhèse. Concernant la perception consciente visuelle, Francis Crick en 1994, avec Christof Koch, a été plus loin en proposant qu'une activité neuronale synchronisée entre 35 et 75 Hz pourrait être le corrélat neuronal conscient de la perception visuelle.

Finalement, la synchronisation d'une durée supérieure à 250 ms de circuits neuronaux spécialisés, localisés dans le cortex frontal, le cingulum antérieur et dans des régions corticales associatives postérieures (précunéus et gyrus cingulaire postérieur) de l'hémisphère langagier (l'hémisphère gauche chez 95 % des droitiers et 70 % des gauchers), serait à l'origine de la perception consciente.

Pour aller plus loin, signalons l'excellente étude de Aileen Chau *et al.* qui montre que des lésions du claustrum, une bande de matière grise située entre le putamen et l'insula, étaient associées à une perte de conscience de durée plus longue que celle occasionnée par d'autres lésions, surtout si ces lésions siègent au niveau du claustrum gauche. Sachant que la partie postéro-supérieure du claustrum est connectée aux cortex frontal supérieur, précentral, post-central et pariétal postérieur, et que la partie antéro-inférieure est connectée aux cortex orbito-frontal, préfrontal, temporal et occipital, il semble que le claustrum soit la région de syntonisation de ces différentes aires corticales, nécessaire à la prise de conscience, et que ses lésions interrompent temporairement ces circuits.

Lecture

Toute lecture requiert avant tout une bonne adéquation des phonèmes aux graphèmes, le lecteur devant aussi en permanence jongler entre la lecture indirecte graphophonémique et la lecture directe orthographique.

Les études réalisées par les différentes équipes de neuro-imagerie ont mis en relief la complexité des réseaux mis en jeu lors de la lecture.

Il en ressort toutefois que, dans la voie indirecte, ce sont des aires hémisphériques gauches situées dans le gyrus frontal inférieur, le gyrus supramarginal et la moitié postérieure du sillon temporal supérieur qui s'activent. Alors que, dans la voie directe, il semblerait qu'une activation s'opérerait du lobe occipital vers le lobe temporal inférieur gauche, selon un gradient de complexité du mot, du figuratif vers le sémantique. Ces résultats mettent en relief l'aspect hétérogène et probablement réticulaire du traitement cérébral de la lecture.

Audition

La cognition auditive, à l'instar d'ailleurs de toutes les autres cognitions, est injectée dans de puissants réseaux installés dans tous les cortex cérébraux, pour leur permettre d'avoir la meilleure résonance possible et la plus fidèle intelligibilité.

Au chapitre 8, nous évoquons le formidable potentiel évolutif du stock neuronal d'origine, estimé à environ 400 milliards de neurones, qui de perfectionnements en perfectionnements, toujours plus utiles et plus intelligents, va se réduire, par sélection anatomofonctionnelle progressive à environ 100 milliards de neurones, cette fois câblés et hautement performants.

Cette complexité est à double sens : du neurone vers le réseau et du réseau vers le neurone, chaque neurone suivant étant connecté à tous les neurones précédents, le tout s'enroulant dans des boucles cybernétiques à polysens et à polytopies. En somme, un système chaotique dynamiquement contraint par le temps de Lyapounov, mais laissant l'ensemble évoluer dans un fonctionnement déterministe.

Décrire, même sommairement, la neurophysiologie de l'audition représente une gageure, tant sont complexes l'intelligence et l'efficacité de ce système.

Nous allons cependant tenter de le faire, tant sa connaissance, même approximative, est indispensable pour bien construire la stratégie auriculothérapeutique des différentes pathologies qui lui sont accessibles.

Le mieux est d'adopter une description d'abord « centripète », de la capture des informations par la cochlée jusqu'à leur arrivée dans les aires auditives, puis « répartitive », de ces aires vers leurs différents sites connectés, c'est-à-dire quasiment tout le cerveau.

Dans presque toutes les organisations neurologiques cognitives, il existe une aire primaire, une aire secondaire et une ou des aires associatives, toutes en interconnexion. Il faut noter tout de suite qu'en général les afférences arrivent au cortex primaire, qui les adresse au cortex secondaire (qui ne reçoit jamais d'informations en direct et qui ne renvoie que peu ou pas d'influx à l'aire primaire), qui les envoie au(x) cortex associatif(s), qui assure(nt) les liaisons de syntonisation avec les autres aires sensori-sensorielles ou motrices du système nerveux.

Ces trois aires du cortex auditif siègent dans le lobe temporal au niveau de la première circonvolution, enfouies dans la scissure de Sylvius, et remontant en arrière jusqu'au planum temporale. Ces aires sont constituées, comme la plupart des zones corticales, de sept couches de cellules, réalisant des colonnes, reliées transversalement par des lames de fibres à trois ou quatre autres colonnes, le tout organisant un maillage dense allumant au gré informationnel une ou plusieurs maxi-colonnes. L'aire primaire, d'environ 4 cm^2, divisée en trois régions, est appelée gyrus de Heschl et correspond à la zone n° 41 de Brodmann. Elle régit, en couches concentriques, les fréquences sonores.

L'aire secondaire (n° 42 de Brodmann) entoure complètement l'aire primaire, d'où son appellation de « ceinture », dont la partie interne fait face à l'insula. L'extrémité postérieure de cette aire secondaire héberge, au niveau des modules caudal et latéral, le centre de la surdité verbale du quadrilatère de Pierre Marie. L'aire associative (n° 22 de Brodmann), quant à elle, s'appuie et recouvre la face externe de l'aire secondaire, d'où son nom de « paraceinture ».

Un réseau dense d'intra- et d'interconnexions, immédiates ou lointaines, à double sens, relie les différentes parties de chaque aire entre elles, et avec les parties des autres aires. Le tout organise un ensemble résonant, intelligent du fait d'un couplage par une connectique dense, avec un retour vers les voies auditives inférieures et avec les autres compétences cérébrales corticales (pariétales, visuelles, oculomotrices, préfrontales et rhinencéphaliques, et pratiquement tout le système nerveux central).

La réception et le traitement des informations sonores sont magnifiquement organisés, selon une toponomie et une tonotopie isofréquentielle et isospatiale dans les trois régions de l'aire primaire avec, d'avant en arrière, une inversion successive des octaves : aigus–graves, graves–aigus, aigus–graves. Il existe cependant un dégradé organisationnel, altérant progressivement cette cohérence : depuis l'aire primaire bien stéréotypée pour la tonotopie, mais commençant déjà, du fait de ses multiples connexions, à ne répondre qu'à certains « attracteurs étranges » (au sens quantique du terme), jusqu'à l'aire associative où règne un certain chaos informationnel. Tout est à la fois cohérent et incohérent mais hautement signifiant !

Les potentiels d'action auditifs capturés et organisés dans la cochlée sont, au niveau des cellules ciliées externes puis internes, modelés, adaptés et paramétrés par des retours incessants des centres supérieurs, pour la meilleure clairaudience possible.

Ils s'engouffrent alors dans le nerf cochléaire pour se rendre aux noyaux cochléaires dorsal puis ventral du pont, pour y décusser pour deux tiers d'entre eux, et rester ipsilatéraux pour le tiers restant. Ils montent alors dans les lemnisques latéraux en faisant relais dans l'olive supérieure, les noyaux du lemnisque latéral, les colliculi inférieurs et les corps genouillés médiaux. De là, les fibres auditives, en formant les radiations auditives, montent vers le cortex temporal, en contournant les radiations optiques, pour aboutir aux aires auditives précédemment mentionnées, essentiellement les primaires. La tonotopie initiale présente dans la cochlée (cochléotopie) se conserve fidèlement, neurone à neurone, tout au long de ce trajet (surtout dans l'aire primaire, moins nettement dans les aires secondaires et associatives), facilitant ainsi le travail informationnel et la haute-fidélité multi-esthésique des véritables « images sonores » que nous percevons.

Cette perception harmonieuse des sons est le résultat très élaboré d'un travail cortical en réseau, à la fois de type cybernétique, chaotique et quantique, intra- et interhémisphérique.

L'aire primaire assure la perception et nous permet de prendre conscience du son en assurant le décodage fréquentiel, la localisation émettrice et un réglage cybernétique adaptatif en retour. Le côté droit est plutôt spécialisé dans les compositions musicales et logiques, alors que le côté gauche est plus sensible à la prosodie maternelle. Cependant les deux côtés s'assistent et peuvent se remplacer.

Ce travail se fait en partie grâce à des phénomènes de convergence et d'inhibition latérales entre les colonnes et les chaînes parallèles, et en partie grâce à des correspondances fréquentielles interhémisphériques. Elles peuvent être de deux types : « excitatrices–excitatrices » ou « excitatrices–inhibitrices », le tout assurant l'intelligibilité perceptive et l'adaptation contextuelle de ces « images sonores ».

L'aire secondaire joue le rôle de comparateur pour détecter ce qui est déjà connu, complètement ou partiellement. Cette aire assure la transition des messages sonores, surtout ceux en rapport avec le langage, vers le système limbique, le lobe temporal opposé, le lobe pariétal, le lobe occipital et le lobe préfrontal, sans oublier le corps calleux surtout le tapetum. Enfin les connexions avec les noyaux gris centraux assurent les comportements réflexes auditifs.

L'aire associative a sensiblement les mêmes connexions et joue pratiquement le même rôle que la secondaire, avec cependant une particularité : assurer les transductions limbique, émotionnelle et mémorielle des « images sonores » permettant alors de faire les synesthésies audiotactiles, audiovisuelles, audiogustatives et audio-olfactives.

L'ensemble de ce merveilleux montage anatomofonctionnel auditif nous permet de percevoir les constructions auditives dans toutes leurs réalités fréquentielles, émotionnelles et mémorielles. En un rien de temps, grâce aux comparateurs des transitions sonores, et à l'allumage des innombrables réseaux suscités par l'arrivée de potentiels auditifs, nous savons reconnaître un air historique ou autopersonnel, avant même qu'il n'ait fini d'être émis, et en évoquer son souvenir !

Chapitre 5

Embryologie de l'auricule

Ce chapitre est délicat car jusqu'à l'avènement des techniques de génétique et de biologie moléculaire, il existait des controverses entre les embryologistes eux-mêmes et entre les embryologistes et les neuroanatomistes.

Théories embryologiques

Les théories embryologiques reconnaissent cinq points communs :

- le pavillon auriculaire provient de la coalescence des six bourgeons, apparus sur les berges de la première fente viscérale au 40e jour environ de l'embryon ;
- ces six bourgeons sont issus de la prolifération mésenchymateuse des deux premiers arcs viscéraux ;
- les dérivés de ces bourgeons gardent l'innervation de l'arc viscéral qui les porte ;
- le premier arc viscéral est innervé par le nerf trijumeau (V3) (figure 5.1) ;
- le deuxième arc viscéral est innervé par le nerf facial (VII).

Dans cet ouvrage, en accord avec les neuroanatomistes modernes, nous ne parlerons plus de fente « branchiale » ni d'arc « branchial », en référence aux fentes et branchies des poissons, mais de fente viscérale et d'arc viscéral, en référence avec l'anatomie des mammifères.

Les trois conceptions embryologiques initiales étaient les suivantes :

- la théorie « classique » d'Yves Guyot (1928) : les six bourgeons se développent individuellement, et l'oreille est une mosaïque. Toutes les données anatomopathologiques l'infirment et elle ne correspond à aucune cartographie ;
- la théorie de Wood Jones et Wen-I-Chuann (1934) : elle affirme, par l'étude des fistules congénitales et des agnaties, que le tragus est bien la représentation auriculaire du premier arc viscéral, et que ce dernier est l'origine embryologique commune du maxillaire inférieur et du tragus ;
- la théorie de Kubel et Wall : constatant que l'encoche massétérine échappe à l'innervation trigéminale, ils infirment l'hypothèse de l'innervation commune du maxillaire et du tragus. Ils affirment que c'est la transformation de la première vésicule du premier arc qui donne le tragus.

Finalement, ces embryologistes pensaient que :

- le tragus est l'émanation du premier arc ;
- le pavillon lui-même provient en grande partie du deuxième arc.

Mais ces données ont été reprises et contredites, en 1974, par M. Auroux, P. Haegel et K.L. Moore. Ce dernier a montré en effet, que fossettes, fistules, kystes ou appendices auriculaires, résultant de tubercules auriculaires accessoires, sont toujours prétragiens. Or si le tragus émanait du premier arc, aucune anomalie issue d'un arc plus postérieur ne devrait se situer en avant du tragus, ce qui laisse à penser que le tragus peut parfaitement dériver du deuxième arc viscéral.

C'est R.F. Gasser en 1975, dans *Atlas of human embryos*, qui, finalement, décrit une double innervation auriculaire, en admettant que ce sont les six vésicules mères qui sont à l'origine du seul cartilage auriculaire :

- la conque et le cartilage du conduit auditif externe sous la dépendance du vague ;
- le reste sous la dépendance du trijumeau (V3).

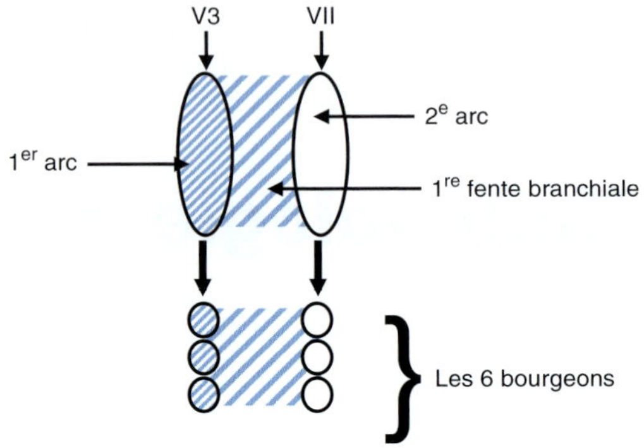

Figure 5.1. Les dérivés des premier et deuxième arcs branchiaux.
Source : David Alimi.

Théories neuroanatomiques

Jean Bossy, en 1970, aux journées de Besançon, communique sa conception :

- pour la face externe :
  - une aire antéro-postérieure, innervée par le nerf auriculo-temporal, issu du nerf mandibulaire (V3), à polarité sympathique,
  - une aire centrale s'étendant à toute la conque à innervation vagale (X) et à polarité parasympathique,
  - une aire périphérique hélico-lobulaire, innervée par le grand nerf auriculaire, issu du plexus cervical superficiel (C1, C2, C3, voire C4) et sans polarité autonome nette ;
- pour la face interne :
  - le tiers supérieur de l'auricule, innervé par le nerf auriculo-temporal,
  - les deux tiers inférieurs, innervés par le grand nerf auriculaire.

Finalement, embryologistes et anatomistes s'opposent : les uns admettent une double innervation et les autres une triple.

Pour concilier les deux : notre maître René Kovacs, à partir du schéma de René Bourdiol, a émis l'hypothèse de mouvements horaires puis antihoraires et à nouveau horaires, dans une succession embryodynamique, à l'image de celle du développement céphalique. Cette conception s'est avérée en parfaite adéquation avec les dernières données de recherche embryologique.

Naissance de l'oreille

Selon Gasser, l'oreille est issue des trois vésicules mandibulaires venant du premier arc viscéral, innervé par le V (V3), et des trois vésicules hyoïdiennes venant du deuxième arc viscéral, innervé par le VII (VII sensitif).

VII sensitif

Nous ne parlerons plus, dans cet ouvrage, de VII bis, mais en adéquation avec les anatomistes modernes, de VII sensitif. En effet, les études neuroanatomiques minutieuses montrent à la dissection que cette racine du VII, que Wrisberg avait appelé « intermédiaire », possède toutes les qualités d'une racine sensitive et sensorielle, à l'instar des autres nerfs crâniens (origine, distribution, connexions).

C'est au 26e jour qu'apparaissent les premier et deuxième arcs. Le début du processus de céphalisation, avec le développement du membre supérieur, provoque la compression de la zone des arcs viscéraux, aboutissant à la fusion des 2e et 6e arcs viscéraux, et au télescopage des 3e et 4e avec disparition du 4e, entraînant des anastomoses entre le VII sensitif (nerf du 2e arc), le IX (nerf du 3e arc) et le X (nerf du 6e arc), pour former le noyau du faisceau solitaire.

La saillie cardio-hépatique migre vers le bas, en attirant et en étirant le nerf vague.

La poursuite du processus de céphalisation translate alors le pavillon auriculaire en haut et latéralement provoquant, vers le 40e jour, une rotation horaire des bourgeons entre eux, puis, selon René Kovacs, un stop, une rotation antihoraire et une nouvelle rotation horaire de recouvrement épithélial.

Ces bouleversements aboutissent à une désorganisation de la structure métamérique et à des fusions d'éléments nerveux d'origine différente (futurs plexi).

Si bien que, au total, les six vésicules des deux premiers arcs viscéraux n'aboutissent qu'à la formation cartilagineuse de l'oreille externe, et c'est le recouvrement épithélial du pavillon, après le 50e jour, lors de la poursuite du processus de céphalisation, qui donne l'aire hélico-lobulaire inféro-postérieure et l'aire tragale inféro-antérieure.

Le tout concorde avec les données cartographiques de l'oreille, ainsi que les études de Déjerine (1914), de Lazorthes (1971) et celles plus récentes de Gradenigo (avec la seule nuance qu'il pense qu'à partir de son genou, l'hélix dérive d'un repli cutané situé en arrière des trois tubercules hyoïdiens) et de Langman et Sadler.

Au total, le découpage embryo-anatomique suivant est obtenu :

- une conque centrale, innervée par le rameau auriculaire du vague (X), à représentation endoblastique et à polarité parasympathique ;
- un pavillon médian, innervé par le nerf auriculo-temporal, issu du V3, à représentation mésoblastique et à polarité sympathique, par les afférences du plexus périartériel de l'artère méningée moyenne et de sa collatérale trigéminale ;
- une aire hélico-lobulaire, innervée par le grand nerf auriculaire, issu du plexus cervical superficiel (C1, C2, C3, voire C4), à représentation ectoblastique, sans polarité autonome nette, mais donnant des résurgences sympathiques dans l'avant-mur ;
- une aire tragale, à représentation ectoblastique, innervée aussi par le nerf auriculo-temporal mais qui amène ici :
  - pour la face interne : des résurgences des fibres cérébro-spinales du petit nerf pétreux superficiel, en provenance du VII sensitif,
  - pour la face externe :
    - des résurgences des fibres parasympathiques en provenance du noyau salivaire inférieur, annexées au glosso-pharyngien (IX), pour innerver la moitié supérieure,
    - des résurgences des fibres du moteur oculaire commun (III), en provenance du parasympathique crânien pour innerver la moitié inférieure,
    - ces deux résurgences donnant à cette face externe tragale sa polarité plutôt parasympathique crânienne.

D'une part, nous insistons sur le fait que le tragus est innervé par le seul nerf auriculo-temporal, et que les innervations fines décrites pour ses deux faces ne sont que des « colorations résurgentielles » de fibres annexées au contingent auriculo-temporal et sont donc, de ce fait, soumises à des variations intra-individuelles et interindividuelles (ce qui explique que les résultats peuvent être variables, lors de schémas thérapeutiques sollicitant ces zones).

D'autre part, il faut noter que l'ensemble de l'auricule fœtal est recouvert par de l'épiblaste qui deviendra de l'épiderme et que la lame cartilagineuse formant le squelette de l'auricule est constituée de dérivés mésoblastiques et d'éléments nerveux (figures 5.2 et 5.3).

Enfin, il n'existe aucun dérivé endoblastique au niveau de l'oreille (les représentations d'origine endoblastique y sont déposées après avoir été amenées par le nerf pneumogastrique), ce qui rend d'autant plus remarquable ce levier thérapeutique lorsque l'on sait sa puissance lorsqu'il s'agit de solliciter des actions en direction d'organes ou viscères endoblastiques.

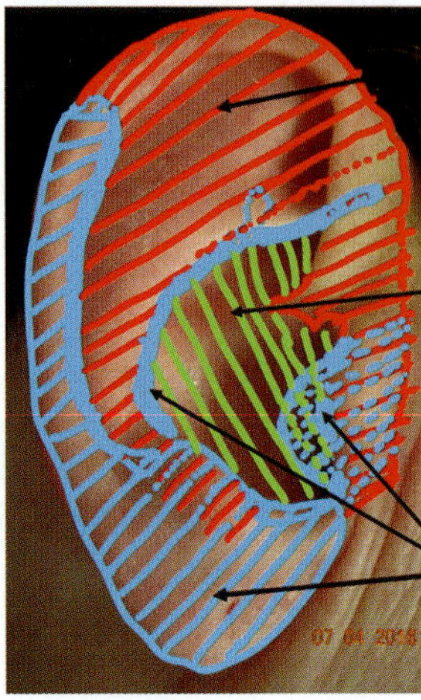

Figure 5.2. Innervation de la face latérale de l'oreille et ses représentations auriculothérapeutiques. PCS : plexus cervical superficiel.
Source : David Alimi.

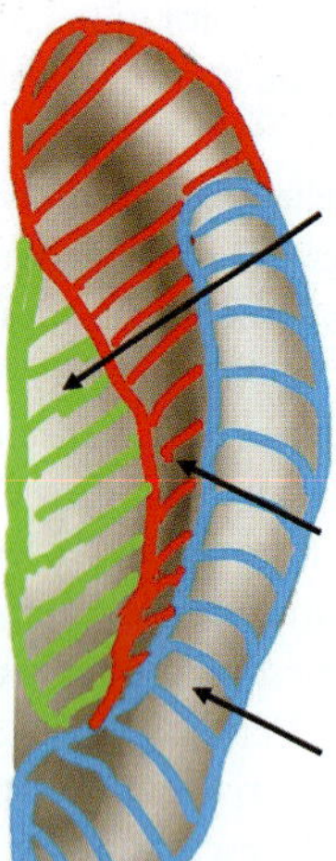

Figure 5.3. Innervation de la face médiale de l'oreille.
Source : David Alimi.

Chapitre 6

Anatomie macrostructurale de l'auricule

Morpho-anatomie

Le pavillon auriculaire ou auricula est une lame fibrocartilagineuse, présentant des accidents anatomiques, dessinant des creux ou des méplats et des reliefs, aboutissant à un appendice dont la morphologie générale rappelle la position fœtale *in utero*, tête en bas (figure 6.1).

L'oreille atteint sa taille définitive vers l'âge de 7 ou 8 ans ; il faut éviter, sauf nécessité absolue, toute intervention chirurgicale sur le pavillon auriculaire (qu'il faudrait alors exécuter en utilisant une technique chirurgicale qui épargnerait les centres morphogénétiques des trois tissus constituants l'infrastructure de l'oreille, sous peine de risquer des répercussions morphopsychologiques ou anatomocliniques lors du développement ultérieur de l'enfant). Ces zones correspondent aux trois points omégas, dont on parlera plus loin.

La taille moyenne de l'auricula ne dépasse pas en hauteur l'horizontale passant par l'arcade sourcilière et en bas, celle qui passe par le sommet de l'angle naso-génien. L'angle céphalo-auriculaire reste habituellement inférieur à 30°. Il existe des exceptions à ces règles :

- chez les personnes de petite taille (notamment celles dont la hauteur du tibia est inférieure à la hauteur d'une ligne joignant l'encoche du manubrium à l'ombilic), le pavillon auriculaire est également réduit à son sommet et à sa base ;
- chez les personnes de grande taille (au-delà de 1,90 m), le sommet du pavillon peut dépasser la ligne sourcilière, par contre la base reste à l'horizontale de l'angle naso-génien (figure 6.2).

L'oreille adulte est de forme habituellement ovalaire, d'une grande variabilité individuelle dans ses dimensions, en moyenne 7 cm verticalement et 3 cm horizontalement, ce qui lui confère une taille moyenne de 21 cm^2 pour la face latérale et de 14 cm^2 pour la face médiale.

La morphologie du squelette fibrocartilagineux de l'auricule est maintenue grâce aux ligaments intrinsèques, et l'oreille externe est rattachée à l'extrémité céphalique grâce aux ligaments extrinsèques.

Le pavillon auriculaire est également muni de muscles (l'oreille participe pleinement à la mimo-expression du visage). Ces muscles sont intrinsèques et équipent les différentes régions anatomiques de l'oreille, et extrinsèques, mêlés au périchondre, pour les mouvements globaux des auricules.

Le pavillon présente deux faces, l'une externe ou antérieure ou latérale, l'autre interne ou postérieure ou médiale (ou mastoïdienne).

Face latérale (figure 6.3)

Elle comprend le lobe et le lobule. Le lobe est formé de reliefs et de creux et le lobule est un méplat.

Les reliefs auriculaires sont représentés par :

- l'hélix qui naît à l'union des deux hémiconques. Elle est faite d'une racine, d'une branche montante, d'un genou, d'un corps jusqu'au tubercule de Darwin et d'une queue finissant à l'angle hélico-lobulaire ;
- l'anthélix qui naît à partir du sillon rétro-antitragal, surplombe l'avant-mur des deux hémiconques, séparées de l'hélix par la gouttière scaphoïde, et vient circonscrire, entre ses branches supérieure et inférieure, la fossette naviculaire ou triangulaire ;

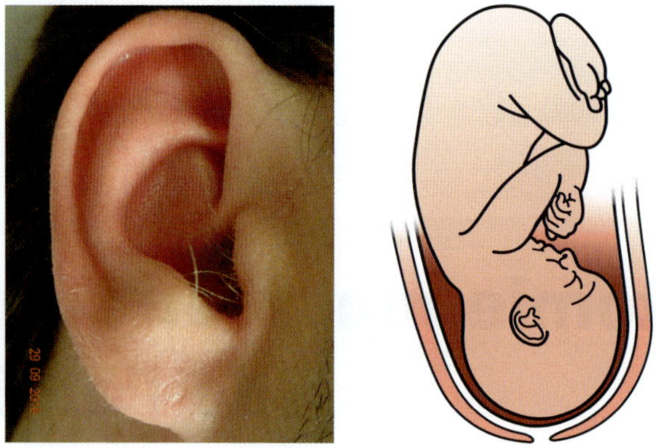

Figure 6.1. Analogie fœtus–oreille.
Source : David Alimi.

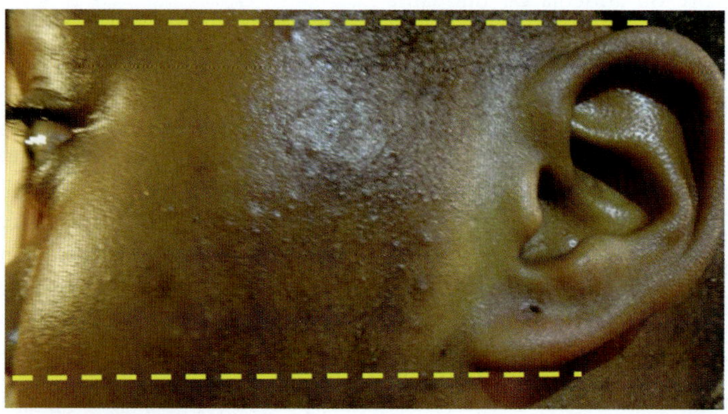

Figure 6.2. Repères des limites du pavillon.
Source : David Alimi.

- le tragus qui surplombe l'entrée du conduit auditif externe, séparé de la joue par le sillon prétragien, de l'hélix par le sillon supratragien et de l'antitragus par l'incisure intertragienne ;
- l'antitragus : il suit le pont intertragien, séparé du lobule par le sillon sous-antitragal, et vient fermer l'excavation centrale de l'oreille.

Les creux auriculaires comprennent :

- les hémiconques supérieure et inférieure, séparées par le ponticule de naissance de la racine de l'hélix. Elles sont cernées par un mur, dont la partie haute, l'avant-mur, présente la particularité de changer de morphologie en s'incurvant et en s'aplatissant de bas en haut ;
- la fossette naviculaire (ou triangulaire) bordée par les deux branches de l'anthélix. Elle est, en avant, en partie recouverte, donc cachée par le genou de l'hélix ;
- la gouttière scaphoïde, séparant anthélix et hélix. Elle se réfléchit à sa périphérie en formant la gouttière de l'hélix et se termine en bas dans le sillon sus-lobulaire ;
- la fossette supratragienne qui sépare, de sa concavité légèrement triangulaire, la branche montante de l'hélix et le tragus, au niveau de l'incisure supratragienne ;
- le lobule, seule formation non cartilagineuse. C'est un méplat de forme semi-ovoïde, comprenant :
  - une partie supérieure légèrement concave : la fossette supralobulaire, assez souvent barrée par un sillon perlobulaire (habituellement léger et peu profond, sans quoi il aurait une signification habituellement pathologique). Elle est délimitée en haut et en avant par l'incisure supralobulaire et, en haut et en arrière, par le sillon sus-lobulaire,

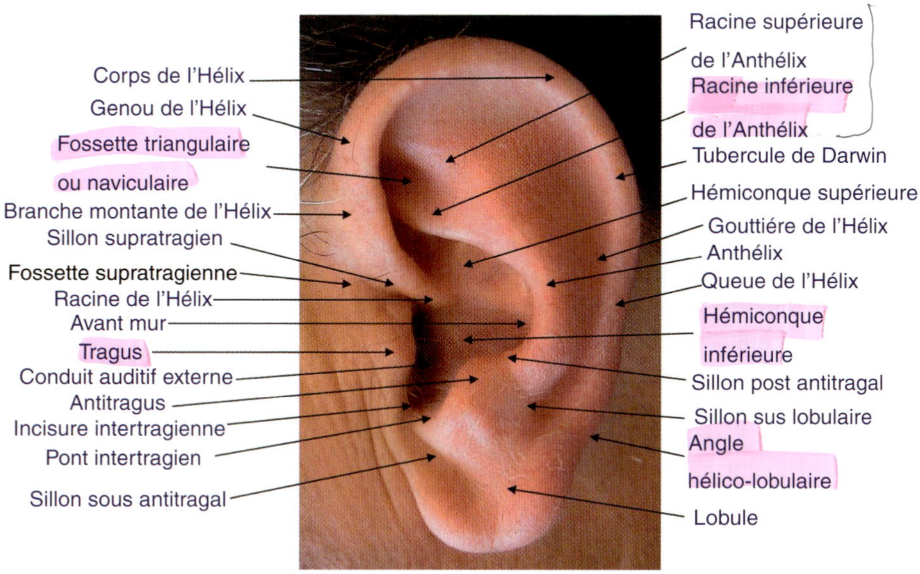

Figure 6.3. Face latérale de l'oreille.
Source : David Alimi.

Hélix → bord de l'oreille
Anthélix → bordure qui correspond au Radius.

– une partie inférieure très légèrement bombée qui finit le pavillon auriculaire.

Face médiale

Elle est plus réduite que la face latérale, du fait de l'importance de la zone d'adhérence crânienne de l'oreille externe. Raccordée au crâne par le sillon céphalo-auriculaire, elle présente :

- une éminence centrale répondant aux convexités de :
  - la fossette triangulaire,
  - l'hémiconque supérieure,
  - l'hémiconque inférieure ;
- des dépressions médianes reflétant :
  - la gouttière anthélicale postérieure,
  - la fossette centrale postérieure répondant au milieu de la racine de l'hélix,
  - la fossette rétrolobulaire ;
- une convexité périphérique :
  - avec en haut l'éminence hélicale,
  - avec au milieu l'éminence caudale,
  - se raccordant en bas à l'éminence lobulaire par l'angle hélico-lobulaire.

Vascularisation de l'oreille

Le réseau sanguin est d'une très grande richesse.

Les artères proviennent de la carotide externe et sont :

- pour la face externe :
  - l'artère temporale superficielle qui se subdivise en trois branches :
    - une branche supérieure pour l'hélix, la fossette triangulaire et le tubercule de Darwin,
    - une branche moyenne pour la racine de l'hélix, l'hémitragus supérieur et l'incisure supratragienne,
    - une branche inférieure pour l'hémitragus inférieur et le lobule ;
  - la conque qui est vascularisée par des branches collatérales des artères stylo-mastoïdienne et tympanique postérieure ;
- pour la face interne :
  - l'artère auriculaire postérieure qui se subdivise en trois branches :
    - une branche supérieure pour la partie supérieure de la face interne (fossette naviculaire, hélix, anthélix),

- une branche moyenne pour la partie moyenne de la face interne (hélix, anthélix, hémiconque supérieure),
- une branche inférieure pour la partie inférieure de la face interne (tragus, hémiconque inférieure, anthélix, trois rameaux pour le lobule).

Les branches d'une même face sont réunies par des arcades (quatre à cinq sur chaque face) et les réseaux externe et interne relient leurs courants par cinq anastomoses qui perforent le cartilage.

Les veines se jettent dans la veine jugulaire externe et sont :

- pour la face externe : la veine temporale superficielle qui draine tout le réseau externe ;
- pour la face interne : les veines auriculaire postérieure et émissaire mastoïdienne qui drainent tout le réseau interne.

Là aussi, de nombreuses anastomoses existent entre les différents réseaux.

Les lymphatiques réalisent un réseau assez dense et se jettent :

- pour la face externe : dans les ganglions prétragiens, mastoïdiens et parotidiens ;
- pour la face interne : dans les ganglions mastoïdiens pour toute la partie supérieure et dans les ganglions parotidiens pour les lymphatiques du lobule.

L'ensemble du réseau aboutit ensuite aux ganglions latéraux profonds du cou.

Innervation de l'oreille

Innervation motrice

Elle est assurée par le nerf facial moteur (VII). Les rameaux temporaux de la branche temporo-faciale innervent les muscles antérieurs et les muscles de la face externe du pavillon. Le rameau auriculaire postérieur, lui, innerve les muscles auriculaires postérieur et supérieur et les muscles de la face interne du pavillon.

Innervation sensitive

Elle a été traitée au chapitre 5.

Conclusion

Ces notions élémentaires d'embryologie et d'anatomie de l'oreille externe montrent que ce petit appendice de 21 cm^2 recèle une innervation sensitive très riche, à la hauteur de ses ambitions thérapeutiques. Sa morphologie est unique pour chaque individu (il n'existe pas deux oreilles identiques). L'oreille externe peut être le siège de nombreuses anomalies morphogénétiques (macroties, microties, agénésies, hypotrophies, anomalies de l'angle concho-mastoïdien ou de l'angle anthélical, malformations du tubercule de Darwin). Ces anomalies peuvent ou non refléter des malformations viscérales ou somatiques (morphopathologie), du fait du rôle d'écran-clavier neuro-somatotopique dévolu aux pavillons.

Chapitre 7

Anatomie microstructurale de l'auricule

Histocytologie

Le lobe de l'oreille est constitué, au centre, d'une lame fibrocartilagineuse entourée de reliefs cutanés, emballée d'une peau mince sur les deux faces.

Le lobule, lui, est dépourvu de cartilage et constitué d'un épais tissu conjonctival avec quelques îlots graisseux, entre deux couches de peau.

L'épiderme est fait de couches superposées avec, de la profondeur à la surface, une couche germinative, une couche granulaire, une couche translucide et une couche cornée.

Le derme est une lame mince, souple, élastique, entourée d'un périchondre épais, sauf au lobule, avec des vaisseaux sanguins, se terminant par un réseau de fins capillaires, et des filets nerveux, diminuant de diamètre de la profondeur à la superficie et se terminant par une dissémination de fins filets dans toute la surface de l'auricule.

Les ligaments se subdivisent en intrinsèques et extrinsèques. Les ligaments intrinsèques unissent le tragus à l'hélix, l'antitragus à la queue de l'hélix, la convexité de la conque à la fossette naviculaire et à la gouttière de l'hélix. Les ligaments extrinsèques amarrent l'auricula au crâne, par l'intermédiaire de deux faisceaux : un antérieur qui rattache l'épine de l'hélix à l'apophyse zygomatique, un postérieur qui rattache le ponticule de la conque à la base de la mastoïde.

Les muscles s'intermêlent avec le périchondre et permettent à l'auricule de se mouvoir. Les muscles extrinsèques se répartissent en auriculaire antérieur, auriculaire postérieur, auriculaire supérieur. Les muscles intrinsèques comprennent le grand muscle de l'hélix, le petit muscle de l'hélix, le muscle du tragus, le muscle de l'antitragus, le muscle transverse et le muscle oblique.

Microstructure

Le lobule est très dense, avec quelques zones graisseuses. Il est pénétré à sa face postérieure par l'artère rétro-auriculaire et par la branche auriculaire du plexus cervical superficiel. Ce lobule est muni de nombreux petits plexi nerveux, très ramifiés. Les nerfs et les vaisseaux ont des trajets très voisins.

Le lobe possède des troncs nerveux assez gros, issus de la branche mandibulaire du trijumeau et du pneumogastrique. La jambe de l'hélix possède de riches ramifications nerveuses et de fins capillaires et ces structures réalisent des liaisons entre la face externe et la face interne de l'auricule.

Le corps et la queue de l'hélix possèdent une distribution nerveuse les contournant tout le long de leur trajet.

Partout, il existe une cohabitation étroite entre fibres myéliniques et non myéliniques de grosseur variable. Les petits plexi du derme et de l'hypoderme s'entremêlent pour donner des plexi plus importants. De ces plexi partent des filets nerveux, isolés ou groupés, pour atteindre et se terminer au niveau des glandes sébacées. Ailleurs, des aires plexiformes forment un réseau riche en communication. À partir de ces aires plexiformes, des fibres nerveuses terminales forment des « fourches » qui viennent affleurer en surface de l'auricula.

L'auriculothérapie médicale

III

Concepts neurophysiologiques de l'auriculothérapie

Chapitre 8

Neurobiologie du développement du système nerveux central : relations avec la somatotopie auriculaire et l'auriculothérapie

Neurogenèse

La formation du système nerveux central (SNC) est la résultante de nombreux mécanismes impliquant une interaction permanente de facteurs génétiques et épigénétiques. Ainsi, le développement des cellules nerveuses est contrôlé en permanence par leur expression génique (gènes de développement) et par des facteurs environnementaux.

Parmi ces derniers, il y a ceux réglant les interactions avec les autres cellules neuronales et appelés facteurs neurotrophiques (polypeptide de la famille des neurotrophines), dont le premier est le *nerve growth factor* (NGF), découvert par Rita Lévi-Montalcini *et al.* en 1964 (signalons que ce NGF est aussi un médiateur de l'inflammation, notamment dans les processus allergiques). Ces facteurs règlent de façon déterminante l'évolution, dans le temps et dans l'espace, de la croissance et de la spécification de chaque cellule nerveuse, dans la construction et la maturation du SNC.

Ces facteurs neurotrophiques, grâce à la précision de l'expression de leurs gènes dans le temps, à la complexité de leurs récepteurs et à leurs interactions propres, représentent des déterminants fondamentaux du développement du SNC et de ses capacités d'adaptation aux situations physiopathologiques.

Différentes phases président au développement du système nerveux. Au cours de la gastrulation, des signaux issus du mésoderme sous-jacent induisent (induction neurale) à partir d'un « centre organisateur » ou « node » (pour revue : Saxen, 1989) une différenciation de cellules ectodermiques dorsales (neuroectoderme ou mésectoderme) en un tissu germinatif spécifique dont les cellules souches produiront les cellules nerveuses (plaque neurale). La fermeture de la plaque neurale donne le tube neural (neurulation), la crête neurale et ses dérivés.

Ces cellules nerveuses prolifèrent (neurogenèse) pour aboutir à la naissance des neuroblastes (dont on croyait qu'ils avaient perdu définitivement la capacité de se diviser).

Ainsi le SNC est constitué de cellules post-mitotiques. Le système nerveux central humain compte environ entre 86 et 100 milliards de neurones, répartis au sein de la matière grise cérébrale et formés entre la 4e et la 30e semaine de gestation. Ce sont plus de cinq mille neurones nouveaux qui apparaissent chaque seconde dans le cerveau et la moelle épinière fœtale et chaque neurone tisse un réseau synaptique de plusieurs milliers de contacts !

Le cerveau se structure donc à partir d'un stock cellulaire fini. Après cette phase de neurogenèse, la maturation de ces cellules commence avec une migration vers leurs sites définitifs, elle se poursuit par leur croissance neuritique et aboutit à l'axonogenèse, à la dendritogenèse et enfin à la synaptogenèse entre les axones et leurs cellules cibles. Il est à noter que la formation des grains (neuroblastes) se poursuit après la naissance et que l'histogenèse des structures motrices est plus précoce et plus courte que celle des structures sensorielles.

Peu à peu les circuits neuronaux se mettent en place, associés à une rectification structurale qui affine et consolide les systèmes de connexions (en éliminant les neurones « surnuméraires », en renforçant ou en éliminant aussi les contacts synaptiques).

Ainsi, le développement du cerveau est, à tout instant, la résultante des interactions permanentes avec l'environnement : composants cellulaires, signaux issus du mésoderme, matrice extracellulaire, autres cellules neuronales ou non neuronales.

En fin de compte, l'organogenèse du SNC aboutit non pas à une structure rigide, mais à un patron qui va être progressivement affiné, spécifié, lors de la finalisation ultérieure du développement, et tout au long de l'existence : c'est la notion de plasticité sur laquelle nous reviendrons.

Énonçons ici quelques principes fondamentaux du développement du SNC :

- les neurones d'un même clone (neuroblastes) peuvent être de types différents, ce qui veut dire que les cellules nerveuses souches sont multipotentes ;
- la différenciation neuronale n'est pas seulement le fait du lignage cellulaire (succession de divisions cellulaires qui conduit d'une cellule précurseur à un clone), mais aussi de facteurs environnementaux (pour revue : Le Douarin, 1986) que les neuroblastes rencontrent à leur naissance ou au cours de leur migration ;
- des facteurs sécrétés interviennent aussi sur le destin des cellules précurseurs, ainsi en est-il des neurones sympatho-surrénaliens issus de la crête neurale. Ces cellules quittent la crête neurale à l'état indifférencié et migrent ventralement. Certaines stoppent leur migration près de l'aorte pour former les ganglions sympathiques. D'autres migrent vers le primordium de la médullo-surrénale, à proximité des cellules de la corticosurrénale. Le mécanisme de cette différenciation a été analysé grâce aux cultures de précurseurs sympatho-surrénaliens isolés : en l'absence de glucocorticoïdes, les précurseurs se différencient en neurones sous l'influence de facteurs trophiques (le *fibroblast growth factor* ou FGF qui stimule la prolifération des précurseurs et induit leur différenciation en neurones, pris en charge par le NGF qui assure leur maturation en neurones sympathiques et leur survie) (Doupe *et al.*, 1985). En présence, par contre, de glucocorticoïdes, les précurseurs se différencient en cellules chromaffines, une double régulation transcriptionnelle s'exerçant : activation des gènes spécifiques de la cellule chromaffine et répression de ceux du neurone.

Finalement, les précurseurs se différencient selon les facteurs environnementaux qu'ils rencontrent en un site donné et à un moment donné.

Gliogenèse

Quant à la gliogenèse, seules les cellules macrogliales et les cellules épendymaires naissent du neuro-épithélium. Les futures cellules gliales quittent la zone germinative pour s'enfoncer dans le parenchyme pendant tout le développement et gardent la capacité de proliférer en dehors de la zone germinative.

La glie radiaire se différencie très rapidement. Elle est faite de cellules allongées qui s'étendent sur toute l'épaisseur du cerveau et de la moelle. Structures différenciées en palissades ou en septa, elles sont indispensables au guidage de la migration neuronale.

La macroglie est constituée des astrocytes et des oligodendrocytes. À la fin de l'organogenèse du SNC, la glie radiaire disparaît presque totalement pour se transformer en astrocytes de type I (protoplasmiques).

Dans le cerveau mature, la glie radiaire persiste néanmoins sous la forme de quelques populations astrocytaires (astrocytes de type III), telles que les cellules de Müller de la rétine ou les cellules de Bergman du cervelet.

Les astrocytes de type II sont des cellules multipolaires qui envoient des prolongements autour des nœuds de Ranvier. Comme les oligodendrocytes, ils apparaissent tardivement en post-natal (au premier jour pour les oligodendrocytes et à partir de la deuxième semaine pour les astrocytes de type II).

Enfin, les cellules microgliales proviennent des monocytes embryonnaires qui, eux, peuvent franchir la barrière hémo-méningée, alors que dans le cerveau mature, les monocytes circulants ne peuvent envahir le parenchyme qu'en cas d'altération de la barrière (participant ainsi à de nombreuses pathologies du SNC).

Il existe aussi dans le SNC des macrophages périvasculaires ayant une morphologie et des antigènes de surface différents. Ils se différencient probablement à partir des cellules qui formeront les parois vasculaires.

Il existe une relation intime entre le développement du SNC et le devenir, à maturité, de l'organisation topique homologue entre le soma et le cerveau.

Dès 1918, Goodrich, avait conçu un plan d'organisation des vertébrés selon lequel la métamérisation du mésoderme se doublait d'une métamérisation du système nerveux : c'est la correspondance neuromère–métamère.

Ces neuromères existent au niveau du cerveau postérieur (rhombencéphale) et du diencéphale, et les données actuelles confirment le contrôle de cette organisation par des gènes homéotiques (dits gènes *Hox*).

Le rhombencéphale donne naissance au bulbe, au pont et à une partie du cervelet. Les nerfs moteurs qui innervent les trois premiers arcs viscéraux, le V, le VII et le IX, émergent du rhombencéphale au niveau de renflements que l'on appelle des rhombomères : r2, r4 et r6. Or la segmentation du rhombencéphale ne joue pas seulement un rôle essentiel dans l'organisation du SNC, elle intervient aussi dans la morphogenèse céphalique.

Au niveau de la tête, la majorité des structures cranio-faciales et du système nerveux périphérique ainsi que le tissu conjonctif dérivent de la crête neurale. Les ganglions sensitifs des nerfs crâniens respectent aussi l'organisation rhombomérique. Il en est de même pour les arcs viscéraux. Les cellules de la crête mésenchymale issues de r1 et r2, de r4 et r6 colonisent respectivement le premier, le deuxième et le troisième arc viscéral (Couly et Le Douarin, 1990).

Ainsi la correspondance exacte entre la périphérie et le système nerveux est établie : c'est le bouclage « géno-histo-embryo-neuro-somatotopique » qui fonde l'affichage topique auriculaire, base de l'auriculothérapie.

Morphogenèse

La morphogenèse du SNC fait appel à de multiples interactions cellulaires élaborant des stratégies de groupe. La spécificité de ces interactions cellulaires tient aux différences quant aux molécules impliquées, leur quantité et leur distribution (gradients spatiaux), et au moment et à la durée de leur expression (gradients temporels).

À la différence des étapes précédentes du développement, la morphogenèse est donc essentiellement épigénétique, où chaque étape est déterminée par la précédente et règle la suivante.

Le tout aboutit non pas à une structure rigide et définitivement câblée, mais à un patron, qui sera ensuite affiné, sans cesse refaçonné tout au long de la vie. Le facteur morphogénétique est alors l'activité nerveuse des circuits préétablis, c'est-à-dire l'environnement du cerveau en tant qu'organe et l'environnement de l'individu. D'ailleurs les résultats d'études d'imageries fonctionnelles modernes assoient de façon très solide les modèles de réseaux hiérarchisés, eux-mêmes incorporés dans des réseaux de réseaux. Des sous-unités hiérarchiquement organisées, selon Joachim Fuster, aux épicentres hétéromodaux de Marcel Mesulam, tout est organisé pour une plasticité et une redondance maximales.

Des expériences sur le mode de fonctionnement de l'organisation cérébrale par l'activité ont été menées à partir de la formation des représentations corticales au niveau du cortex somesthésique des rongeurs, de groupements neuronaux appelés « barils » (parce que formant des colonnes traversant perpendiculairement l'épaisseur du cortex, au niveau de la couche IV, et prenant l'aspect de tonneaux ou barils). Chacun de ces barils contient les neurones sélectivement activés à partir d'une vibrisse, et le champ des barils reproduit strictement l'ordonnancement des vibrisses (pour revue : Hockfield et Kalb, 1993).

Les expériences de T.A. Woolsey *et al.* ont clairement démontré que la structuration des barils dépend de la mise en place des connexions fonctionnelles entre afférences thalamiques et neurones corticaux : lorsqu'on coupe l'ensemble des vibrisses à leur racine à la naissance et qu'on empêche leur repousse avant le 6e jour, la formation du champ de barils est définitivement perdue pour l'animal. Si l'on restreint la désafférentation à une rangée de vibrisses, les barils correspondant ne se forment pas et les barils voisins occupent la zone laissée vacante. Enfin, la suppression des messages somesthésiques issus d'une vibrisse produit le même résultat à l'échelle d'un seul baril.

On reconnaît ici l'œuvre de la neuroplasticité qui se définit comme la capacité des centres nerveux à adapter en permanence, dans le temps et dans l'espace, l'organe à la fonction par remaniement topique proportionnel.

Plasticité des cartes de représentation topique dans le cortex cérébral

Les aires sensorielles primaires du cortex cérébral, participant à la perception somesthésique, visuelle ou auditive, sont organisées suivant des cartographies très précises. Il en est de même pour les aires motrices (Sanes *et al.*, 1988), ainsi que pour les cartes de représentation à tous les niveaux d'intégration dans le névraxe, que ce soit dans les relais sous-corticaux (thalamus) que médullaires (formation réticulée).

Dans toutes ces aires, tous les neurones enregistrés répondent à une stimulation dont les caractéristiques sont identiques du point de vue de la localisation à la surface corporelle (aire somesthésique, aire motrice), de la localisation dans le champ visuel (aire visuelle) ou de la fréquence (aire auditive).

Ces cartes corticales ne sont pas formées de secteurs équivalents, mais dessinent des représentations de la réalité physique, dont l'homonculus de Wilfried Penfield et Theodor Rasmunssen est l'exemple le plus connu.

Ces représentations attribuent très clairement des zones corticales (donc un nombre de neurones) proportionnelles non pas à la réalité physique mais à la réalité fonctionnelle.

La consolidation et la certification de ces cartes ont lieu au cours du développement post-natal et dépendent de l'activité des circuits afférents, mettant à jour l'extraordinaire plasticité de cette organisation (pour revue, voir Jenkins *et al.*, 1990 et plus de 15 ans de travaux sur les cortex de singe, de rat et de chat).

Ainsi ont été démontrés que :

- la simple élimination d'une partie de l'innervation somesthésique périphérique provoque une réorganisation complexe de la carte corticale (Merzenich *et col.*, 1983) ;
- en réciproque, l'ablation d'une petite région corticale à l'intérieur de l'aire somesthésique primaire aboutit, elle aussi, à une réorganisation de la carte de représentation somesthésique (Jenkins et Merzenich, 1987) ;
- des modifications plus discrètes des territoires périphériques représentés aboutissent à des modifications qualitatives plutôt que quantitatives des informations adressées au cortex, mais provoquant également des modifications de la carte corticale (Kaas, 1991) ;
- il existe une réorganisation du cortex somesthésique lié à l'apprentissage. Cette réorganisation s'accompagne de modifications locales de la modalité des réponses neuronales lors de cet apprentissage (Recanzone *et al.*, 1992). Ce mécanisme implique le recrutement de populations neuronales jusque-là situées en dehors de la zone de réception des messages somesthésiques concernés par l'apprentissage (Recanzone *et al.*, 1992). Ces neurones répondent par une activité de plus grande amplitude, plus tôt et de façon plus regroupée que dans les zones voisines ;
- l'extension de la représentation corticale est liée à l'acquisition d'un apprentissage, notamment chez des aveugles entraînés à lire en braille (Pascualleone et Torres, 1993) ;
- ces réorganisations des cartographies découlent d'une véritable synaptogenèse liée à l'activité (Keller *et al.*, 1992). Il est intéressant de noter que les connexions synaptiques sont également modifiées dans l'aire motrice primaire du cortex, suggérant un accroissement secondaire des voies intracorticales liant le cortex somesthésique et le cortex moteur ;

- les mêmes constatations sont faites pour :
  - le cortex visuel primaire, avec réorganisation de la cartographie rétinotopique (Kaas *et al.*, 1990) et de la cartographie rétinienne thalamique (Eysel, 1982),
  - le cortex auditif avec, aussi, réorganisation de sa cartographie après lésion de la cochlée (Robertson et Irvine, 1989),
  - le cortex moteur (Sanes *et al.*, 1988),
  - le thalamus somatosensoriel (Wall et Egger, 1971),
  - d'une manière générale, toutes les cartes de représentation topique à tous les niveaux d'intégration du névraxe.

Conclusion

Ces notions neurobiologiques, avec l'embryologie, l'innervation, l'histologie, la microstructure, qui seront complétées par l'électrophysiologie de l'auricule, constituent les socles neuroanatomique et neurophysiologique de l'auriculothérapie.

Chapitre 9

Neuromorphogénétique

Les gènes constructeurs

Elle se réfère à plusieurs systèmes de gènes.

Les gènes *Hox* (de la contraction d'*homeotic box*) président à la segmentation et à la différenciation du rhombencéphale en huit rhombomères le long de l'axe antéro-postérieur. Chaque segment suivant est préparé (activé) par une pré-intervention des gènes *Shh*, eux-mêmes exprimés après un signal du *fibroblast growth factor* (FGF).

Concomitamment, les gènes *Pax* (issus des *Hox* par addition d'un homéodomaine) différencient ce même rhombencéphale dans le sens dorso-ventral.

Chaque rhombomère devient une véritable unité fonctionnelle qui dirige la différenciation de l'épithélium neural, chaque cellule gardant la possibilité de se déplacer d'un rhombomère à l'autre (prémices des circulations ortho- et antidromiques).

La différenciation des somites, dont les devenirs sont fixés avant même qu'ils ne se soient formés, est aussi dépendante des gènes *Hox* (figure 9.1).

Leurs fonctions

Ces gènes régissent les différentes coulées cellulo-neurales, en provenance des cerveaux antérieur, moyen et postérieur vers les arcs viscéraux, notamment les premier et deuxième, innervés respectivement par le trijumeau et le facial, après que s'y soient annexés les IX et X, via le noyau solitaire et dont on sait qu'ils sont à l'origine de la formation du pavillon auriculaire.

Ce dernier, comme déjà décrit, provient de la fusion des six bourgeons issus de la prolifération mésenchymateuse des deux premiers arcs viscéraux, de part et d'autre de la première fente viscérale, au 40e jour de l'embryon.

On comprend alors que puissent être concentrées dans le bourgeon auriculaire toutes les somatotopies morphogénétiques héritées des lois de correspondance neuromère–métamère de Goodrich. Elles auront été apportées, à partir du cerveau (déjà équipé de ses cartes corticales par l'embryogenèse du cerveau) en vertu de ces lois morphogénétiques, dans les noyaux des nerfs innervant l'auricule : les V et VII qui posséderont

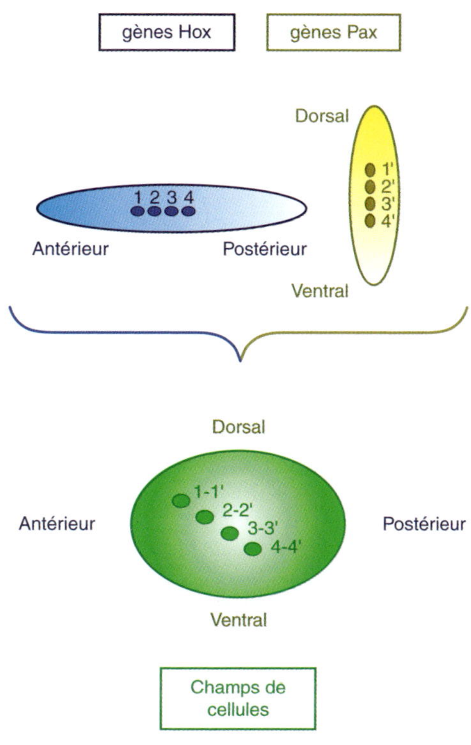

Figure 9.1. Les gènes sélecteurs *Hox* et *Pax* et leurs fonctions dans le développement embryonnaire, y compris le cerveau.
Source : David Alimi.

alors une somatotopie corps entier, et les IX et X qui posséderont, eux, une somatotopie viscérale et viscérale spéciale. Les représentations neurologiques (cérébrales et médullaires), situées sur le lobule et l'hélix, sont amenées par le plexus cervical superficiel, dont la racine C1 reçoit les coulées cellulo-somatotopiques cérébrales correspondantes de la racine V1 du trijumeau, dont on sait que son extrémité plonge, pendant l'embryogenèse, dans les vésicules primaires des cerveaux antérieurs, moyens et postérieurs.

Chapitre 10

Neurophysiologie des perceptions

Capture

Anatomie descriptive et systématisation

Notre organisme correspond à une entité autogérée assurant sa survie et sa reproduction. Les systèmes viscérosensoriels et somatosensoriels (enveloppe corporelle équipée de ses organes sensoriels, individualisés ou diffus) représentent les interfaces actives des informations nécessaires à la maintenance de l'homéostasie de l'organisme :

- les viscérorécepteurs assurent la sensibilité viscérale consciente (viscéroceptive) et inconsciente (intéroceptive) par le système neurovégétatif qui maintient les régulations internes : pression artérielle (PA), PA en oxygène, osmolalité, PA en gaz carbonique, glycémie, protidémie, etc. ;
- les somatorécepteurs assurent la sensibilité somatique superficielle (extéroceptive) et profonde (proprioceptive) par les récepteurs musculotendineux et capsulo-articulaires. On distingue :
  - les mécanorécepteurs : sensibles aux déformations mécaniques du récepteur lui-même ou des tissus environnants,
  - les thermorécepteurs : sensibles aux modifications de température ou aux variations du contexte électromagnétique environnemental de l'organisme,
  - les nocicepteurs : sensibles aux lésions tissulaires, quels que soient les agents vulnérants (physiques, chimiques),
  - les récepteurs électromagnétiques de la rétine,
  - les chémorécepteurs permettant : le goût, l'odorat, la détection des taux dans le sang artériel de l'oxygène, du gaz carbonique, de l'osmolalité des liquides de l'organisme, etc. ;
  - les terminaisons nerveuses libres se trouvant dans tout l'organisme : elles sont sensibles à la douleur. Certaines sont sensibles : au tact grossier, à la pression, aux chatouillis, au chaud et au froid (rayonnements électromagnétiques) ; elles peuvent être uni- ou polymodales,
  - les récepteurs organisés qui sont spécialisés dans les déformations tissulaires : au niveau de la peau, ils assurent : les sensibilités au tact, à la pression, aux vibrations (pallesthésie) ; au niveau des tissus profonds, ils transmettent : l'étirement, la pression, la déformation tissulaire (étirement des capsules articulaires, des ligaments, déterminant le sens de position des articulations). Les organes tendineux de Golgi sont sensibles aux tensions tendineuses. Les fuseaux neuromusculaires sont sensibles aux longueurs des muscles ;
- les récepteurs des sensibilités spéciales assurent : la vue, l'ouïe, l'odorat, le goût, l'équilibre.

Une mention à part pour la peau

Elle dérive du même feuillet embryonnaire que le système nerveux (SN) : on dit d'elle qu'elle est le « cerveau étalé ». Elle est une interface essentielle avec l'environnement. Sa superficie est comprise entre 1,2 et 2,2 m^2, pour un adulte de poids moyen elle pèse environ 4 kg (7 % de la masse corporelle totale). Son épaisseur varie entre 1,5 et 4 mm, elle est faite d'épiderme et de derme qui est seul vascularisé.

En dessous, l'hypoderme (tissu adipeux) ou fascia superficiel est en interaction fonctionnelle constante avec la peau. Cette dernière a un rôle essentiellement protecteur.

Elle est à la fois l'organe sensoriel le plus développé et le plus vulnérable : extrêmement sensible, elle peut percevoir la pointe d'un objet dont la surface n'excède pas 0,006 × 0,04 mm !

Elle assure de nombreuses fonctions : elle est une barrière chimique par ses sécrétions et la mélanine. Elle est recouverte d'un film de liquide acide et sécrète du sébum à action bactéricide. De plus, les cellules épidermiques sécrètent un antibiotique naturel : la défensine humaine ou peptide hβD-2 qui crible la paroi bactérienne de trous. En cas de blessure, les kératinocytes libèrent de grandes quantités de peptides protecteurs : les cathélicidines (anti-streptocoques A). La mélanine fait obstacle aux rayons ultraviolets (UV). Cette barrière chimique ne peut être pénétrée que par les liposolubles : oxygène (O_2), dioxyde de carbone (CO_2), vitamine A, D, E, K, stéroïdes, oléorésines de certaines plantes *(Rhus toxicodendron)*, solvants organiques (dissolvants des lipides), sels de métaux lourds (plomb, mercure, nickel), certains agents médicamenteux.

Par sa continuité et sa résistance à l'abrasion, elle est une barrière physique dont l'épiderme est imperméabilisé par des glycolipides.

Elle est une barrière biologique assurée par ses macrophagocytes intra-épidermiques qui sont des éléments actifs du système immunitaire (ils présentent les antigènes aux lymphocytes) et par ses macrophagocytes dermiques qui livrent les antigènes aux lymphocytes.

La peau est aussi un thermorégulateur par la sueur dont l'excrétion peut varier de 500 mL d'eau/jour (imperceptible) à 12 L d'eau/jour. Elle assure la sensorialité cutanée et des fonctions métaboliques de haut grade : sous l'action des UV, le cholestérol se transforme en vitamine D, les enzymes des kératinocytes « désarment » certains cancérogènes pénétrant l'épiderme et activent certaines hormones stéroïdes. Les cellules de la peau fabriquent plusieurs protéines dont la collagénase (qui prévient l'apparition des rides).

Elle est aussi un réservoir sanguin recélant 5 % du volume sanguin total du corps. Enfin, elle excrète les déchets azotés, l'eau et le sel.

Toutes ces fonctions font de la peau un organe essentiel du maintien de l'homéostasie de l'organisme.

Neuro- et psychophysiologie

Chaque récepteur a une sensibilité différentielle sélective :

- il est conformé pour ne percevoir que la ou les modalités sensorielles, dont il est chargé pour un ou des stimuli donnés ;
- il s'adapte sélectivement par réaménagement de sa structure et par accommodation de la fibre nerveuse elle-même.

Il existe des récepteurs à adaptation lente ou tonique renseignant constamment le cerveau sur l'état de l'organisme et ses relations avec l'environnement (stimuli environnementaux de fond). Ce sont :

- les récepteurs à la douleur ;
- les fuseaux neuromusculaires ;
- les organes tendineux de Golgi ;
- les barorécepteurs artériels ;
- les chémorécepteurs des corpuscules aortiques ;
- les récepteurs maculaires de l'appareil vestibulaire ;
- les récepteurs tactiles de Ruffini ;
- les disques de Merkel.

Et il existe des récepteurs à adaptation rapide ou phasique : récepteurs de mouvement détectant la vitesse de modification d'un stimulus ayant un rôle prédictif permettant à l'organisme de s'adapter à l'avance à sa dynamique dans l'espace. Ce sont :

- les récepteurs de Pacini, sensibles à une brusque pression cutanée, permettant de déterminer la vitesse des différents segments de membres les uns par rapport aux autres ;
- les récepteurs des canaux semi-circulaires de l'oreille interne qui déterminent la vitesse de rotation de la tête, etc.

Tous les récepteurs obéissent à la loi des énergies nerveuses spécifiques.

La stimulation d'un récepteur spécifique, quelle que soit la nature du stimulus initial, donnera toujours la même perception sensorielle, car les fibres nerveuses véhiculant les influx correspondants aboutissent à des aires cérébrales spécifiques de cette modalité sensorielle. Ce qui veut dire que la stimulation d'un récepteur induit le transport dans les fibres nerveuses d'un influx énergétique

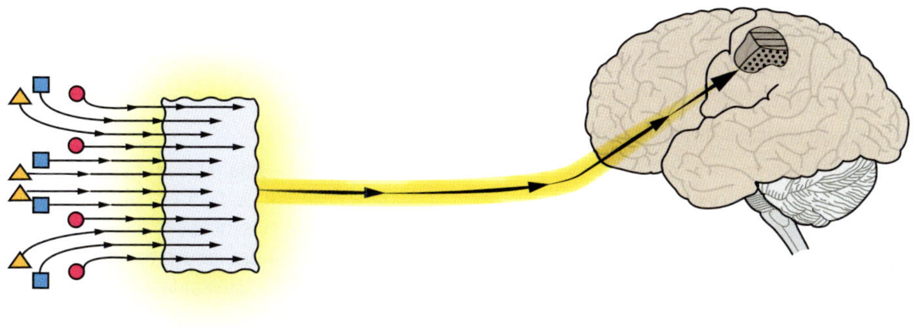

Figure 10.1. Loi des « énergies nerveuses spécifiques ».

spécifique, qui aboutira à une ou des aires cérébrales spécifiques, aptes à ne percevoir que cette modalité énergétique, spécifique du récepteur excité (figure 10.1).

Tous les récepteurs, quand ils sont excités par un quelconque stimulus, émettent, par dépolarisation (seule exception : les cônes et les bâtonnets de la rétine s'hyperpolarisent à l'excitation et se dépolarisent à l'inhibition et au repos), un potentiel de récepteur par modification du potentiel de membrane (potentiel de repos).

Ces potentiels de récepteurs sont générés :

- soit par déformation mécanique de la membrane qui ouvre les pores ;
- soit par action chimique sur la membrane qui ouvre également les pores.

Dans les deux cas, ils permettent la diffusion d'ions.

Ces potentiels de récepteurs :

- deviennent des potentiels de générateurs ;
- engendrent la propagation de potentiels d'action soit directement, soit au travers d'une synapse.

Les potentiels générateurs :

- sont proportionnels à l'intensité du ou des stimuli : selon une relation semi-logarithmique ;
- peuvent atteindre une amplitude aussi élevée qu'un potentiel d'action (100 mV).

La fréquence des potentiels d'action est proportionnelle à l'amplitude du potentiel générateur, selon une relation pratiquement linéaire, permettant le codage de l'information qui va devenir une sensation obéissant :

- à la loi de Weber-Fechner : l'intensité de la sensation est proportionnelle au logarithme de l'excitation pour les stimulations visuelles, auditives et cutanées élevées, soulignant l'importance du bruit de fond dans la perception de cette sensation ;
- au principe de l'énergie : il existe une relation linéaire entre l'intensité du stimulus et la perception de la sensation pour des stimulations très basses ou très élevées, prenant aussi en compte le bruit de fond ;
- ou à la loi de puissance de Stevens (1950) : la relation liant les intensités de sensations à celles de stimulations est une fonction de puissance pour la plupart des stimulations intermédiaires, là où il y a peu de bruit de fond.

Ceci fait que les systèmes sensoriels sont des détecteurs de contraste, grâce au phénomène d'inhibition latérale. Enfin, la sensibilité de discrimination spatiale des récepteurs dépend de leur densité (par exemple, 2500 récepteurs/cm^2 à l'extrémité des doigts). En outre, des unités sensitives sont constituées, analogues aux unités motrices. Une fibre donnée forme le même type de terminaison nerveuse, à tous les niveaux de ses terminaisons (loi de Hilton) : le territoire à partir duquel l'unité sensitive peut être excitée constitue son champ réceptif. L'acuité sensitive est inversement proportionnelle à la taille des champs réceptifs.

L'ensemble aboutit à une organisation des systèmes sensoriels en réseaux :

- divergents : dans la même voie ou en plusieurs voies ;
- convergents : de sources multiples ou de source unique ;
- réverbérants : parallèles post-décharges ;

Celle-ci a pour but ultime le traitement et le transfert de l'information en utilisant les principes de :

- la redondance ;
- la plasticité.

Tous les signaux sensoriels collectés par les récepteurs sont véhiculés aux centres médullaires et supérieurs par des fibres nerveuses adaptées.

Ces afférences empruntent les voies somesthésiques médullo-encéphaliques, en décochant aux auricules la somatotopie esthésique correspondante, homothétique à celle puisée dans les relais spinaux, réticulaires et mésencéphaliques, et homothétique à son recueil périphérique et à son affichage central.

Électrophysiologie des capteurs d'informations

Quatre principes fondamentaux fondent la théorie cellulaire :

- tous les organismes sont faits de cellules et de leurs constituants ;
- toutes les cellules sont semblables chimiquement ;
- les cellules mères donnent des cellules filles ;
- l'activité d'un organisme est la synthèse des activités et des interactions de ses cellules.

La cellule est la plus petite unité des êtres vivants. Les cellules humaines sont eucaryotes (leurs organites sont entourés d'une membrane). Ces organites cellulaires sont hautement spécialisés : le matériel génétique est géré dans le noyau, les enzymes digestives sont contenues dans les lysosomes, les mitochondries produisent l'énergie, la synthèse protéique est effectuée dans les ribosomes, la sécrétion se fait dans l'appareil de Golgi.

Qu'elle soit lisse ou invaginée, la membrane cellulaire est constituée de cholestérol, de glycolipides et porte des branchages glucidiques constituant le glycocalyx.

Glycocalyx

Il constitue une zone riche en hydrate de carbone à la surface cellulaire qui peut être visualisée grâce à différents colorants ainsi qu'à son affinité pour les lectines.
Il contient aussi des glycoprotéines et des protéoglycanes ayant été sécrétés dans l'espace extracellulaire, puis adsorbés sur la surface cellulaire.
Il permet la reconnaissance intercellulaire et immunitaire, et de phospholipides à polarité hydrophile et hydrophobe.

Cette membrane cellulaire contient des protéines, en partie mobiles, appelées *gap junctions*, jouant le rôle de pores pour le passage des ions polaires hydrophiles. Certaines substances peuvent traverser cette membrane cellulaire à la faveur de « trous » pouvant se former pendant une courte durée.

Il existe des systèmes spécifiques de transport de ces substances : acide ribonucléique (ARN) de transfert, hormone de transport du noyau cellulaire, protéine de transport de l'ergastoplasme vers l'appareil de Golgi, captation active et libération du calcium, etc.

La membrane cellulaire assure donc la protection du milieu intracellulaire contre le milieu extracellulaire, le transport de substances, la reconnaissance des hormones et la cohésion des cellules entre elles.

Ce transport transmembranaire, indispensable à l'absorption des substrats du métabolisme et au rejet des déchets, est assuré par des transporteurs et des mécanismes cytosiques, et activé par des pompes ioniques, à l'origine du potentiel cellulaire, base de l'excitabilité des cellules.

Principes fondamentaux de bioélectricité

Depuis Galvani et Volta (1799), nous savons que les molécules sont en interaction électrochimique permanente. D'Arsonval, en 1920, met en évidence la notion d'émetteur et de récepteur et Ingvard et Gurwitch, en 1922, démontrent la polarisation électrique cellulaire.

Puis Saxton Burr, dans les années 1930, effectue une mesure des champs électriques émanant du vivant : un œuf de salamandre possède un champ électrique qui a la forme d'une salamandre !

Enfin Becker, en 1960, Cantoni et Pontigny, en 1971, étudient la bioélectricité cutanée, respectivement chez la salamandre et chez l'humain. En prenant la glabelle (point intersourcilier) comme point de référence (point le plus électropositif du corps), Cantoni et Pontigny trouvent des différences de potentiel (DDP) s'échelonnant entre −5 et −50 mV. Ils appellent ces potentiels des bio-DDP cutanées. Ces potentiels sont verticaux, inamovibles et constants, d'amplitude de 40 mV pour la peau et 20 mV pour les muqueuses, à polarité externe négative et interne positive. Ces bio-DDP sont composites (primaires, secondaires et tertiaires), existent aussi bien dans le règne animal que végétal, et sont détruites si l'on rompt l'empilement des cellules de la couche épidermique de Malpighi. Il est également mis en évidence que l'hypoderme a un rôle de capacitance à résistivité variable, à effet isolant.

Le corps humain est neutre dans son ensemble, les charges opposées se compensant en se neutralisant. Ces mouvements de charges libèrent une certaine quantité d'énergie qui, en se déplaçant, constitue le courant continu humain. Ces phénomènes électriques obéissent à la loi d'Ohm, $U = R \times I$: lorsqu'il existe une différence de potentiel électrique U dans un circuit, le courant I qui le parcourt est inversement proportionnel à la résistance R du milieu qu'il traverse (en courant alternatif, la formule devient $V = Z \times I$, Z étant appelée l'impédance).

Potentiels électrophysiologiques

Dans l'organisme, les courants électriques relèvent de la circulation des ions positifs et négatifs à travers la membrane plasmique. Il n'y a pas d'électrons libres qui « vagabondent ». Génétiquement, il existe une différence de concentration des ions positifs et négatifs de part et d'autre de la membrane plasmique qui est dite, alors, polarisée.

Cette disposition crée une DDP entre le cytoplasme et le liquide interstitiel, la résistance étant fournie par la membrane elle-même.

Ce mécanisme est aidé par l'existence de canaux ioniques à fonction passive ou active (munis d'une vanne), formés de protéines intégrées et parsemant cette membrane.

Trois types de canaux actifs œuvrent sélectivement, en fonction des gradients électrochimiques des ions, pour la production d'influx par les neurones. Ce sont les canaux ligand-dépendants (réagissant aux neurotransmetteurs et aux ions), les canaux voltage-dépendants (réagissant aux modifications de DDP) et les canaux des mécanorécepteurs (réagissant aux déformations).

Le potentiel de repos neuronal, qui varie de −40 mV à −90 mV, est entretenu par une répartition ionique inégale de part et d'autre de la membrane cellulaire, les solutions à l'intérieur et à l'extérieur de la cellule étant électriquement neutres.

Le cytosol contient une plus faible concentration de sodium (Na^+) et une plus grande concentration de potassium (K^+) que le liquide interstitiel, compensées par les protéines cytoplasmiques A^- et les ions chlorure Cl^- interstitiels. Le K^+ reste le plus important pour la production du potentiel de membrane, les autres solutés (glucose, urée, etc.) ne jouant qu'un rôle accessoire.

Ces dispositifs sont aidés par une perméabilité sélective de la membrane (dite semi-perméable), aux travers des canaux ioniques passifs : imperméabilité aux grosses protéines, grande perméabilité aux ions Cl^- et une perméabilité 75 fois plus grande aux ions K^+ qu'aux ions Na^+.

Finalement, le potentiel de membrane (de repos) est la résultante de :

- mécanismes passifs, obéissant à des lois chimiques : l'équilibre de Gibbs-Donnan et la première loi de diffusion de Fick assurant et maintenant le potentiel de diffusion ;
- mécanismes actifs, permis par des pompes ioniques membranaires (les ATPases parce que l'hydrolyse de l'adénosine triphosphate ou ATP fournit à ces pompes l'énergie nécessaire), assurant soit un transport actif primaire (Na^+/

K^+/ATPase, Ca^+/ATPase sarcoplasmique, H^+/ATPase du tube collecteur rénal), soit un transport actif secondaire (AA/transporteur protéique).

La Na^+/K^+/ATPase est omniprésente, empêchant l'égalisation passive des concentrations des ions K^+ et Na^+ de part et d'autre de la membrane, en éjectant 3 Na^+ du cytoplasme et en récupérant 2 K^+. Ces mécanismes actifs produisent et maintiennent le potentiel électrogène.

Le potentiel d'équilibre résultant se calcule selon l'équation de Nernst et correspond au potentiel de repos de la membrane cellulaire (mV). Il est d'environ −70 mV pour les cellules nerveuses.

Le potentiel de membrane a une fonction de signalisation. Ses modifications par l'intermédiaire, soit de la perméabilité membranaire, soit des concentrations ioniques transmembranaires, peuvent produire deux types de signaux : les potentiels gradués et les potentiels d'action.

Potentiels gradués : lorsqu'un stimulus extracellulaire adéquat arrive sur un neurone, cela provoque au point d'impact, l'ouverture de canaux ioniques actifs. Un flux d'ions va soit dépolariser (en réduisant le potentiel de membrane), soit hyperpolariser (en augmentant le potentiel de membrane) la région correspondante, engendrant un potentiel gradué, dont l'amplitude est proportionnelle à l'intensité du stimulus et qui se propage longitudinalement sur de courtes distances (5 mm au plus), par diffusion passive des charges ioniques le long de chacune des faces de la membrane, et diminue avec la distance parcourue par perte ionique au travers des pores de la membrane (à la manière d'un boyau qui fuit).

Ce potentiel gradué s'appelle potentiel de récepteur quand il résulte d'une stimulation sensitive ou sensorielle adéquate : chaleur, lumière, etc.

Il s'appelle potentiel post-synaptique quand le stimulus est un neurotransmetteur libéré par un autre neurone.

Potentiels d'action : ils naissent en général aux cônes d'implantation des axones (sauf dans les neurones sensitifs où ils naissent dans la région axonale immédiatement contiguë à la région réceptrice), lorsqu'un potentiel gradué suffisant pour atteindre le seuil d'excitation (−55 ou −50mV) produit une dépolarisation par brève inversion du potentiel de membrane, d'amplitude pouvant aller jusqu'à 100 mV environ (de −70 mV à + 30 mV) par ouverture des vannes des canaux sodiques (entrée de Na^+). Cette dépolarisation est suivie d'une repolarisation par ouverture des vannes des canaux potassiques (sortie de K^+) et souvent d'une brève hyperpolarisation en attendant que les vannes des canaux potassiques aient eu le temps de se fermer, le tout ne durant que 1 à 4 ms (figure 10.2).

Ces potentiels d'action, astreints à des périodes réfractaires absolues ou relatives (pendant l'hyperpolarisation), restent constants en amplitude tout au long de leur trajet et constituent alors l'influx nerveux se propageant à vitesse constante en sens orthodromique ou antidromique. Cette vitesse de 0,5 à 120 m/s est proportionnelle au diamètre de l'axone et à l'absence ou à la présence d'une gaine de myéline isolante (conduction lente continue par sites adjacents où sont concentrés 100 à 200 canaux sodiques/mm^2 ou conduction saltatoire de nœuds de Ranvier en nœuds de Ranvier où sont concentrés 10 000 canaux sodiques/mm^2). L'intensité du stimulus transporté est codée par la fréquence des décharges, pouvant aller jusqu'à 100 influx/s, soit 100 Hz.

Transport

Électrophysiologie des transports d'informations

Une fois capturées, les informations sur l'homéostasie de l'organisme transitent dans des filières dédiées, font relais dans des centres spécifiques, où elles sont affinées, avant de parvenir aux centres sous-corticaux (essentiellement le thalamus), où elles vont être certifiées, pour enfin être dirigées vers les aires cérébrales génétiquement déterminées où elles vont exercer leurs effets attendus (figure 10.3).

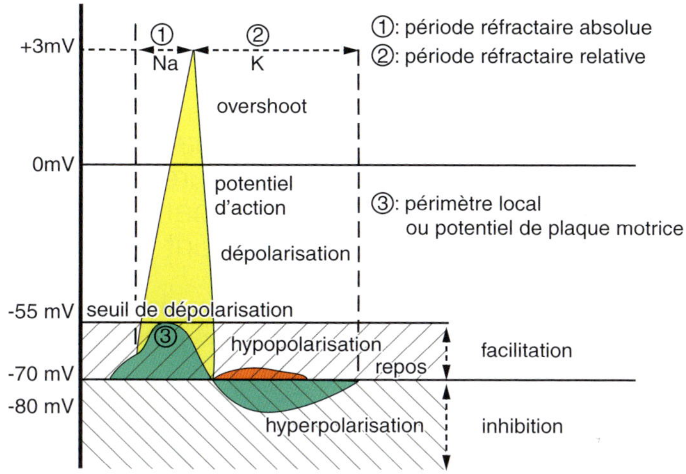

Figure 10.2. Les différentes phases de génération du potentiel d'action.

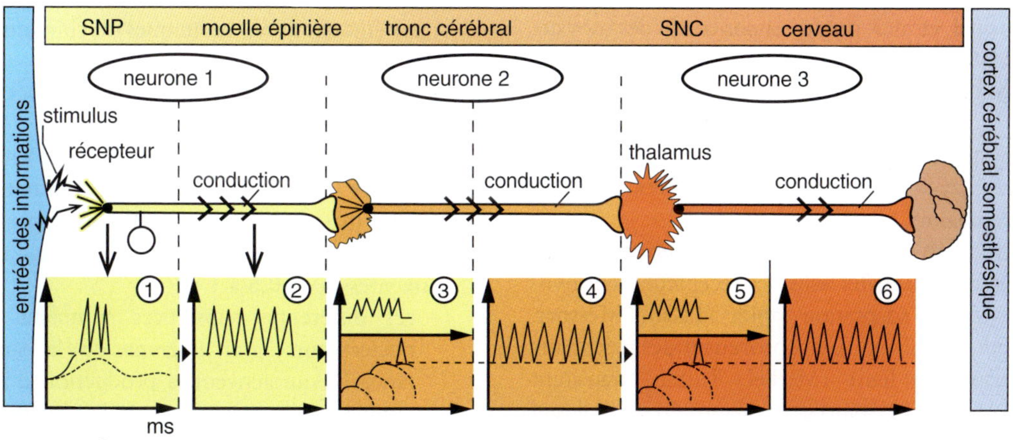

Figure 10.3. Étapes du transport des informations sensori-sensorielles, depuis leur entrée dans le système nerveux jusqu'au cortex cérébral sensori-sensoriel.

Informations des sensibilités tactiles épicritiques et proprioceptives

Elles sont captées par les mécanorécepteurs (superficiels, profonds et articulaires), puis injectées dans les fibres myélinisées de gros calibre de type A (α) β des nerfs spinaux, où elles sont transportées à des vitesses de 30 à 90 m/s. Elles arrivent, par les rameaux ventraux de ces nerfs spinaux, à leur racine dorsale, pour aboutir aux ganglions rachidiens où se trouvent leurs premiers neurones.

Les axones de ces premiers neurones pénètrent dans la corne postérieure de la moelle, qui a été décrite par le Suédois Bror Rexed, dans les années 1950, comme laminée en dix couches cytoarchitectoniques. Ces axones, avant de s'engager dans les cordons postérieurs, décochent des fibres collatérales vers des interneurones enképhalinergiques des lames II et surtout V pour maintenir, même pendant le sommeil, leur tonus inhibiteur partiel des afférences thermoalgiques médiées par la substance P *(pain substance)*. Ce mécanisme a été décrit dans les années 1960 par le Canadien Ronald Melzack et le Britannique Patrik David Wall et est connu sous le nom de *gate control system* (théorie du portillon).

Ces afférences tactiles épicritiques et proprioceptives remontent au niveau des cordons postérieurs, dans les faisceaux gracile et cunéiforme, pour aboutir dans les noyaux bulbaires de Goll et Burdach, où elles font relais avec leurs deuxièmes neurones. De là, elles croisent la ligne médiane, continuent leur ascension dans le tronc cérébral dans le lemnisque médian (ruban de Reil), en traversant la réticulée, pour se terminer dans le noyau ventro-postéro-latéral du thalamus.

Dans son trajet, le lemnisque médian reçoit les sensibilités tactiles épicritiques et proprioceptives de la tête, apportées par les fibres issues du noyau principal et des parties supérieures des noyaux descendants du trijumeau.

Enfin, du thalamus, un deuxième relais au niveau d'un troisième neurone émet des fibres à destination des aires somesthésiques S1 du cortex cérébral pariétal ascendant (aires 1, 2, 3 de Broadmann), S2 et associatif.

Précisons que les cordons postérieurs transmettent les signaux issus des récepteurs sensitivo-sensoriels d'adaptation rapide (Pacini, Messner, récepteurs pileux). Ceux provenant des récepteurs d'adaptation lente (Merkel, Ruffini) transitent par le faisceau spino-cervical postéro-latéral qui rejoint ensuite le lemnisque médian.

Il est par ailleurs important de signaler que dans tout le système lemniscal, il existe une somatotopie précise et constante, depuis le recueil des informations périphériques jusqu'à leur arrivée centrale (moelle épinière, bulbe, réticulée, thalamus et cortex).

Il est aussi intéressant de préciser que tout au long du névraxe, des projections topiques, homothétiques à leurs origines somatiques, existent, leur stimulation déclenchant des potentiels évoqués dans la structure correspondante. Les représentations topiques réalisent des ensembles liés à des convergences finales sur une même structure, à l'origine d'une des explications de l'auriculothérapie.

Informations des sensibilités douloureuses, thermiques, protopathiques, de chatouillis, de prurit et sensations sexuelles

Elles sont captées par les terminaisons nerveuses libres des nerfs spinaux et sont injectées dans les fibres :

- de petit calibre Aδ, dont les récepteurs réagissent, pour la douleur, aux stimuli nocifs thermiques très chauds (> 55 °C) et mécaniques à type de piqûre et de pincement, aux vitesses de 5 à 90 m/s ;
- amyéliniques C, dont les récepteurs réagissent :
  - pour la douleur, aux stimuli nocifs polymodaux (mécaniques, thermiques ou chimiques) aux vitesses de 0,5 à 1 m/s,
  - au froid intense et prolongé, aux vitesses de 0,8 à 2,5 m/s,
  - aux substances libérées à la suite d'une lésion tissulaire (bradykinine, histamine produite par les mastocytes, sérotonine libérée par les plaquettes, acétylcholine et ions potassium) aux vitesses de 0,5 à 1 m/s :
    - ces différentes substances stimulent les nocicepteurs (qui libèrent de la substance P) qui activent la production d'histamine par les mastocytes et de sérotonine par les plaquettes,
    - elles entraînent l'apparition d'un œdème local générant une inflammation à l'origine de la guérison et d'une réaction en chaîne par sensibilisation des récepteurs voisins.

Ces informations arrivent par les rameaux ventraux de ces nerfs spinaux, à leur racine dorsale, pour aboutir aux ganglions rachidiens où se trouvent leurs premiers neurones.

Les axones de ces premiers neurones pénètrent dans la corne postérieure de la moelle et font relais dans un deuxième neurone dans les lames I à VI, mais surtout III et IV.

D'une manière générale, plus le diamètre des fibres afférentes est grand et plus celles-ci sont myélinisées, plus elles peuvent pénétrer profondément dans les cornes postérieures.

C'est ainsi que les fibres myélinisées de petit calibre Aδ se terminent principalement dans les lames I et II, et que quelques-unes s'immiscent dans la lame V. Elles interviendraient dans les douleurs rapides et bien délimitées.

Les fibres amyéliniques C ne semblent pas pénétrer au-delà des lames I et II (substance gélatineuse de Rolando) et interviendraient dans les douleurs lentes, prolongées et mal délimitées.

Les cornes postérieures de la moelle recèlent deux types de neurones nocicepteurs (de *noxa* = dommage) interconnectés :

- spécifiques : principalement situés dans les lames I, II et V, ils répondent à des stimulations nociceptives mécaniques et/ou thermiques intenses, en provenance d'une région somatique définie. Ils reçoivent également des convergences d'afférences viscérales, pouvant alors être ramassées dans des champs somato-viscéraux ;
- non spécifiques (ou neurones à convergence, appelés *wide dynamique range neurons*) :
  - principalement situés dans les lames V, et accessoirement dans les lames I et II, ils répondent à des stimulations variées (thermiques, mécaniques légères ou intenses, chimiques) et reçoivent des afférences des couches I et II, ce qui fait que les afférences de ces neurones proviennent de régions différentes (cutanées, viscérales, musculaires et articulaires). Ce sont ces neurones qui expliquent les ressentis des douleurs référées,
  - au niveau des lames V de ces neurones arrivent les afférences de fibres collatérales du système cordonal postérieur pour activer les interneurones enképhalinergiques inhibiteurs de leurs transmissions (*gate control system* de Ronald Melzac et Patrick Wall).

Les fibres partant de ces neurones spécifiques et non spécifiques croisent la ligne médiane pour se rendre dans le cordon antéro-latéral opposé, où existent de nombreux câbles qui diffèrent par leurs vitesses de conduction et leurs projections thalamiques et/ou corticales.

Les fibres amyéliniques C (issues de petites cellules) passent en avant de l'épendyme et décrivent, au niveau de la zone de Lissauer, des montées, des descentes et des croisements sur plusieurs métamères (trois au-dessus et sept au-dessous), réalisant des connexions inter- et intramétamériques homo- et controlatérales. Elles se dirigent ensuite vers les noyaux réticulaires du tronc cérébral, qui reçoivent ainsi des afférences démultipliées et bilatérales.

Elles forment le tractus spino-réticulo-thalamique ventral ou spino-réticulaire. Ce faisceau qui est en partie ipsilatéral (environ 20 %) traverse la totalité de la formation réticulaire pour se terminer dans le système thalamique diffus ou STD (thalamus médian à champ récepteur somatotopique diffus). De là, certaines fibres se projettent sur le cortex limbique qui détermine les comportements moteur, émotionnel (les spino-mésencéphaliques) et neuro-endocrinien (les spino-hypothalamiques) qui accompagnent la douleur : c'est la **voie de la souffrance**.

Les fibres myélinisées Aδ (issues de grandes cellules) passent en arrière de l'épendyme et forment le tractus spino-thalamique dorsal ou spino-thalamique. Ce faisceau monte vers les noyaux bulbo-réticulaires (qui possèdent leur propre somatotopie), en formant une somatotopie progressive précise, complète au niveau de la réticulée.

Ces fibres Aδ empruntent ensuite la voie lemniscale pour se terminer dans les noyaux ventro-postéro-latéraux (VPL) du thalamus latéral, où existe une somatotopie précise. De là, elles se projettent sur le cortex somesthésique SI et SII. C'est la **voie de la douleur** proprement dite.

Dans leurs trajets, les faisceaux spino-thalamiques ventral et dorsal reçoivent leurs afférences en provenance de la tête, apportées par les fibres issues du noyau spinal et du noyau principal du trijumeau.

Trois composantes gèrent en permanence la dimension douloureuse :

- sensorielle et discriminative : la détection du signal avec sa reconnaissance nociceptive et sa localisation ;
- motivationnelle et affective : comportement aversif et expression de la douleur ;
- cognitive : évaluation et apprentissage.

C'est ce qui explique, notamment, qu'une stimulation douloureuse provoque l'éveil chez un animal endormi et que l'ensemble des structures nerveuses soit impliqué dans la douleur.

Les techniques récentes d'imagerie cérébrale fonctionnelle ont montré que les stimulations nociceptives activent pour l'essentiel les cortex cingulaire et insulaire (aspect affectif et émotionnel) et les cortex somesthésiques primaire et secondaire (aspect sensori-discriminatif).

Toutes les voies médullaires précédemment décrites sont des voies uniquement ascendantes. Il faut savoir que certains messages nociceptifs des fibres Aδ, ainsi que certains messages nociceptifs des fibres C empruntent les faisceaux spino-cervicaux des cordons postéro-latéraux des récepteurs à adaptation lente et les faisceaux graciles et cunéiformes des cordons postérieurs des récepteurs à adaptation rapide, au niveau de la zone de Lissauer (où existent des fibres conductrices dans les deux directions, ce qui explique en partie l'action de l'auriculothérapie). Ceci pourrait expliquer aussi, au moins en partie, la persistance de symptômes douloureux après cordotomie des faisceaux antéro-latéraux, et leur disparition après section d'une partie spécifique des cordons postéro-latéraux et/ou postérieurs.

Réception des informations

Nous parlerons plus particulièrement des informations douloureuses.

Qualification des douleurs

La douleur est un signal informationnel d'alarme. Elle peut être :

- transitoire :
  - de faible latence : rapide, intense mais de faible durée et bien localisée,
  - de forte latence : lente, sourde mais de durée prolongée et mal délimitée ;
- chronique : de physiopathologie plus complexe et différente de celle de la douleur transitoire. Les douleurs des membres fantômes sont composites et souvent rebelles.

On décrit classiquement les douleurs par excès de nociception débordant les mécanismes de contrôle et les douleurs neuropathiques après lésion(s) nerveuse(s). Mais souvent, il existe des mosaïques douloureuses faites de la coexistence des deux types de douleurs, réalisant alors des symptomatologies complexes.

Différents phénomènes se développent lorsqu'une douleur se prolonge : les champs récepteurs de la douleur s'étendent, des stimuli de plus en plus faibles arrivent à déclencher la douleur, c'est l'hyperesthésie. À l'inverse, une insensibilité à la douleur peut apparaître malgré des lésions graves (dilacération, broiement d'un membre, amputations accidentelles, etc.), et malgré une pleine conscience de la gravité des lésions ! Cette insensibilité à la douleur est difficilement explicable (pas d'état de choc, pas de décharge massive d'endorphines, pas d'analgésie générale de stress, etc.) d'autant que ces patients restent sensibles à la douleur dans d'autres territoires anatomiques !

Stimuli déclenchant un ressenti douloureux

Tous les médiateurs de l'inflammation sont potentiellement algogènes : l'histamine libérée par les mastocytes alarmés, le potassium, les leucotriènes, la bradykinine, l'acidose consécutive à l'accumulation des ions hydrogènes dans les tissus lésés (ischémie, fatigue musculaire, inflammation, hématomes, cancers, etc.). Ces ions hydrogènes se fixent sur des récepteurs à la capsaïcine VR1 *(vanilloïd receptor)* présents au niveau des terminaisons des nocicepteurs. Cette capsaïcine se trouve également présente dans certains piments rouges, ce qui explique leur pouvoir algogène. Le froid et la chaleur extrêmes peuvent être algogènes.

Neuromédiateurs de la nociception

L'acide glutamique a été identifié comme le médiateur des synapses des protoneurones des fibres C et Aδ, avec les neurones situés dans les cornes postérieures (deutéroneurones).

En ce qui concerne les fibres C, elles co-libèrent un peptide appelé substance P (*pain substance* = substance de la douleur). Ce peptide pourrait être en rapport avec les douleurs de longue durée, même en l'absence d'influx afférents vraiment nociceptifs.

Ces fibres C pourraient aussi libérer cette substance P au niveau de l'extrémité dendritique et être à l'origine de réflexes dits « réflexes d'axones ».

Tous ces mécanismes de contrôle, aussi bien de la douleur que des autres modalités esthésiques, sont à la fois segmentaires et supraspinaux. Au niveau segmentaire, ils sont propriospinaux (*gate control system* ou GCS) et métamériques (inhibition et/ou activation réciproque) ; au niveau supraspinal, ils sont phasiques ou toniques et intéressent de nombreuses structures cérébrales : substance grise péri-acqueducale, noyaux du raphé, formation réticulaire, systèmes thalamiques diffus et spécifiques, cortex, etc.

Codage informationnel

Le codage permet d'informer les centres sur l'intensité, la durée, la localisation, la qualité et l'étendue du stimulus.

Codage de l'intensité

Le codage de l'intensité du stimulus se fait par la fréquence de décharge des potentiels d'action (PA) dans la fibre nerveuse. Il y a d'abord un codage en amplitude au niveau du potentiel générateur et, une fois le seuil critique atteint, on a un second codage en fréquence des PA ; pour des stimulations de forte intensité, un troisième mécanisme intervient qui est le recrutement de cellules sensorielles à seuil élevé. Au niveau d'un récepteur isolé, la fréquence de décharge des PA est fonction croissante de l'intensité du stimulus, à partir d'une certaine intensité liminaire correspondant au seuil absolu. Ainsi, comme dit plus haut, la sensation correspondante va obéir à la loi de Weber-Fechner pour les simulations élevées, où son intensité sera proportionnelle :

- au logarithme de l'excitation ;
- au principe de l'énergie, avec une relation linéaire pour des stimulations très basses ou très élevées ;
- à la loi de puissance de Stevens, qui est une fonction de puissance pour les stimulations intermédiaires.

Codage de la durée

Le codage de la durée se fait par le mécanisme de l'adaptation. Deux modalités existent permettant :

- pour les récepteurs à adaptation lente, la perception de la sensation tout le temps de la stimulation : c'est la sensibilité statique ;
- pour les récepteurs à adaptation rapide, la sensation au début et à la fin de la stimulation : c'est la sensation dynamique.

Codage de la localisation

Le codage de la localisation se fait par la mesure de la discrimination spatiale dans le territoire somatotopique correspondant, le seuil de discrimination étant inversement proportionnel à la densité des récepteurs dans le territoire stimulé.

Le codage de la qualité du stimulus se fait par l'intermédiaire de « courbes d'accord ». Pour une intensité donnée, un récepteur sensoriel ne répond pas de la même façon à tous les stimuli de la catégorie à laquelle il est sensible : c'est la notion du « stimulus préférentiel ». Ce dernier correspond au stimulus qui entraîne le maximum d'activité cellulaire pour une intensité donnée de stimulation, ou au stimulus pour lequel la cellule répond pour un minimum d'intensité de stimulation.

Codage de l'étendue du stimulus

Le codage de l'étendue du stimulus (codage spatial) se fait par l'intermédiaire des champs récepteurs à inhibition latérale. Ceci permet de respecter la correspondance topique, c'est-à-dire point par point, entre le récepteur périphérique et son aire de projection corticale. Le tout est modulé par des phénomènes de convergence et d'inhibition latérales entre des chaînes parallèles.

Nous rappelons également que les mêmes mécanismes et des instances semblables président à la gestion de la motricité, des sensorialités et des fonctions végétatives.

Ces grandes boucles cybernétiques et interdépendantes sont organisées en structures modulaires obéissant à des ordres toniques et phasiques, intégrés à des activités réflexes, innées ou acquises, transportés par une connectique à principe topique général pour une discrimination spatio-temporelle et affectivo-émotionnelle de haute qualité.

Ce transport informationnel obéit à une loi organisationnelle bien définie qui s'exprime dans la deuxième loi de Kahler (encadré 10.1, figure 10.4) que l'on peut formuler ainsi : « Au fur et à mesure de leur entrée dans la moelle, les fileries informationnelles s'adossent les unes aux autres de dehors en dedans et de bas en haut. »

Ces somatotopies somesthésiques, motrices, viscérales, végétatives et sensorielles, véhiculées par leurs fileries respectives, sont projetées sur les aires cérébrales correspondantes, en passant par la formation réticulée, les systèmes thalamiques et le cervelet. Or ce sont ces mêmes somatotopies qui ont (via les déterminismes embryogénétiques – vus plus haut – et les systèmes d'innervation des pavillons auriculaires) leurs représentations auriculaires.

On comprend alors que la richesse d'innervation des auricules, leur situation exceptionnelle, leur branchement en prise directe sur chaque hémisphère cérébral, l'importance de la connectique neuroanatomique, héritée du bouclage histo-embryo-somatotopique (vu plus haut), font des pavillons d'oreilles des lieux privilégiés pour une évaluation diagnostique et une action thérapeutique (figure 10.5).

Encadré 10.1

Physiopathologie

Les lois d'Otto Kahler sont parmi les lois qui régissent le fonctionnement fondamental du système nerveux. On en énonce trois :

1. organisation des convergences informationnelles sur la même unité neurale : des afférences de nature différente (somatique, viscérale) convergent vers les mêmes unités médullaires de gestion (sensitive, motrice, végétative) homéostasique, ce qui explique les symptômes référés, notamment les douleurs (par exemple, la douleur dans le membre supérieur gauche éprouvée en même temps que la douleur précordiale, en barre, thoracique, présente en cas d'infarctus du myocarde) ;
2. au fur et à mesure de leur entrée dans la moelle, les fibres s'adossent les unes aux autres, de dehors en dedans et de bas en haut. C'est cette loi qui explique l'organisation et le sens des somatotopies médullaire (homoncule progressivement constitué, en position tête en bas), réticulaire (homoncule en position tête en bas), thalamique (homoncule en position horizontale) et corticale (homoncule en position tête en bas sur chaque aire SI, en position tête en haut, penché en avant, les bras relevés sur chaque aire SII, et homoncule en position tête en haut, les bras alignés sur les membres inférieurs, sur chaque aire inter-hémisphérique) ;
3. la troisième loi énonce une des trois obsessions du cerveau : chaque fois qu'il y a un événement intrinsèque ou extrinsèque, tendant à perturber l'homéostasie courante existante, le système nerveux, dans toutes ses composantes, œuvre pour tenter de revenir à la dernière bonne configuration connue.

Synopsis des mécanismes d'action

L'auricule est innervée par les nerfs V3, VII, IX, X et le plexus cervical superficiel (PCS).

- En agissant sur les points de l'oreille situés dans la zone d'innervation du trijumeau, le stimulus créé arrive :

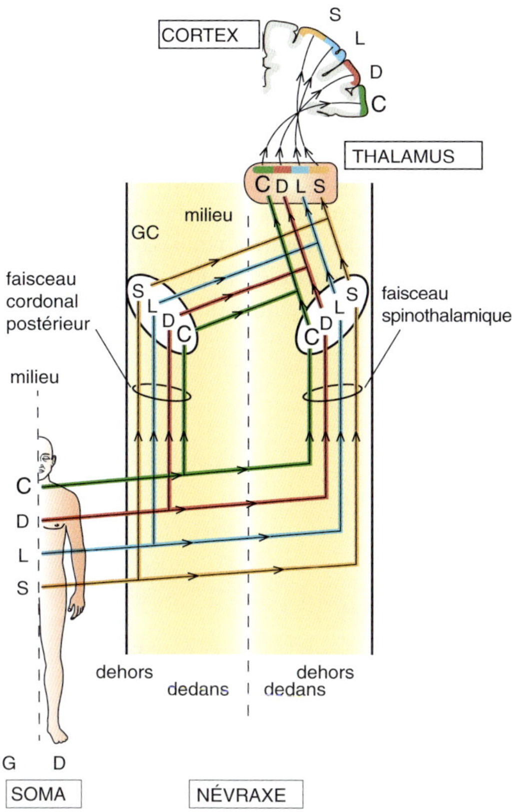

Figure 10.4. Deuxième loi de Kahler, expliquant les orientations des somatotopies dans le système nerveux. C : cervical ; D : dorsal ; GC : gracile et cunéiforme ; L : lombaire ; S : sacré.

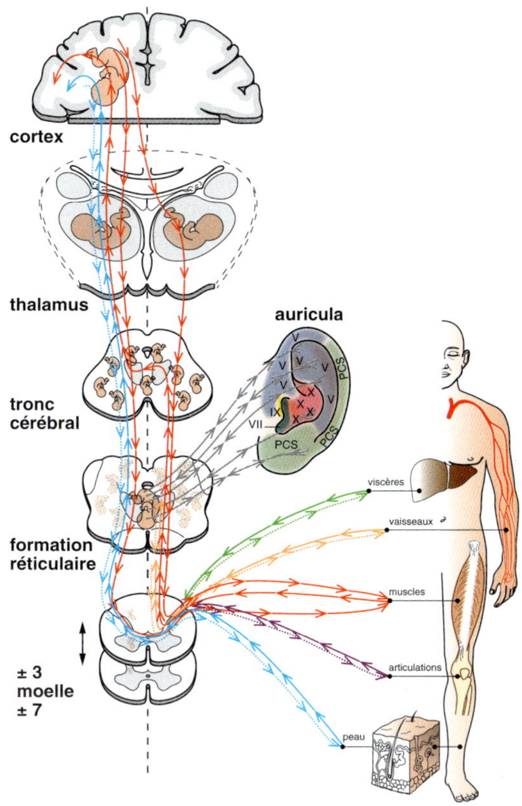

Figure 10.5. Dessin schématique à main levée de l'organisation anatomofonctionnelle du mode d'action de l'auriculothérapie.

- au niveau du tractus spinal du V3, où réside une somatotopie corporelle (noyaux oralis, caudalis), Noyée au sein de la formation réticulée associative et réceptive, elle-même recevant les volées afférentes périphériques qui y déposent une somatotopie précise. À ce niveau, se côtoient les voies de la douleur (ascendantes et descendantes) et celles de la gestion de l'homéostasie de l'organisme ;
- au niveau du noyau mésencéphalique, qui possède une somatotopie exacte, connectée par la voie lemniscale à celle du noyau VPL du thalamus ;
- au niveau du noyau sensitif principal, qui a également une somatotopie permettant d'agir sur la formation réticulaire associative et réceptrice (filtre important des volées afférentes sensitivo-motrices et sensorielles) ;
- au niveau des connexions du V avec le noyau du faisceau solitaire (noyaux VII, IX et X, et appartenant à la formation réticulaire associative et réceptrice), permettant l'action sur la somatotopie de ce dernier, c'est-à-dire sur la sensibilité somatique issue du VII, de C1, C2 et C3, sur la sensibilité générale de la moelle et sur la sensibilité viscérale spéciale, issue du IX et du X.

- En agissant sur les points de l'oreille situés dans les zones d'innervation des VII, IX et X, le stimulus créé a une action sur les noyaux du faisceau solitaire, qui possède une somatotopie complète supportant les sensibilités somatiques générales et viscérales spéciales.
- En agissant sur les points de l'oreille situés dans les zones d'innervation du PCS, le stimulus créé a :
  - une action de modulation de la formation réticulaire de la *pars intermedio-lateralis* de la moelle au niveau de C2 ;
  - une activation des fibres réticulo-spinales, concernées par l'intégration médullaire de la somesthésie, de la motricité et des sensorialités.

Ce survol des grands mécanismes neurophysiologiques de gestion de l'homéostasie de l'organisme, la mise en évidence des relations étroites qui existent entre ces mêmes mécanismes et leurs représentations auriculaires permettent d'asseoir, avec les données embryologiques, histologiques et neurobiologiques déjà vues, les bases neurophysiologiques de l'auriculothérapie.

IV

Synopsis des bases neurophysiologiques de l'auriculothérapie

Chapitre 11

Synthèse neurophysiologique

Pendant la formation du fœtus, selon les lois de neuro-embryologie explicitées plus haut, il se noue de nombreuses connexions neurologiques entre les commandes cérébrales des organes et leurs représentations réflexes sur le pavillon des oreilles, identiques aux somatotopies sensitivo-sensorielles et motrices du cerveau. Répartis sur les deux faces auriculaires, plus de 190 points sont ainsi définis, arrangés au sein d'un maillage topique « corps entier » des circuits neurophysiologiques de gestion de l'homéostasie.

Toute affection s'affiche ainsi, selon ses causes, au niveau des points correspondants, sous la forme de potentiels électriques auriculaires, dont l'évolution est étroitement dépendante de celle de la pathologie qu'ils représentent.

Il s'agit donc d'une réflexothérapie de réseaux, probablement au carrefour des mécanismes embryologiques, anatomiques, biochimiques, électriques simultanés, qui gèrent la neurophysiologie et la chronobiologie de l'homme.

Circulation informationnelle

La circulation informationnelle suit des chemins et obéit à des lois précises génétiquement déterminées. Tout est organisé pour procurer aux instances cérébrales gestionnaires, toutes les informations nécessaires au maintien de la meilleure homéostasie possible dans la plus petite unité de temps et de lieu.

Des **signatures électriques** viennent ainsi certifier l'origine des potentiels d'action. Les différents récepteurs d'un organe ou d'un viscère X considéré émettent les potentiels d'action correspondant aux différentes constitutions anatomiques de cet organe ou de ce viscère (par exemple, muqueuse, séreuse, musculaire, tendineuse, etc.). L'ensemble de ces potentiels est péréquaté sous la forme d'un équipotentiel spécifique devenant la signature morphologique de cet organe. Cet équipotentiel est coloré des différentes modalités sensitives et/ou sensorielles affectant la vie de cet organe (sensibilité, douleur, température, chimie, etc.). Le macropotentiel en résultant constitue la signalisation électrique caractéristique de l'organe. Génétiquement déterminé, il participe à l'alimentation des cartes somatotopiques médullo-cérébrales progressivement constituées de la périphérie vers le centre.

Des **itinéraires précis** sont ensuite empruntés. Les potentiels émis par un organe ou un viscère transitent le long des voies médullaires dédiées :

- spino-thalamiques extralemniscales, transportant les informations thermo-algiques ;
- cordonales postérieures lemniscales, transportant les informations proprioceptives conscientes ;
- spino-cérébelleuses, transportant les informations proprioceptives inconscientes.

Il est à noter que ces volées afférentes sont transmises aux centres corticaux après un traitement informationnel et un ré-aiguillage au niveau de la formation réticulaire du tronc cérébral. À ce niveau les organisations anatomiques de ces fileries laissent monter directement au cerveau environ 25 à 30 % des informations et laissent se déposer sur les somatotopies réticulaires les 65 à 70 % restant, qui seront, après déparasitage, filtrage et transduction, ré-aiguillées vers le cerveau (environ 50 %) et vers d'autres directions dont les pavillons auriculaires (environ 20 %).

Des **lois neurophysiologiques** président aux destinées de ces captures. Le transport et le stockage de ces potentiels d'action sont astreints à un certain nombre de lois neurophysiologiques dont la loi des énergies nerveuses spécifiques, qui stipule que la stimulation d'un récepteur spécifique, quelle que soit la nature du stimulus

L'auriculothérapie médicale

initial, donnera toujours la même perception sensorielle ; les fibres nerveuses, véhiculant les influx correspondants, aboutissent à des aires cérébrales spécifiques de cette modalité sensorielle. Ceci permet de certifier les constitutions somatotopiques étagées tout au long du névraxe jusqu'aux centres réticulaires, thalamiques et corticaux.

Cet ensemble participe au stockage et à la constitution des cartes somatotopiques. C'est ainsi que la presque totalité de ces potentiels d'action aboutit :

- à la formation réticulée où existe :
  - une somatotopie résidente génétiquement constituée. Cette somatotopie somatique squeletto-musculaire partielle (homoncule vertical tête en bas) est essentiellement structurelle, héritée des migrations embryologiques cellulaires cérébro-brachiales pilotées par les gènes *Hox*, *Shh* et *Pax*. Ces migrations se jettent dans le premier et le deuxième arc branchial (innervés par le V3 et le VII) qui en s'intriquant, permettent la formation du squelette cartilagineux du pavillon auriculaire et y incluent dans le revêtement épithélial les représentations somatotopiques correspondantes,
  - des somatotopies unitaires fragmentaires incluses dans la substance réticulaire et correspondant aux drainages sensitifs, végétatifs et moteurs des nerfs V3 et VII, et de leurs interconnexions avec les IX et X (au travers des noyaux solitaire et ambigu). Ces drainages injectent, dans le revêtement épithélial des zones pavillonnaires, les représentations somatotopiques, ici fonctionnelles, correspondantes ;
- au cortex cérébral, dans les zones somatotopiques S1 (homoncule de Penfield et Rasmussen entier vertical tête en bas) et S2 (homoncule entier vertical tête en haut), qui sont les résultantes des projections terminales des potentiels des faisceaux médullo-corticaux.

Tous ces potentiels somatotopiques se retrouvent affichés sur l'épiderme auriculaire, le pavillon auriculaire étant branché en dérivation sur la réticulée par l'intermédiaire de ses innervations V, VII, IX, X, PCS : ces nerfs possèdent une conduction bidromique du fait de leur origine embryonnaire limbique (qui confère à ses constituants à la fois des synapses chimiques et des synapses électriques permettant une conduction orthodromique et antidromique).

Au total, l'ensemble fait que par le jeu de leurs interconnexions, chacune de ces voies, établies au cours du développement embryonnaire, vient « déposer » sur les pavillons d'oreilles des représentations somatotopiques sensitive et motrice, identiques à celles projetées sur chaque hémisphère cérébral.

Répartis sur les deux faces auriculaires, plus de 150 points sont ainsi définis, arrangés au sein d'un maillage topique « corps entier » des circuits neurophysiologiques de gestion de l'homéostasie.

Le point d'acupuncture, qu'il soit somatique ou auriculaire, est une entité bien définie, dont l'étude a été faite notamment par le docteur J.E.H. Niboyet, en 1963, dans sa thèse de doctorat *ès sciences*, intitulée *Moindre résistance à l'électricité de surfaces puncturées et de trajets cutanés correspondant aux points et aux méridiens*. Chaque point peut ainsi être détecté à l'aide de microohmmètres électroniques.

Le point d'acupuncture est décrit comme un complexe neurovasculaire fait d'un cône dermoépidermique fibroconjonctival, au toit épidermodermique aminci, permettant son repérage plus facilement et renfermant un enchevêtrement d'artérioles, de veinules et de fibres nerveuses amyéliniques et myéliniques. Certaines fibres amyéliniques se terminent en surface comme les dents d'une fourche et se comportent comme de véritables dendrites, alors que d'autres se ramifient comme un axone.

Ce site auriculoponctural est le point de départ de mécanismes réflexes, inter- et intramétamériques, directs ou croisés, mono- ou polysynaptiques, à courants orthodromiques ou antidromiques (travaux de Jean Bossy), sous-tendus par des structures histocytologiques précises, bien décrites par Odile Auziech. Ils mettent en jeu des processus d'activation, d'inhibition, de rétro-action, de convergence, d'innervation réciproque et de mémorisation de voies spécifiques ou non.

Toute affection s'affiche ainsi, selon ses causes, au niveau des points correspondants, sous la

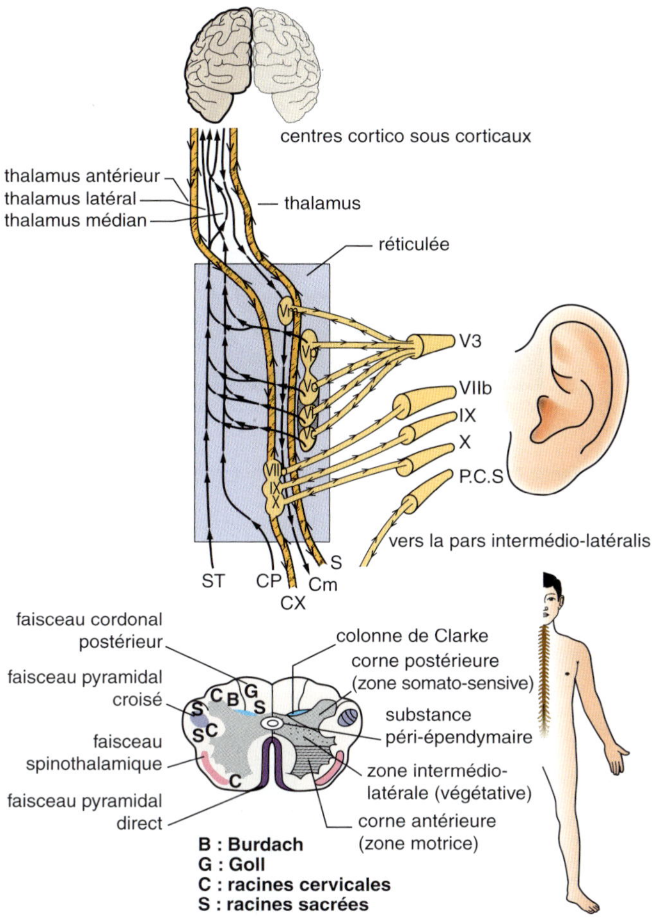

Figure 11.1. Bases neurophysiologiques de l'auriculothérapie.

forme de potentiels électriques auriculaires, dont l'évolution est étroitement dépendante de celle de la pathologie qu'ils représentent (figure 11.1).

Nous avons fait deux études *princeps* sur ce sujet, en utilisant un des outils modernes des études neurophysiologiques qu'est l'imagerie par résonance magnétique fonctionnelle (IRMf). Chez dix patients, nous avons démontré qu'en stimulant les points auriculaires de représentation du pouce (figure 11.2) et du genou (figure 11.3), on allumait les zones cérébrales correspondantes selon la même somatotopie.

Dans l'étude sur le genou (dont le but était de préciser son exacte représentation, du fait d'une petite différence de localisation avec la cartographie chinoise), nous avons utilisé à la fois des aiguilles mécaniques et des aiguilles cryogéniques. Ces dernières se sont montrées de puissance égale à celle des aiguilles mécaniques (figure 11.4).

Marco Romoli et son équipe ont reproduit l'étude du pouce et ont poursuivi en étudiant les IRMf obtenues en stimulant la représentation auriculaire du tronc cérébral (figure 11.5).

Cet affichage est strictement synchrone de l'évolution dans le temps et dans l'espace de la pathologie, en sachant que les points ne sont détectables électriquement sur la carte somatotopique que si une ou des pathologies existent, et que l'oreille d'un patient qui serait idéalement en bonne santé est muette électriquement (hormis quatre points).

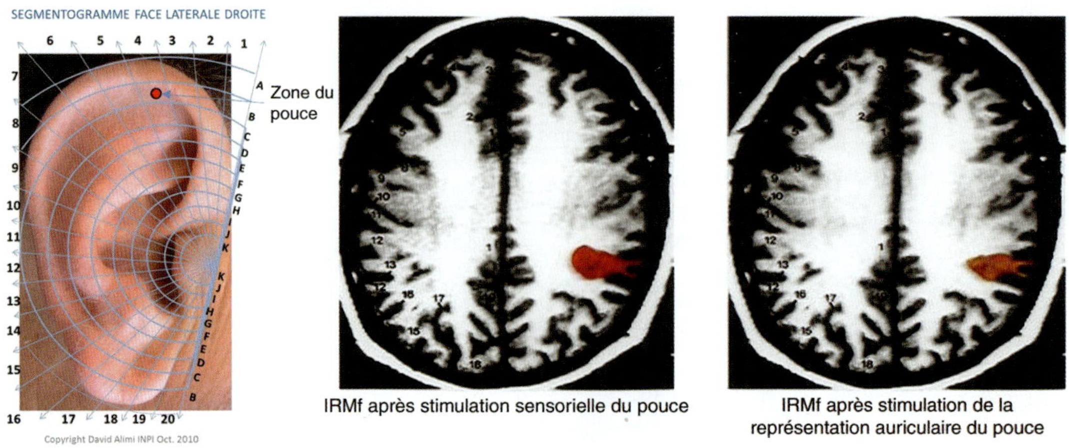

Figure 11.2. IRMf mettant en évidence la correspondance neuro-somatotopique entre la représentation de la zone auriculaire du pouce et sa projection cérébrale.

Source : *fig. a.* David Alimi ; *fig. b et c.* Alimi D, Geissmann A, Gardeur D. Auricular acupuncture stimulation measured on functional magnetic resonance imaging. *Med Acup* 2002 ; 13 : 18-21.

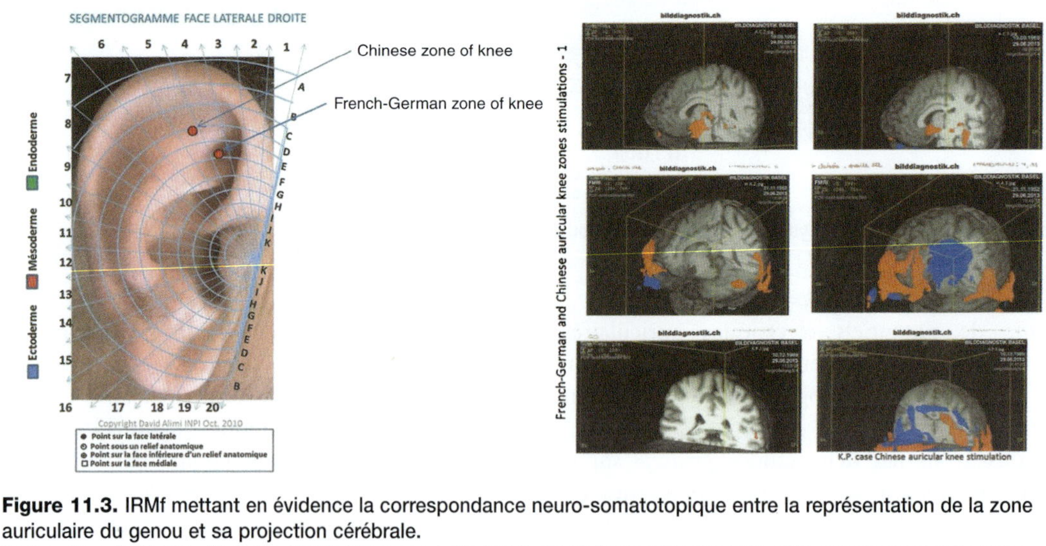

Figure 11.3. IRMf mettant en évidence la correspondance neuro-somatotopique entre la représentation de la zone auriculaire du genou et sa projection cérébrale.

Source : *fig. a.* David Alimi ; *fig. b et c.* Alimi D, Geissmann A, Gardeur D, Bahr F. Study of the stimulation of the auricular areas of the knee as French-German and Chinese localizations. The Radiology. *Photon* 2014 ; 125 : 133-41.

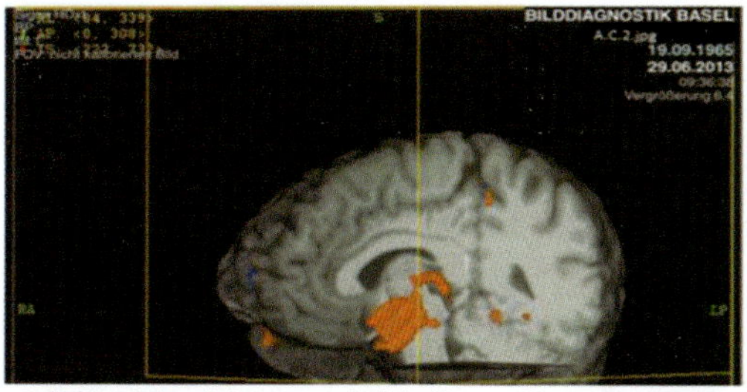

Cas A.C. Stimulation de la zone auriculaire Franco-Allemande du genou

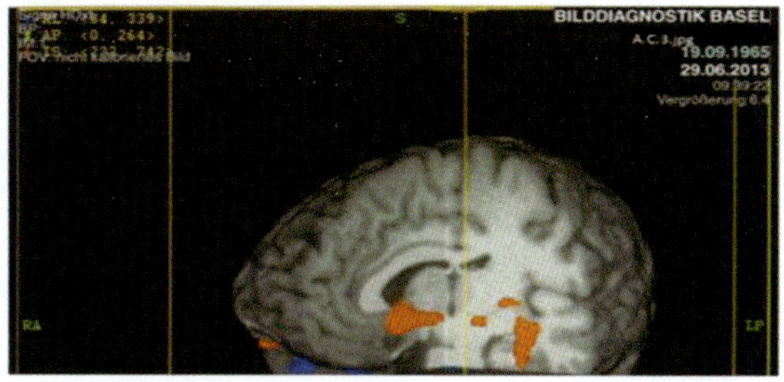

Cas A.C. Stimulation de la zone auriculaire Chinoise du genou

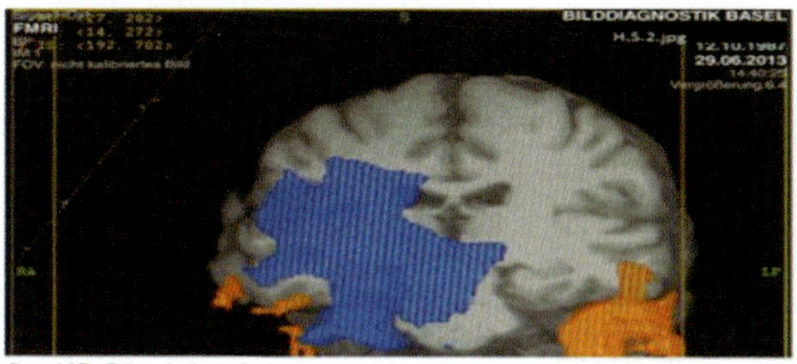

Cas HS. Stimulation de la zone auriculaire Franco-Allemande du genou

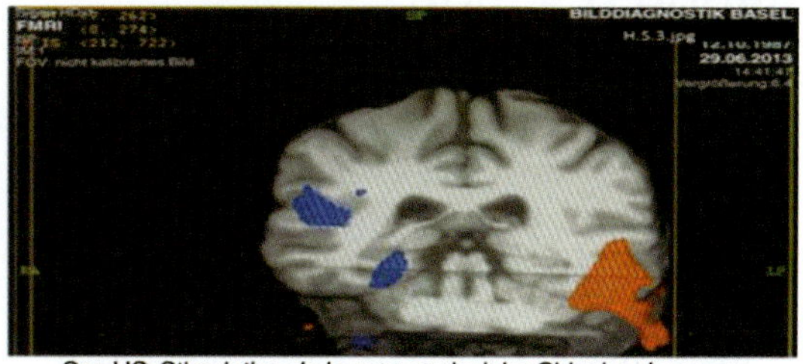

Cas HS. Stimulation de la zone auriculaire Chinoise du genou

Figure 11.4. Zones auriculaires du genou stimulées avec des aiguilles cryogéniques (à gauche) et mécaniques (à droite).
Source : Alimi D, Geissmann A, Gardeur D, Bahr F. Study of the stimulation of the auricular areas of the knee as French-German and Chinese localizations. *Photon Journal of Radiology* 2014 ; 125 : 133-41.

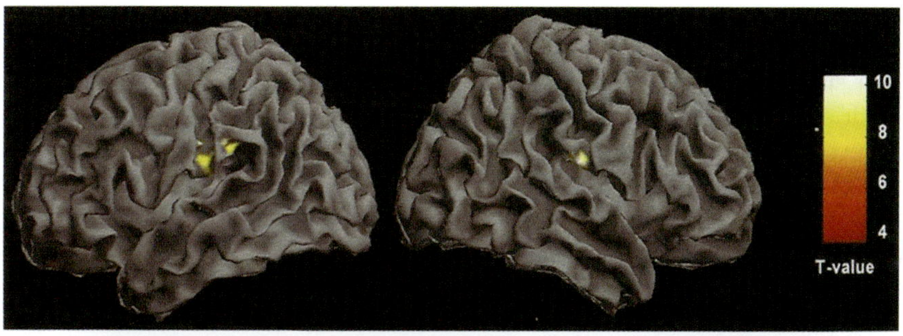

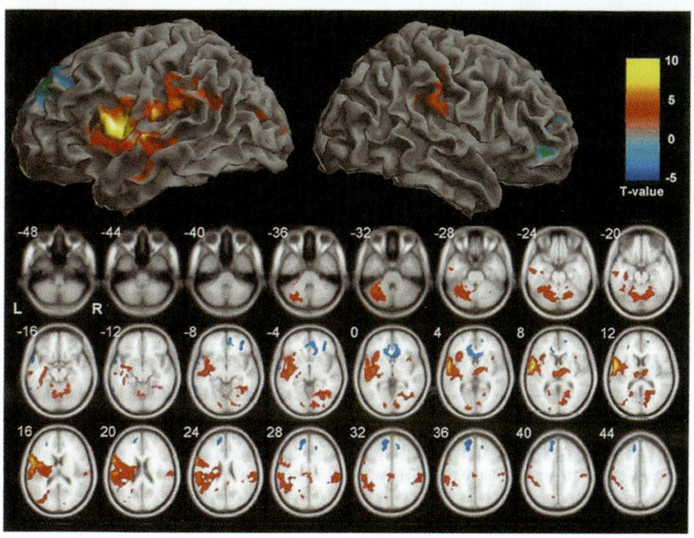

fMRI results of BSAA stimulation represented on a 3D surface (*top row*). Axial slices show deep activations ($p < 0.05$ FWE corrected). *Colorbar* represents T values

Figure 11.5. IRMf issues des stimulations des représentations auriculaires du pouce et du tronc cérébral.
Source : Romoli M, Allais G, Airola G, *et al.* Ear acupuncture and fMRI : a pilot study for assessing the specificity of auricular points. *Neurol Sci* 2014 ; 35 Suppl 1 : 189-93.

On peut dresser ainsi une véritable carte électrique de l'oreille par la mesure des potentiels électrodermaux auriculaires[1], ce qui permet le suivi du patient.

Mode d'action thérapeutique (figure 11.6)

Comme dit plus haut, en l'absence de pathologie, les potentiels d'action, alors normaux, ne font que passer dans leurs sites auriculaires correspondants, génétiquement dédiés. Ils ne font que passer, car ils sont reconnus comme de valeurs normales par ces mêmes sites (selon un déterminisme génétique, hérité du bouclage géno-embryologique décrit dans les chapitres 8 et 9).

Un traitement que nous appelons « de contrainte » fait appel et stimule justement ces points-là (non allumés car non engagés dans un processus de réparation). En les traitant, on sollicite les zones cérébrales correspondantes, en leur envoyant des informations équivalentes à une pathologie « fictive » et en augmentant ainsi la réactivité des connexions.

En cas de pathologie, les potentiels d'action ont alors une valeur pathologique (voir chapitre 11). Environ 30 % du flux de ces potentiels monte directement au cerveau, environ 70 % passe par la réticulée, qui retravaille ces potentiels, les envoie alors vers les sites auriculaires correspondants qui, reconnaissant leur valeur pathologique, les piègent et en séquestrent environ 20 %, et laissent repartir vers la réticulée (dans un circuit d'aller et retour) les autres 50 % qui seront à leur tour, réaiguillés vers le cerveau.

Ainsi, les cartes somatotopiques cérébrales ne recevant qu'environ 80 % des potentiels d'action correspondants et le cerveau ayant absolument besoin des 100 % des flux informationnels pour alimenter physiquement et fonctionnellement ses cartes somatotopiques, ce dernier va déclencher (en puisant dans ses ressources, mais sans dégarnir totalement tous ses fronts) toutes les mesures nécessaires pour tenter de réparer la pathologie. S'il y parvient, la filière normale est rétablie et le sujet ne se sent pas malade. S'il n'y parvient pas, le sujet se sent malade et le cerveau fait avec la pathologie (si elle n'a pas été traitée par ailleurs), en la subissant et en l'intégrant dans son brouhaha homéostasique.

Lorsque l'on traite les zones auriculaires correspondantes, on « invalide » ces sites (on détruit temporairement la filerie) qui ne laissent alors plus repartir vers la réticulée que quelques petits pourcentages (n'ayant pas été invalidés) des 70 % des flux informationnels qui y passent.

Le cerveau, privé de ces informations précieuses, se trouve alors dans une situation insupportable et met en alarme le maximum de ses ressources de réparation, en les utilisant toutes. On provoque ainsi une puissante réaction homéostasique (dite de consigne) qui mobilise davantage de moyens, en puisant plus profondément dans les ressources pour tenter de rééquilibrer dans la dernière bonne configuration connue (troisième loi de Kahler).

S'il parvient à « traiter » la pathologie, des potentiels d'action normaux sont alors réémis par les régions soignées et provoquent la cicatrisation des zones auriculaires (et la chute des aiguilles piquées ou la résorption du cristal tissulaire induites par une action cryogénique). La filerie normale se rétablit et tout rentre dans l'ordre. S'il n'y parvient pas, le patient reste malade (s'il n'a pas pu être traité par ailleurs), le processus de cicatrisation, cette fois tissulaire auriculaire, expulse l'aiguille ou résorbe le cristal tissulaire cryogénique.

1. Les potentiels électrodermaux auriculaires sont des potentiels électrophysiologiques qui se recueillent au niveau des points de marquage de la pathologie, sur les oreilles. Cet affichage se fait selon les mêmes somatotopies que celles existantes au niveau des aires cérébrales. Ces potentiels sont proportionnels à l'intensité et à l'ancienneté de la pathologie concernée et dépendent de sa nature. Leur recueil permet d'évaluer l'efficacité du traitement, toute amélioration, aggravation ou guérison s'accompagnant d'une baisse, d'une élévation ou d'une extinction de ces potentiels à l'oreille.

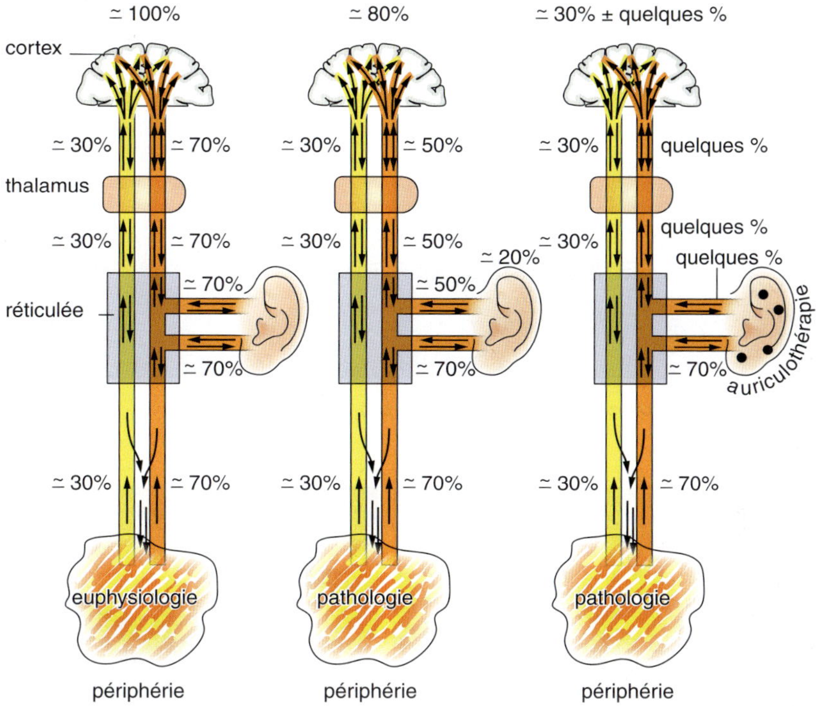

Figure 11.6. Mode d'action neurophysiologique de l'auriculothérapie, en fonction du cheminement connu des filières informationnelles homéostasiques.

Technique thérapeutique

L'activation thérapeutique des points d'auriculothérapie, alors affichés sur les pavillons lors de l'existence d'une pathologie, permet en retour de soigner les patients par des mécanismes neurophysiologiques réflexes immédiats ou retardés.

Une fois le diagnostic établi, et après en avoir fait la traduction neurophysiopathologique, le médecin auriculothérapeute mesure le potentiel électrique des points auriculaires pressentis, avant de les traiter.

Il effectue d'abord une asepsie parfaite de l'auricule à l'alcool à 60°, 70° ou 90° (ils procurent sensiblement la même antisepsie, mais l'alcool à 60° ou 70° s'évapore plus rapidement, ce qui permet de moins attendre avant de traiter). Cet antiseptique est étalé sur toute l'auricula, face latérale et médiale, même si cette dernière n'est pas concernée par le traitement (nous rappelons que les principaux sites staphylococciques habituels sont les fosses nasales, l'anus et les sillons céphalo-auriculaires). Puis, il utilise soit :

- des aiguilles dites « extemporanées » stériles à usage unique (de 0,3 à 0,4 mm de diamètre et 3 à 5 cm de longueur) (figure 11.7), en général en acier, qui seront piquées et laissées en place une trentaine de minutes, avant de les retirer. Ce délai est nécessaire au système nerveux central à la fabrication et à l'augmentation de la *clearance* intracérébrale des éléments neuromédiatiques et endorphiniques suscitées par la poncture. La poncture classique se fait perpendiculairement au site visé, avec des mains gantées, en demandant au patient d'effectuer une inspiration nasale, souple et profonde (en ce faisant, il se produit une hyperparasympathicotonie, ce qui provoque ce que l'on appelle une désynchronisation électrique cérébrale, c'est-à-dire une facilitation synaptique généralisée), ce qui facilite le transport et l'intégration de la requête thérapeutique envoyée au cerveau, via l'écran tactile auriculaire. Il faut savoir que le métal importe peu : on a cru longtemps que l'on pouvait induire des effets différents selon la nature du métal, il n'en est rien ! Seul compte

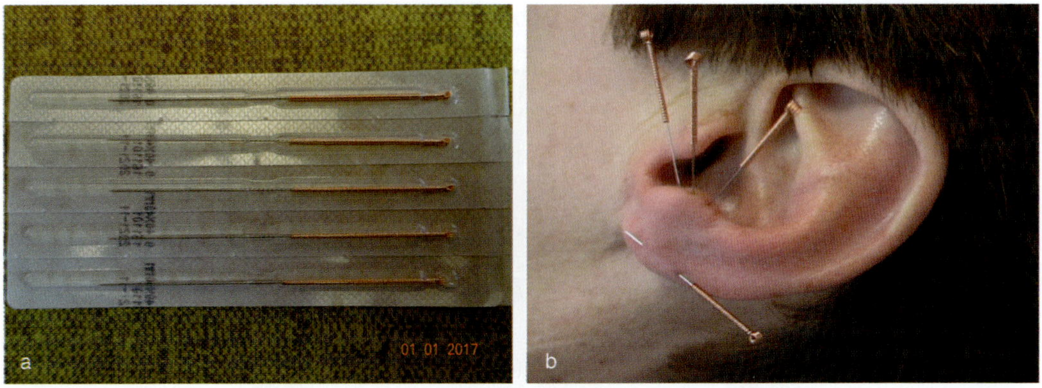

Figure 11.7. Aiguilles mécaniques. a. Dites extemporanées. b. Piquées sur l'oreille.
Source : David Alimi.

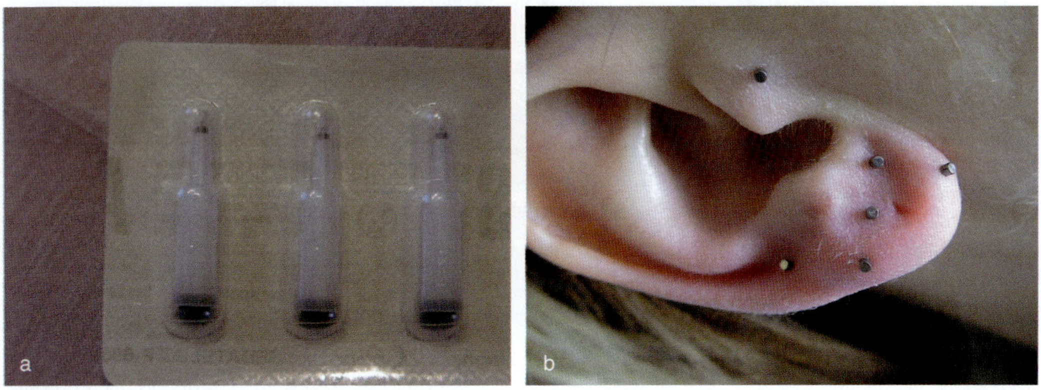

Figure 11.8. ASP. a. Dans leur emballage stérile. b. Piquées sur l'oreille.
Source : David Alimi.

le degré d'invalidation de la zone auriculaire (comme indiqué plus haut) ;

- des petites aiguilles lancéolées dites semi-permanentes ou ASP (figure 11.8), fabriquées par la Sedatelec, stériles à usage unique de 2 mm de longueur et de 0,7 mm de diamètre. Elles sont soit en acier chirurgical, de type F 17, inoxydable, sans nickel, anallergique, soit en titane ce qui permet aux patients de passer une IRM, examen qui ne peut admettre aucun métal ferromagnétique), soit en plaqué or (mais là, il faut savoir que selon les variations du PH de certaines peaux, il peut se faire un marquage au point de poncture équivalent à un tatouage, plus ou moins persistant !). Elles demeurent sur l'oreille et tombent d'elles-mêmes une fois leur action thérapeutique terminée (délai variable de quelques heures à plusieurs semaines) ;
- l'action de rayonnements : électromagnétiques, infrarouges ou lasers, selon des protocoles bien précis. Mais ces outils thérapeutiques ont peu donné, ou rarement, à nos yeux et au crible de notre longue expérience, de résultats probants ;
- un nouvel outil thérapeutique, que nous avons mis au point et appelé « cryoauriculoponcteur » (CAP) : il consiste en l'injection dans le site auriculaire d'un spray stérile, à base d'azote liquide, paramétré précisément, et qui se moule dans le point, épousant ainsi parfaitement sa forme et réalisant une sorte d'aiguille tissulaire, appelée « aiguille cryogénique ». Ce nouvel outil thérapeutique supprime tous les inconvénients des aiguilles, avec une efficacité égale, voire supérieure (figures 11.9 et 11.10).

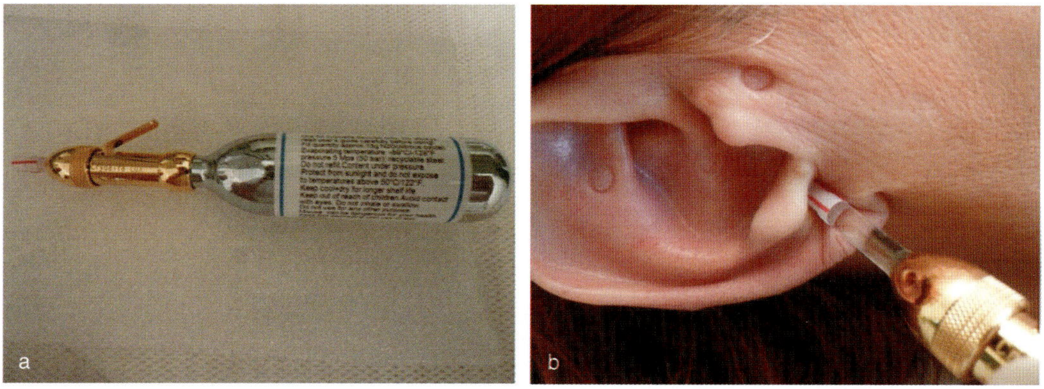

Figure 11.9. Cryoauriculoponcteur.
Source : David Alimi.

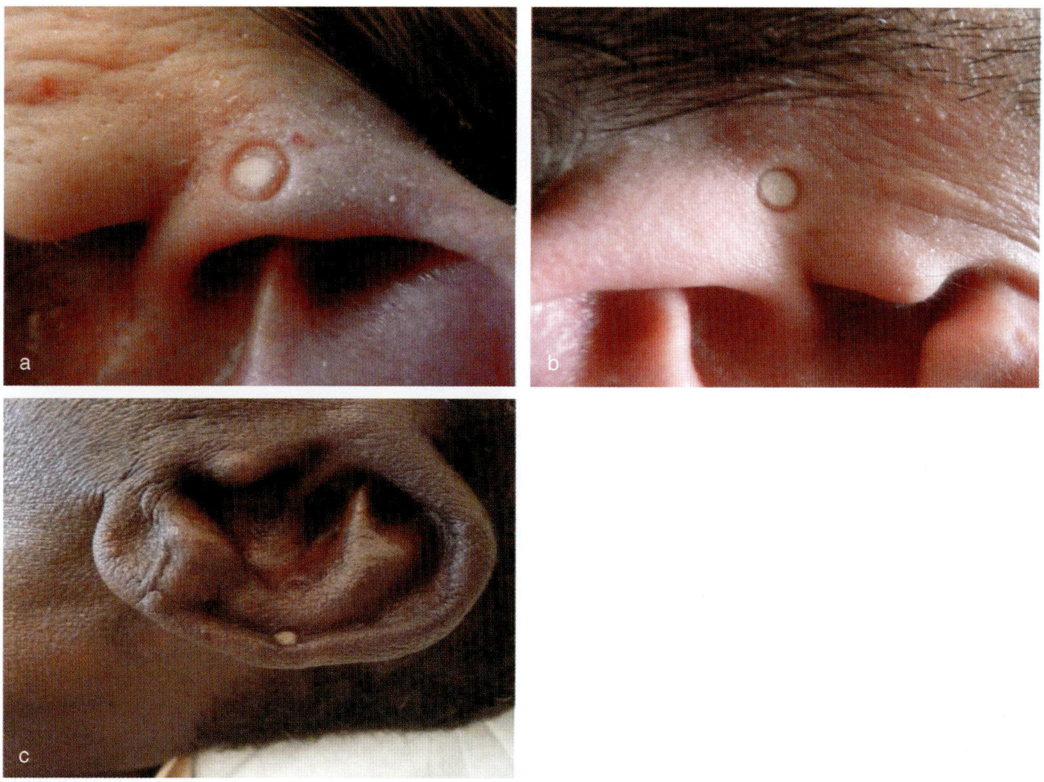

Figure 11.10. Traces d'injection d'aiguille cryogénique sur le pavillon auriculaire.
Source : David Alimi.

Chapitre 12

Zones d'auriculothérapie

Histocytologie

En 1984, à Montpellier, au laboratoire d'histologie du professeur René Sénélar de l'unité 103 de l'Institut national de la santé et de la recherche (Inserm), Odile Auziech, avec Claudie Terral et Pierre Rabischong, effectue des travaux d'histologie pour écrire sa thèse de doctorat en Médecine, intitulée *Étude histologique des points de moindre résistance cutanée électrique et analyse de leurs implications possibles dans la mise en jeu des phénomènes acupuncturaux*. Ces travaux sont effectués sur des points détectés électriquement, sur la peau rasée de lapins, sur un volontaire humain, après biopsie de zones de jambe, et sur des oreilles de cadavres humains « frais » en marquant à l'encre de Chine des points ayant été détectés électriquement sur la peau de lapins. En utilisant la technique de coloration de Mallory et celle de l'hématoxyline de Groat, Odile Auziech a pu observer qu'au niveau des points d'oreille de moindre résistance électrique cutanée (REC), il existait « une large plage de tissu conjonctif lâche, infiltrée d'adipocytes et sous-tendue par du tissu conjonctif dense, le séparant pour le tissu conjonctif nettement d'une configuration du complexe neurovasculaire (CNV) [ainsi baptisé par Odile Auziech], régulièrement retrouvée, comportant : un paquet d'éléments vasculaires et nerveux (dont beaucoup disposés en hauteur à l'une des extrémités de la zone de faible résistance cutanée) et un nerf cutané adossé à une veine ».

Il existe un amincissement du conjonctif au-dessus de la structure neurovasculaire placée dans le derme, pouvant en partie expliquer la configuration cupuliforme de certains points cutanés perçus à la palpation.

Il est également fait l'observation, au voisinage des CNV de l'oreille, de nombreux types cellulaires tels que des mastocytes, des cellules de Langerhans, ainsi que des cellules éosinophiles de type endocrine.

En outre, au niveau du pavillon auriculaire, trois CNV distincts sont relevés, situés chacun dans une région différente :

- dans la région du genou et de la queue de l'hélix, « les CNV de type I sont de taille moyenne et de disposition horizontale étalée, et comportant : un nerf cutané, une artériole, une veinule, un vaisseau anastomotique artério-veineux, un vaisseau lymphatique et quelques anses capillaires. Ces éléments sont légèrement repliés les uns sur les autres, et situés dans du tissu conjonctif lâche, du genre purement adipeux, qui se substitue progressivement aux lames de fibres collagènes sus-jacentes » ;
- dans la région antéro-supérieure du lobe, « les CNV de type II sont de petite taille, de disposition ramassée et comportant un minimum d'éléments, très simplifiés et peu contournés. Les fibres collagènes sous-jacentes sont organisées en une sorte de cuvette de support » ;
- dans le reste du lobe (conques comprises) et le lobule, « les CNV de type III sont de taille et de complexité importantes. Leur disposition est verticale. L'ensemble se situe à l'intérieur d'une véritable « cheminée » de tissu adipeux aménagée entre les masses de fibres collagènes qui s'écartent pour y faire place ». Au niveau des conques, des fibres cholinergiques amyéliniques de type parasympathique ont été identifiées.

Il existe donc une transformation caractéristique du conjonctif focal, fonctionnellement importante, contenant des « nœuds » faits d'éléments vasculaires, nerveux et plus ou moins cellulaires, intercalés sur le trajet « ordinaire » de la structure de la peau. Ces points « carrefour » de moindre REC sont le plus aptes à participer à la réalisation d'une

L'auriculothérapie médicale

analgésie. Ces CNV sont constamment présents et gardent un agencement toujours particulier. Leurs aspects contournés, largement communicants et étroitement associés les uns aux autres, leur confèrent une puissante réactivité neurofonctionnelle, compatible avec leur action thérapeutique.

Électrophysiologie

Dès les années 1950, Soulié de Morant, Niboyet, Pourret et Bossy en Europe, Manaka au Japon, Tchang Hei Houo et T'An Chou Tien en Chine se sont intéressés aux propriétés électriques des points d'acupuncture en particulier et réflexogènes en général.

En 1963, Niboyet découvre qu'au niveau des points d'acupuncture, la résistance électrique cutanée est plus faible que leur environnement immédiat.

En 1975, Bossy mesure qu'au point détecté, l'impédance cutanée peut chuter d'un facteur de 10 à 1 : 30 000 à 350 000 Ω à la zone détectée, 150 000 à 1 500 000 Ω à 2 mm, 450 000 à 5 000 000 Ω à 10 mm.

De 1973 à 1983, Claudie Terral, sous l'impulsion du professeur Rabischong, à l'unité 103 de l'INSERM a montré :

- une résistance des points, aussi bien chez l'homme que chez le lapin, en courant continu, variant entre 10 et 50 kΩ pour certains et entre 50 et 100 kΩ pour d'autres ;
- la variation de ces données en fonction de certains états physiologiques et pathologiques ;
- cinq types de courbes de variations de tension en fonction de l'intensité : $I = f(V)$. Chacune d'entre elles décrit tantôt une diode, tantôt un thyristor, tantôt une ellipse, en combinant parfois un effet capacitif et parfois un effet génératif de courant. Dans ce cas-là, il a été constaté une émission électrique au sommet du point qui se comporte alors comme un générateur, pouvant émettre jusqu'à 200 mA.

Les travaux de Claudie Terral ont également montré l'existence d'un nuage satellite de points d'intensité électrique différente, de l'ordre de 5 à 10 mA, entourant les points neurovasculaires principaux. Ceci amène à la notion de réseaux pouvant expliquer soit la pluralité thérapeutique de certains points (un point pouvant être actif dans plusieurs pathologies), soit la requérance pluriponcturale de certaines pathologies (une pathologie nécessitant l'activation de plusieurs points), soit l'action placebo de certains points.

Enfin, chez le lapin, il a été démontré l'existence d'un phénomène neurosécrétoire, concomitant de l'induction acupuncturale d'une analgésie, transférable par voie sérique d'un animal à l'autre, suggérant l'intervention d'un neurotransmetteur.

Au niveau du pavillon auriculaire, à sa surface, en l'absence d'affichage pathologique somatotopique, correspondant aux terminaisons nerveuses libres des nerfs innervant l'auricule et engagées dans un CNV, le potentiel de surface d'un point à l'autre est nul, puisqu'égal, pour toutes les cellules nerveuses, en moyenne à −70 à −90 mV.

Si une pathologie vient s'afficher, le dépôt de cette dernière au niveau de la somatotopie auriculaire correspondante modifie les potentiels de membrane de la ou des zones d'affichage.

Les mesures faites par le professeur J.A. Bègue, en 1972, ont montré que ce potentiel peut se modifier en moyenne de ± 8 mV. C'est la différence de potentiel (DDP) qui existe sur l'oreille entre un site pathologique et son voisin immédiat (nous avons personnellement mesuré des DDP qui pouvaient aller jusqu'à ± 20 à 25 mV).

Ce potentiel pathologique est la conséquence de l'existence (tant que la pathologie n'a pas été traitée) des potentiels d'action des fibres nerveuses du CNV au niveau du point d'affichage de la pathologie à l'oreille.

Ces potentiels sont fonction de l'origine, de la nature, de l'intensité et de l'évolution du processus pathologique représenté.

Topognosies

Topognosie générale

Les points d'auriculothérapie sont situés dans une aire, une zone. Pour chaque patient, ces points ont une localisation fixe, définitive dans leur aire.

Ils sont le témoin anatomique (soit d'un organe, soit d'un viscère, soit d'une région) neuro-somatotopique et fonctionnel de toute dysrythmie périphérique ou centrale.

Cet affichage suit fidèlement l'histoire clinique, sémiologique, fonctionnelle et étiopathogénique de l'affection, du symptôme ou du syndrome représenté.

Ce ou ces points n'apparaissent qu'en cas de situation pathologique. Le degré d'affichage, donc de détection, est strictement proportionnel à l'importance et à l'ancienneté de la pathologie.

Ils permettent, individuellement ou collectivement (assemblées nosologiques), un diagnostic topographique, rarement étiologique.

Cartographiés, analysés, hiérarchisés (par exemple, par leurs potentiels électriques), ils permettent une étude analytique du ou des circuits neurophysiologiques atteints, perturbés par la pathologie et, rétrospectivement, de confirmer l'hypothèse neurophysiopathologique faite.

Il existe une concordance organe lésé–site auriculaire estimée, statistiquement, à plus de 90 % des cas (sauf en cas d'anomalies signifiantes des voies de connexion).

Ces points sont le plus souvent unilatéraux (dans 85 à 90 % des cas), sinon controlatéraux, rarement bilatéraux.

Leur nombre est fonction de la plus ou moins grande complexité du ou des circuits neurophysiologiques perturbés. Ils seront donc, le plus souvent, peu nombreux dans une affection bénigne (affectant peu de circuits), élémentaire, avec une variabilité dans leur affichage, d'un jour à l'autre, en fonction de la fluctuation de la pathologie dont ils sont les témoins. Ils seront, au contraire, plus nombreux, plus constants, plus permanents si l'affection progresse, s'aggrave.

Ils suivent fidèlement l'évolution de la pathologie :

- en cas de guérison, ils disparaissent (d'abord intermittents puis muets) ;
- en cas d'aggravation, ils se confirment (d'abord intermittents puis constants) ;
- en cas de chronicisation, ils peuvent devenir chroniques, permanents (en respectant les lois de puissance neurophysiologique).

En cas d'ablation d'un organe ou de lésions cicatricielles, le ou les points correspondants restent affichés, avec plus ou moins d'intensité, en permanence, d'où l'intérêt de bien connaître son patient, son histoire clinique, ses antécédents (par exemple, appendicectomie, infarctus du myocarde, fracture consolidée, cholécystectomie, etc.).

Il faut différencier l'affichage à l'oreille d'une pathologie organique, précise, périphérique, bien identifiée, de l'affichage d'une pathologie plus diffuse, moins circonscrite, telle qu'une connectivite, une polyarthrite rhumatoïde, une pelvispondylite ou bien même une névrose, une déprime, une angoisse, qui vont affecter le système limbique de façon plus ubiquitaire.

Les points s'affichent à l'oreille en fonction de l'origine neuro-embryologique du ou des tissus supportant le ou les points de départ de la pathologie :

- dans environ plus de 85 % des cas, les signaux électriques et leurs modulations fréquentielles sont assez puissants pour être signifiants sur le plan homéostasique et pour permettre l'affichage aux auricules de la configuration somatotopique organo-viscérale, c'est-à-dire myélo-réticulo-thalamo-corticale : celle captée par les récepteurs viscéraux et somatiques et véhiculée par les fileries neurovégétatives et somesthésiques, et déposée dans l'aire somesthésique primaire corticale S1 (homme fœtal, tête en bas). Ce type d'affichage nécessite l'intégrité des voies des premiers, deuxièmes et troisièmes neurones ;
- dans les 15 % environ restants, les signaux électriques et leurs modulations fréquentielles ont une force à peine suffisante pour ne permettre d'avoir :
  - soit qu'une valeur informationnelle du cortex S2 (somatotopie d'un homoncule vertical penché en avant), sans signification homéostasique vraie, de nature synchronisante ou posturale. L'aire S2 recèle une projection somatotopique des deux hémicorps superposés, avec une fonction de syntonisation bisomatique. Cet affaiblissement des potentiels d'action peut être la conséquence d'un obstacle ou d'une interruption fonctionnelle (le plus souvent temporaire ou intermittente) des liaisons entre le thalamus et l'aire SI (par exemple, notamment, ce qu'on appelle les « boucles mémorielles », qui peuvent se constituer lorsque,

dans un circuit, les potentiels post-synaptiques d'inhibition restent supérieurs aux potentiels présynaptiques d'excitation) ;

- soit qu'une valeur informationnelle thalamique (somatotopie d'un homoncule horizontal), sans signification homéostasique vraie, de nature fonctionnelle (tous les sens passent par le thalamus sauf l'olfaction – qui n'y passe qu'en circuit de retour – et les informations viscérales y sont préférentiellement traitées avant d'être enregistrées par l'aire cingulaire antérieure). Cet affaiblissement des potentiels d'action peut être la conséquence d'un obstacle ou d'une interruption fonctionnelle (« boucles mémorielles » notamment), le plus souvent temporaire ou intermittente, des liaisons entre le thalamus et les aires SI et SII.

Dans ces deux derniers cas, l'affichage auriculaire se fait de façon labile, intermittente, réverbérante, à l'opposé du précédent qui est un affichage résident structurel, fonctionnel et homéostasique, hérité d'un miroir d'une empreinte somatotopique complète et totale.

Il existe des points douloureux à la palpation (manuelle ou au palpeur à pression de 250 g appuyé à mi-course) et parlant à la détection électrique différentielle (en plus ou en moins) : ce sont les points de la représentation somatotopique organo-viscérale de l'aire somesthésique S1 (et que Paul Nogier avait appelé « points de phase I » pour la face latérale et « points de phase IV » pour la face médiale).

Il existe des points uniquement détectables électriquement (en plus ou en moins) et non douloureux (ni à la palpation manuelle ni au palpeur), et que Paul Nogier avait appelé « points de phase II ou III ». Ils correspondent aux représentations somatotopiques thalamiques ou S2 (de nature labile, intermittente). Tous ces points sont à traiter selon le concept neurophysiopathologique qui les sous-tend.

Il existe des points qui sont spontanément douloureux, soit détectables électriquement (le plus souvent en plus), soit non détectables électriquement. Ils correspondent à une réaction d'adaptation de l'organisme (à une ou des modifications homéostasiques subtiles et signifiantes, mais ne mettant pas en jeu les chronodesmes fondamentaux). Ces points sont à ne pas traiter dans la plupart des cas : ceux qui sont électriquement parlant témoignent d'une réaction d'adaptation en cours ; ceux qui sont muets électriquement correspondent soit à une réaction d'adaptation naissante non encore électriquement parlante ou active, soit à une réaction d'adaptation arrivée à son terme et n'affectant plus l'électricité auriculaire, mais encore sensible à l'oreille.

Les pathologies exclusivement sensitives s'affichent exclusivement sur la face latérale.

Les pathologies sensitives à composante(s) motrice(s) s'affichent sur la face latérale et sur la face médiale, avec une prédominance sur la face latérale.

Les pathologies exclusivement motrices s'affichent exclusivement sur la face médiale.

Les pathologies motrices à composante(s) sensitive(s) s'affichent sur la face médiale et sur la face latérale, avec une prédominance sur la face médiale.

En fait, il y a à l'oreille une similitude d'affichage très fidèle à l'origine, à la nature et à l'évolution de la pathologie.

Les pathologies peuvent ne pas s'afficher chez tous les patients ou ne s'afficher que partiellement du fait de l'existence de micro-anomalies des circuits neurophysiologiques à type soit de boucles parasites, soit d'empêchement(s) des circuits principaux, soit de variantes de la normale, soit de courts-circuits électrophysiologiques empêchant le bon cheminement des informations réflexes somatotopiques à l'oreille et expliquant les réponses incomplètes aux traitements ou les non-réponses et les échecs.

C'est la raison pour laquelle les empêchements au parcours des informations sont à rechercher et à éliminer dans la mesure du possible, car ils restreignent partiellement ou de façon plus importante les possibilités thérapeutiques.

Topognosie générale fonctionnelle

« Les points de l'oreille » ne sont pas des points, ce sont des sites, des zones tridimensionnelles. Ils ont reçu l'appellation de complexes neurovasculaires (CNV).

Ce sont de véritables voxels neurophysiologiques unitaires, reliés en réseaux, dont la forme évolue constamment, en fonction des homéostasies segmentaires, élémentaires et générales, et en fonction des variations de la ou des pathologies supportées, tout en gardant toujours la même valeur volumique. Signalons, qu'à l'oreille, il n'existe pas de « points circonscrits », de zones délimitées précisément. Il s'agit plutôt d'un nuage de points, d'un microréseau, d'une constellation de zones avec un « épipoint », une « épizone », qui détient le potentiel auriculo-dermal (PAD) le plus signifiant, le plus puissant et qui supportera et représentera l'affichage le plus optimal de la pathologie correspondante. Cette épizone est celle qui a la filerie connective la plus dense au sein du nuage des potentiels pathologiques correspondants (figure 12.1).

Ce micro-« volutome » tissulaire est génétiquement dédié à recevoir le dépôt des informations physiologiques ou pathologiques ou un mixage des deux. La preuve en est qu'en cas de chirurgie esthétique, l'emplacement d'un affichage donné ne change pas, bien que le chirurgien ait modifié peu ou prou la configuration locale, en étirant les tissus, en les disséquant, etc.

Après la cicatrisation, le volutome tissulaire retrouve sa dévolution somatotopique.

Il s'agit d'un processus dynamique, actif toute la vie et génétiquement déterminé. En l'absence de pathologie, les points reçoivent, via la formation

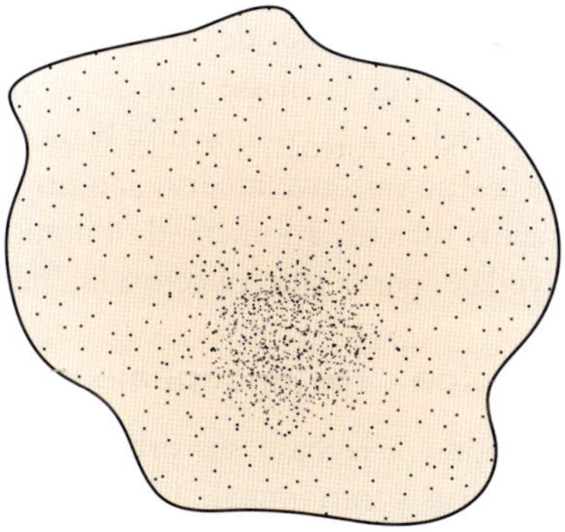

Figure 12.1. Schéma d'une zone auriculaire montrant le nuage de potentiels affleurant la surface épidermique de l'oreille et l'épipoint, concentrant un maximum de ces potentiels.

réticulaire (FR), les volées afférentes des potentiels d'action physiologiques qui sont leurs voies de passage obligatoire, où elles font relais dans les zones correspondant à leur assignation somatotopique avant de se diriger vers le cerveau.

Ils sont alors dits muets : il n'existe aucune DDP d'un point à l'autre du site somatotopique considéré.

Lorsqu'une pathologie existe, les potentiels d'action pathologiques, en provenance des zones malades, se déposent dans les zones correspondantes à l'assignation somatotopique (toujours via la FR) : il existe alors une DDP pathologique d'un point à l'autre.

Ces potentiels d'action pathologiques restent en grande partie, mais pas totalement, piégés dans leurs correspondances somatotopiques à l'oreille. Ils auront auparavant subi au niveau de la FR un premier filtrage, car ils auront été reconnus avec une amplitude et une fréquence différentes de leurs valeurs normales, ce qui aura suscité une première tentative de contrôle des fibres corticifuges.

Finalement, ce sont ces potentiels « travaillés » issus de la réticulée qui viennent se déposer dans leurs dévolutions somatotopiques auriculaires.

Cet affichage est d'autant plus intense (donc détectable), d'autant plus durable et d'autant plus extinguible que la pathologie est importante ou non, significative ou non, durable ou non. Ainsi, on note par ordre de « poids » décroissant :

- les affections à forte coloration limbique, affective, émotionnelle, avec un message fort à la phase aiguë, devenant plus faible en fonction des degrés d'intégration physique et psychocomportementale dans le noyau profond du moi ;
- les affections somatiques et viscérales, ressenties douloureusement, quelle que soit l'intensité, surtout à la phase aiguë, puis à la phase chronique, par débordement des processus de contrôle ;
- les affections perturbant l'équilibre moteur postural ou musculaire, surtout si elles obligent l'organisme à réajuster l'homéostasie énergétique et/ou métabolique.

Le message affiché finit par se désactiver, par s'éteindre, en baissant d'intensité, soit progressivement, soit subitement, si l'affection en cause, bien que persistante, perd sa signifiance pour les processus de gestion homéostasique et est considérée alors comme devenue résidente, ou si l'affection en cause a été combattue et guérie.

Électrophysiologiquement, cela signifie un affaiblissement progressif des potentiels d'action, par habituation, adaptation, compensation ou par un mécanisme d'économie des points topiques réflexes.

En effet, si la pathologie devenue chronique, restait affichée constamment, elle ferait perdre aux systèmes topiques la puissance de leur réactivité. Il s'agit donc d'un processus de protection et de pérennisation des montages histo-embryogénétiques des systèmes topiques.

Par contre, si un processus chronique, dont l'affichage s'est affaibli ou désactivé à l'oreille, venait à subir une réinjection pathologique signifiante, il verrait immédiatement son affichage auriculaire se réallumer, proportionnellement à la nature, à l'intensité et à la durée du processus agressif.

Ces points réallumés subissent ensuite les mêmes lois de régression électrophysiologique décrites plus haut.

Ils peuvent aussi laisser la place à un affichage de signification supérieure. Il peut y avoir au point un puzzle d'affichage de puissances différentes dans la même somatotopie ou bien un affichage de points de différentes somatotopies, de niveaux S1, S2 ou thalamique, avec ou pas une tonalité dominante.

Il faut donc retenir les notions de proportionnalité, de sélectivité, de variabilité, d'économie, de plasticité et d'épuisement des points.

Topognosie fonctionnelle des zones représentant le cerveau

Les mêmes propriétés existent pour les points représentant le cerveau.

S'il n'y a aucune pathologie signifiante, les aires cérébrales sont en activité courante de base (bruit de fond neurophysiologique). Les points correspondants à l'oreille sont éteints (DDP d'un point à l'autre nulle), seules leurs « cases », leurs supports virtuels existent.

S'il existe une pathologie signifiante, le report à l'oreille se fait selon les mêmes modalités que celles en action pour les pathologies périphériques.

Topognosie fonctionnelle particulière

Zone appelée « oméga »

Elle est la représentante à l'oreille du neuroectoderme, plus exactement, du mésectoderme. Elle correspond embryologiquement au neuropore antérieur. Anatomiquement, elle se situe :

- en ce qui concerne le crâne, au niveau du bregma ;
- en ce qui concerne les structures vasculaires, au niveau des confluences des sinus sagittal supérieur et sagittal inférieur, et au niveau du territoire de vascularisation de la cérébrale antérieure ;
- en ce qui concerne les structures encéphaliques, au niveau des giri frontal supérieur, frontal médial et du cingulum.

Concernant le squelette crânien, il faut noter qu'il comprend le neurocrâne (base et voûte) qui dérive des crêtes neurales ectodermiques, et le viscérocrâne (face). Ce squelette crânien est directement sous la dépendance des gènes *Hox*, gérant le développement des premier et deuxième arcs branchiaux.

Zone appelée « nerf olfactif »

Elle correspond aux ramifications terminales des bulbes olfactifs, extrémités des tractus olfactifs.

Elle se situe sous la masse antérieure du lobe frontal et est reliée à la commissure blanche antérieure par la strie olfactive médiale, au noyau latéral du tractus olfactif, à l'uncus de l'hippocampe et à l'amygdale, par la strie olfactive latérale.

Zone appelée « rhinencéphale »

Elle correspond à la base sus-orbitaire du lobe frontal, au girus paraterminal, à l'aire para-olfactive jusqu'au sillon paracentral. Tête de pont du système limbique, elle gère toutes les stratégies relationnelles, affectivo-émotionnelles, en synchronisation avec les homéostasies.

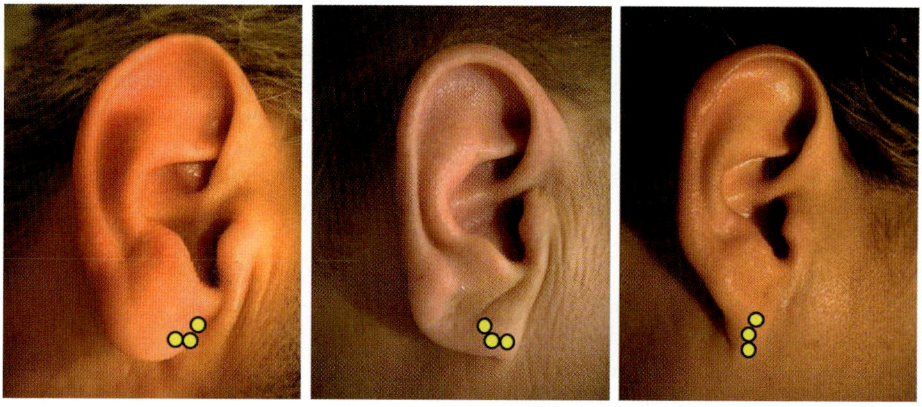

Figure 12.2. Topognosie particulière des zones nerf olfactif, oméga, rhinencéphale.
Source : David Alimi.

Cette gestion se fait via le stockage mémoriel hippocampo-amygdalien.

Particularités de ces trois zones

Les correspondances auriculo-cartographiques de ces trois entités dépendent intimement de la morphologie de chaque pavillon auriculaire, tout en gardant le même arrangement anatomo-somatotopique, embryogénétiquement déterminé. Ces trois zones s'articulent globalement selon un angle de 90° sur un lobule à attache jugale aiguë et s'ouvrent progressivement lorsque l'on passe à un angle d'attache droit et à un angle d'attache obtus.

Ainsi, il existe une certaine variabilité des sites d'affichage de ces points auriculologiques (mais gardant toujours la même articulation), importante à connaître pour ne pas faire d'erreurs de « frappe thérapeutique » (figure 12.2).

Psychognosie des zones omégas

Ces points sont les témoins de l'origine embryonnaire et génétique des tissus qu'ils représentent et dont ils sont le point maître. Leur affichage aux pavillons est constant chez tous les individus ou apparaît en premier dès la première manifestation pathologique des tissus qu'ils représentent.

Le premier point affiché chez le nouveau-né est le point O, qui représente la première cicatrice, celle du cordon ombilical. O est aussi la représentation de l'ombilic, du plexus solaire, des ganglions semi-lunaires.

Il existe une sorte de « topodynamie » : Oméga est toujours affiché, les autres points omégas s'affichant au fur et à mesure de l'éclosion de la première pathologie du tissu qu'ils représentent.

Cependant ils peuvent être atténués : au moins d'un côté chez certains (surtout chez les surdoués ou chez les hyperactifs) et, le plus souvent, du côté opposé à la latéralité.

L'ensemble des trois points omégas représente l'ensemble de la personnalité :

- oméga représente la personnalité psychique, l'épanouissement intellectuel, le « master » ectodermique ;
- oméga 1 représente la personnalité viscérale, trophoblastique, l'épanouissement nutritionnel, le « master » endodermique ;
- oméga 2 représente la personnalité locomotrice, dynamique, l'épanouissement sexuel, le « master » mésodermique.

Tout point de cette ligne a une influence sur la ligne tout entière, car notre personnalité est une mosaïque, en reconstruction permanente, de nos trois basi-composantes. Agir sur une composante influe sur les deux autres.

Chaque point de cette ligne a une projection sur chacun des deux hémisphères, ce qui s'explique par le fait que les deux hémicorps proviennent de la scission de la plaque neurale qui est unique, à partir du neuropore antérieur médiée par les gènes *Hox*. Ceci permet l'auriculocybernétique :

presque toutes les pathologies peuvent se résumer à la poncture de un ou deux points omégas, moyennant une « courroie » de transmission.

Chaque point oméga a une double information : l'une en provenance de l'hémisphère droit, l'autre en provenance de l'hémisphère gauche. Cette double information n'est pas ressentie en permanence. Par exemple, la dépression répond au *pattern* suivant : « on n'est pas ce que l'on aurait aimé être, et on se compare à ce que l'on croit être ». On compare l'information « dominante » (donnée par l'hémisphère dominant) à l'information « dominée » (donnée par l'hémisphère dominé) : la concordance représente l'archétype du « bon-heur », La non-concordance représente l'archétype du « mal-heur ».

Pathogénie des points omégas

– Pathogénie oméga : jalousie, envie, angoisse, dépression, manies (hyper, hypo, mégalo, etc.), hypochondrie.
– Pathogénie oméga 1 : déséquilibres digestifs, problèmes de poids, cupidité, avarice, gourmandise, boulimie, problèmes de formes (schéma corporel).
– Pathogénie oméga 2 : problème d'espace vital, ambition (qui peut être dévorante), dominant (prédateur), pulsion sexuelle.

À noter qu'un individu peut avoir une mosaïque de ces trois pathogénies, suivant la pénétrance de chacun de ses points omégas.

Valeur thérapeutique des points omégas : les points omégas sont sur le clavier auriculaire le siège électif du traitement des troubles du comportement ou de l'expressivité de l'un ou des trois aspects de notre personnalité : c'est le **principe du triangle**, comparable à la règle de Jaspers en psychiatrie.

Chapitre 13

Cartographies auriculaires

La pertinence et l'efficacité, tant du diagnostic que du traitement, en auriculologie sont étroitement corrélées à la précision topographique des sites à traiter.

Cette précision, bien que relative, du fait de la variabilité anatomofonctionnelle, va déterminer l'intelligibilité neurophysiologique oreille–cerveau et *vice versa*.

Rappelons que les repères indiqués sont ceux de sites statistiques, résultant eux-mêmes de la quintessence des 25 ans de recherches neurophysiologiques que nous avons faites, des corrélations anatomocliniques des différentes cartes proposées antérieurement, notamment des cartes *princeps* de Paul Nogier et de René Kovacs, et des cartes chinoises et américaines.

Un certain nombre de corrections et d'ajustements ont donc été faits et des améliorations resteront, sans doute, toujours nécessaires, tant il est vrai, et confirmé aujourd'hui, qu'il existe une grande variabilité des sites neuroanatomiques humains, à l'image de celle existante dans le cerveau.

Cette synthèse nous permet de vous proposer les sites auriculologiques ayant la plus grande probabilité statistique et anatomothérapeutique.

Problématique des nomenclatures

Tout au long du temps, diverses propositions de nomenclatures se sont succédé oscillant entre :

- les cartes chinoises tantôt répertoriant les points des méridiens passant à l'oreille, tantôt mélangeant les points d'auriculothérapie de divers auteurs avec les points d'acupuncture ;
- les nomenclatures occidentales se déclinant selon divers concepts euclidiens ou non.

Un besoin de clarification se faisant sentir autant du côté occidental que du côté chinois, l'Organisation mondiale de la santé (OMS) demande, en 1982, à la *Chinese Acupuncture and Moxibustion Association* de formuler un standard international des points auriculaires. Elle le publie en 1990, en même temps qu'une carte auriculaire chinoise. Ces deux propositions se nourrissent à la fois de notions occidentales, reprenant l'idée géniale de Paul Nogier du fœtus lové dans le pavillon auriculaire, et de notions orientales englobant les principes fondamentaux de l'acupuncture (Zang-Fu), en attribuant aux points et à leur loci, tantôt une valeur fonctionnelle, tantôt une valeur métaphorique.

Le résultat en est que, jusqu'à récemment, trois systèmes de nomenclature d'auriculothérapie ont coexisté : un, chinois, inférant à une acupuncture de l'oreille et deux, occidentaux, se rapportant à la notion de somatotopie de Paul Nogier, pour le modèle européen, et effectuant une sorte de synthèse des données chinoises et occidentales, pour le modèle américain de Terry Oleson.

Le tout a généré des différences subtiles ou notoires de localisation du fait de l'itinéraire initial des connaissances (de France en Allemagne avec une participation importante de Frank Bahr, puis au Japon et, enfin, en Chine) et des erreurs de traduction d'une langue à l'autre.

La problématique vient du fait que, depuis la publication par l'OMS de la première nomenclature internationale en 1990, le nombre de points d'auriculothérapie, proportionnel aux découvertes incessantes de la neurophysiologie, n'a cessé de croître.

Cette première nomenclature, remontant à plus de 20 ans, est ainsi devenue inappropriée et insuffisante pour rendre compte de l'évolution des connaissances et du quasi-doublement du nombre de points en résultant.

Mise à part cette première nomenclature internationale, de nombreux auteurs ont proposé différents systèmes de repérage nomenclaturel des zones d'auriculothérapie :

- en 1983, le russe Durinyan propose une « grille » divisant les faces latérales des pavillons en 12 parties centrées sur la zone 0, avec des angles égaux de 30° ;
- également, en 1983, René Kovacs présente une grille subdivisée en 15 parties horizontales et 26 parties verticales ;
- en 1990, l'Américain Terry Oleson met au point une nomenclature, adaptée aux reliefs auriculaires, faisant une synthèse des nomenclatures chinoises et occidentales, et proposant 102 surfaces pour la face latérale et 42 surfaces pour la face médiale ;
- en 1981 et en 2003, l'Italien Marco Romoli présente son « sectogramme » fait de 40 secteurs centrés sur le point 0 ;
- dans les années 1990, les Chinois se servent d'une nomenclature qui répertorie les zones auriculaires selon leur fonction ou selon leur valeur métaphorique attribuée. Il s'agit d'une oreille où sont dessinées les différentes parties du corps censées être représentées, soit organiquement soit fonctionnellement. Il n'existe aucun référencement euclidien ou cartésien permettant un repérage précis.

Toutes ces propositions présentent un avantage majeur, celui d'exister !

Je veux d'ailleurs rendre un hommage sincère à tous leurs auteurs. Ils ont permis aux auriculothérapeutes de disposer d'un système de référencement des points, quelles que soient les cartographies pratiquées, et leurs différents systèmes ont fait partie des paramètres facilitant la longue et pénible marche vers la reconnaissance de notre compétence par le monde médical puis par le monde scientifique (nous avions publié notre étude de démonstration IRM avec la nomenclature d'Oleson, qu'il nous avait permis d'utiliser et nous l'en remercions à nouveau).

Mais ces différents systèmes nomenclaturels pêchent malheureusement soit du fait qu'ils sont insuffisants pour un repère précis des points (plages beaucoup trop larges et, en nombre, insuffisants), soit du fait qu'ils ne comportent pas de divisions pour la face médiale.

La nécessité d'une nouvelle nomenclature universelle des zones d'auriculothérapie, permettant d'y situer n'importe quelle cartographie que ce soit, est alors devenue une évidence.

Au sein du diplôme interuniversitaire (DIU) d'auriculothérapie que nous dirigions à la faculté de médecine de Paris, nous avons donc commencé, au début de l'année 2010, à travailler à cette tâche. Dans le même temps, les dirigeants[1] de la *World Federation of Chinese Medicine Societies* (WFCMS), en charge des nomenclatures d'acupuncture et d'auriculothérapie, nous ont demandé de proposer une nomenclature universelle d'auriculothérapie.

Notre enseignement dans le DIU d'auriculothérapie, ayant un basis neuroscientifique, de type neurophysiologique, nos travaux ont été dirigés essentiellement dans cette voie. Nous avons alors fait les constatations suivantes :

- dans *The callosal syndromes*, Joseph Bogen, en 1993[2], découvre une organisation bimodale, horizontale et verticale du cerveau humain, avec une organisation hiérarchique cérébrale, interdépendante, dont le corps calleux est le centre ;
- les travaux des neuroradiologues pour établir des repères fiables, reproductibles, capables de s'adapter à toutes les morphologies cérébrales, malgré un certain degré de variabilité inter et intra-individuelle, constataient, à plusieurs reprises, et jusqu'à une date récente, que le

1. Le professeur She Jing – présidente de la WFCMS, le docteur Wang Kui – en charge de la nomenclature, le professeur Zhu Miansheng – professeur d'acupuncture à la faculté de médecine de Paris 13, directrice du comité de rédaction de la nomenclature, le professeur Jean-Raymond Attali – diabétologue, professeur émérite de médecine chinoise à la faculté de médecine de Paris 13, directeur adjoint du comité de rédaction de la nomenclature, le docteur Michel Angles – acupuncteur, directeur adjoint du comité de rédaction de la nomenclature et monsieur Michel Galet – secrétaire de ce même comité.

2. Bogen JE.The callosal syndromes. In : Heilman KM, E Valenstein E. Eds. *Clinical neuropsychology* 3rd ed. New York: Oxford University Press;1993, p. 337-407.

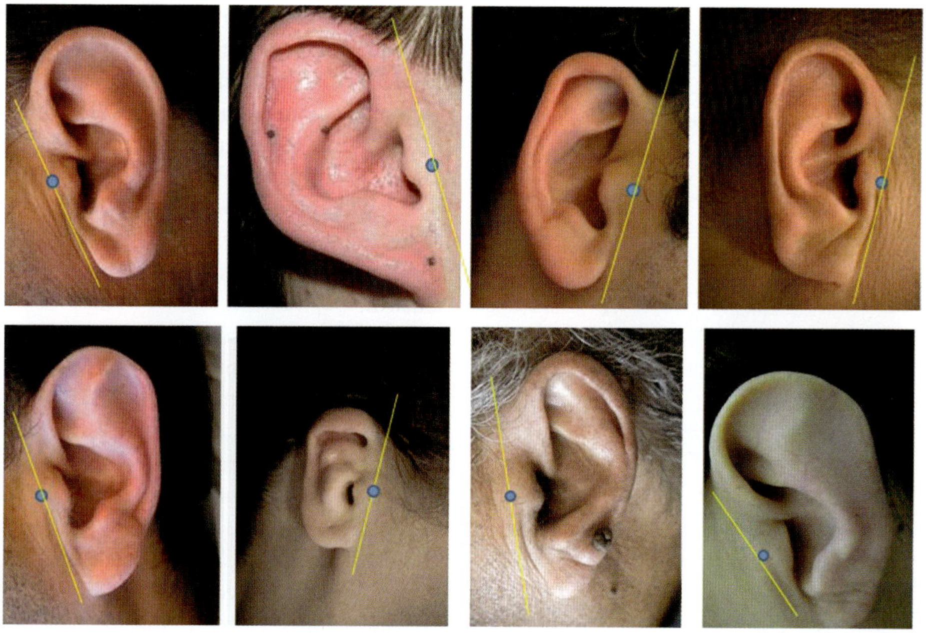

Figure 13.1. Les attaches de l'oreille au crâne sont alignées selon une droite passant par la représentation du corps calleux.
Source : David Alimi.

milieu du corps calleux était l'épicentre de l'organisation somatotopique de l'homonculus cérébral, et que lui-même était divisé en 20 segments espacés de 7 à 10° ;

- dans les années 2000, Wlodislaw Duch, du *department of computer methods*, à la Nicholas Copernicus University à Torun, en Pologne, a démontré la solidité des homoncules par leur organisation de compétition hebbienne ;
- dans les années 2002, il a été mis en évidence la fiabilité de l'organisation somatotopique cérébrale, par l'application des méthodes des centres géométriques de gravité et de l'intensité maximum des signaux ;
- dans ces mêmes années, nous réussissions à démontrer la corrélation neurophysiologique entre la représentation auriculaire du pouce et sa localisation somatotopique cérébrale.

En réunissant tous ces arguments scientifiques, l'idée nous est venue de les appliquer au pavillon auriculaire, afin d'amorcer une procédure d'établissement d'une nouvelle nomenclature. C'est ainsi que, peu à peu, nous avons construit un modèle biomathématique, avec des coordonnées respectant la neurophysiologie, en pensant que l'oreille pouvait se concevoir comme un hologramme du cerveau.

Inférant ces considérations, nous avons trouvé une constante aux pavillons auriculaires : les épicentres des attaches faciales du genou de l'hélix et du lobule sont toujours alignés sur une droite parfaite, qui passe par le milieu de la base du tragus, zone censée représentée le corps calleux pour notre école universitaire (figure 13.1).

À partir de ce point, nous avons tracé les sécantes à ces attaches, en les espaçant également. Nous avons ainsi obtenu un demi-cercle, divisé en 20 angles égaux de 9°, à l'instar des 20 segments cérébraux, centrés sur le corps calleux, divisant l'homonculus. À partir de cette construction, le traçage de demi-cercles concentriques au premier demi-cercle nous a permis d'obtenir une segmentation totale de la figure. Naturellement, nous avons appelé cette construction recouvrant la totalité de la surface auriculaire, un segmentogramme. En procédant de la même manière pour la face médiale, en prenant pour centre le milieu de l'intersection des représentations des deux

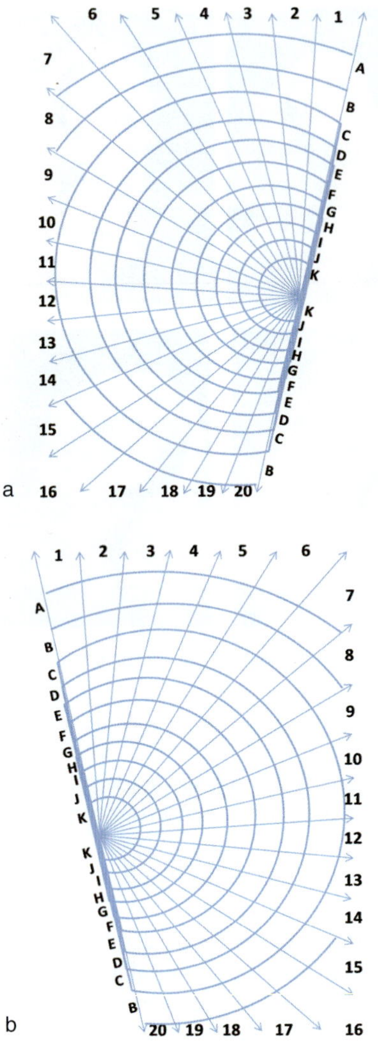

Figure 13.2. Nomenclature internationale : segmentogrammes des faces latérales droite (a) et gauche (b).
Source : David Alimi.

hémiconques, nous avons obtenu un segmentogramme médial.

C'est ainsi que nous avons mis au point cette nomenclature, capable de s'adapter à toutes les morphologies auriculaires et de contenir quelque cartographie que ce soit. Elle comprend un premier abaque rempli de 189 zones sur la face latérale, et un second abaque rempli de 89 zones sur la face médiale, le tout permettant d'établir un auriculogramme précis.

Cette nomenclature a été acceptée après un certain nombre d'échanges et d'ajustements. Approuvée à l'unanimité lors de la 6e session du conseil d'administration de la WFCMS le 8 mai 2010, elle a été définitivement certifiée en août 2010 par un panel d'experts internationaux, une fois les derniers arbitrages rendus, notamment en tenant compte des variabilités statistiques des projections cérébrales et des représentations auriculaires.

L'Agence française de sécurité sanitaire pour les produits de santé (Afssaps) et l'Assistance publique des hôpitaux de Paris (APHP) ont apporté leur soutien et leur aval à ce travail.

Cette nomenclature est diffusée dans 58 pays et régions du monde (dont Afrique du Sud, Allemagne, Argentine, Australie, Autriche, Belgique, Bolivie, Bosnie-Herzégovine, Brésil, Canada, Chili, Chine, Chine Taiwan, Corée, Croatie, Danemark, Émirats arabes unis, Espagne, États-Unis d'Amérique, Finlande, France, Géorgie, Ghana, Grande-Bretagne, Grèce, Hongrie, Indonésie, Irelande, Israël, Italie, Japon, Lettonie, Lituanie, Malaisie, Mexique, Monténégro, Népal, Philippines, République tchèque, Russie, Serbie, Singapour, Slovaquie, Slovénie, Suède, Suisse, Suriname, Thaïlande, Tunisie) au travers de 202 institutions membres (68 en Asie, 6 en Afrique, 71 en Europe, 45 en Amérique et 12 en Océanie).

Nous l'avons présentée publiquement lors du 8e Congrès mondial de la WFCMS, à Londres, le 3 septembre 2011 (figures 13.1, 13.3 et 13.4).

Elle doit être, pour les pays et régions suscitées, adhérents de la WFCMS, la référence internationale pour tous les actes relatifs à l'auriculothérapie (enseignement, recherche, publications) (figure 13.2 à 13.15).

Ella a été publiée en septembre 2011 (nomenclature normative internationale[3]), pour remplacer la précédente[4].

3. Édition Desclée de Brouwer, pages 372 à 375 ; ISBN : 978-2-220-06330-0.

4. International Standard chinese-english: basic nomenclature of chinese medicine, 2008, WFCMS People's Medical Publishing House ; ISBN : 978-7-117-09356-9.

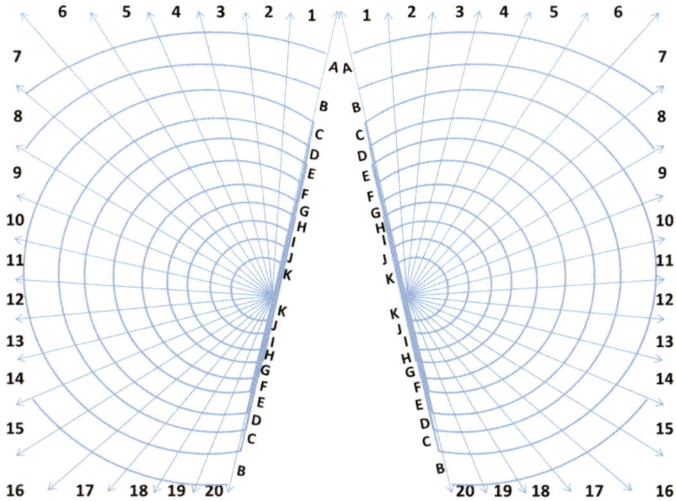

Figure 13.3. Nomenclature internationale : segmentogramme faces latérales réunies.
Source : David Alimi.

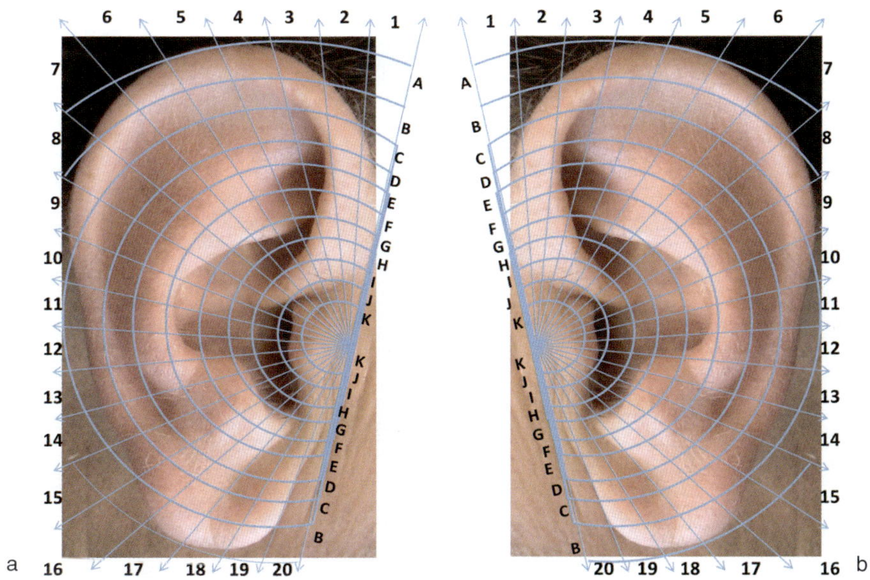

Figure 13.4. Nomenclature internationale : segmentogrammes faces latérales avec oreilles droite (a) et gauche (b).
Source : David Alimi.

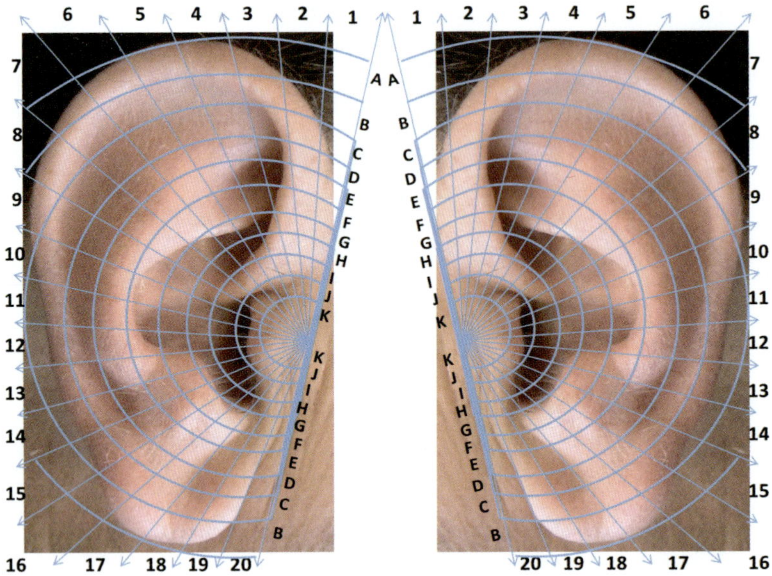

Figure 13.5. Nomenclature internationale : segmentogrammes faces latérales, avec oreilles réunies.
Source : David Alimi.

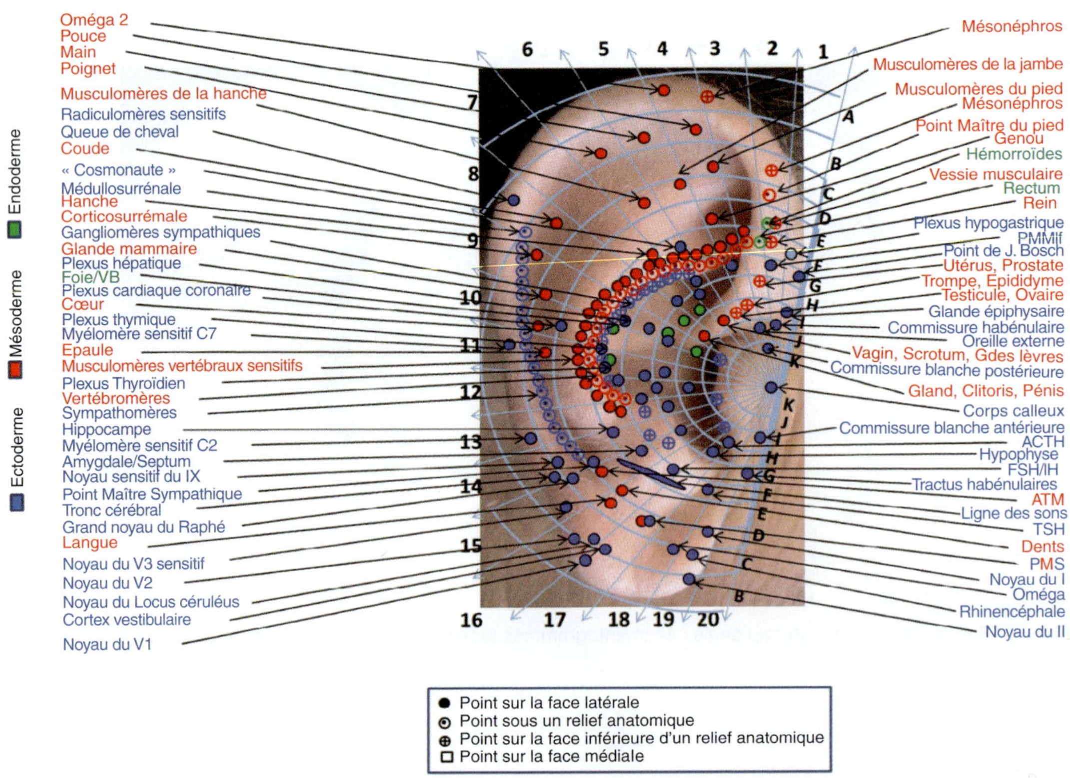

Figure 13.6. Nomenclature internationale : segmentogramme et points face latérale droite.
Source : David Alimi.

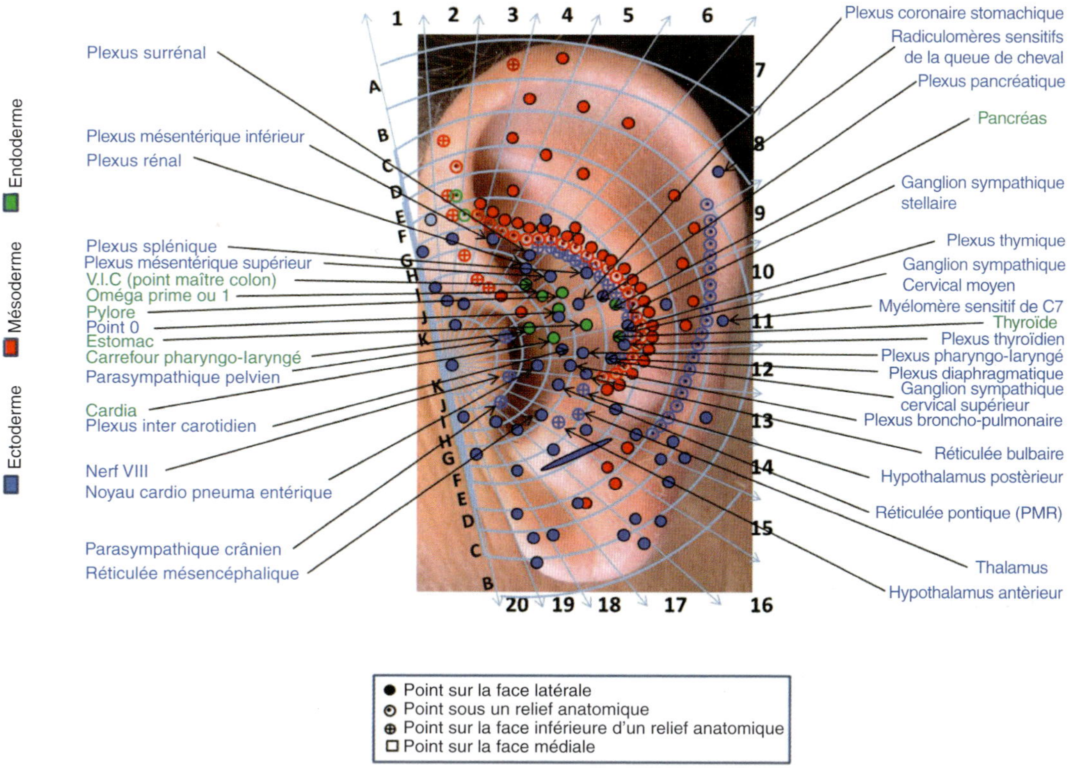

Figure 13.7. Nomenclature internationale : segmentogramme et points face latérale gauche.
Source : David Alimi.

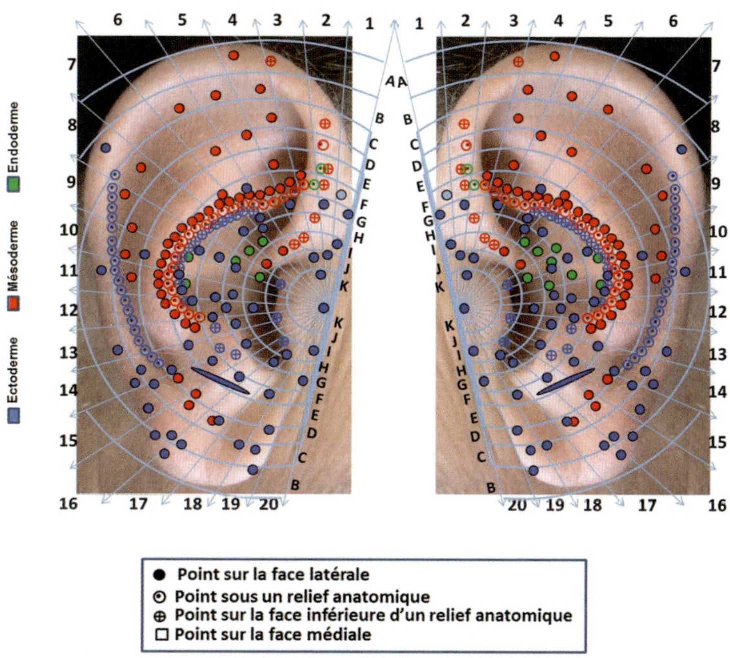

Figure 13.8. Nomenclature internationale : segmentogrammes et points faces latérales réunies.
Source : David Alimi.

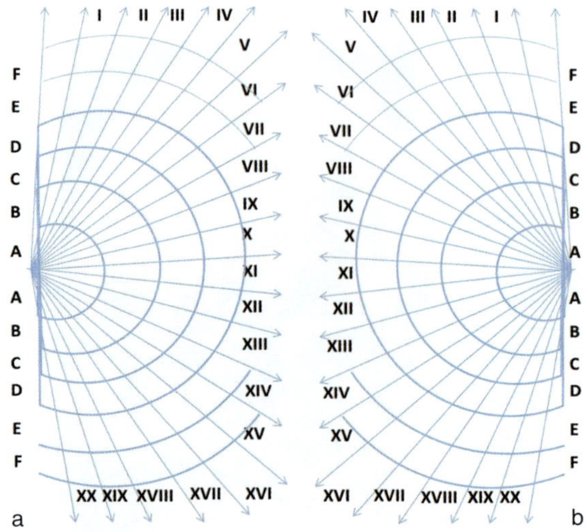

Figure 13.9. Nomenclature internationale : segmentogrammes faces médiales droite (a) et gauche (b).
Source : David Alimi.

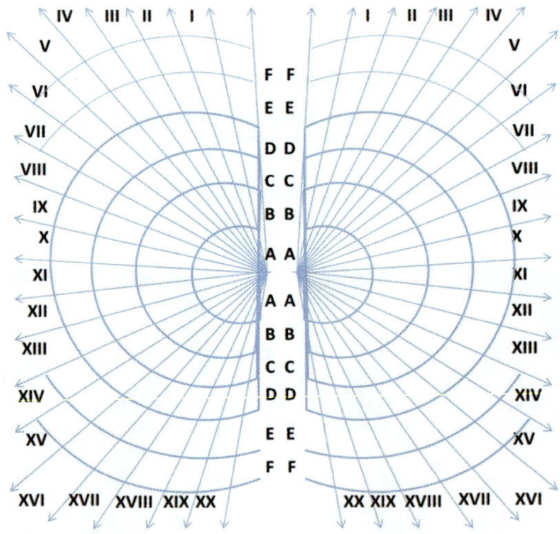

Figure 13.10. Nomenclature internationale : segmentogrammes faces médiales réunies.
Source : David Alimi.

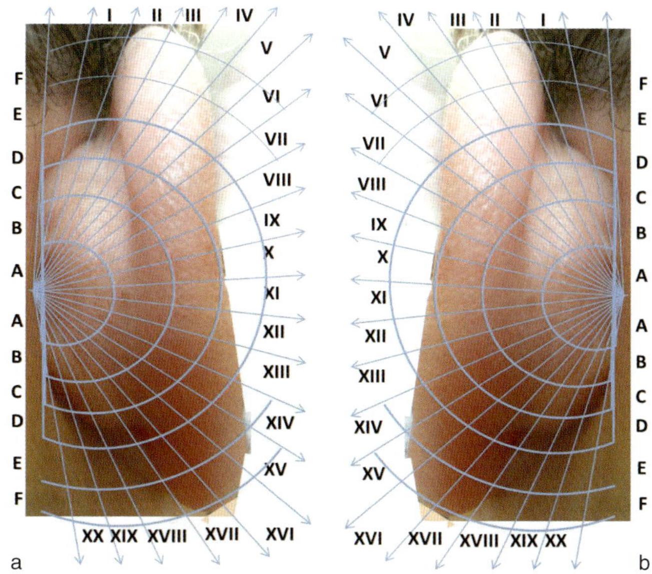

Figure 13.11. Nomenclature internationale : segmentogrammes faces médiales avec oreilles droite (a) et gauche (b).
Source : David Alimi.

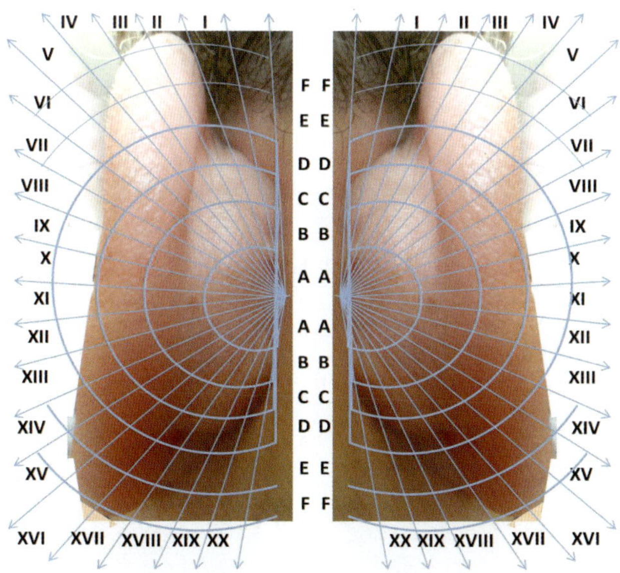

Figure 13.12. Nomenclature internationale : segmentogrammes faces médiales avec oreilles réunies.
Source : David Alimi.

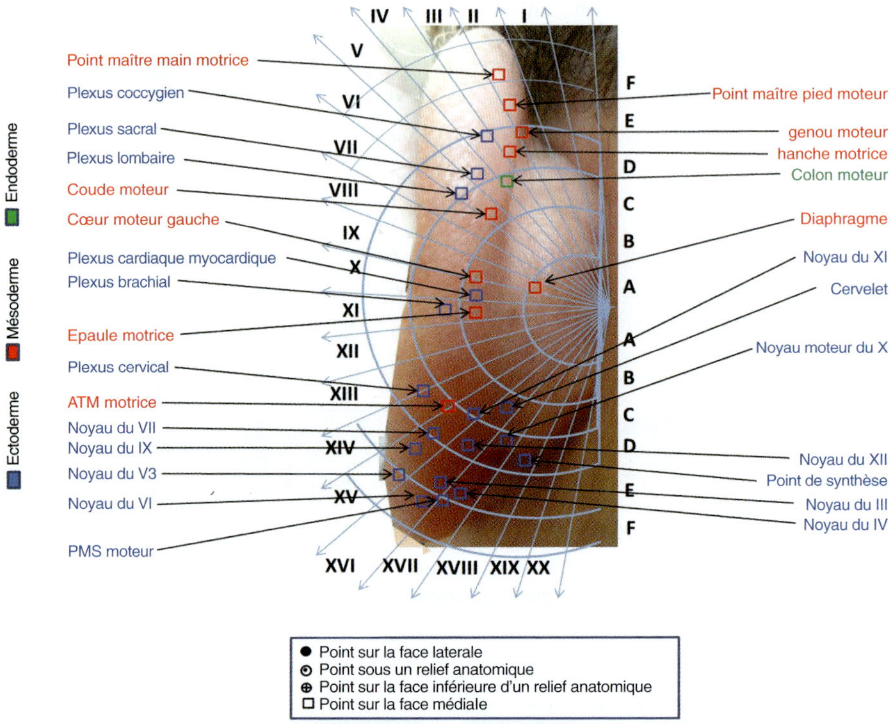

Figure 13.13. Nomenclature internationale : segmentogramme et points face médiale gauche.
Source : David Alimi.

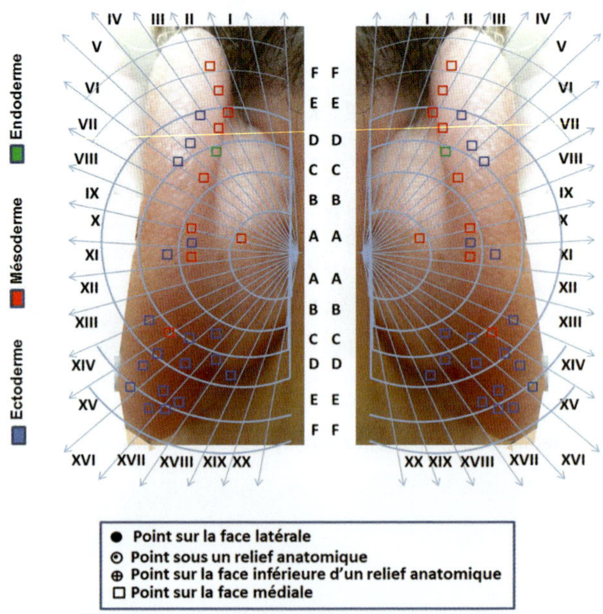

Figure 13.14. Nomenclature internationale : segmentogramme et points faces médiales réunies.
Source : David Alimi.

F= Lobe frontal
Epicentre : **D18**
P= Lobe pariétal
Epicentre : **B18**
T= Lobe temporal
Epicentre : **E16**
O= Lobe occipital
Epicentre : **D16**

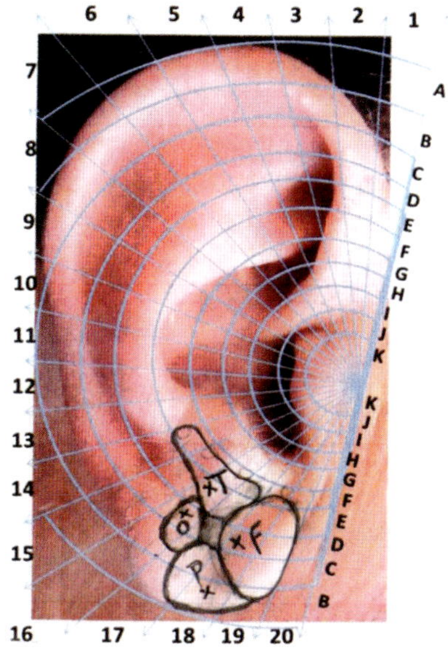

Figure 13.15. Nomenclature internationale : coordonnées des épicentres des lobes cérébraux.
Source : David Alimi.

Tableau des coordonnées cartésiennes des points

Coordonnées cartésiennes des points d'auriculothérapie.
Nomenclature internationale, école universitaire française – Dr D. Alimi.

Ectoderme	
Oméga point maître	C 18
ACTH	I 17
Amygdale/Septum (Amygd, Sept)	F 15
Cervelet (Cerv)	C XVI
Commissure blanche antérieure (CBA)	I 20
Commissure blanche postérieure (CBP)	K 4
Commissure habénulaire (CH)	J 2
Corps calleux (CC)	K 12
Cortex vestibulaire (CV)	C 17
Cosmonaute (ganglion sympathique lombaire supérieur) (COS)	F 6
FSH/LH	F 16
Ganglion sympathique cervical moyen	F 11
Ganglion sympathique cervical supérieur	F 12
Ganglion sympathique stellaire (GS)	F 10
Glande épiphysaire (GE)	I 1
Hippocampe (HIPPO)	F 14
Hypophyse (HYPO)	H 17
Hypothalamus antérieur (HA)	G 15
Hypothalamus postérieur (HP)	G 13
Ligne des sons (LS)	F 15,16,17
locus coéruléus (LC)	C 16
Médullo-surrénale (MED)	C 8
Myélomère sensitif C2 (C2 myel)	C 13
Myélomère sensitif C7 (C7 myel)	C 11
Nerf auditif VIII (VIII)	J 13
Noyau cardio-pneumo-entérique (CPE)	I 12
Noyau nerf III (III)	E XVI
Noyau nerf IV (IV)	E XVII
Noyau nerf IX moteur (IX mot)	E XV
Noyau nerf V3 moteur (V3 mot)	F XV
Noyau nerf VI (VI)	F XVI
Noyau nerf VII moteur (VII mot)	D XV
Noyau nerf X moteur (X mot)	D XVII
Noyau nerf XI (XI mot)	C XV
Noyau nerf XII (XII)	D XVI
Noyau nerf IX sensitif (IX)	D 14
Noyau nerf olfactif I (I)	D 19
Noyau nerf optique II (II)	B 19

▷

▷

Noyau nerf trijumeau V1	B 17
Noyau nerf trijumeau V2	B 16
Noyau nerf trijumeau V3	C 15
Oreille externe (OE)	J 4
Parasympathique pelvien (PSP)	J 9
Parasympatique crânien (PSC)	I 16
Plexus brachial moteur (Pxs B mot)	C XI
Plexus bronchopulmonaire (Pxs BP)	H 12
Plexus cardiaque coronaire (Pxs CC)	E 10
Plexus cardiaque myocardique (Pxs CM)	B X
Plexus cervical moteur (Pxs C mot)	D XIII
Plexus coccygien moteur (Pxs Co mot)	D IV
Plexus coronaire stomachique (Pxs Co Sto)	G 9
Plexus diaphragmatique (Pxs D)	F 12
Plexus hépathique (oreille droite) (Pxs H)	F 9
Plexus hypogastrique (Pxs H)	F 1
Plexus intercarotidien (Pxs IC)	H 11
Plexus lombaire moteur (Pxs L mot)	D VI
Plexus mésentérique inférieur (Pxs MI)	G 4
Plexus mésentérique supérieur (Pxs MS)	G 7
Plexus pancréatique (oreille gauche) (Pxs P)	F 9
Plexus pharyngo-laryngé (Pxs PL)	G 11
Plexus rénal (Pxs R)	H 6
Plexus sacral moteur (Pxs Sacr mot)	D V
Plexus splénique (Pxs Spl)	F 8
Plexus surrénal (Pxs Sur)	G 6
Plexus thymique (Pxs Thym)	F 10/11
Plexus thyroïdien (Pxs Thyr)	F 11
Point maître membre inférieur fonctionnel (PMMIf)	G 2
PMS moteur (PMS mot)	F XVII
Point 0 (0)	H 9
Point de synthèse (PS)	D XVIII
Point Jérôme Bosch (JB)	G 1
Point maître du sympathique (PM_{Σ})	E 14
Point maître sensoriel (dont œil) (PMS)	D 17
Radiculomères sensitifs de la queue de cheval	B 8
Raphé grand noyau (Raphé)	D 15
Réticulée bulbaire (RB)	G 12
Réticulée mésencéphalique (RM)	H 15
Réticulée pontique point maître (PMR)	H 13
Rhinencéphale (Rhin)	C 19

Thalamus (THA)	G 14
Tractus habénulaires (T Hab)	G 20
Tronc cérebral (TC)	C 14
TSH	F 18
Mésoderme	
Oméga 2 point maître	A 4
ATM motrice (ATM mot)	D XIV
ATM sensitif (ATM sens)	E 15
Cœur (gauche ou droit) (Cœur)	D 10
Cœur moteur (gauche ou droit) (Cœur mot)	B IX
Corticosurrénale (Cortico)	C 9
Coude (Coude)	C 8
Coude moteur (Coude mot)	C VI
Dents (Dents)	E 16
Diaphragme moteur (Diaph mot)	A IX
Épaule (Épaule)	D 11
Épaule motrice (Épaule mot)	B XI
Genou moteur (Genou mot)	D II
Gland, clitoris, pénis (Gland, Clitoris, Pénis)	I 8
Hanche sensitive (HAN sens)	F 7
Hanche motrice (HAN mot)	D III
Langue (Langue)	D 16
Mésonéphros (Méso)	A 3 - C 2
Musculomères hanche (HAN musc)	D 6
Musculomères jambe (Jambe musc)	D 5
Musculomères pied (Pied musc)	C 4
Poignet (Poignet)	B 6
Point maître genou (Genou)	E 4
Point maître main (Main)	B 5
Point maître main motrice (Main mot)	F II
Point maître pied (Pied)	D 2
Point maître pied moteur (Pied mot)	E II
Pouce (Pouce)	B 4
Rein (Rein)	F 2
Sein (glande mammaire) (Sein)	D 9
Testicule, ovaire (Test, Ovaire)	I 5
Trompe, épididyme (Trompe, Épididyme)	I 4
Utérus, prostate (UTE, PRO)	H 3
Vagin, scrotum, grandes lèvres (Vagin, Scrotum, Gdes Lèvres)	I 6
Vessie musculaire (VES musc)	E 2

▷

Endoderme	
Oméga 1 point maître	H 8
Cardia (œsophage) (Cardia)	H 10
Carrefour pharyngo-laryngé (CPL)	I 9
Côlon moteur (Colon mot)	C IV
Estomac (EST)	G 10
FVB (pavillon droit) (FVB)	F 10
Hémorroïdes (Hémorroïdes)	E 2
Pancréas (pavillon gauche) (PAN)	F 10
Pylore (duodénum) (PYL)	G 8
Rectum (REC)	F 3
Thyroîde (Thyr)	F 11
VIC	H 7

ACTH : adrénocorticotropine hypophysaire ; ATM : articulation temporo-mandibulaire ; FSH/LH : *folliculo-stimulating hormone/luteinizing hormone* ; FVB : foie voie biliaire ; VIC : valvule iléo-cæcale.
Source : David Alimi.

V

Pratique de l'auriculothérapie

Chapitre 14

Généralités sur la pratique de l'auriculothérapie

Indications

Ce sont toutes celles correspondant aux processus pathologiques qui peuvent être ou qui sont sous-tendus par une gestion neurophysiologique centrale ou périphérique, de tout ou partie de leurs symptomatologies (tableau 14.1).

Dès lors qu'il y a gestion neurophysiologique, il y a bouclage neuro-somatotopique histo-embryonnaire aux oreilles des circuits correspondants, homothétiques aux projections cérébrales, ce qui permet alors un repérage diagnostic et un pianotage thérapeutique sur les écrans-claviers auriculaires.

Contre-indications

Ce sont toutes les pathologies dont le diagnostic n'est pas fait ou, au moins, subodoré. Il est illogique et relativement dangereux de traiter un ou des points affichés et/ou détectés aux oreilles sans avoir une idée de la physiopathologie, car on peut méconnaître le risque évolutif et participer à une catastrophe.

Par exemple, dans le cas d'une tumeur du corps calleux responsable de céphalées, si le diagnostic n'a pas été fait, le traitement risque, au début, d'être efficace et faussement rassurant, en laissant évoluer la tumeur ! Ainsi, des douleurs, un prurit et un saignement anal, s'ils sont traités sans diagnostic documenté, peuvent être soulagés au début, mais en laissant évoluer un cancer anal ou rectal ! Des douleurs rachidiennes lombaires peuvent être, au début, soulagées par un traitement auriculaire, mais la métastase correspondante responsable évoluera tranquillement vers un point de non-retour, etc.

D'où la règle d'or : **ne jamais traiter sans approche diagnostique minimale**.

Précautions

Il faut être prudent chez les femmes enceintes car, à partir du début du 7e mois de grossesse, il peut y avoir confusion à l'oreille de certains points maternels et fœtaux ! Aussi, le traitement de certains points spécifiques peut déclencher le travail ! Il faut donc toujours bien corréler le traitement au diagnostic et aux points détectés. Les zones Utérus (viscère gestationnel), FSH/LH (réglage des homéostasies génitales, fondamentales pendant toute la grossesse), Hypophyse (gestion des homéostasies hormonales), Épiphyse (réglage des rythmes primordiaux, essentiels pendant la grossesse), Oméga 2 (réglages du comportement musculaire utérin et gestion de l'hémostase) sont à proscrire, sauf justification dûment documentée.

L'utilisation d'aiguilles chez les patients sous anticoagulants doit être très prudente, notamment au-delà de 2,5 INR *(international normalized ratio)*, surtout pour les aiguilles extemporanées.

Les patients devant subir un examen par résonance magnétique nucléaire ne doivent porter aucun objet métallique. Cependant, les seules contre-indications de la passation de cet examen sont les stimulateurs cardiaques (pacemakers), les clips vasculaires notamment neurochirurgicaux, les neurostimulateurs, les implants cochléaires, les plaques métalliques ou broches osseuses.

Tableau 14.1. Indications principales des aides auriculothérapeutiques.

Spécialités	Actions thérapeutiques			Pathologies
	Curative	Complémentaire	Amélioration	
Rhumatologie		x		Douleurs articulaires
	X	X		Inflammations
	X	X		Tendinopathies
	X	X		Sciatiques et sciatalgies
		X	X	impotence arthrosique
		X		Maladies inflammatoires
Médecine du sport		X	X	Préparation du sportif de haut niveau
	X	X		Pathologie traumatique
Cardiologie	X	X		Composante neurovégétative de l'HTA
		X	X	Quelques troubles du rythme cardiaque
		X	X	Coronaropathie et cardiopathie
Angiologie	X	X	X	Syndrome de Raynaud
	X	X	X	Insuffisance circulatoire des membres
Neurologie	X	X	X	Algies diverses directes ou référées
	X	X	X	Névralgies diverses (NCB, plexites)
		X	X	Neuropathies (post-infectieuse, post-traumatique, déafférentative)
	X	X	X	Algies vasculaires de la face
		X	X	Migraines et migrainalgies
		X	X	Glossodynies
		X	X	Névralgies du glosso-pharyngien
	X	X	X	Séquelles de zona
		X	X	Séquelles d'AVC
		X		Démyélinisations
	X	X	X	Insomnies et dysomnies
Neuropsychologie		X	X	Échecs scolaires
		X	X	Performances intellectuelles et mnésiques
	X	X	X	Préparations d'examens
	X	X	X	Angoisses
		X	X	Dépressions
	X	X	X	Dyslatéralités (bégaiements, dysuries, dyslexies, dysorthographies)
Pneumologie		X	X	Maladie asthmatique
		X	X	Bronchite chronique
		X	X	Allergie respiratoire
Immunologie	X	X	X	Baisse de la compétence immunologique
	X	X	X	Baisse des défenses organiques (nombreuses indications)

▷

Spécialités	Actions thérapeutiques			Pathologies
	Curative	Complémentaire	Amélioration	
Oto-rhino-laryngologie (ORL)	X	X	X	Anosmie et dysosmie
		X	X	Hypoacousie de transmission
	X	X	X	Sinusite
		X	X	Allergie ORL
	X	X	X	Dysphonie
		X	X	Inflammation chronique de la sphère ORL
		X		Acouphènes
Désintoxications	X	X		Sevrage tabagique
		X	X	Sevrage alcoolique
				Sevrage médicamenteux
Chronobiologie		X	X	Désynchronisations internes (*jet-lag*, travail posté, SAD)
Métabolisme et nutrition		X	X	Surcharge pondérale
		X	X	Maigreur
		X	X	Diabèe de type 2
Stomatologie	X	X	X	Algies dentaires
		X	X	Dysgueusies
		X	X	Troubles de l'ATM (SADAM)
Gastro-entérologie	X	X		Gastrites
		X		Troubles du transit
		X	X	Colopathies mécaniques ou inflammatoires
		X	X	Anodynies
		X	X	Rectodynies
		X	X	Ulcères
			X	Reflux gastro-œsophagien, hernie hiatale…
		X		Hémorroïdes
Ophtalmologie		X		Petits troubles de la réfraction
		X		Inflammation du segment antérieur de l'œil
		X		Hypertension intra-oculaire
		X		Cataracte
		X		Troubles oculo-moteurs
		X		Allergie du segment antérieur de l'œil
Gynécologie obstétrique	X	X	X	Vaginite banale
		X	X	Hypofertilité
		X	X	Troubles de la sexualité
		X		Accouchement eutocyque
		X	X	Pathologies ovariennes
		X	X	Troubles de la ménopause (bouffées de chaleur, etc.)
Urologie		X	X	Incontinence urinaire
		X	X	Cystites chroniques, cystalgies
		X		Coliques néphrétiques
Dystonie neurovégétative	X	X	X	Toutes les formes de l'adulte et de l'enfant

ATM : articulation temporo-mandibulaire ; AVC : accident vasculaire cérébral ; HTA : hypertension artérielle ; NCB : névralgie cervico-brachiale ; SAD : *seasonal affective disorder* ; SADAM : syndrome algodystrophique de l'appareil manducateur.

Source : David Alimi.

Les patients diabétiques, immunodéficients, porteurs d'une valvulopathie cardiaque, de prothèse cardiaque, très obèses, porteurs de lésions cutanées ou à hygiène défectueuse, doivent faire l'objet d'une désinfection rigoureuse, surtout lors de l'implantation d'aiguille semi-permanente (ASP).

Les enfants de moins de 6–7 ans n'ont pas fini leur croissance auriculaire et ne possèdent pas encore, ou de façon moindre, l'efficience totale de leur cartographie (mais tous les sites auriculo-réflexes sont installés). Les sites centraux, ophtalmologiques et le corps calleux ont, eux, d'emblée une efficience complète et totale. Tout traitement chez ces enfants doit s'efforcer de solliciter le moins possible de circuits et s'attacher, de préférence, à une stratégie ou limbique ou des lobes cérébraux. *A contrario*, ils possèdent des claviers auriculaires extrêmement réactifs, car relativement vierges, peu chargés en « scories » et peu parasités, comme cela peut être fréquent chez les adultes.

Non-indications

Elles relèvent du bon sens : les grandes pathologies cachectiques, dysimmunitaires, génétiques ou infectieuses, les néoplasies, ne sont pas des indications. Elles ne pourraient qu'être aidées par une action antalgique ou de rehaussage des seuils de défense.

Les pathologies psychiatriques déstructurantes ne relèvent pas de l'auriculothérapie.

Les patients sous neuroleptiques ont leurs fileries neurologiques et la gestion de leurs neuromédiateurs profondément remaniées. Par ailleurs, leur efficience thymique est désynchronisée et donc tout traitement à l'oreille risquerait de devenir difficile, voire incohérent, mais, cependant, moyennant certaines tactiques, pas impossible.

Les pathologies chirurgicales, hormis un traitement antalgique complémentaire, ou une préparation avant et/ou après la chirurgie ou l'anesthésie, ne sont pas une indication de l'auriculothérapie.

Examen clinique

Évidemment, comme avant tout acte médical thérapeutique, un examen clinique complet, dans l'objectif d'approcher un diagnostic le plus probable, est indispensable.

Il existe une particularité à l'auriculothérapie : celle de la recherche de « freins » possibles aux cheminements neurophysiologiques, donc à l'action de l'auriculothérapie, qui demeure, rappelons-le une réflexothérapie, de haute voltige, extrêmement puissante et subtile, mais une réflexothérapie. Ce qui veut dire que tous les éléments d'un arc réflexe – qu'il soit mono- ou polysynaptique, qu'il soit d'action immédiate ou retardée parce que devant subir tous les contrôles des censeurs fondamentaux (entropiques, homéostasiques, thermiques, hormonaux, électriques, biochimiques, limbiques, etc.) – fonctionnant normalement doivent être efficients. Cette notion de freins est, cependant, à relativiser. En effet, la vigilance et la puissance d'intervention des mécanismes de maintien de l'homéostasie sont suffisamment puissantes pour ne laisser s'installer aucune déviance majeure, même des tissus durs. Le cheminement des messages d'action de l'auriculothérapie est relativement subtil, ce qui rend préférable leurs interventions sur des fileries relativement propres, peu parasitées, pour ne pas risquer de « freins ». Ces derniers sont donc assez relatifs.

Classiquement, ce sont :

- les cicatrices pathologiques, externes ou internes, qui peuvent perturber le système de captage, d'analyse et de transmission des récepteurs cutanés ou viscéromusculaires, dans la tranche métamérique correspondante ;
- les sujets fixés au stade chronique d'adaptation au stress, qui confine l'organisme à un état de déséquilibre permanent notamment neurovégétatif (nous entendons par stress toute agression aiguë ou chronique, existentielle, toxinique ou toxique, infectieuse, géo-bio-pathologique, etc.) ;
- les troubles ostéopathiques tels que :
  - la luxation de la ou des premières côtes (qui pourrait comprimer le ganglion stellaire, par lequel passent bon nombre de messages centripètes auriculothérapeutiques),
  - certains blocages vertébraux qui pourraient altérer le fonctionnement des nerfs sinuvertébraux (de Luschka), voies de passage soupçonnées des influx de retour sympathique (encadré 14.1),

Encadré 14.1

Anatomophysiologie

Le nerf sinu-vertébral *(ramus meningeus nervi spinalis)* dit de Luschka (qui l'a le premier décrit en 1850) est important à plusieurs titres. Tout d'abord, nous savons, à la suite des travaux de Hovelacque, Lazorthes et Kimmy, que ce nerf naît de la racine spinale postérieure, en dehors du canal de conjugaison (pour y pénétrer ensuite dans un trajet récurrent), et qu'il innerve le ligament longitudinal postérieur et les fibres périphériques de l'annulus (anneau fibreux périphérique du disque). Il est formé par la jonction de deux racines : l'une spinale, l'autre sympathique. La racine spinale joue un rôle très important dans le rendu des douleurs du rachis (lombo-sciatalgies et hernies discales). Ensuite, les équipes d'Ohtori et Takahashi au Japon ont montré qu'il existe une anastomose entre la racine sympathique et la racine spinale, via le ganglion spinal. Cette disposition anatomique explique que : d'une part, les disques intervertébraux bénéficient d'une innervation sympathique non segmentaire et d'une innervation somatique segmentaire, via le nerf sinu-vertébral ; d'autre part, le retour sympathique, au moins dans sa composante sensitive, mais très probablement aussi dans sa composante végétative, se fait par l'intermédiaire du nerf sinu-vertébral (figure 14.1).

C'est la raison pour laquelle dans certaines pathologies douloureuses rachidiennes ou viscérales, et dans certaines pathologies dysautonomiques (à forte composante sympathique), on gagne en efficacité thérapeutique en ajoutant, à la fin du traitement, le ganglion sympathique significatif du ou des étages (s'il y en a plusieurs, solliciter le ganglion correspondant au métamère inférieur de la pathologie).

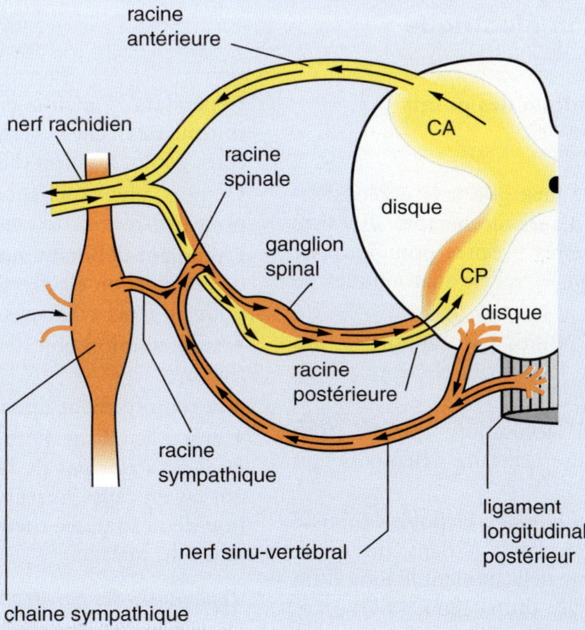

Figure 14.1. Schéma des connexions du nerf sinus vertébral avec le système sympathique et le système spinal. CA : corne antérieure de la moelle ; CP : corne postérieure de la moelle.

- les dysfonctions de l'appareil manducateur (notamment le syndrome algodystrophique de l'appareil manducateur ou SADAM), du fait des impacts très importants sur les nerfs trijumeaux, principaux vecteurs et receleurs de nombreuses somatotopies métamériques partielles ou totales,
- les altérations des chaînes ostéo-vertébro-neuro-musculaires, car elles perturbent le fonctionnement des mécanismes de réglage posturaux, sources possibles de perturbations de nombreux défilés neuromusculaires.

Ces troubles ostéopathiques peuvent être à l'origine de nombreux troubles comme : des douleurs rachidiennes, des douleurs articulaires, des tendinites, des infections ORL à répétition, la participation à certaines pathologies auto-immunes, des affections respiratoires ou dermatologiques, des problèmes gynécologiques, des pseudo-vertiges, une diplopie, de la fatigue, des dysmnésies, etc.

Pour les rechercher, il peut être nécessaire de demander un orthopantogramme pour éliminer et corriger des foyers dentaires, des caries, des granulomes, des kystes, des troubles occlusifs, etc.

Également, un examen orthoptique devra éliminer un défaut oculomoteur et le corriger.

De même, un éventuel trouble postural pourra nécessiter de faire appel à un posturologue.

Le docteur Hubert Gresser, ami et fidèle élève de nos cours sans discontinuer, depuis que nous nous connaissons, il y a plus d'une bonne dizaine d'années, a accepté de rédiger l'encadré 14.2 sur la stimulodétection électrique et électronique des zones d'auriculothérapie. Il a toute ma reconnaissance.

Encadré 14.2

Stimulodétection électrique

Docteur Hubert Gresser

Détection électronique des points d'auriculothérapie

Intérêt

David Alimi nous a enseigné la « géolocalisation » des points d'auriculothérapie. Il existe en effet des règles très précises pour localiser les points et utilisant les reliefs anatomiques de l'oreille, telles que :

- localisation des points par rapport à des sillons apparaissant lorsqu'on plicature d'une certaine façon le pavillon ;
- changements de coloration qui se font voir quand on tire certains éléments du pavillon ;
- « stop » qui fait plonger la pointe mousse du palpeur bleu (Sedatelec) dans un creux lorsqu'on le promène délicatement le long d'un sillon ou d'une surface du pavillon,
- « tops » qui font buter ce même palpeur bleu sur un relief remarquable.

Ces techniques de géolocalisation sont accessibles grâce à un didacticiel (vidéographie des zones auriculaires) édité par la société Matauris.

Cependant, l'anatomie de l'oreille est parfois tourmentée chez certains patients, rendant cette géolocalisation difficile.

De plus, une expérience certaine est nécessaire pour maîtriser cette connaissance.

L'étudiant débutant aura donc intérêt à s'aider de la détection électronique des points qui aura pour lui trois avantages :

- la localisation objective des points qu'il aura à traiter ;
- le renforcement de sa confiance en lui ;
- et par là, en cas d'échec thérapeutique, savoir qu'il ne s'agit pas de la localisation des points qui est en cause, mais peut-être de la construction de sa stratégie thérapeutique ou de la résistance du malade.

Topognosie des points : les différentes méthodes

Du fait de l'embryologie particulière du pavillon de l'oreille, qui assure son innervation exceptionnelle, il existe à son niveau une somatotopie précise qui rend compte d'une dysrythmie périphérique. L'auriculo-diagnostic nous permettra donc de détecter ces troubles puis de les traiter. Il présente trois composantes :

▷

- la détection logique du point par étude des caractères du trouble pathologique, avec report dans une aire auriculaire homologue et géolocalisation, ce qui réalise une topognosie déductive ;
- la détection auriculaire esthésique, c'est-à-dire par le biais de la sensibilité du patient ; ce procédé est archaïque mais a le mérite d'être simple ;
- la détection électronique qui a pour elle d'être particulièrement fiable.

En pratique, c'est l'association des trois méthodes qui donne les meilleurs résultats.

Détection électronique

Elle a sur les précédents moyens de détection un avantage énorme : elle est objective, ne dépendant ni de la sensibilité du malade, ni de l'appréciation du médecin.

En 1948 déjà, dans des travaux personnels, Paul Nogier observe que les points chinois sont le siège d'une conductibilité électrique assez importante, ce qui équivaut à une chute de la résistance électrique.

Dès 1946, un travail beaucoup plus important est réalisé par Jacques Niboyet sur cette question, faisant l'objet de diverses publications, dont une thèse de doctorat *ès science* en 1963. Il y montre que « non seulement la conductivité d'un point doit être prise en considération, mais que la relation de la résistance de ce point vis-à-vis du tissu qui l'entoure, est absolument déterminante pour caractériser le point en question ».

En ce qui concerne le pavillon auriculaire, Paul Nogier constate que contrairement à ce qui se passe pour les points chinois repérables sur l'homme bien portant, le pavillon auriculaire ne porte pas de points caractérisés lorsque l'individu est en bonne santé ; il émet alors l'hypothèse que les points malades peuvent avoir les mêmes caractéristiques électriques que les points décrits par Niboyet à la surface du corps.

De plus, le pavillon auriculaire présente certaines particularités par rapport aux points somatiques :

- le revêtement auriculaire étant beaucoup plus mince que l'épithélium cutané, il demande un courant de détection beaucoup plus faible et une pression moindre que celle employée en acupuncture générale ;
- le revêtement auriculaire présente des glandes sébacées et sudoripares rendant sa conductibilité différente.

Ces deux constatations imposent un appareil à grande sélectivité.

Stigmascope® (1969)

Conçu par Henri Pellin, il mesure la résistance électrique d'un point donné du revêtement auriculaire. La grande originalité de ce détecteur réside dans la conception de son électrode exploratrice : montée sur ressort, elle permet un appui optimum sur n'importe quelle partie du pavillon, sans entraîner d'hyperpression localisée génératrice d'erreur. Mais il s'agit d'une détection simple.

Punctoscope® (1976)

Il s'agit du premier détecteur différentiel, étape importante dans la recherche des points. Il se distingue du précédent appareil qui confond trop facilement le point pathologique avec un point possédant un pertuis de sudation par exemple. Son système explorateur périphérique comporte un double circuit : l'un aboutit à l'axe central explorateur, l'autre à un tube qui entoure cet axe mais qui en est isolé électriquement ; axe et tube sont montés sur ressort et captent sur la peau la résistance de chaque point (axe) et de la zone alentour (tube). Un potentiomètre permet de régler la sensibilité de cette détection différentielle. De plus un système de commande permet d'inverser les rapports axe/tube et donc de détecter les points de plus forte résistance électrique, Paul Nogier ayant constaté que certains points se distinguaient par une hausse de la résistance électrique.

Diascope® (Sedatelec, 1979)

Punctoscope® très amélioré, son capteur est plus doux, ne traumatise pas la peau et ne change pas sa conductibilité même lorsque l'exploration est répétée ; le capteur est enfoncé perpendiculairement à la peau de quelques millimètres seulement et on explore de manière minutieuse de millimètre en millimètre la région suspectée malade.

Agiscop® (Sedatelec, 1992)

Appareil de détection différentielle de référence en auriculothérapie, il a bénéficié des progrès de l'électronique. Il réalise une détection différentielle du point auriculaire.

▷

Procédé ACUS du Pr Serguei Timochevski (1994)

Détection des points par micro-électrodes de 0,2 mm de diamètre reliées à un ordinateur dont l'écran permet de visualiser le point.

Les appareils les plus récents sont :

• le Pointoselect® (Schwa-medico) : il utilise le même principe de détection que l'Agiscop® ; il comporte un bargraphe de 16 niveaux permettant d'estimer quantitativement la chute de l'impédance d'un point ;

• le Modulo 100® (Sedatelec) : les mesures seraient plus fiables que l'Agiscop® surtout en ce qui concerne la recherche des points en hausse d'impédance.

Résistance et impédance

Quand on parle de chute de la résistance électrique du point, il s'agit en réalité d'un abus de langage. La peau, milieu complexe, n'est pas l'équivalent d'une résistance parfaite. Le modèle équivalent présente des aspects inductifs (comme dans un fil bobiné) et des aspects capacitifs (comme dans un condensateur).

La loi d'Ohm

U = R.I avec U : différence de potentielle, R : résistance et I : intensité.

On parle d'impédance (Z) au lieu de résistance (R) quand le courant et la tension se déphasent lors de variations d'amplitude (effets capacitifs et selfiques).

La Loi d'Ohm devient : U = Z.I

Principe de la détection différentielle, points en baisse d'impédance, points en hausse d'impédance

Pour effectuer une mesure, un très faible courant continu de 5 µA circule entre une électrode ponctuelle, dont l'extrémité est appliquée sur la peau de l'oreille du sujet examiné, et une électrode beaucoup plus large tenue à la main par le même sujet. La détection est dite « différentielle », car la mesure de la valeur de l'impédance cutanée du point d'oreille est réalisée en deux temps : l'appareil mesure l'impédance du point (surface de 1 mm^2), puis celle de son environnement immédiat (un cercle de 2 mm de rayon). Le dispositif électronique compare ces deux mesures par rapport à un seuil de sensibilité déterminé par l'utilisateur.

La résistance du milieu intérieur extracellulaire des tissus vivants au passage d'un courant de 5 µA est d'environ 1 kΩ ; par contre, l'impédance cutanée est variable, de 50 kΩ à 15 000 000 Ω ; une relation linéaire a été établie en auriculothérapie : plus la baisse d'impédance est marquée plus le point est pathologique.

Il est à noter également que les points à forte baisse d'impédance présentent une sensibilité exacerbée à la pression (100 à 250 g/cm^2).

Le consensus mondial admet que les points d'oreille détectés en forte baisse d'impédance sont des points pathologiques.

Ces mesures d'impédance ont montré qu'il existait aussi des points en hausse d'impédance, c'est une réalité physique que l'on ne peut pas nier. Ils semblent correspondre à des points de défense mis en place par le cerveau pour lutter dans une première approche contre une pathologie qui tente de se mettre en place ; ces points ne sont pas douloureux à la pression et ne sont donc pas à traiter.

Corrélation anatomo-histologique

Dans le cadre de l'unité 103 de l'Institut national de la santé et de la recherche (Inserm) à Montpellier, Odile Auziech et le Pr René Sénalar ont effectué l'étude histologique des points d'acupuncture tant sur le corps que sur l'oreille. Ils ont décrit les complexes neurovasculaires (CNV) comportant : artériole, veinule, fente lymphatique, fibre cholinergique qui pénètre le vaisseau, résille amyélinique orthosympathique qui entoure le vaisseau.

Claudie Terral a bien montré dans ses travaux que par son activité électrique, le point d'auriculothérapie regroupe trois fonctions :

• sélectionner le passage du courant positif ou négatif ;

• assumer une fonction de capacité, c'est-à-dire de se charger ;

• émettre un courant et modifier le passage du courant (= définition d'un élément supraconducteur).

Les variations ioniques autour des terminaisons libres du point d'auriculothérapie qui viennent modifier l'ionisation « basale » correspondant au bruit de fond, expliquent donc bien les possibilités de détecter les points pathologiques.

▷

▷

Précautions à prendre pour une détection fiable des points d'auriculothérapie

Pour effectuer une détection électronique fiable, il est nécessaire de :

- débarrasser le pavillon de toutes les sécrétions sébacées, transpiration, et autres éléments susceptibles d'entraîner des artéfacts en nettoyant le pavillon à l'alcool et en le séchant ;
- débarrasser le patient de son électricité statique (Mise à la Terre Patient Sedatelec®) ;
- savoir attendre quelques secondes quand on teste un point, le temps que le calculateur de l'appareil effectue son calcul différentiel.

Conclusion

Les points d'auriculothérapie sont tous détectables, car par nature ils sont le siège d'une histologie particulière (CNV).

Ils sont plus ou moins détectables selon leur degré d'ionisation qui sera le reflet :

- du bruit de fond des circuits neurologiques qu'ils représentent ;
- du degré de l'altération dysrythmique périphérique pathologique dont ils sont le témoin.

Pour en savoir plus

Bourdiol RJ. Éléments d'auriculothérapie. Éd. Maisonneuve ; 1980.

International College of Auriculomedicine and Auriculotherapy Review (ICAMAR). Livre I ; numéro 1-2-3 ; 2010-2011.

Nogier P. Traité d'auriculothérapie. Éd. Maisonneuve ; 1969.

Nogier P. De l'auriculothérapie à l'auriculomédecine. Éd. Maisonneuve ; 1981.

Terral C. Douleur et acupuncture : de la recherche à la clinique. Ed Sauramps Médical ; 2009.

Chapitre 15

Outils thérapeutiques

Dans les années 1970–1980, des outils thérapeutiques ont été développés permettant de mettre en œuvre les concepts de l'auriculologie sous l'impulsion des pionniers de la discipline et de leur chef, Paul Nogier.

Typoplogie

Progressivement, plusieurs outils ont été mis en place. Ils sont de type :

- mécanique : massages (immédiats : manuels ; médiats : avec un bâtonnet de verre), aiguilles (extemporanées : inspirées souvent de celles utilisées par les acupuncteurs, semi-permanentes ou ASP mises au point par Paul Nogier et son équipe dans les années 1970) ;
- électrique. Plusieurs appareils utilisant les courants électriques ont été mis au point :
  - le Diascope® ne traite que sur une seule face auriculaire,
  - le Thérapuncteur® peut traiter plusieurs faces à la fois,
  - l'EMS 20® joue sur des injections de fréquence alternées,
  - l'Agiscop® D ou DT permet l'injection de diverses fréquences uniques ou en balayage,
  - le Pointosélect® DT représente une version un peu plus évoluée de l'Agiscop® ;
- électromagnétique :
  - l'EMS 20® émet des champs magnétiques opposés en alternance ;
  - le Théramagnétic® possède un casque bi-auriculaire et permet d'injecter des champs de puissance et de polarité différentes sur les auricules ;
  - le KID 5201®, élaboré par l'équipe de René Kovacs, permet une auriculothérapie par l'émission de champs électromagnétiques vobulés, sur les deux oreilles à la fois par un astucieux système d'électrodes articulées ;
- laser. Il s'agit d'appareils utilisant les propriétés des *soft-lasers*, élaborés en fonction de l'absorption de leur longueur d'onde par l'eau et l'hémoglobine des tissus, celle-ci étant minimum aux alentours de 900 nm :
  - le Théralaser® DT met à disposition du praticien tout un jeu de fréquences et de puissance,
  - le Girlase® est la quasi-réplique du Téralaser® DT, mais miniaturisé,
  - l'Agilase® permet de faire un balayage fréquentiel,
  - le Nextlaser® est un appareil plus évolué,
  - le Gir 30 + ® permet des modulations thérapeutiques prédéfinies de ± 30 %,
  - le Premio 30 Laser® (Sedatelec), etc. ;
- combinant laser et couleur :
  - le DB 165® à émission rouge ou blanche,
  - le Theralight® à fibre optique, avec un programme dit « couleurs fréquentielles » ;
- modulaires combinant des possibilités de traitement par l'électricité, les lasers et les lumières : le Modulo 100® et le Modulo 200® permettent l'application de la théorie dite des « fréquences de Nogier » ou « de Bahr » ;
- infrarouge s'inspirant des moxas d'acupuncture : le Premio 10 moxa®, émetteur d'infrarouges courts, moyens et longs, dont le spectre est identique à celui de l'armoise et permettant une irradiation infrarouge ponctuelle.

Tous ces outils, pour la plupart fabriqués par Sedatelec (mais d'autres outils existent produits par d'autres fabricants), offrent à l'auriculothérapeute une palette de choix d'outils thérapeutiques permettant une souplesse d'adaptation en fonction des pathologies et des types de patients, mais dont l'utilisation s'est toujours révélée, dans notre longue pratique, d'une efficacité parfaitement inégale et notoirement insuffisante, hormis les aiguilles mécaniques.

Finalement, l'on dispose d'aiguilles mécaniques, d'« aiguilles » électriques, d'« aiguilles » magnétiques, d'« aiguilles » laser, d'« aiguilles » lumineuses, d'« aiguilles » thermiques.

Ainsi si l'on exclut l'insuffisance d'efficacité de l'électricité, du magnétisme, du laser, de la lumière, de la chaleur (qui ne font que déstabiliser les composantes électrophysiques des zones auriculaires et, de ce fait, restent d'efficacité notoirement insuffisante et inconstante), il reste les aiguilles extemporanées et les ASP.

Aiguilles semi-permanentes

L'emploi des ASP n'est pas exempt d'inconvénients : elles peuvent exceptionnellement tomber dans le tympan et sont souvent mal acceptées par certains patients (ceux évoluant dans des contextes stricts, ou exerçant des métiers hiérarchisés, ou ayant des préjugés).

Elles peuvent être gênantes dans différentes situations : les patients porteurs de prothèses auditives, ceux travaillant avec un casque professionnel (soit de sécurité, soit de standard de communications), ceux ayant des antécédents de chirurgie tympanale ou d'oreille interne, ceux pratiquant des sports de combat ou aquatiques, ceux porteurs de dermatoses auriculaires, ceux devant subir une chirurgie de la tête ou du cou.

Les ASP peuvent participer ou être concernées par les risques :

- infectieux : séropositivité aux virus de l'immunodéficience humaine (VIH) ; syndrome de l'immunodéficience humaine (Sida) ; certaines hépatites ; valvulopathies soufflantes ou valvuloplasties à risques infectieux ;
- cardiovasculaires : cardiopathies emboligènes, anticoagulées ; rythmopathies anticoagulées.

Les ASP sont souvent difficiles à mettre en œuvre chez les enfants : douleurs à la pause, manipulations intempestives (à l'école, à la piscine, arrachages), risques rares d'ingestion ou de piqûre accidentelle, risques rares d'enfoncement dans le tympan.

Le postulat fondamental de l'efficacité de l'auriculothérapie est l'invalidation temporaire du point :

- soit fonctionnelle comme le font tous les agents électrophysiques, entraînant uniquement une déstabilisation, d'où l'insuffisance d'efficacité ;
- soit physique comme le font les aiguilles, avec invalidation temporaire et réversible, vraie et totale, d'où l'efficacité. L'ensemble du site est ainsi invalidé : les zones chargées pathogéniquement et les zones non chargées pathogéniquement.

Pour parer aux inconvénients des ASP et compte tenu de l'efficacité insuffisante des autres agents physiques, il a fallu trouver une « aiguille » possédant toutes les qualités des ASP tout en n'étant pas une aiguille, et avec le moins d'inconvénients possibles. Nous avons alors pensé à nous tourner vers le froid.

Aiguilles cryogéniques

Ayant voulu un soir me détendre après une journée chargée, où j'avais étiré un ligament de mon épaule droite, j'ai appliqué sur mes yeux et mes oreilles, pendant une heure, un bandeau cryogénique préalablement congelé. Au retrait de ce bandeau, non seulement je me suis senti détendu, mais surtout je n'avais plus mal à mon épaule droite ! Je fus d'abord étonné, puis m'interrogeai et réfléchis. J'en déduisis que le froid pouvait être potentiellement un outil auriculothérapeutique.

Les centres de la thermorégulation se situent dans l'hypothalamus (surtout dans la zone préoptique) et dans la formation réticulée. Il existe des récepteurs sensibles à la température au niveau de la peau ; ceux sensibles au froid sont innervés par des fibres myélinisées de type A delta. La peau de la face possède la plus grande densité en thermorécepteurs au froid : 16 à $20/cm^2$ (contre $1,5/cm^2$ pour les récepteurs au chaud). Les zones de la tête les plus sensibles au froid sont les oreilles, le nez et le menton de façon moindre.

La dimension des champs récepteurs au froid est très petite : environ 1 mm^2 (contre 62 mm^2 pour les récepteurs au chaud). Chaque fibre innerve un petit nombre de champs : environ 5 pour le froid contre 62 pour le chaud. Ceci fait 1 fibre/mm^2 pour les cryorécepteurs contre 1 fibre/62 mm^2 pour les récepteurs au chaud : nous sommes 12 fois plus sensibles au froid qu'au chaud.

Ainsi, pendant 2 ans, j'ai mené des investigations, et après avoir adapté un système de la société Cryoswiss (système déjà en cours en médecines dermatologique, gynécologique, esthétique et vasculaire) sont nées, ce que j'ai appelé, « les aiguilles cryogéniques ».

Ce système que j'ai appelé « cryoauriculoponcteur » (CAP) émet, à partir d'une cartouche en acier munie d'une valve, un cryospray d'azote liquide (N_2O) stérile, non inflammable, à une vitesse de sortie de 40 m/s, au travers d'un connecteur avec levier (muni d'un diffuseur en verre foré au laser d'un pertuis de 60 μ) et d'un concentrateur. Ce cryospray sort à une température de −89 °C, sous une pression de 50 bars, par bolus de 5 μ^3 et pénétrant à une profondeur de 2 à 4 mm, sur un diamètre de 2 à 4 mm selon le temps d'application, pour congeler immédiatement les tissus à une température de −40 °C et à une puissance de 18 à 22 W (1000 à 1250 kΩ).

Cette technique permet l'invalidation des zones d'auriculothérapie proportionnellement à leur charge pathogénique. Les zones du site auriculaire les plus pathogènes sont celles qui sont les plus congelées et donc détruites temporairement du fait de la proportionnalité de la congélation à la résistance du milieu extracellulaire, elle-même fonction de la richesse en ions des zones pathogènes, et par action directe sur les composants du complexe neurovasculaire (CNV). Le tout n'entraîne aucune lésion cicatricielle ou sclérogène et restitue un tissu vierge, apte à toute nouvelle réactivité en respectant les protéines de constitution (fibres de collagène, cartilages) et ainsi l'anatomie du pavillon, sans limitation d'âge, répétition des séances et contrainte (figure 15.1).

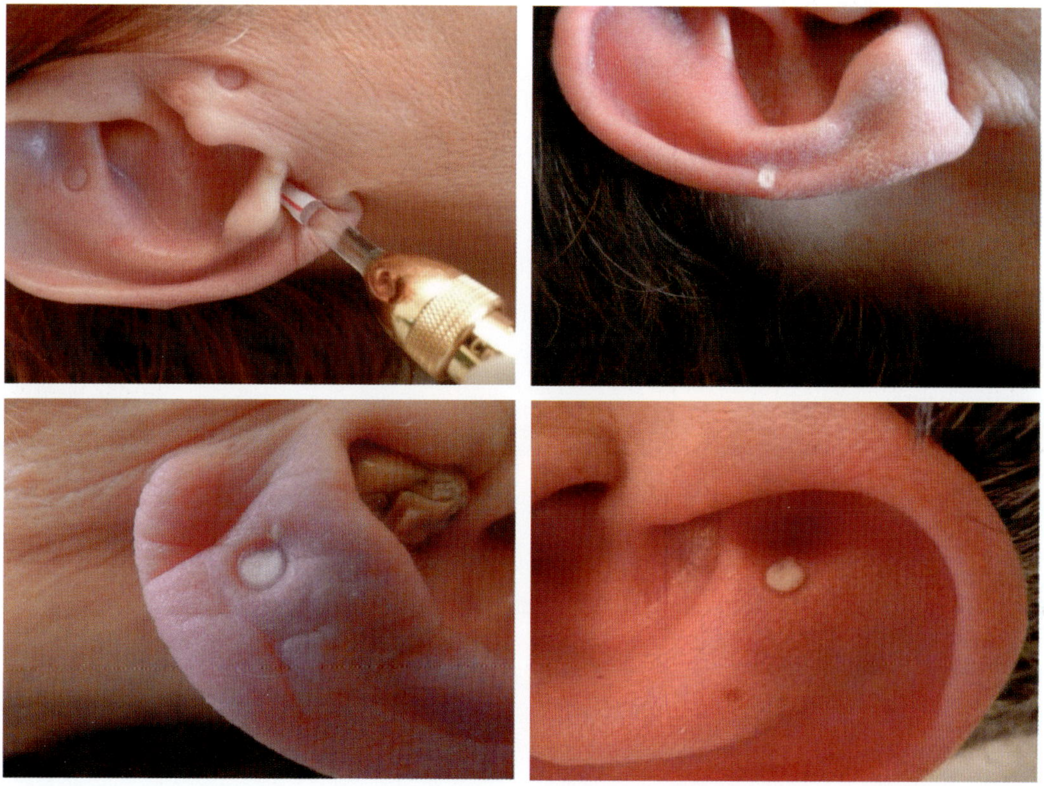

Figure 15.1. Présence d'aiguilles cryogéniques fraîchement injectées.
Source : David Alimi.

Ces « aiguilles cryogéniques » permettent une auriculothérapie non sanglante, inodore, incolore, presque indolore (ou de sensibilité relative), sans risque, étiopathogénique. Elles éliminent tous les inconvénients des aiguilles, tout en conservant toute leur efficacité. Elles autorisent des techniques et des stratégies auriculothérapiques novatrices et plus performantes, en libérant le patient de la contrainte des aiguilles.

VI

Modalités thérapeutiques

Chapitre 16

Généralités sur les thérapeutiques auriculaires

Il convient ici de préciser les différentes techniques thérapeutiques propres à l'enseignement universitaire scientifique français, que j'ai eu l'honneur et la charge de diriger de 1995 à 2012.

J'ai déduit ces techniques en appliquant le raisonnement neurophysiologique aux problématiques pathogéniques que l'on rencontre en médecine humaine.

Techniques avec aiguilles mécaniques

Transfixion

Cela consiste à transfixier une zone thérapeutique, de part en part, avec une aiguille extemporanée stérile à usage unique spécialement dimensionnée, lorsque les pathologies ont une composante mixte – sensitive et motrice. La face d'entrée de la transfixion dépend de la sémiologie fine du patient : la piqûre d'entrée se fait sur la face correspondante à la composante dominante – sensitive ou motrice – et sort sur la face correspondante à la composante moindre – sensitive ou motrice. Certains cas cliniques nécessitent une double transfixion. Cette technique permet de régler, en les resynchronisant, les pathologies sensitivo-motrices ou motoro-sensitives en jouant sur les communications métamériques des cornes et/ou racines antérieures et postérieures de la moelle épinière, ou des valences correspondantes d'éléments somatiques (par exemple périarthrite scapulo-humérale) (figure 16.1).

Embrochement

Cela consiste à entrer sur une zone représentant le niveau métamérique haut d'une pathologie, d'embrocher les étages intermédiaires et de sortir sur son niveau bas, en respectant la direction et le(s) sens de la gestion neurophysiologique correspondante. Cette technique permet de resynchroniser physiquement et/ou fonctionnellement

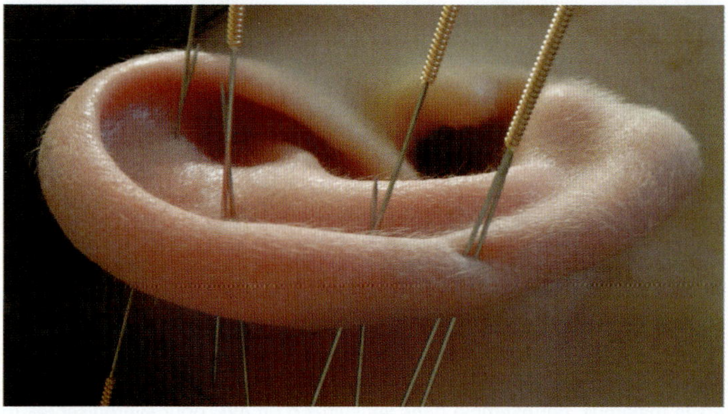

Figure 16.1. Exemples de transfixions.
Source : David Alimi.

L'auriculothérapie médicale

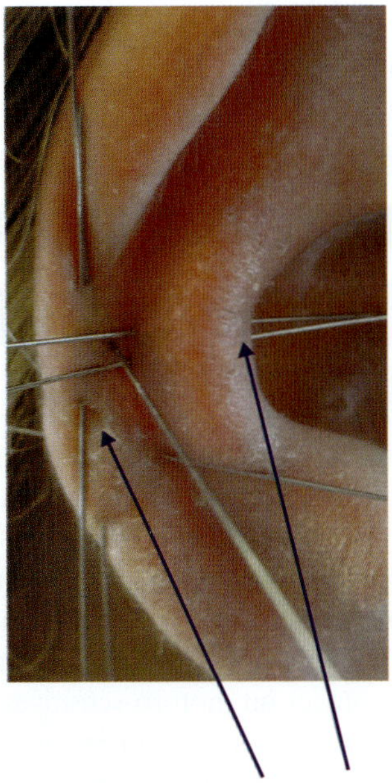

Figure 16.2. Transfixions inter- et intramétamériques dans un cas de capsulite rétractile de l'épaule droite.
Source : David Alimi.

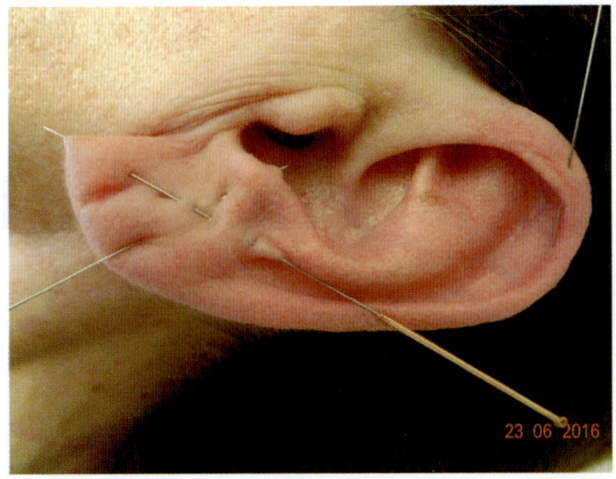

Figure 16.3. Exemples d'embrochements.
Source : David Alimi.

plusieurs étages métamériques concernés par une pathologie, qu'ils soient sus- ou sous-jacents, en jouant sur les communications intermétamériques (par exemple, dans le cadre d'une capsulite rétractile de l'épaule) (figure 16.2). Elle permet aussi de syntoniser les mêmes valences gestionnelles de plusieurs aires cérébrales (par exemple dans les suites d'un accident vasculaire cérébral) (figures 16.3 et 16.4).

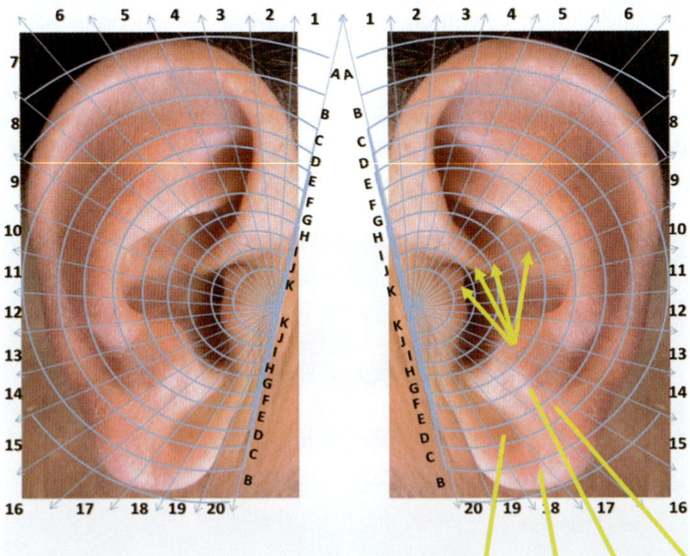

Figure 16.4. Embrochements des représentations auriculaires du lobe frontal, du lobe pariétal, du lobe temporal et du lobe occipital vers le thalamus, par exemple dans les suites d'un AVC pour syntoniser les fonctions sensitivo-sensorielles de ces lobes.
Source : David Alimi.

Techniques avec aiguilles cryogéniques

Nappage

Cela consiste à « napper » du spray cryogénique une surface auriculothérapeutique :

- soit verticale, correspondant aux représentations de plusieurs étages métamériques, réalisant alors une syntonisation physique et/ou fonctionnelle intermétamérique (par exemple, dans le cadre d'une séquelle de fractures costales) (figure 16.5) ;
- soit horizontale, correspondant aux représentations d'éléments différents d'un même étage métamérique, réalisant alors une syntonisation physique et/ou fonctionnelle, métamérique (par exemple, dans le cadre d'une névralgie cervico-brachiale) (figure 16.6).

Il peut aussi s'agir de syntoniser :

- les éléments (homologues ou complémentaires) de réseaux différents (par exemple du point maître sensoriel ou PMS vers *thyroid stimuling hormone* ou TSH dans le cadre d'une aide pour une agressivité liée à une maladie de Basedow) (figure 16.7).
- les éléments gestionnels d'un même réseau (par exemple, de lutte contre la douleur : du point maître réticulaire ou PMR vers le Thalamus) (figure 16.8).

Rosette

Cela consiste à « napper » du spray cryogénique une surface auriculothérapeutique circulaire, dans le sens horaire ou antihoraire (suivant l'ordre neurophysiologique ou thérapeutique désiré) dans le but de syntoniser des réseaux connexes d'une même fonction (par exemple : point 0, plexus coronaire stomachique, estomac, dans le cadre du traitement d'une gastrite ou d'un ulcus gastrique) (figure 16.9).

Rayons

Cela consiste à « napper » du spray cryogénique en rayons à partir d'une zone centrale, afin de tenter une syntonisation d'asservissement de réseaux périphériques à un réseau maître central (par exemple, rayons cryogéniques à partir du locus coéruléus, du rhinencéphale

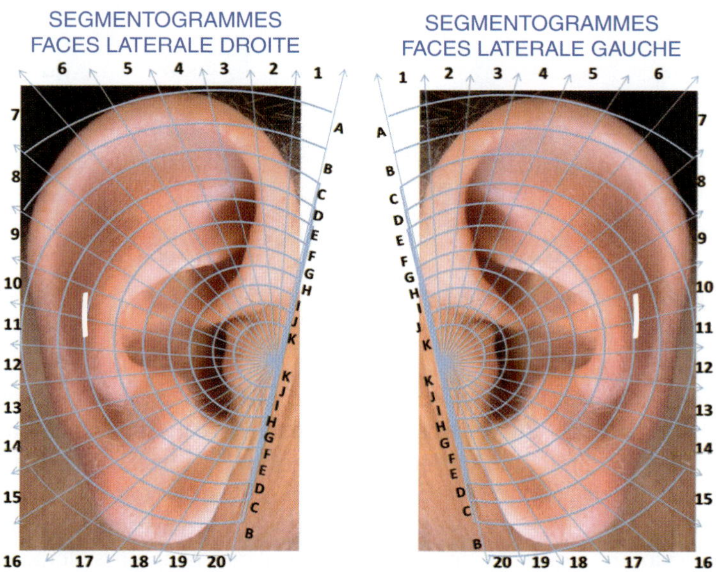

Figure 16.5. Nappage vertical intermétamérique dans le cas de séquelles de fractures de côtes.
Source : David Alimi.

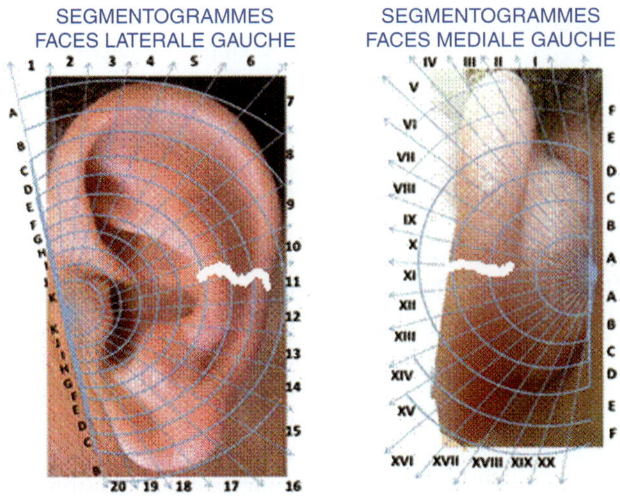

Figure 16.6. Nappage horizontal transmétamérique dans le cas d'une névralgie cervico-brachiale gauche.
Source : David Alimi.

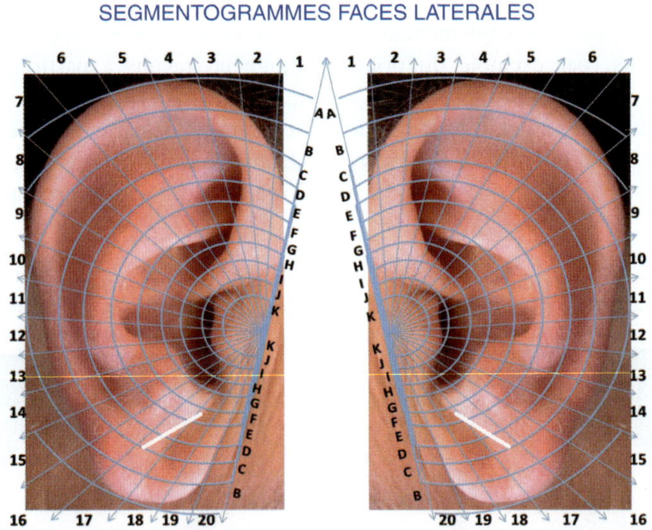

Figure 16.7. Nappage horizontal de syntonisation de réseaux.
Source : David Alimi.

et de *folliculo-stimulating hormone/luteinizing hormone* ou FSH/LH vers le PMS, dans le cadre d'une aide thérapeutique d'une insomnie anxieuse chez une femme en période ménopausique) (figure 16.10).

Les zones auriculothérapiques supportent plusieurs modalités d'action thérapeutique, à l'image des représentations neurophysiologiques qu'elles sont. Les cartes somatotopiques cérébro-médullaires correspondantes sont organisées sur le modèle du « millefeuille », avec un empilement incrémenté de cartographies élémentaires supportant soit une particularité anatomique, soit une particularité neurophysiologique, soit une particularité gestionnelle ou comportementale. De ce fait, les zones auriculothérapeutiques ont de façon élémentaire des aptitudes thérapeutiques de premier degré, correspondantes à leur(s) orientation(s) dominante(s).

Le tableau 16.1 donne des indications sur ces valeurs thérapeutiques, en quelque sorte, implémentées de ces zones.

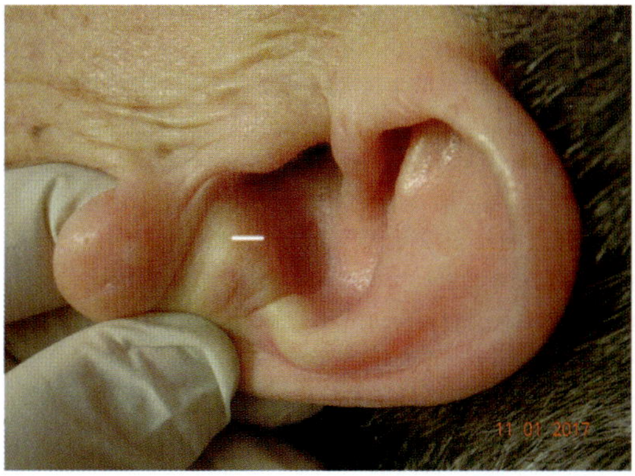

Figure 16.8. Nappage de liaison d'un même réseau gestionnel.
Source : David Alimi.

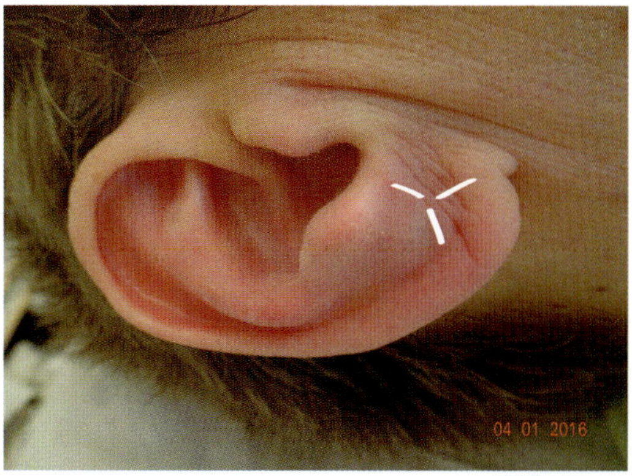

Figure 16.10. Rayons dans le cadre d'une auriculothérapie de syntonisation de réseaux par asservissement à un réseau central.
Source : David Alimi.

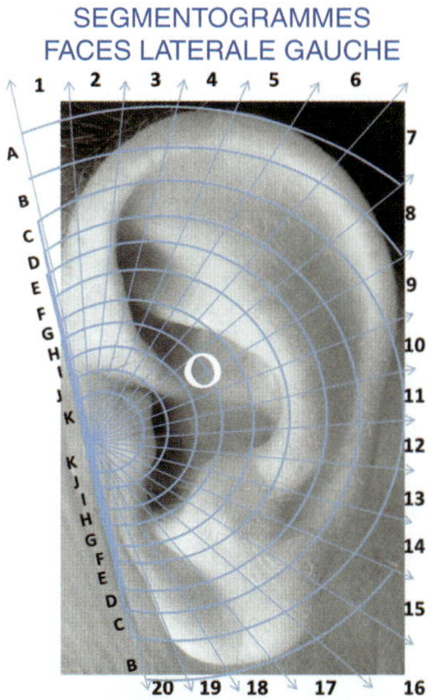

Figure 16.9. Rosette cryogénique de synchronisation neurofonctionnelle d'une même fonction : ici dans le cadre d'une gastrite.
Source : David Alimi.

Tableau 16.1. Action principale ou remarquable de quelques points (ou zones).

Nom des points	Action principale des points
ACTH	Vigilance anti-inflammatoire décongestionnant
Hippocampe + cortex frontal + cervelet	Traitement limbique de déséquestration des attitudes vicieuses, dysmnésies
Ligne des omégas	***Reset* neurophysio-homéostasique ou histo-embryogénétique**
Hypothalamus postérieur	Décongestionnant, éjaculation, régulation de la transpiration, baisse de l'hypertonie sympathique, hypo-β2-sympaticotonie
	Traitement du dépressif mélancolique en controlatéral, baisse de la congestion nasale, hypersalivation
Nerf oculaire moteur (II)	Problème de convergence, nerf cilliaire court
Amygdale cérébrale	Mémoire, émotion, fait péjoratif récent, peur, agressivité ***Attention : peut avoir des effets de désinhibition***
Nerf auditif (VIII)	Troubles auditifs, mémoire émotionnelle des sons relationnels des proches ou signifiants
Radiculomère	Partie blanche en étirant l'hélix
Myélomère	Partie rouge en étirant l'hélix (jusqu'au Darwin)
Roue vasculaire (TSH + Oméga + Locus coéruléus + point maître sympathique ± point maître sensoriel)	**Augmentation de l'oxygénation cérébrale**
Glosso-pharyngien (IX) moteur	Sensibilité du tympan par le nerf de Jacobson
V3 moteur	Muscle tenseur du tympan et marteau
Nerf facial (VII)	Muscle de l'étrier, eczéma du conduit auditif externe relié au V3 par la corde du tympan
Gangliomère C3	Décongestionnant nasal, sinusien, asthme, algie vasculaire de la face
Oméga 1	Point maître de l'endoderme, muqueuse, métabolique, nombreuses fonctions de *reset*
Plexus thymique	Augmentation ou gestion de l'immunité
Vague sensitif (parasympathique crânien, X)	Y penser lors des pathologies du larynx
Gangliomère sympathique L1	Point maître du membre inférieur, équivalent sympathique du plexus lombaire
Myélomère T11	Organe intrapéritonnéaux
Myélomère S2	Organes sous-péritonéaux
Gangliomère T5	Problèmes de congestion pelvienne
Myélomère sensitif moteur C5	Nausées, vomissements
Ligne des sons	Tonotopie, sonotopie, point cybernétique pour les souvenirs auditifs adverses
Point maître du côlon moteur gauche	Constipation
Gangliomère T9	Baisse des sécrétions acides et augmentation du mucus digestif
Parasympathique pelvien (S2, S3, S4)	Augmentation du péristaltisme, relâchement des sphincters
S3	Pathologies anales
Point maître réticulé ou réticule pontique	Poly-afférences de tous les dermatomes, immunité via Langerhans, Moi et non-Moi, baisse de la vigilance, préparation au sommeil
Noyau gris centraux	*Reset* généralisé homéostasique
Plexus cervical superficiel	Innervation du cuir chevelu postérieur

▷

▷

Nom des points	Action principale des points
V1 (branche frontal du trijumeau)	Innervation du cuir chevelu antérieur et paupières supérieures, nombreuses potentialités antalgiques et de régulation
Commissures blanches postérieures	Relie le mésencéphale au système limbique par la commissure habénulaire, règle les comportements alimentaires (satiété)
Aire temporale	Envie de sucre (insula de reil)
Médullo-surrénale	Nordadrénaline, point d'urgence
Point maître sensoriel moteur	Procès ciliaires + ligament suspenseur du cristallin, nombreuses commandes centrales motrices et intégratrices
Plexus intercarotidien	**Anti-hypertenseur**
V2 (branche maxillaire du trijumeau)	Névralgie du trijumeau,innervation de la paupière inférieure, commande gestionnelle de la face
Gangliomère C7	Équivalent sympathique du plexus brachial
Oméga 2	Point maître du tissu mésodermique, facilite le contact avec l'autre, système circulatoire, muqueuse pituitaire, *reset* mésodermique
Foie vésicule biliaire	Métabolisme des graisses, nombreuses commandes métaboliques
Point de synthèse	Protéines de réparation, ADN, prostacycline, ARN ***Ne pas piquer si cancer ou maladies auto-immunes***
Cosmonaute (gangliomère D12)	Entrée qualitative du stress, baisse de la sympathicotonie (à droite chez le cartésien, à gauche chez l'affectif)
Point 0	Point maître du parasympathique thoraco-abdominal, ganglion semi-lunaire, vasodilation cardiaque, nombreuses autres fonctions
Point maître sympathique du membre inférieur (gangliomère L1)	Action sympathique sur tout le membre inférieur (névralgie, crampe, jambes sans repos), accroît le tonus sympathique
Point maître sensoriel sensitif	**Toutes les fonctions**, 4e filtre de la douleur, aire associative augmentant la redondance et la plasticité, efficience homéostasique, stimulation de l'attention
Point génital (FSH/LH)	Régulation hormonale œstroprogestative, **levée des inhibitions**
Corticosurrénale	Augmentation DHEA, maladie d'Addison, protection os/cartilage, trophicité, épuisement au stress, anti-inflammatoire
Oméga	Point maître du tissu ectodermique, peau, commande cybernétique et psychiatrique (si utilisé seul)
Pancréas	Diabète, insuline, migraine, enzymopathie digestive
Point maître sympathique	Baisse du tonus sympathique, traitement du déprimé peu anxieux en controlatéral, commande homéostasique SNV, anti-inflammatoire
Reins	Augmentation des prostaglandines, calculs, hypertension artérielle, œdèmes
Mésonéphros hydro- et minéralo-urétiques	Augmentation de la diurèse
Plexus carotidiens	Régulateur de la tension artérielle (glomus et sinus carotidiens), gaz du sang
Triade de relaxation (cosmonaute + PMS + oméga 1)	Neurotonie sympathique**, alternative thérapeutique générale**
Glosso-pharyngien sensitif (IX)	Glomus et sinus carotidiens (hypotension)
Vague sensitif X	Hypotension, barorécepteur du parasympathique crânien, très nombreuses indications végétatives
Cœur moteur droit	Augmentation du retour veineux (vis a tergo)

▷

Nom des points	Action principale des points
Point maître du tronc cérébral	Sollicite les centres supérieurs et régule l'homéostasie
Cœur gauche et droit	Pathologie coronarienne, augmente le retour veineux
Ganglion stellaire (gangliomère C7)	Insuffisance cardiaque, nerf cardiaque cervico-inférieur, œsophage, baisse du péristaltisme, maladie de Raynaud, etc.
Plexus cardio-aortique	Afférences sympathiques et parasympathiques
Plexus cardiomyocardique	Point maître du cœur moteur, insuffisance cardiaque
Vague moteur (X)	Accélère la vidange gastrique, colique, digestive, nombreuses indications motrices du SNV
Détente neurovégétative (Cos, PMS, 0, CC)	Détente générale de relaxation végétative
Hypothalamus antérieur	***Nombreuses fonctions,*** régulation des centres de thermorégulation, parasympathique (maigreur, satiété par le noyau ventro-médial, contrôle de l'ovulation, contrôle salive)
	Augmentation FSH/LH, augmentation du tonus parasympathique, gestion des graisses, syntonisation MSH, régulation GH-RH (hypoglycémie), etc.
Hippocampe	Émotions, faits anciens pour le gauche, faits récents pour le droit, gestion comportementale mémorisée, gaucherie contrariée, etc.
Point maître du membre inférieur fonctionnel (résurgence parasympathique pelvienne)	Augmentation oxygénation, baisse de l'hypoxie
Radiculomère L5	Baisse de souffrance des vaso nervorum, neuropathies sciatiques de toute sorte
Lobe frontal	Point maître des sphincters, ***nombreuses fonctions supérieures et psychiatriques***
Plexus bronchopulmonaire	Asthme, étouffement psychique
Nerf olfactif (I)	Sensibilité aux odeurs, anosmie
Parasympathique crânien (nerfs III, VII, IX, X)	Augmentation de l'oxygénation pour le parasympathique crânien, manque de sécrétion, etc.
Point maître sympathique + ACTH + CC	Canon anti-inflammatoire
Point maître sensoriel sensitif + oméga 1	Amyotrophie, nombreuses autres fonctions
Corps calleux	Contracture musculaire, contrôle postural, coordination motrice, nombreuses autres fonctions
Ganglion stellaire	Nerf cardiaque cervico-inférieur, nombreuses fonctions neurophysiologiques
Sympathomère T4	Bout de chaîne de l'innervation sympathique cardiaque
Point dit merveilleux	Ganglion sympathique cervical supérieur (C3), congestion nasale, contrôle sympathique oculaire, etc.
Rhinencéphale	Angoisse, migraine de décompression, nombreuses fonctions rhinencéphaliques
Langue	Traitement de la glossodynie par transfixion extéro-interne ou double, nombreuses fonctions réciproques
C1-C2	Vertiges, instabilités
V3 moteur et sensitif	Contractures de la mâchoire
ATM	En double transfixion pour le trismus
Hypothalamus postérieur + tronc cérébral + rhinencéphale	Toutes les addictions

Nom des points	Action principale des points
Transfixion gangliomère muscolomère	Diminue le sympathique, augmente le parasympathique, donc oxygénation
PM_{Σ} + corticosurrénal ou ACTH ou hypopyse + corps calleux	Traitement anti-inflammatoire

ACTH : adrénocorticotropine hypophysaire ; ADN : acide désoxyribonucléique ; ARN : acide ribonucléique ; ATM : articulation temporo-mandibulaire ; CC : corps calleux ; Cos : cosmonaute ; DHEA : dihydroépiandrostènedione ; FSH/LH :*folliculo-stimulating hormone/luteinizing hormone*; GH-RH :*growth hormone-releasing hormone* ; MSH : *melanine stimulating hormone* ; PM_{Σ} : point maître sympathique ; PMS : point maître sensoriel ; SNV : système nerveux végétatif ; TSH : *thyroid stimulating hormone.*

Source : David Alimi.

Chapitre 17

Auriculothérapie en anesthésiologie

Le but de cette auriculothérapie est d'aider au maintien de la meilleure gestion physiologique générale malgré l'anesthésie.

Considérations générales

Selon Kissin (1993), l'anesthésie réalise une analgésie et une perte de conscience, associée à une myorelaxation et à une amnésie des faits temporels et spatiaux trans-opératoires.

Ces états doivent être réversibles malgré une réactivité adrénergique inévitable, mais indispensable.

L'idéal serait donc d'induire le meilleur équilibre homéostasique général, dans le respect de la configuration primordiale des homéostasies segmentaires du patient.

Ces objectifs pourraient théoriquement être atteints en reconfinant les emboîtements histophysiologiques dans leur configuration initiale, malgré l'historique du patient.

Auriculothérapies de base

Soit bilatéralement en commençant du côté opposé à la latéralité (figure 17.1)

Indication

Patients sans misère physiologique particulière, afin de baisser le stress relatif à « l'agression qu'est l'anesthésie », et de les aider à retrouver leur niveau homéostasique pré-anesthésique.

La stratégie auriculothérapeutique suivante peut être proposée.

Explication neurophysiologique de la stratégie auriculothérapeutique

Toute effraction de l'enveloppe cutanée, qui représente la frontière entre le Moi et le non-Moi, enclenche une mise en alarme des homéostasies des trois tissus fondamentaux que sont : l'ectoderme, l'endoderme et le mésoderme.

Ces trois vigils embryogénétiques fondamentaux « allument » immédiatement leurs vigilances respectives pour détecter et éventuellement s'opposer à toute tentative de modification des configurations actuelles.

D'où la sollicitation (dans l'ordre) des points : oméga, oméga 1, oméga 2.

Le thalamus représente le troisième filtre de la douleur et l'origine de la « corona radiata », qui a pour fonction d'informer en permanence le cortex cérébral de l'état de tous les réseaux de l'organisme.

D'où la sollicitation du thalamus.

Enfin, **la sollicitation du corps calleux** a pour but d'optimiser la communication interhémisphérique, notamment pour maintenir la différence de potentiel entre les deux hémisphères, condition indispensable aux échanges informationnels.

Soit toujours bilatéralement en commençant du côté opposé à la latéralité (figure 17.2), pour aider à l'induction anesthésique

La plupart des anesthésiques sont des stabilisateurs de membranes. Ils bloquent ainsi la capture et la transmission de l'influx nerveux, soit dans le système nerveux périphérique (SNP), soit dans le système nerveux central (SNC), soit les deux.

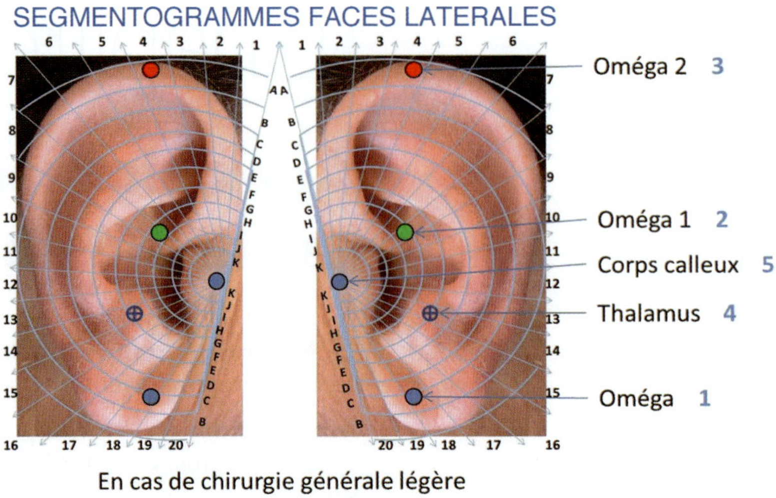

Figure 17.1. Auriculothérapie d'aide pré-anesthésique générale.
Source : David Alimi.

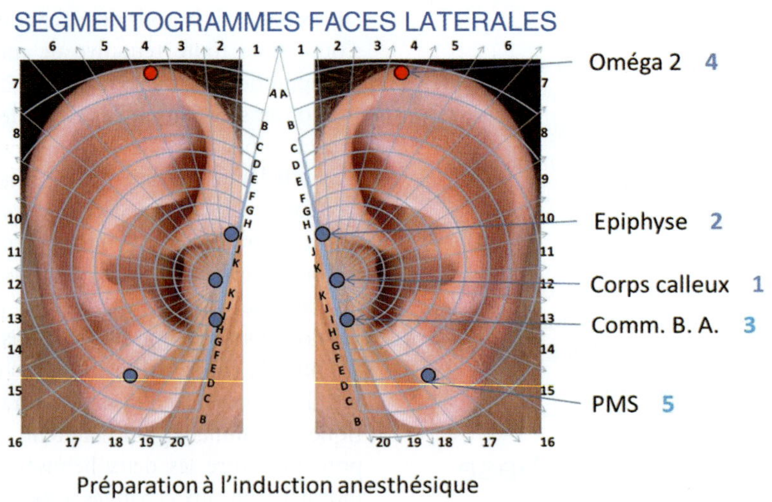

Figure 17.2. Auriculothérapie d'aide à l'induction anesthésique. Comm. B. A. : commissure blanche antérieure.
Source : David Alimi.

Les antalgiques (morphiniques ou non) agissent soit par agonisme, soit par antagonisme, soit par agonisme–antagonisme des récepteurs endorphiniques. Le corollaire de leur efficacité est la dépression respiratoire.

Les buts de cette auriculothérapie sont de favoriser une meilleure efficience du passage de la conscience à l'inconscience, d'optimiser la dépression de la capture et de la transmission des influx douloureux et de permettre le passage en myorelaxation sans myoclonies intempestives.

Sollicitation du corps calleux

Selon Kissin (1993), l'anesthésie réalise « une analgésie et une perte de conscience, associée à une myorelaxation et à une amnésie des faits temporels et spatiaux trans-opératoires ». Le corps calleux ou plutôt les deux hémicorps calleux réalisent l'essentiel des communications interhémisphériques. Or les études dirigées par le Pr Pierre Boveroux, du Coma Science Group à Liège, en Belgique, ont démontré que la perte de conscience est provoquée par des coupures de communication entre différentes régions du cerveau (intrahémisphériques et/ou interhémisphériques).

Ainsi, la sollicitation du corps calleux (qui va faciliter les communications interhémisphériques) permet, lors de l'induction anesthésique, une plus rapide, plus facile (avec moins d'anesthésiques) et plus grande action de freinage de ces communications (plus les communications sont fluides plus elles sont freinées facilement, plus les communications sont encombrées, moins elles sont freinées facilement ; loi de Hebb).

Enfin, les corps calleux gèrent la myotonie de chaque hémicorps, et les traiter permet de faciliter la myorelaxation induite par les anesthésiques.

Sollicitation de l'épiphyse

L'épiphyse est sollicitée pour les raisons explicitées plus haut et pour faciliter la meilleure synchronisation des rythmes biovitaux, qui sont ralentis par les anesthésiques et qui, bien que ralentis, doivent rester synchronisés dans leur organisation temporelle.

Sollicitation de la commissure blanche antérieure

Elle est sollicitée car c'est une de commissures qui gèrent le transfert interhémisphérique des informations mémorisées, notamment les informations à caractère limbique comme l'anesthésie.

- Si les paramètres biovitaux sont normaux :
  - ligne des omégas (Oméga, Oméga 1, Oméga 2) ;
  - Épiphyse ;
  - Thalamus ;
  - Corps calleux.
- Si les paramètres biovitaux ne sont pas normaux :
  - détente neurovégétative ou DNV (Cosmonaute, point maître sensoriel ou PMS, 0 et Corps calleux) ;
  - Oméga 2.

Adaptation thérapeutique

En cas d'anesthésie pour chirurgie cardiaque

Les buts sont de tout mettre en œuvre pour que le geste anesthésique ait le moins de répercussion cardiaque délétère, en optimisant la réaction cardiaque à l'anesthésie, et que cette anesthésie n'aggrave pas une pathologie préexistante.

Auriculothérapie de base

Bilatéralement, en commençant du côté opposé à la latéralité (figure 17.3) :

- Oméga 2 ;
- Cœur moteur et Sensitif ;
- Épiphyse ;
- Ganglion stellaire ;
- Corps calleux.

Explication neurophysiologique de la stratégie auriculothérapeutique

- **Sollicitation du point oméga 2 :** pour les raisons explicitées plus haut, mais aussi parce que le système cardiovasculaire est d'origine embryologique mésodermique. Sa sollicitation permet de mettre ce système en vigilance homéostasique, pour limiter les dégâts opératoires et postopératoires. Cela permet aussi de limiter les saignements opératoires et postopératoires.
- **Sollicitation des points cœur moteur et sensitif :** pour protéger l'organe cœur, par sa mise en vigilance homéostasique par les systèmes gestionnels correspondants (sympathique et parasympathique) et pour maintenir l'efficience fonctionnelle existante, même si le but de la chirurgie est de l'améliorer.
- **Sollicitation du point épiphysaire :** parce que le cœur a un fonctionnement essentiellement rythmique et que c'est l'épiphyse qui est chargée de régler tous les rythmes de l'organisme. Cela donnera aussi un maximum de redémarrage du cœur en cas de chirurgie à cœur ouvert, ou permettra de limiter l'installation de troubles du rythme.
- **Sollicitation du ganglion stellaire :** car l'innervation sympathique du cœur est largement prédominante et c'est au niveau du

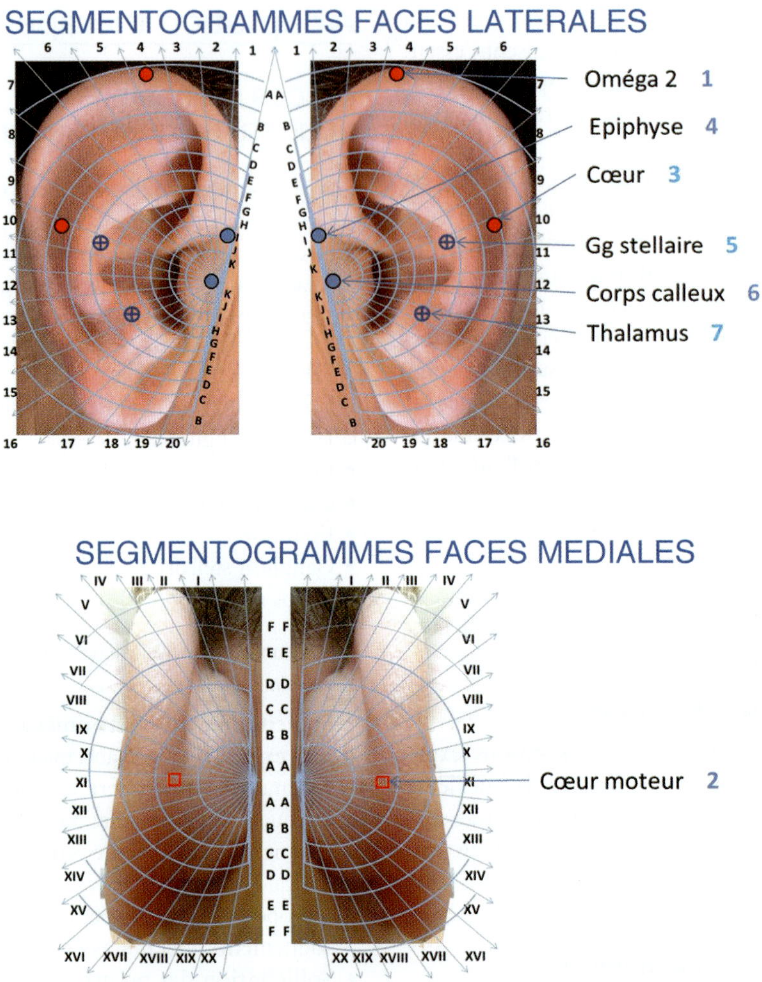

Figure 17.3. Auriculothérapie d'aide à une chirurgie cardiovasculaire. Gg : ganglion.
Source : David Alimi.

ganglion stellaire que sont dispatcher les principales commandes sympathiques cérébrales. Cela permet de maintenir au niveau du cœur les meilleurs niveaux de fonctionnement (bathmotrope, chronothrope, inotrope, dromotrope).

- **Sollicitation du corps calleux :** car le fonctionnement des hémimuscles cardiaques droit et gauche sont pilotés par les hémicorps calleux gauche et droit. Cela permettra la meilleure gestion possible de ces fonctions.
- **Sollicitation du thalamus :** pour limiter les douleurs postopératoires et pour maintenir le meilleur flux informationnel de la couronne radiée thalamo-corticale.

En cas d'anesthésie pour chirurgie pneumologique

Les buts sont de limiter une action délétère de l'anesthésie sur la fonction respiratoire, d'aider à ne pas aggraver une pathologie préexistante, et de permettre la meilleure adaptabilité respiratoire à la contrainte de la ventilation assistée.

Auriculothérapie de base

Bilatéralement, en commençant du côté opposé à la latéralité (figure 17.4) :

- Oméga 1 ;
- Plexus broncho-pulmonaire (PBP) ;
- Épiphyse ;
- Oméga 2 ;
- Corps calleux ;
- Thalamus.

Explication neurophysiologique de la stratégie auriculothérapeutique

- **Sollicitation du point oméga 1 :** pour les explications données plus haut et parce que le système respiratoire est d'origine embryologique endodermique. Cela permet aussi d'optimiser la vigilance homéostasique du système respiratoire.
- **Sollicitation du plexus broncho-pulmonaire (PBP) :** car toutes les commandes fonctionnelles du système respiratoire sont médiées par ce plexus, qui ramasse toutes les commandes sympathiques et parasympathiques de ce système. Cela permet également d'optimiser la vigilance homéostasique.
- **Sollicitation du point épiphysaire :** pour les raisons explicitées plus haut, et parce que les poumons sont astreints pendant toute la durée de la vie, tout comme le cœur, dont ils sont le binôme organique, à fonctionner selon un rythme continu, géré par la glande épiphysaire.
- **Sollicitation du point oméga 2 :** pour les raisons explicitées plus haut, et parce que les poumons ne peuvent bien fonctionner que s'ils sont correctement irrigués, non seulement pour leur propre compte, mais pour effectuer l'hématose qui est leur fonction fondamentale, génétiquement dédiée.
- **Sollicitation du corps calleux :** pour les raisons explicitées plus haut, et parce que les deux poumons forment un couple organique fonctionnel, transitant par leur gestion cérébrale, passant par les corps calleux.
- **Sollicitation du thalamus :** pour les raisons explicitées plus haut et parce qu'il faut lutter contre les douleurs postopératoires, souvent intenses après chirurgie thoracique.

En cas d'anesthésie pour chirurgie rénale

Les buts sont d'éviter une action délétère de l'anesthésie sur les reins, de ne pas aggraver une pathologie préexistante, et d'assister la baisse de

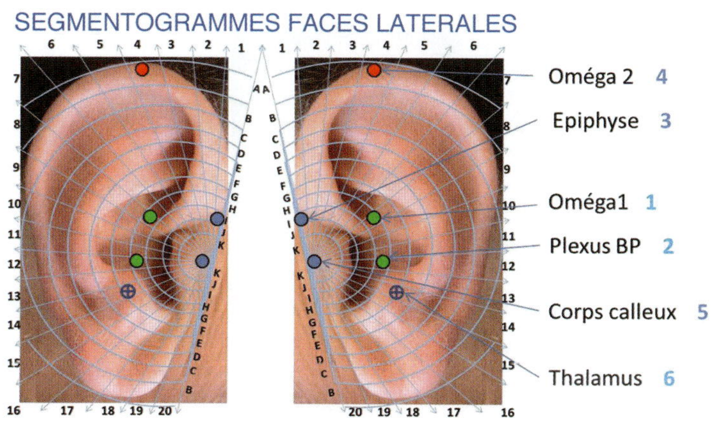

Figure 17.4. Auriculothérapie d'aide à la préparation à une chirurgie pneumologique. BP : broncho-pulmonaire.
Source : David Alimi.

la filtration rénale, tout en optimisant la poursuite de la sécrétion rénale.

Auriculothérapie de base

Bilatéralement, en commençant du côté opposé à la latéralité (figure 17.5) :

- Oméga 2 ;
- Rein ;
- Mésonéphros ;
- Épiphyse ;
- Corps calleux ;
- Thalamus.

Explication neurophysiologique de la stratégie auriculothérapeutique

- **Sollicitation du point oméga 2 :** pour les raisons explicitées plus haut, et parce que les reins sont d'origine embryologique mésodermique. Cela permet d'avertir les tissus de cette origine que l'un d'entre eux va être « agressé », ce qui enclenchera une « entraide » physiologique.
- **Sollicitation du point des reins :** leur sollicitation permet de les mettre en garde homéostasique et d'optimiser le maintien des fonctions d'excrétion et d'épuration par abaissement des seuils minimums fonctionnels.
- **Sollicitation du point mésonéphros :** ce point correspond au reliquat mésonéphrotique lors de la formation embryofœtale des voies urinaires (bassinet, uretère). Ces voies assimilables aux uretères contiennent des cellules musculaires lisses dans leur paroi, qui s'occupent du péristaltisme urétéral. En sollicitant ce point, on provoque une optimisation de ce péristaltisme, donc de l'excrétion urinaire.
- **Sollicitation du point épiphysaire :** pour les raisons explicitées plus haut, et parce que le fonctionnement rénal, d'un bout à l'autre de sa chaîne, est soumis à des rythmes. Leur sollicitation permet d'optimiser ces rythmes pendant la période critique de l'opération et juste après.
- **Sollicitation du corps calleux :** pour les raisons explicitées plus haut, et parce que les reins forment un couple organique, dont la synchronisation fonctionnelle est permise par les transferts interhémisphériques, au travers des corps calleux. Leur sollicitation permet une meilleure synchronisation des fonctions véhiculées, dont le fonctionnement rénal.
- **Sollicitation du thalamus :** pour les raisons explicitées plus haut et pour minimiser les douleurs postopératoires.

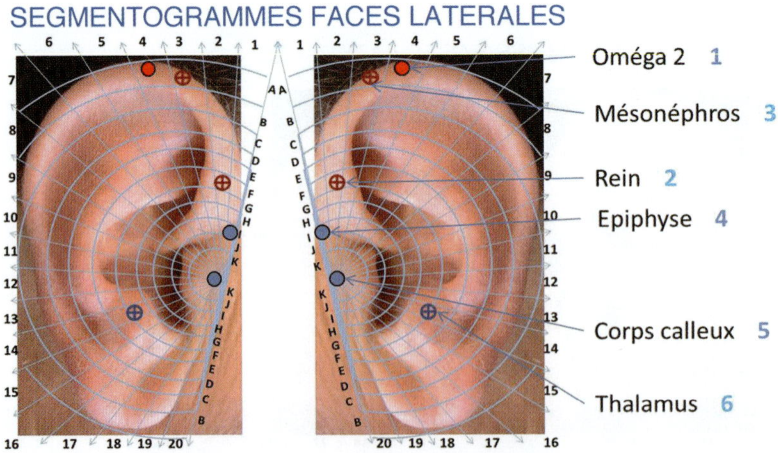

Figure 17.5. Auriculothérapie d'aide à la préparation à une chirurgie rénale.
Source : David Alimi.

En cas d'anesthésie pour chirurgie digestive profonde

Auriculothérapie de base

Bilatéralement, en commençant du côté opposé à la latéralité (figure 17.6) :

- Oméga 1 ;
- Thalamus ;
- PMS ;
- Oméga ;
- Oméga 2 ;
- Corps calleux.

Explication neurophysiologique de la stratégie auriculothérapeutique

Toute effraction de l'enveloppe cutanée, qui représente la frontière entre le Moi et le non-Moi, enclenche une mise en alarme des homéostasies des trois tissus fondamentaux que sont : l'ectoderme, l'endoderme et le mésoderme.

Ces trois vigils embryogénétiques fondamentaux, « allument » immédiatement leurs vigilances respectives, pour détecter et éventuellement de s'opposer à toute tentative de modification des configurations actuelles.

D'où :

- sollicitation (dans l'ordre) des points oméga, oméga 1, oméga 2 ;
- sollicitation du thalamus : il représente le troisième filtre de la douleur et l'origine de la « corona radiata », qui a pour fonction d'informer en permanence le cortex cérébral de l'état de tous les réseaux de l'organisme.
- sollicitation du PMS, qui représente l'aire associative du cortex cérébral (intersection des lobes frontaux, pariétaux et temporaux), qui préside aux réglages fins, avant toute modification homéostasique.
- sollicitation du corps calleux, qui a pour but d'optimiser la communication interhémisphérique, notamment pour maintenir la différence de potentiel entre les deux hémisphères, condition indispensable aux échanges informationnels.

Appréhension de l'anesthésie

Savoir que l'on va être anesthésié implique d'accepter de baisser sa garde autopersonnelle (système limbique, système pyramidal, système extrapyramidal, système neurovégétatif, système immunologique), de faire totalement confiance, de s'en remettre « corps et âme » à l'anesthésiste (et au chirurgien) et de reconnaître l'absence d'autre solution.

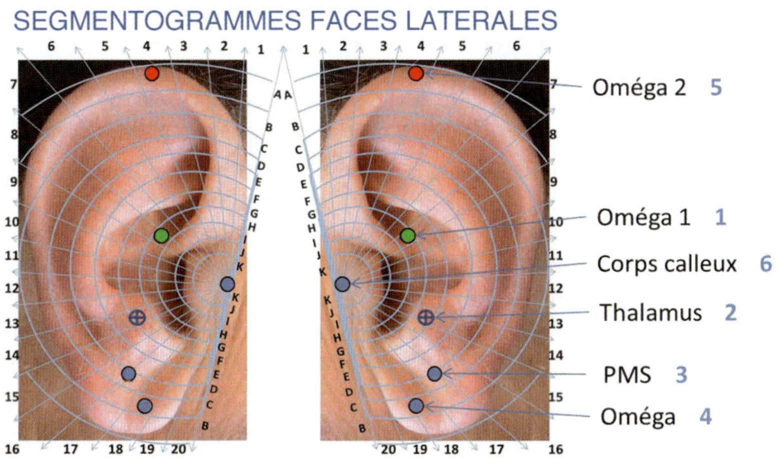

Figure 17.6. Auriculothérapie d'aide à une chirurgie digestive profonde.
Source : David Alimi.

Auriculothérapie de base

Deux stratégies thérapeutiques sont efficaces, bilatéralement, en commençant du côté opposé à la latéralité :
- Oméga 2 ;
- Lobe frontal ;
- Épiphyse.

Ou bien :
- Plexus thymique ;
- Plexus thyroïdien ;
- Point de synthèse, en l'absence de contre-indication.

En cas d'anesthésie pour chirurgie ostéo-articulaire

Auriculothérapie de base

Bilatéralement, en commençant du côté opposé à la latéralité (figure 17.7).

Explication neurophysiologique de la stratégie auriculothérapeutique

- **Sollicitation du point oméga 2** car appelé en auriculothérapie, « le point maître embryogénétique » du mésoderme. Il correspond au niveau embryologique à la plaque mésectodermique qui donnera par évagination le « mésectoderme » (en fait l'ectoderme) et par invagination l'endoderme. Le mésoderme est à l'origine de tout l'appareil ostéo-arthro-vertébro-neuromusculaire. Or il s'agit ici d'une chirurgie ostéo-articulaire. En le sollicitant, on augmente la vigilance de cet appareil pour le maintien de la meilleure configuration homéostasique connue ou possible (loi de Kahler). Enfin en sollicitant le point oméga 2, on active la meilleure homéostasie hémostatique possible, le système vasculaire est d'origine mésodermique et les plaquettes sont fabriquées par la moelle osseuse.
- **Sollicitation du thalamus** parce qu'il est le troisième filtre de la douleur et à l'origine de la couronne radiée thalamo-corticale (voir plus haut).
- **Sollicitation du corps calleux** pour les raisons explicitées plus haut, et aussi parce que c'est lui qui règle les tensions des chaînes neuromusculaires de la posturologie ; toute chirurgie ostéo-articulaire pouvant la perturber.
- **Sollicitation du PMS** pour les raisons explicitées plus haut (le PMS est dit **moteur**, pour les mêmes raisons mais au niveau de la carte motrice).
- **Sollicitation du plexus thymique** parce que la chirurgie ostéo-articulaire peut être très septicigène, le plexus thymique jouant le rôle essentiel du déclenchement de la réponse immunitaire anti-infectieuse. En Outre, en le sollicitant, on le met en état d'alerte.
- **Sollicitation du point oméga** pour les mêmes raisons que le point oméga 2 mais pour le système ectodermique (neurologique). Toute chirurgie intéressant peu ou prou l'innervation de l'organe ou de l'appareil chirurgié.

En cas d'anesthésie pour chirurgie neurologique

Auriculothérapie de base

Bilatéralement, en commençant du côté opposé à la latéralité (figure 17.8) :
- Oméga ;
- PMS ;
- PMS moteur ;
- Oméga 2 ;
- Corps calleux ;
- Thalamus.

Explication neurophysiologique de la stratégie auriculothérapeutique

- **Sollicitation du point oméga** pour les raisons explicitées plus haut, et parce qu'il s'agit, ici, de tissu nerveux. Cette sollicitation met en éveil tous les éléments de ce tissu pour le protéger au maximum d'éventuelles lésions.
- **Sollicitation du PMS** pour les raisons explicitées plus haut **et du PMS moteur** pour la vigilance homéostasique des cartes motrices cérébrales, qui peuvent avoir à se modifier après chirurgie neurologique.
- **Sollicitation du point oméga 2** pour les raisons explicitées plus haut, et surtout pour limiter les saignements.

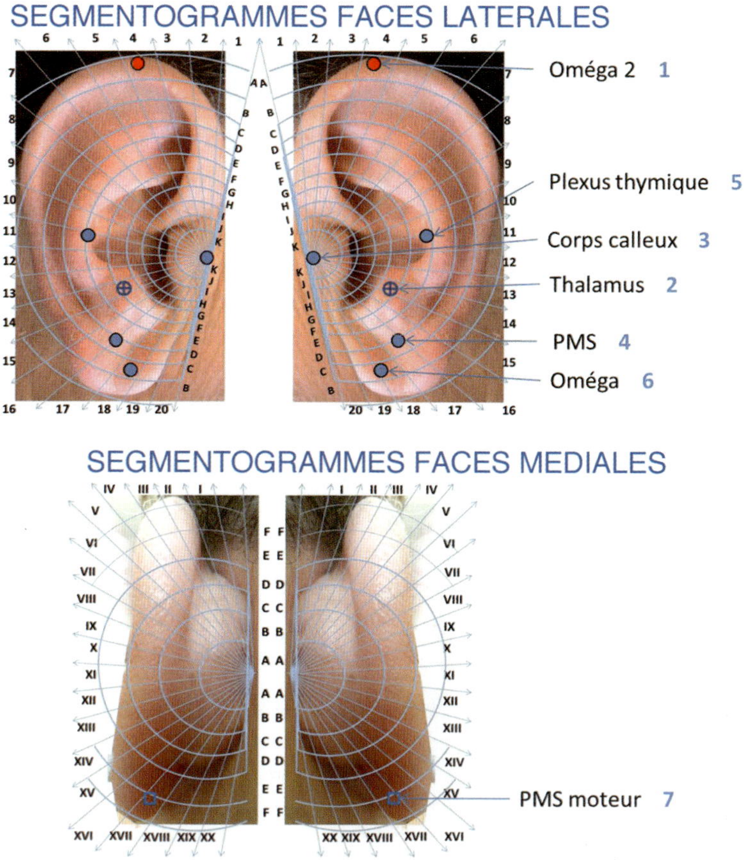

Figure 17.7. Auriculothérapie de préparation à une chirurgie ostéo-articulaire.
Source : David Alimi.

- **Sollicitation du corps calleux** pour les raisons explicitées plus haut.
- **Sollicitation du thalamus** pour les raisons explicitées plus haut, pour limiter les douleurs et les éventuelles conséquences post-chirurgicales de toute neurochirurgie (ulcère de stress, hypertension intracrânienne, troubles de la mémoire, etc.), soit toutes ces conséquences en rapport partiel avec la diminution du flux thalamo-cortical, au cours de toute chirurgie, mais surtout en neurochirurgie.

Gestion de l'angoisse du diagnostic peropératoire

Il s'agit de la peur de ne pas être confirmé dans une espérance fondamentale. Cela implique un stress mental et intellectuel de niveau élevé. La gestion neurophysiologique en est assurée par trois ensembles neuronaux : le système limbique (gestion émotionnelle avec comparateurs de potentiels : le thalamus), les lobes temporaux (gestion mnésique avec comparateurs dynamiques : aire de Wernicke), le système de gestion du stress (axe hypothalamo-hypophyso- corticosurrénalien ou HHC).

Auriculothérapie de base

Bilatéralement, en commençant du côté opposé à la latéralité :
- Thalamus ;
- Lobe temporal ;
- Adrénocorticotropine hypophysaire (ACTH) ;
- Cosmonaute ;
- Rhinencéphale.

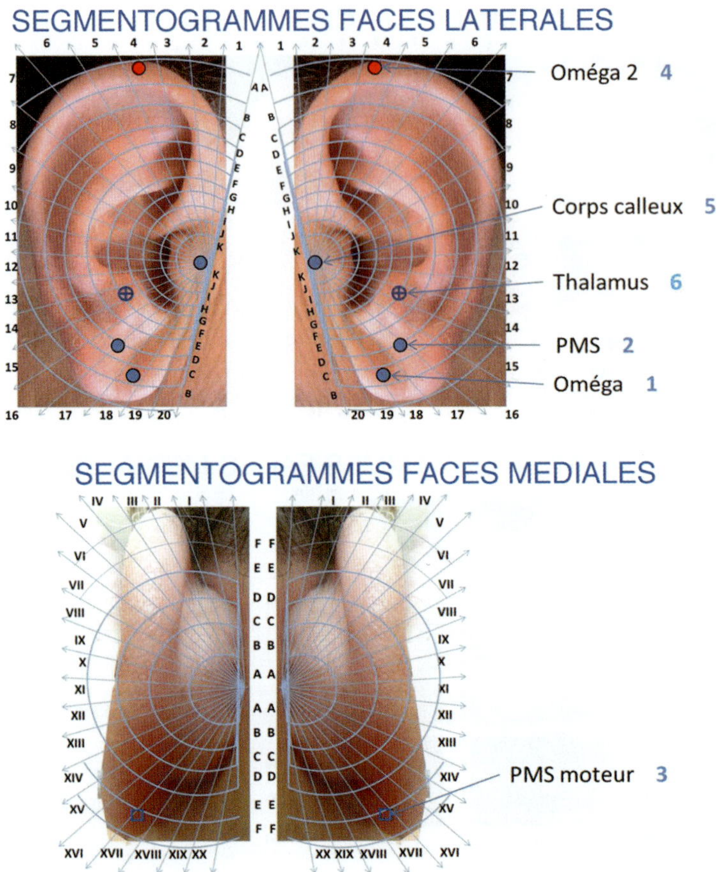

Figure 17.8. Auriculothérapie de préparation à une chirurgie neurologique.
Source : David Alimi.

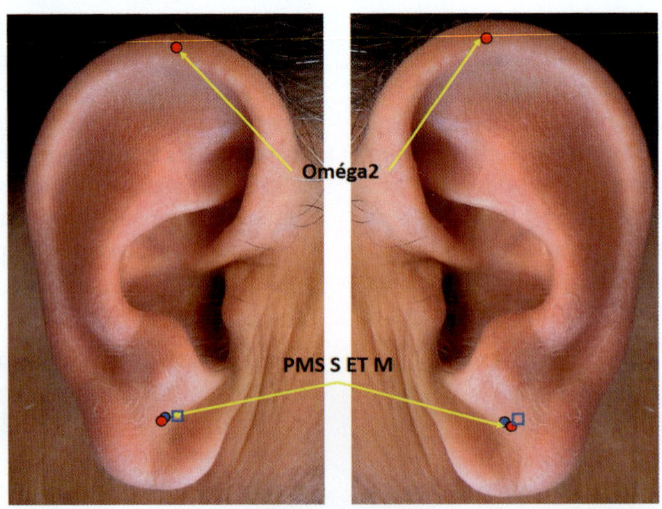

Figure 17.9. Auriculothérapie d'aide pour améliorer le postopératoire.
Source : David Alimi.

Amélioration postopératoire

Les buts sont d'améliorer la qualité du réveil, d'optimiser les réactions neurovégétatives, de récupérer les fonctions cognitives et de gérer les douleurs.

Auriculothérapie de base

Bilatéralement, en commençant du côté de la latéralité avec des AE ou des ASP ou des AC :

- soit :
  - Hypothalamus antérieur (HA),
  - Hypothalamus postérieur (HP),
  - Épiphyse,
  - Thalamus ;
- soit :
  - PMS sensitif,
  - PMS moteur,
  - Épiphyse,
  - Thalamus.

L'on peut aussi proposer bilatéralement, en commençant du côté opposé à la latéralité (figure 17.9) :

- Oméga 2 ;
- PMS sensitif ;
- PMS moteur.

Chapitre 18

Auriculothérapie dans les suites de cancer

Qu'est-ce que le cancer ?

Le cancer est une dérégulation de la génétique de contrôle de l'homéostasie cellulaire. Cette dérégulation entraîne une déstructuration de l'agencement des biologies élémentaires des cellules, avec pour conséquence une prolifération anarchique tissulaire et sa diffusion métastatique.

Les statistiques de l'Institut national du cancer indiquent qu'en 2015, 385 000 cas de nouveaux cancers ont été recensés en France, soit 1054 nouveaux cas de cancer par jour, dont 130 du sein et 145 de la prostate.

Particularités

Douleurs

Les lésions qui les provoquent sont presque toujours intriquées du fait du cancer lui-même, de la coexistence de séquelles tissulaires et des effets des traitements aux mêmes sites (superpositions pathogènes synergiques). Il existe par ailleurs ce que j'appellerai des « auréoles d'immunoréactions » qui sont la superposition de zones lésionnelles d'annihilation immunologique et de zones périlésionnelles d'hyperréaction immunologique.

Ces douleurs sont mosaïformes avec la coexistence en proportion constamment variable de douleurs hypernociceptives, de douleurs neuropathiques, entremêlées dans une gangue fibreuse et inflammatoire.

Le tout est entretenu et potentialisé par une limbopathie sous-jacente, générant des réactivations intermittentes, avec mémorisation envahissante qui finit par réamorcer les processus douloureux, devenant un cercle vicieux.

Radites

Après radiothérapie, elles sont quasi constantes, plus ou moins importantes. Locales et périfocales, voire régionales ou systémiques par entraînement dysfonctionnel, elles entraînent des douleurs et une perturbation de la cybernétique homéostasique (altération des data de retour modifiant les points de consigne hypothalamiques).

Elles sont difficiles à soigner, du fait qu'elles sont définitives.

Effets secondaires des chimiothérapies

Ils sont nombreux et ubiquitaires. On peut observer des douleurs neuropathiques, des altérations des défenses immunitaires, des bouffées de chaleur, des sécheresses de toute sorte, des dysfonctionnements sphinctériens, une asthénie extrême, des dépilations ou une perte des phanères.

Chirurgie

Elle est peut-être salvatrice, mais aussi délabrante et déstructurante, surtout quand il s'agit d'amputation de membres ou de viscères, ou de transposition pouvant créer des syndromes « seconds ».

Conséquences diagnostiques et thérapeutiques

L'intensité et la durée de la symptomatologie post-thérapeutique, quels que soient leurs modes, sont étroitement corrélées :

- au volume de la région traitée ;
- à la nature des structures intéressées ;
- à la nature de la thérapeutique ;
- à la capacité réactive des patients.

Nature des structures intéressées. Elles concernent dans l'ordre d'importance :

- les nerfs et la peau (dérivés ectodermiques) ;
- les muscles et les structures conjonctivales (sixième sens avec les vestibules ; dérivés mésodermiques) ;
- les viscères (dérivés endodermiques)

Nature de la thérapeutique. Dans l'ordre décroissant d'agressivité, on relève :

- la radiothérapie qui modifie la nature originelle de la structure, sans la supprimer (apoptose expérimentale, par augmentation de l'entropie) :
  - cette action revient à présenter un leurre aux centres cérébraux chargés de la maintenance de la somatotopie,
  - ceci oblige les algorithmes calculateurs de ces populations neuronales à tourner en boucle, avec toutes les conséquences qui en découlent (douleurs, induration, sclérose, dysvascularisation avec déshydratation et modification de l'eau constitutive des tissus : eau moins liée) ;
- la chimiothérapie qui réalise une véritable réduction histologique fonctionnelle (en atteignant aussi les cellules saines), ce qui oblige les centres cérébraux régulateurs des cycles cellulaires (noyaux suprachiasmatiques) à reprogrammer leur *turn-over*, donc à modifier le niveau homéostasique et la somatotopie fonctionnelle :
  - si l'atteinte est temporaire, c'est-à-dire si le recalage s'effectue correctement, la dysrégulation s'épuisera peu à peu pour revenir au *statu quo ante* (approximativement),
  - si l'atteinte est lésionnelle (durable, ce qui est le cas des neuropathies sensitivo-motrices), alors, par modification des chronaxies des fileries, il va s'établir un véritable court-circuit permanent avec les conséquences cliniques que l'on connaît (axonotmésis) (éphapses), et son cortège de symptômes ;
- la chirurgie qui effectue une dissection amputative locale ou régionale, ce qui entraîne une véritable reprogrammation somatotopique anatomique à la fois métamérique et centrale :
  - il s'effectue une réorganisation topique des aires cérébrales sensitives et motrices par mécanismes réciproques d'atrophie–hypertrophie,
  - le temps mis à cette reconstitution dépend de l'importance neurofonctionnelle des tissus chirurgiés, de la vascularisation et de l'oxygénation centrale et périphérique et de la rééducation fonctionnelle passive ou active, le tout respectant les lois des « énergies nerveuses spécifiques » et de Weber-Fechner ;
  - le problème, à l'origine des douleurs, vient du fait que :
    - d'une part, il existe un découplage et un déphasage entre les reconfigurations somesthésiques et/ou motrices et le réajustage autonome qui ne suit pas les mêmes voies et les mêmes vitesses (6 à 120 m/s contre 0,5 à 2 m/s) ;
    - d'autre part, le thalamus, puisqu'il fait partie à la fois du système limbique et du circuit de la mémoire de Papez, possède une rémanence mnémonique dite « séquestrée » de toute la vie douloureuse (noyau ventro-postéro-latéral ou VPL) et affective (thalamus médian) de l'individu ;
  - enfin, la voie thalamo-corticale du troisième neurone, même en cas de chirurgie délabrante, reste toujours plus ou moins fonctionnelle du fait de la création de « boucles mémorielles », entretenues par le découplage des reconfigurations somesthésiques et autonomes. On a là toute l'explication des

douleurs hypernociceptives et neuropathiques (avec, en plus dans ce cas, le débordement du *gate control system*) ;

- la pharmacothérapie (agressivité fonctionnelle), qui selon son type peut modifier le bruit de fond général biochimique et entraîner :
  - un brouillage uniquement qualitatif, mais qui peut aussi être mémorisé et alimenter une boucle de deuxième ou troisième niveau,
  - les mêmes conséquences que la chirurgie ci-dessus décrites.

Capacité réactive des patients. Elle est elle-même fonction du niveau de performance immunologique et de la puissance énergétique :

- mécanismes cellulaires d'oxydoréduction
- mécanismes d'équilibre acido-basique
- potentiels électrophysiologiques de communications intercellulaires

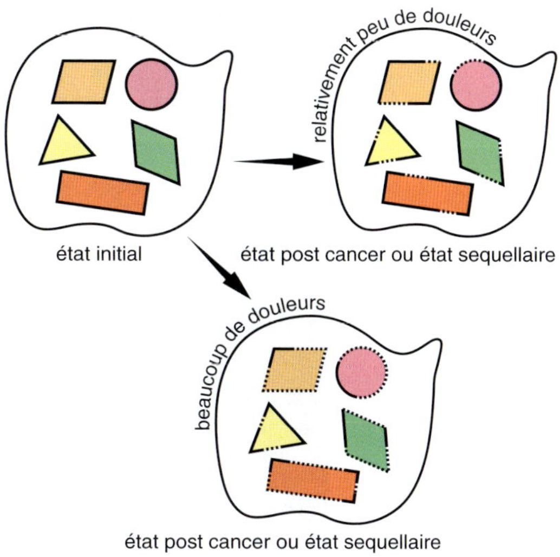

Figure 18.1. Mécanismes somatotopiques présidant à l'existence ou non de séquelles post-thérapeutiques des cancers.

En conclusion

Moins la thérapeutique sera intense, étendue, durable et soustractive, moins les conséquences sur la reconfiguration somatotopique seront importantes, les symptômes post-thérapeutiques étant directement liés à la nature et à l'importance de cette réorganisation.

En dehors des thérapeutiques, les messages douloureux spontanément ressentis, en sus de leurs caractères d'alarme, sont aussi dus à un problème d'altération qualitative de la somatotopie, par découplage entropique (entre la programmation génétique et les altérations dues aux agents perturbateurs, quels qu'ils soient).

Si les mécanismes naturels de défense parviennent à revenir le plus près possible du « patron » homéostasique de base, les douleurs cesseront ; sinon, elles resteront séquellaires, avec plus ou moins d'intensité et de coloration affective et gnosique, en fonction de l'écart entre « avant et après » (figure 18.1).

Notons enfin que la sévérité et l'intensité des atteintes anatomopathologiques liées aux cancers sont telles qu'elles marquent profondément les affichages auriculaires (figure 18.2 et 18.3)

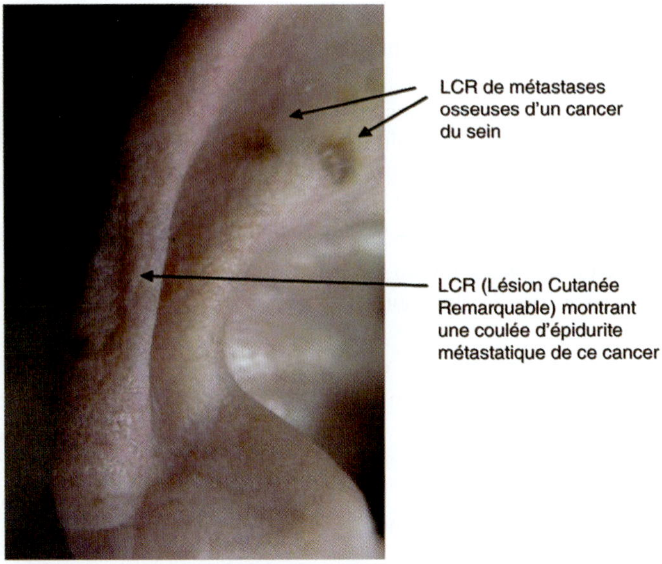

Figure 18.2. Exemple de lésion cutanée remarquable (LCR).
Source : David Alimi.

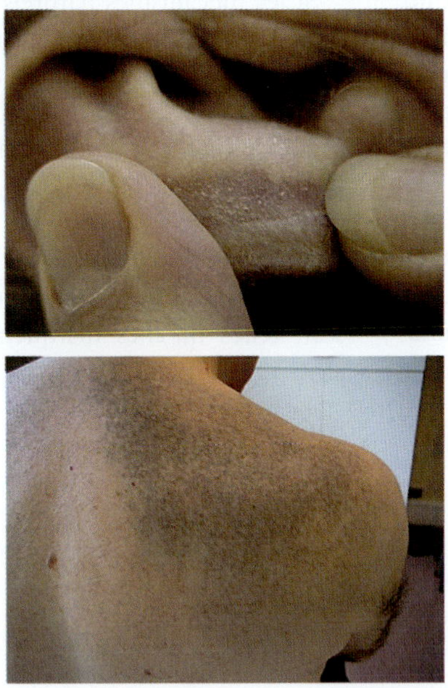

Figure 18.3. Correspondances lésion somatique et affichage à l'oreille. Ici, angiopathie post-radique.
Source : David Alimi.

Aide auriculothérapeutique

Plutôt que de détailler les stratégies thérapeutiques, nous en indiquons quelques-unes pouvant être proposées dans différentes aides auriculothérapeutiques pour le cancer (figures 18.4 à 18.9).

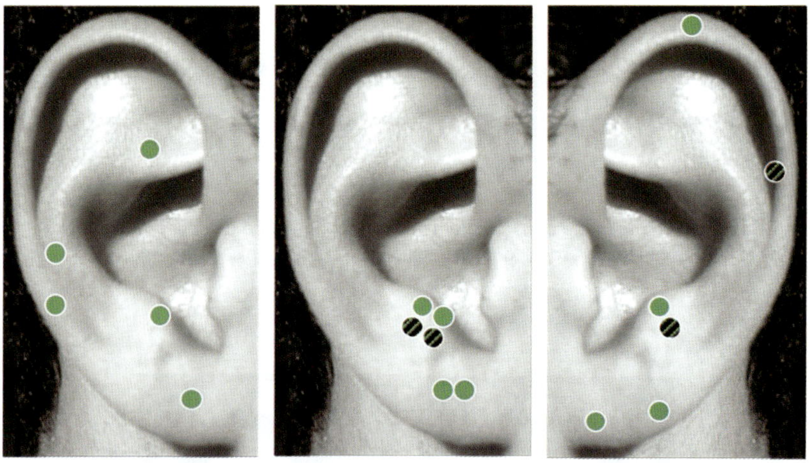

Figure 18.4. Exemples d'auriculothérapie dans différents cas de douleurs, au cours des cancers.
Les zones d'organes, les radiculomères et sympathomères, les filtres de la douleur et une zone d'action limbique sont sollicités.
Source : David Alimi.

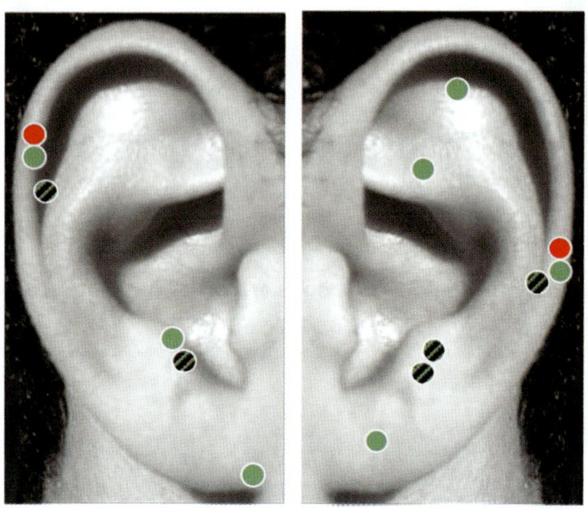

Figure 18.5. Exemples d'auriculothérapie dans différents cas de neuropathies, au cours des cancers.
Les zones d'organes, les radiculomères, les sympathomères, les filtres de la douleur et des zones d'action limbique sont sollicités.
Source : David Alimi.

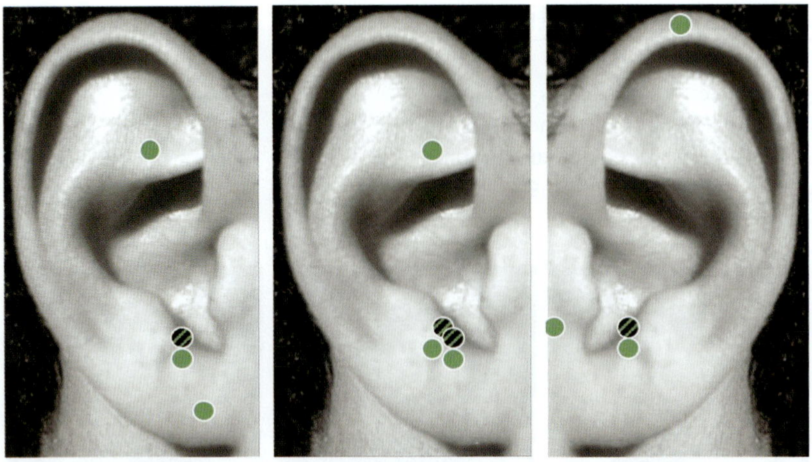

Figure 18.6. Exemples d'auriculothérapie dans différents cas de bouffées de chaleur induites au cours des cancers.
Les zones hormonales, la zone oméga 2 et des zones d'action limbique sont sollicitées.
Source : David Alimi.

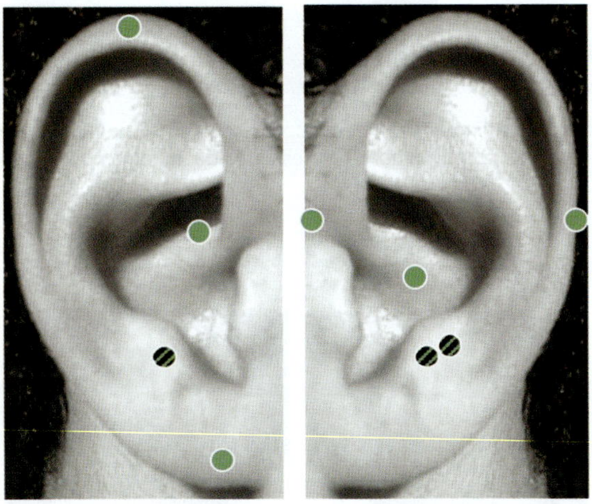

Figure 18.7. Exemples d'auriculothérapie dans différents cas de bouffées de viscères fantômes au cours des cancers.
Les zones de viscères, les zones omégas, les filtres de la douleur, l'épiphyse, les myélomères d'étage et des zones d'action limbique sont sollicités.
Source : David Alimi.

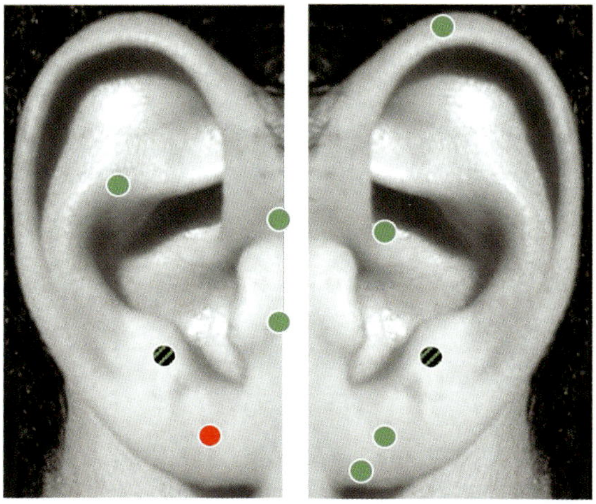

Figure 18.8. Exemples d'auriculothérapie dans différents cas de syndromes dits « seconds » (liés aux « chimérages » somatotopiques), au cours des cancers.
Le thalamus, l'épiphyse, le corps calleux, les zones centrales somatotopiques, Oméga 2 et des zones d'action limbique sont sollicités.
Source : David Alimi.

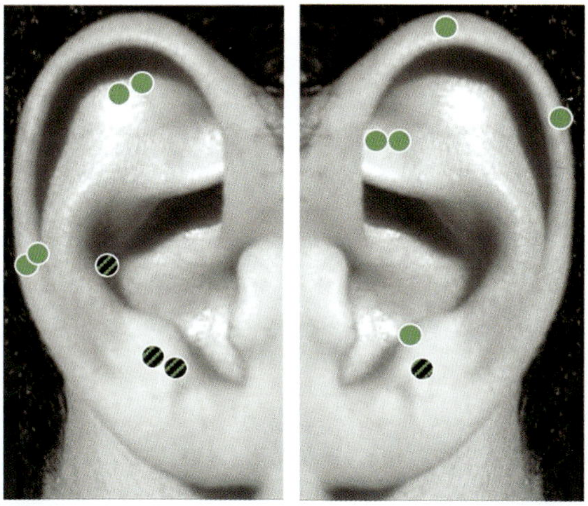

Figure 18.9. Exemples d'auriculothérapies dans différents cas de membres fantômes, au cours des cancers.
Les zones d'organe, en criblage, le thalamus en criblage, les radiculomères et gangliomères correspondants et Oméga 2 sont sollicitées.
Source : David Alimi.

Chapitre 19

Auriculothérapie en cardiologie

J'ai demandé à une de mes élèves et amie, le docteur Sophie Manuel, cardiologue, de bien vouloir rédiger quelques lignes sur l'anatomie et la physiologie sommaire du cœur (encadré 19.1). Qu'elle trouve ici toute ma reconnaissance.

Encadré 19.1

Anatomie et physiologie sommaires du cœur

Docteur Sophie Manuel

Le cœur est situé dans le médiastin antérieur, délimité latéralement par les poumons, en bas par la coupole diaphragmatique, en haut par la trachée et les gros vaisseaux, en avant par le sternum et le grill costal et en arrière par le médiastin postérieur contenant l'œsophage.

Le cœur est un muscle strié comme le muscle squelettique. Il a une fonction de pompe partiellement régulée par le système nerveux. Le muscle cardiaque est un syncytium formé de cellules membranaires et musculaires interconnectées avec des jonctions très perméables, les *gap junctions*, qui assurent la libre diffusion des ions de cellule en cellule permettant au potentiel d'action, quand une cellule est excitée, de se propager à toutes les cellules.

Le potentiel d'action est habituellement conduit de l'oreillette au ventricule par une seule voie de tissu de conduction : le nœud sinusal de Keith et Flack localisé dans la paroi de l'oreillette droite au niveau de l'abouchement de la veine cave supérieure. Ce nœud est relié par trois faisceaux de fibres cheminant dans la paroi de l'oreillette droite au nœud auriculo-ventriculaire d'Aschoff-Tawara situé à la jonction oreillette et ventricule droit, poursuivi par le faisceau de His qui se divise en deux branches droite et gauche, responsable par l'intermédiaire du réseau de Purkinje de la contraction myocardique de chaque ventricule.

L'innervation parasympathique (X) intéresse le nœud sinusal et le nœud auriculo-ventriculaire surtout et le myocarde auriculaire plus accessoirement.

L'innervation sympathique se retrouve dans tout le cœur et les vaisseaux.

L'appareil cardiovasculaire assure la circulation du sang pour apporter oxygène et nutriments aux cellules et en évacuer les déchets permettant ainsi le maintien du métabolisme général. Ainsi le débit du sang qui est généré par le cœur doit être adapté aux besoins de l'organisme.

La régulation du débit cardiaque s'effectue par deux systèmes complémentaires fondamentaux :

- le système nerveux végétatif ou autonome (action à court terme) ;
- le système hormonal (action à plus long terme).

Avant de détailler les différents intervenants, il faut rappeler que c'est l'hypothalamus qui est le principal centre de régulation et d'intégration du système nerveux autonome (SNA) : les axones de neurones, dont les corps cellulaires sont dans l'hypothalamus, forment des faisceaux qui relient l'hypothalamus aux noyaux sympathiques et parasympathiques du tronc cérébral et de la moelle épinière par l'intermédiaire de relais situés dans la réticulée.

▷

L'auriculothérapie médicale

Nerf parasympathique ou nerf vague

Il innerve le cœur.

Les neurones préganglionaires se situent dans le bulbe, dans le noyau moteur du X ou noyau ambigu.

Les neurones post-ganglionaires sont dans la paroi de l'oreillette droite. Le nerf vague droit innerve le nœud sinusal et le nerf vague gauche le nœud auriculo-ventriculaire.

Le neurotransmetteur est l'acétylcholine.

Effet du parasympathique sur le cœur : l'acétylcholine libérée au niveau des extrémités du nerf vague diminue la cadence d'excitation du nœud sinusal (effet chronotrope négatif) et déprime l'excitabilité des fibres de la jonction auriculo-ventriculaire en ralentissant la transmission de l'influx cardiaque aux ventricules et en augmentant ainsi le temps de conduction auriculo-ventriculaire (effet dromotrope négatif).

Une stimulation vagale intense peut même bloquer totalement l'influx sinusal et sa transmission auriculo-ventriculaire conduisant à un arrêt des ventricules pendant 4 à 10 secondes, jusqu'à la reprise autonome en un point quelconque du faisceau de His entraînant la contraction des ventricules à leur fréquence propre entre 15 à 40 contractions par minute, c'est le phénomène d'échappement.

Les nerfs vagues sont donc des freins permanents et leurs sections (bilatérales) augmentent donc le débit cardiaque.

La commande parasympathique est modulée par l'activité des neurones respiratoires. La commande vagale est diminuée pendant l'inspiration, on observe donc une accélération de la fréquence cardiaque, et elle est augmentée pendant l'expiration, on observe donc un ralentissement du cœur.

Les poumons ont une riche innervation parasympathique ; les fibres nerveuses entrent dans chaque poumon par le plexus pulmonaire (situé à la racine du poumon) et cheminent le long des conduits bronchiques et des vaisseaux pulmonaires.

Les fibres parasympathiques produisent essentiellement une constriction des bronches.

Le nerf vague module le rythme respiratoire de base : en cas de section, la respiration est plus ample et plus lente. En outre, il facilite l'expiration.

Nerf orthosympathique

Il innerve le cœur mais aussi les fibres musculaires lisses dans les parois des artères et des veines.

Les fibres sympathiques émergent de la moelle entre C7 et T6, rejoignent les ganglions sympathiques (ganglions cervical supérieur, moyen, stellaire) puis se distribuent à la paroi des gros vaisseaux et au cœur, innervant la totalité du myocarde.

La stimulation du sympathique entraîne une augmentation de la fréquence cardiaque.

Le neurotransmetteur au niveau des relais du système sympathique est l'acétylcholine qui se fixe sur les récepteurs nicotiniques au niveau préganglionaire. Les deutoneurones post-ganglionaires de la chaîne sympathique innervent le cœur et les vaisseaux au niveau desquels ils délivrent la noradrénaline (dont les récepteurs sont de type β1 sur la membrane des myocytes cardiaques et α sur la membrane de la cellule musculaire lisse vasculaire).

Activation du sympathique :

- sur le tissu nodal : augmentation de la fréquence cardiaque (effet chronotrope positif) ;
- sur les myocytes banaux : facilitation du couplage excitation/contraction en favorisant l'augmentation du calcium dans le cytoplasme et augmentation de la force de contraction (effet inotrope positif) ;
- stimulation de la conduction et de l'excitabilité de manière ubiquitaire dans le cœur (effet dromotrope positif).

Régulation

Plusieurs sources d'information nerveuse déclenchent la mise en jeu des deux nerfs.

Barorécepteurs

Ils sont sensibles à la pression artérielle et sont constitués par les terminaisons nerveuses situées dans l'adventice de deux grosses artères, le sinus carotidien et l'arche aortique.

Au niveau de la bifurcation carotidienne se situe le rameau du IXe nerf crânien : le nerf de Hering.

Au niveau de la crosse aortique se situe le rameau du Xe nerf crânien : le nerf de Cyon et Ludwig.

L'onde systolique distend la paroi artérielle, ce qui provoque la décharge périodique des barorécepteurs en phase avec la systole.

Lors d'une augmentation de la pression artérielle, les barorécepteurs entraînent une activation du X associée à une inhibition du sympathique aboutissant à une baisse du débit et de la pression artérielle.

À l'inverse, lors d'une diminution de la pression artérielle, les barorécepteurs stimulent le sympathique ce qui entraîne une augmentation du débit associée à une vasoconstriction artérielle et donc une augmentation de la pression artérielle.

Mécanosensibilité auriculaire

Il y a deux types de récepteurs : les A et les B.

Les A sont activés par la contraction des oreillettes et entraînent une augmentation de la fréquence cardiaque et de la pression artérielle (comme le sympathique).

Les B sont activés par la distension passive (c'est-à-dire le remplissage des oreillettes) et entraînent une augmentation de la commande vagale et une réduction de celle du sympathique (c'est-à-dire baisse de la fréquence cardiaque et de la pression artérielle).

En outre, la distension permanente de l'oreillette droite (qui correspond à l'augmentation de la précharge) augmente l'activité de base des récepteurs de type B, ce qui stimule les structures osmorégulatrices de l'hypothalamus qui sécrète la vasopressine (*antidiuretic hormone* ou ADH).

Chimiosensibilité artérielle et centrale

• Chimiosensibilité artérielle : les corpuscules glomiques sont des cellules spécialisées dans la détection de la baisse de la pression artérielle en O_2 et à un moindre degré de l'augmentation de la pression artérielle en CO_2 ; ils sont proches anatomiquement des barorécepteurs et leurs fibres afférentes empruntent les voies nerveuses du IX et du X.

• Chimiosensibilité centrale : elle est localisée au niveau de neurones bulbaires du plancher du 4e ventricule cérébral. Le centre bulbaire est le régulateur essentiel et automatise la respiration, il a à ses côtés deux autres régulateurs : le centre pneumotaxique qui facilite l'expiration, tout comme le X, et le centre apneustique qui lui, facilite l'inspiration.

Ces récepteurs chimiques sont sensibles à l'hypoxie, l'hypercapnie et l'acidose et dans ces cas, provoquent une stimulation sympathique qui entraîne une augmentation du débit cardiaque et de la pression artérielle. Toute variation de PH plasmatique envoie un influx au centre respiratoire pour rétablir l'homéostasie du PH et du CO_2.

Métabosensibilité musculaire

Elle se situe au niveau des terminaisons nerveuses intramusculaires des fibres afférentes des groupes III et IV.

Cette sensibilité est activée lors de la contraction musculaire par la libération dans le milieu interstitiel de substances comme le potassium et l'acide lactique.

Les effets sont :

• sur les artérioles : vasoconstriction par activation des neurones préganglionaires ;

• sur le cœur : augmentation du débit (système important lors de l'exercice) ;

• sur la médullo-surrénale : sécrétion d'adrénaline.

Système hormonal

Sont impliqués dans la régulation cardiovasculaire :

• adrénaline/noradrénaline ;
• système rénine–angiotensine–aldostérone ;
• vasopressine (*antidiuretic hormone* ou ADH).

Adrénaline/noradrénaline

Ce sont des neurotransmetteurs du système sympathique.

Les cellules endocrines de la partie centrale de la médullo-surrénale sécrètent 80 % d'adrénaline et 20 % de noradrénaline. Ces cellules sont des neurones différenciés qui représentent le neurone post-ganglionaire du système sympathique.

Il existe des récepteurs membranaires de ces deux hormones de type :

• $\alpha 1$: vasoconstricteurs (sur la membrane de la cellule musculaire lisse vasculaire) ;

▷

- β1 : chronotrope et inotrope positifs (augmentation de la fréquence cardiaque et de la contractilité) dans les fibres myocardiques ;
- β2 : vasodilatation. Situés sur les fibres musculaires lisses de quelques artères et au niveau de l'arbre bronchique.

La sécrétion de la médullo-surrénale est activée en cas d'alerte (stress, hypoxie aiguë, hémorragie) et lors de l'exercice physique prolongé et intense.

Les effets seront différents en fonction du type de récepteurs sur lequel agit l'hormone.

Le système limbique (stress, fuite, mémoire) peut stimuler aussi les centres respiratoires.

Système rénine–angiotensine–aldostérone

Mis en jeu lors de la baisse de la pression artérielle.

Le rein sécrète la rénine, qui permet la transformation de l'angiotensinogène en angiotensine I puis II, puissant vasoconstricteur, qui fait remonter la pression artérielle d'une part et contribue d'autre part à la sécrétion d'aldostérone par le cortex surrénalien.

L'aldostérone augmente la réabsorption rénale du sodium (Na^+) qui provoque une augmentation du volume sanguin (l'eau suit le sel), ce qui augmente le débit cardiaque et donc la pression artérielle.

L'angiotensine II provoque aussi une vasoconstriction par stimulation centrale du système sympathique et libération de noradrénaline qui elle aussi entraîne une vasoconstriction et une augmentation de la fréquence cardiaque.

Vasopressine (ADH)

L'ADH agit sur le rein (rétention d'eau) et par conséquent sur le système cardiovasculaire.

Elle est mise en jeu lors de l'augmentation de l'osmolarité sanguine détectée par les osmorécepteurs centraux en relation avec les cellules hypothalamiques.

L'ADH augmente la réabsorption de l'eau au niveau des tubes collecteurs rénaux (augmentation de la volémie). Elle a une action vasoconstrictrice directe sur les fibres musculaires lisses des artères et des veines entraînant une augmentation de la pression artérielle.

Conclusion

Tous ces mécanismes sont complémentaires et agissent en synergie pour réguler le débit cardiaque (produit de la fréquence cardiaque par le volume d'éjection systolique) et la pression artérielle (produit du débit cardiaque par la résistance circulatoire périphérique totale) permettant le réglage de la distribution sanguine dans chaque organe en fonction de ses besoins propres sans compromettre l'équilibre général.

Maladies cardiovasculaires générales

Athérosclérose

C'est l'une des pathologies les plus importantes. Elle présente un épaississement et une perte d'élasticité artérielle qui touche les artères moyennes et grandes. Elle se caractérise par des foyers d'épaississement intramuraux sous-intimaux, aboutissant à une plaque plus ou moins obstructive. Les principaux facteurs de risque sont : l'hypertension artérielle (HTA), l'hyper-LDLémie, le tabagisme, le diabète sucré (glycosylation conjonctive), l'obésité, le sexe masculin et les antécédents familiaux.

Les complications peuvent être une sténose, une thrombose, un anévrisme ou une embolie.

Auriculothérapie de base

Bilatérale, débutant du côté de la latéralité :

- Oméga 2 : le système cardiovasculaire est d'origine mésodermique ;
- foie/voies biliaires (F/Vb) : syntonisation du métabolisme des lipides ;
- point de synthèse (PS) : stimulation de la synthèse de protéines de réparation.

Personnalisation thérapeutique

- Si stress mal géré : Cosmonaute d'abord du côté de la latéralité et si insuffisant bilatéralement.
- Si angor : 0 bilatéralement (ce point augmente la vasodilatation cardiaque par stimulation du point maître parasympathique thoraco-abdominal).
- Si artérite des membres inférieurs : point maître membres inférieurs sympathique ou PMMI(Σ) uni- ou bilatéralement.
- Si pathologie cérébro-vasculaire :
  - point maître sensoriel (PMS) bilatéralement (aires associatives : stimulation de la redondance et de la plasticité cérébrales) ;
  - « Roue vasculaire » (RV) une fois par mois s'il n'y a pas de contre-indications (encadré 19.2 et figure 19.1).
- Si période post-ménopausique : *follicolo-stimulating hormone/luteinizing hormone* (FSH/LH) bilatéralement (optimisation de la sécrétion d'œstrogènes).
- Si antécédents familiaux : corticosurrénale bilatéralement (stimulation de la sécrétion de dihydroépiandrostènedione ou DHEA : amélioration de la qualité du vieillissement).
- Si polyathéromatose :
  - Oméga bilatéralement (limitation des conséquences néfastes sur tous les tissus) ;
  - Un bon traitement, bilatéralement :

Encadré 19.2

Quelques notes d'explication sur la technique dite de la « roue vasculaire »

Cette technique a été étudiée et mise au point par mon maître René Kovacs. Des études en Doppler pulsé transcrânien ont montré qu'elle peut augmenter de 30 % la vascularisation cérébrale, donc l'oxygénation.

Ses contre-indications sont : l'HTA non stabilisée, un anévrisme, une dilatation de l'artère sylvienne, une pathologie vasculaire cérébrale génétique comme la maladie de moya moya.

La roue vasculaire sur la face antérieure est plus puissante et dilate pratiquement tous les vaisseaux qui peuvent l'être. Elle agit sur la qualité de la vascularisation cérébrale, et donc tente d'optimiser tout le réseau vasculaire cérébral indistinctement. La roue vasculaire sur la face postérieure est moins puissante, moins risquée et plus sélective : elle tente de dilater tous les vaisseaux qui ont besoin d'être dilatés.

Elle se pratique soit avec des aiguilles extemporanées (AE), soit avec des aiguilles semi-permanentes (ASP), soit avec des aiguilles cryogéniques (AC). Elle est à faire du côté atteint, en y ajoutant le corps calleux de l'autre côté. Si on décide de la faire bilatéralement, il faut commencer du côté de la pathologie visée, puis de l'autre côté.

Les stimulations doivent être faites avec un angle d'environ 30° de manière à solliciter, au sein de l'épipoint visé, parmi toutes les fibres qu'il contient, non seulement les fibres porteuses de la représentation pathologique, mais aussi le maximum des autres fibres. Chaque aiguille devra être perpendiculaire à la précédente, de manière à ce que les fibres principales et secondes du site traité ne soient pas situées dans les mêmes secteurs.

Les aiguilles extemporanées devront être laissées en place au moins 30 minutes.

La séquence des zones à traiter est la suivante :

1. point maître sympathique
2. *thyroid stimuling hormone* (TSH)
3. Oméga
4. Locus coéruléus
5. PMS sensitif
6. PMS moteur
7. Corps calleux

Le traitement peut être commencé par n'importe laquelle des zones, mais l'ordre à suivre est impératif, car il s'agit d'un cycle thérapeutique.

L'on peut décider de ne faire le traitement que d'un côté : il faudra alors solliciter le corps calleux de l'autre côté rapidement après, afin de ne pas trop déséquilibrer les flux circulatoires de chaque hémisphère.

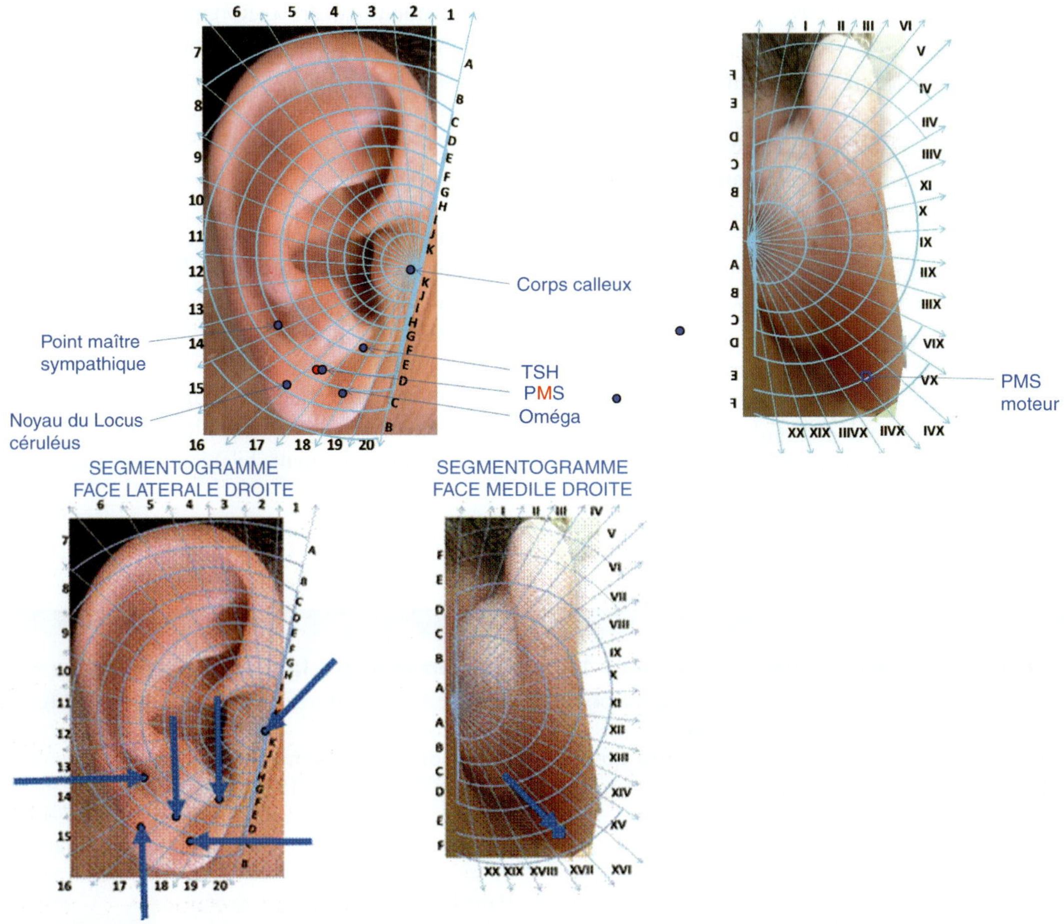

Figure 19.1. « Roue vasculaire ». a, b. Avec aiguille semi-permanente (ASP) ou aiguille cryogénique (AC). c. Avec aiguille extemporanée (AE).
Source : David Alimi.

  - points omégas,
  - points de synthèse,
  - RV tous les mois ou 2 mois,
  - transfixion extéro-interne des points corticosurrénaux ;
- un autre bon traitement, si atteinte prédominante des coronaires : bilatéralement, transfixion en va-et-vient tous les mois ou 2 mois des points cœur droit et gauche.

Artériosclérose diabétique

Le diabète peut donner trois types d'atteintes : une micro-angiopathie (avec épaississement de la membrane des capillaires et des micro-anévrismes) ; une maladie artériolaire (HTA) ; une macro-angiopathie (athérosclérose des grosses et moyennes artères). C'est ainsi que, dans le diabète, on observe 2 à 6 fois plus d'athérosclérose, 11 fois plus de vasculopathie périphérique, le tout apparaissant 10 ans plus tôt.

Auriculothérapie de base

Bilatéralement, en commençant du côté de la latéralité :

- points omégas : atteinte de tous les tissus ;
- F/VB et Pancréas : métabolisme des lipides et sécrétion d'insuline ;

- PS : syntonisation de la synthèse des protéines de réparation.

Personnalisation thérapeutique

Identique à celle pour l'athérosclérose. On peut ajouter : Corticosurrénales, Hypothalamus antérieur (HA), Hypophyse, adrénocorticotropine hypophysaire (ACTH), mais attention à ne pas trop souvent piquer, car on risque d'augmenter la néoglucogenèse.

Hypertension artérielle

Elle peut être primitive (essentielle) ou secondaire.

La physiopathologie de l'HTA essentielle est polymorphe et multicausale : l'hérédité, les facteurs environnementaux (consommation de sel, obésité, stress) peuvent entraîner une augmentation des résistances vasculaires périphériques totales, avec vasoconstriction, et une augmentation du débit cardiaque.

Il se crée ainsi des interactions entre le système nerveux sympathique et le système rénine–angiotensine–aldostérone. L'angiotensine II (puissant vasoconstricteur et stimulant de la libération d'aldostérone) augmente le tonus sympathique, l'aldostérone entraîne une rétention de sodium intracellulaire, qui augmente la réactivité du muscle vasculaire lisse à la stimulation sympathique.

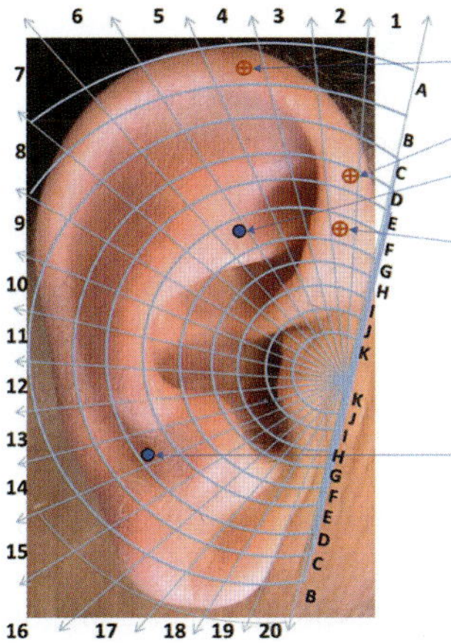

Figure 19.2. Auriculothérapie de base de l'HTA.
Source : David Alimi.

Ainsi, l'HTA serait davantage due à un déficit de vasodilatation qu'à un excès de vasoconstriction. Les extraits de médullaire rénale contiennent des vasodilatateurs dont des prostaglandines : les PGA2 et PGE2 sont hypotenseurs, en rétablissant un débit sanguin rénal normal (excrétion normale de sodium et d'eau). Les antihypertenseurs réduisent le débit sanguin rénal.

Auriculothérapie de base

Bilatéralement, en commençant du côté de la latéralité (figure 19.2) :

- point maître sympathique (PMΣ) : baisse du tonus sympathique ;
- Rein : sécrétion des prostaglandines ;
- Mésonéphros hydro-urétique et minéralo-urétique : stimulation de la diurèse ;
- Cosmonaute : baisse de la réaction au stress.

Personnalisation thérapeutique

Bilatérale, en commençant du côté de la latéralité :

- action sur les centres supérieurs :
  - Hypothalamus postérieur (HP) : centres mésencéphaliques de la sympathicotonie,
  - Rhinencéphale : pour baisser la composante limbique,
- un bon traitement :
  - Thalamus : curseur intermédiaire entre cortex et hypothalamus (centres de régulation de la pression artérielle ou PA),
  - Plexi carotidiens : efférences bulbaires et pontiques des contrôles sous-corticaux de la PA en provenance des glomus et sinus carotidiens ; des barorécepteurs aortiques passent par les plexi carotidiens,
  - femme ménopausée ou homme après 60 ans : point génital (PG) ;
  - stress prédominant : triade de relaxe (composante neurotonique sympathique)
- un autre bon traitement exploitant l'hétérorenforcement :
  - Reins : centre périphérique de sécrétion de facteurs régulant la PA,
  - PS : stimulation des productions d'acide désoxyribonucléique (ADN), d'acide ribonucléique (ARN), de prostacyclines et de prostaglandines.

Hypotension orthostatique

Il s'agit d'une chute tensionnelle excessive en passant à la position debout (supérieure à 15 ou 20 mmHg).

Physiopathologie sommaire

Il y a accumulation du sang veineux dans le système capacitif des jambes et du tronc (par diminution du débit cardiaque et de la PA). Normalement, les barorécepteurs de la crosse aortique et des corpuscules carotidiens déclenchent le réflexe neurovégétatif qui normalise rapidement la PA, avec tachycardie transitoire. En position debout prolongée, l'*antidiuretic hormone* (ADH) et le système rénine–angiotensine–aldostérone entraînent une rétention d'eau et de sodium, avec expansion du volume circulatoire sanguin.

L'hypotension orthostatique s'installera si cet arc réflexe est atteint, du fait de l'existence d'une pathologie : neuropathie diabétique ou alcoolique, amylose, porphyries, tabès, syringomyélie, sections de la moelle, anémie de Biermer, Guillain-Barré, Rilley-Day (dysautonomie familiale), sympathectomie chirurgicale, varices importantes, etc.

Auriculothérapie de base

Bilatérale, commençant du côté de la latéralité :

- Point maître sympathique (PMΣ) ;
- Nerf IX sensitif : syntonisation des efférences venant des glomi et des sinus carotidiens ;
- Nerf X sensitif par le biais du parasympathique crânien (PΣC) : efférences venant des barorécepteurs aortiques ;
- point maître du membre inférieur fonctionnel ou PMMI(f) : affiché car en hyperfonction, sa poncture déclenche une augmentation du tonus sympathique.

Personnalisation thérapeutique

Bilatérale, commençant du côté de la latéralité :

- solliciter les sites centraux :
  - HP,
  - Tronc cérébral (TC) ;
- diabète : Pancréas ;
- Addison : Corticosurrénales (hypovolémie hyponatrémique) ;
- augmenter le retour veineux : Cœur moteur droit (vis à tergo).

Maladie du cœur et du myocarde

Insuffisance cardiaque

Physiopathologie sommaire

Le débit cardiaque devient insuffisant, d'abord à l'effort puis au repos, du fait de cardiopathies valvulaires, coronariennes ou myocardiques, ce qui entraîne une insuffisance de contractilité myocardique (modulée par le sympathique du cœur et les catécholamines circulantes). L'ensemble aboutit aux signes cliniques d'insuffisance ventriculaire gauche et/ou droite.

Auriculothérapie de base

Bilatérale, commençant du côté de la latéralité :

- Plexus cardiaque aortique : afférences sympathiques et parasympathiques ;
- Plexus cardiaque myocardique : équivalent moteur du précédent ;
- Ganglion stellaire : d'où sont issus les nerfs cardiaques cervicaux inférieurs ;
- Sympathomères T4 : bouts de chaîne de l'innervation sympathique cardiaque ;
- Cœurs moteurs droit et gauche.

Personnalisation thérapeutique

Bilatérale, commençant du côté de la latéralité :

- Mésonéphros : pour syntoniser la diurèse ;
- Plexus broncho-pulmonaire (PBP : synchronisation du couple cœur–poumons ;
- Cœurs moteurs et HP : frein de l'évolution de l'IC ;
- point génital (PG) : aggravation possible si insuffisance ;
- un bon traitement :
  - une fois par mois, transfixier en double sens les points Cœurs droit et gauche,
  - transfixion ventro-dorsale du point ganglion stellaire ;

- Bons résultats avec 1 fois par mois ou tous les 2 mois, bilatéralement :
  - Oméga 2,
  - Cœur moteur,
  - HP ;
- Une bonne formule, 1 ou 2 fois par mois, bilatéralement :
  - Point maître sympathique (PMΣ),
  - Mésonéphros,
  - Cœur moteur,
  - point 0.

Maladie ischémique du myocarde : coronaropathies et angine de poitrine

Il s'agit de lésions athéromateuses sous-intimales, entraînant des complications telles que coronaropathies, angine de poitrine, infarctus myocardique, mort subite, angor de Prinzmetal (spasme d'une coronaire de gros calibre, avec douleur au repos et sus-décalage de ST pendant les crises).

Auriculothérapie de base

Bilatérale, en commençant du côté de la latéralité :
- Cœur gauche sensitif et moteur ;
- Cœur droit sensitif et moteur ;
- Point 0 : augmentation de la vasodilatation cardiaque par stimulation du parasympathique thoraco-abdominal.

Personnalisation thérapeutique

Bilatérale, commençant du côté de la latéralité :
- stress : points d'angoisse ;
- angor de Prinzmetal :
  - Points cœur sensitif et moteur,
  - Ganglion stellaire,
  - Ganglion sympathique de T4,
  - points cosmonaute (lutte contre le stress),
  - ou bien les points O et Cosmonaute,
  - ou bien les points O et Ganglion sympathique de C7 ;
- ménopause : auriculothérapie de base + PG ;
- angor post-prandial : X moteur (pour accélérer la vidange gastrique) ;
- si stress au premier plan : Détente neurovégétative (DNV) : Cosmonaute, PMS, 0, Corps calleux ;
- si angor au froid : HA (meilleure gestion des centres de thermorégulation) ;
- si angor associé aux émotions : point hippocampe.

Maladies des vaisseaux périphériques

Elles peuvent être provoquées par des vasospasmes ou une vasodilatation excessive, dus soit à une anomalie localisée des vaisseaux, soit à un déséquilibre du système nerveux sympathique. Il peut s'agir d'une vasculopathie organique ou de troubles fonctionnels des artères périphériques. Nous développerons ici la maladie et le syndrome de Raynaud et les varices.

Maladie et syndrome de Raynaud

Physiopathologie sommaire

Il s'agit de spasmes artériolaires des doigts et/ou de la langue et/ou du nez et/ou du gland, avec pâleur ou cyanose cutanée intermittente. Le mécanisme évoqué relève de vasospasmes plus ou moins associés à un abaissement du seuil de la réaction vasospastique.

La maladie de Raynaud est idiopathique et plus fréquente chez les jeunes femmes. Le syndrome de Raynaud est secondaire à de nombreuses pathologies : connectivites, artériopathie oblitérante, lésions neurogènes, intoxications (ergot de seigle, méthylsergide), dysprotéinémies, myxœdème, hypertension artérielle pulmonaire primitive, traumatismes.

Auriculothérapie de base

Bilatérale, commençant du côté de la latéralité (figure 19.3) :
- point(s) d'organe(s) touché(s) ;
- points omégas : souffrance des trois tissus ;
- HP pour diminuer l'hypertonie sympathique.

Personnalisation thérapeutique

Bilatérale, commençant du côté de la latéralité :

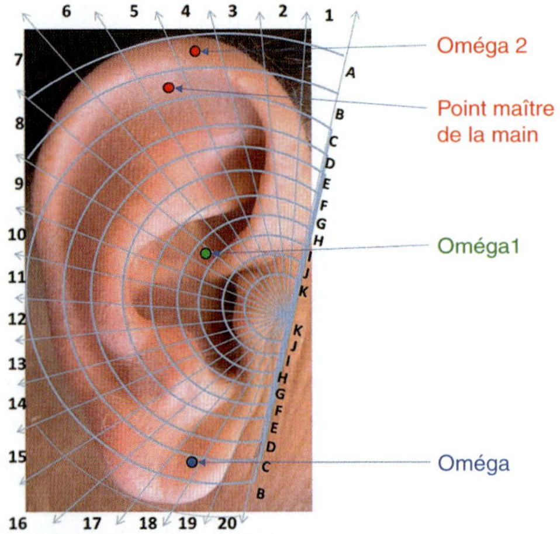

Figure 19.3. Auriculothérapie de base du syndrome de Raynaud.
Source : David Alimi.

- si le froid est le principal facteur : HA du côté de la latéralité ;
- FSH/LH souvent utile chez la femme ;
- si stress prédominant :
  - triade de relaxe bilatérale,
  - HP ;
- un bon traitement, piqûre bilatérale de :
  - Oméga 2,
  - PMS,
  - point maître réticulaire (PMR) ;
- souvent au début des symptômes, faire :
  - Oméga 2,
  - Cosmonaute.

Maladies des veines : varices essentiellement

Physiologie sommaire

Les veines superficielles deviennent allongées, dilatées et sinueuses, du fait que leurs valvules sont devenues incompétentes, ce qui entraîne une circulation rétrograde en position déclive.

Il existe trois types de veines valvulées dans la jambe :

- les veines profondes, drainant les sinusoïdes veineux musculaires ;
- les veines perforantes valvulées à flux unidirectionnel allant des veines superficielles vers les veines profondes, à l'exception de celles des pieds, où c'est le contraire ;
- les veines superficielles (réseau sous-cutané) qui se drainent vers les veines profondes, à travers les perforantes et saphènes externe et interne.

Physiopathologie sommaire

Il existe une prédisposition familiale, avec soit une incompétence valvulaire de la jonction saphéno-fémorale, soit une lésion primaire au niveau d'une ou plusieurs perforantes, soit une faiblesse inhérente des parois veineuses. Il peut s'agir aussi de conséquences de : fistules artério-veineuses congénitales, de modifications hormonales de début de grossesse, de compression des veines pelviennes, de station debout prolongée, jouant le rôle de facteur aggravant, enfin thrombophlébites.

Auriculothérapie de base

Elle permet de ralentir l'évolution et de diminuer l'intensité des symptômes. Elle est à effectuer bilatéralement, en commençant du côté le plus atteint :

- Oméga 2 : les veines sont issues du mésoderme ;
- PMMI(f) : pour augmenter l'oxygénation et diminuer l'hypoxie ;
- Cœur droit moteur : vis à tergo ;
- L5 radiculomère sensitif : diminuer l'hypoxie des vasa nervorum, donc la douleur.

Personnalisation thérapeutique

- S'il s'agit d'une femme, un facteur hormonal y participe souvent : PG.
- Si un facteur chaleur intervient : HA (meilleur contrôle de la thermorégulation).
- S'il existe un facteur familial : PS (optimisation des synthèses protéiques) s'il n'y a pas de contre-indications.

Chapitre 20

Auriculothérapie en chronobiologie

Historique

La médecine traditionnelle chinoise ou indienne a toujours considéré le temps comme un processus cyclique, non linéaire, symbolisé par un mouvement hélicoïdal, alors que la philosophie occidentale, jusqu'au XVIIIe siècle, considérait le temps comme linéaire, continu.

Hippocrate a été un des premiers à considérer les variations cycliques de processus pathologiques. C'est en 1700 que l'on commence à décrire des phénomènes bio-périodiques.

Depuis, de nombreux travaux expérimentaux sont venus corroborer l'hypothèse de l'existence des rythmes biologiques, apportant une dimension temporelle aux processus vitaux.

Ces travaux s'échelonnent de 1729, avec Ortous de Mairan travaillant sur l'héliotrope, à 1980, avec Feldman trouvant les gènes contrôlant les rythmes circadiens d'un champignon, et Konopka, Bargiello et Reddy découvrant les gènes pilotant les rythmes circadiens de la drosophile. En 1960, Halberg et Reinberg fondent la chronopharmacologie.

Définitions

Le professeur Alain Reinberg définit la chronobiologie comme « la discipline qui étudie la structure temporelle des organismes, ses altérations et les mécanismes qui en sont responsables ». Il s'agit en quelque sorte de l'anatomie temporelle des organismes.

Un rythme biologique est la variation dans le temps de la ou des valeurs caractéristiques de la fonction étudiée. On peut le caractériser soit par une étude longitudinale, où pour chaque heure test, on fait la moyenne des valeurs expérimentales obtenues chez un même sujet pendant plusieurs jours, soit par une étude transversale, en faisant cette moyenne chez plusieurs sujets pendant 24 ou 48 heures.

On obtient ainsi un chronogramme qui permet de quantifier ce rythme. Un des modèles mathématiques utilisé pour caractériser une variation régulière dans le temps est le Cosinor, qui est une fonction sinusoïdale dont l'application de la méthode des moindres carrés permet de rester dans un intervalle de confiance de 95 % de sécurité.

Cette formule s'écrit :

$$Yt = M + A\cos(\omega t + \phi)$$

Où :

- M désigne le *midline estimating statisting of rythm* (MESOR) ou niveau ajusté du rythme (lorsque les mesures sont faites à intervalles égaux entre eux, M est alors égale à la moyenne arithmétique) ;
- A est l'amplitude (différences des valeurs entre le moment du pic et celui du creux) ;
- ω est la fréquence angulaire (égale à $2\ \pi/\tau$, τ est la période, intervalle de temps mesuré entre deux épisodes identiques, au cours de la variation). Si, chez un sujet donné, les mesures ont été faites au moins 5 fois/24 h pendant 7 jours, il est possible de réaliser une analyse spectrale permettant d'identifier, au sein de la période fondamentale, des harmoniques ;
- t est le temps ;
- ϕ est l'acrophase ou pic ou zénith : c'est la phase du sommet par rapport à une phase de référence, qui peut être le minuit de l'heure locale ou l'heure du début de la lumière (halo) ou le pic d'une variable prise comme rythme de

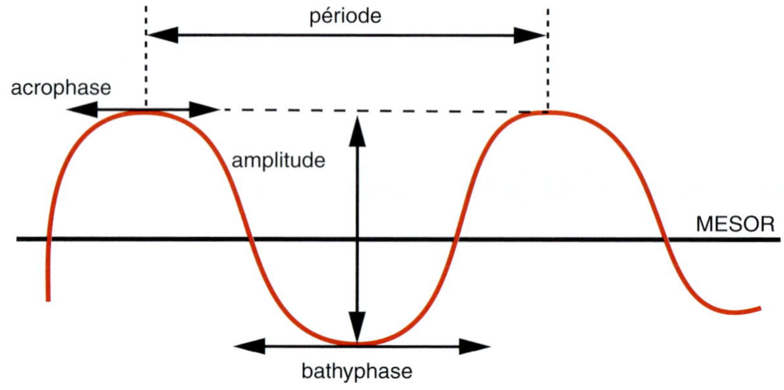

Figure 20.1. Définitions d'un rythme.

référence, qu'on appelle rythme marqueur, par exemple l'acrophase de la température corporelle.

L'acrophase peut être exprimée en coordonnées linéaires ou en coordonnées polaires :

$$\tau = 24\,\text{h} = 360°\,\text{et}\ 1\,\text{h} = 360°/24 = 15°$$

L'opposé de l'acrophase est la bathyphase ou creux ou nadir (figure 20.1).

On distingue les rythmes ultradiens où $\tau < 20$ h, circadiens où $20\ \text{h} \leq \tau \leq 28$ h et infradiens où $\tau > 28$ h et qui comprennent les rythmes : circaseptidiens où τ # 7 j, circamensuels où τ # 30 jours et circannuels où τ # 1 an. À noter qu'une même variable peut avoir plusieurs rythmes.

Propriétés fondamentales des rythmes biologiques

Les êtres vivants utilisent leurs propriétés rythmiques pour s'adapter aux variations prévisibles de leur environnement. En conditions constantes d'isolement, les rythmes biologiques persistent. τ diffère alors sensiblement de 24 h (# 25 h, chez l'homme adulte sain). La période circadienne est indépendante de la température ambiante. Elle obéit aux lois de la génétique (Bünning, 1935).

Chez l'homme, les courbes circadiennes passent toutes par un pic et un creux caractéristiques de notre espèce.

Les rythmes biologiques circadiens sont universels : ils peuvent être mis en évidence depuis les végétaux unicellulaires eucaryotes jusqu'à l'homme. Les unicellulaires ont des rythmes circadiens gouvernés par des populations d'oscillateurs. Chez les mammifères, la bio-périodicité existe aussi au niveau cellulaire, mais des structures hiérarchisées et spécialisées fonctionnent comme des horloges biologiques (noyaux suprachiasmatiques ou NSC).

L'activité électrique circadienne des NSC déconnectés *in situ* ou celle de leurs cellules isolées persistent, ce qui n'est pas le cas des autres structures nerveuses.

La plupart des rythmes circadiens disparaissent plus ou moins complètement à la destruction des NSC (adrénocorticotropine hypophysaire ou ACTH, prolactine, faim, soif, température corporelle selon les espèces, etc.). Les différentes fonctions persistent, ce sont les rythmes qui disparaissent.

Notion de synchroniseurs

Un synchroniseur est un ou plusieurs facteurs de l'environnement, capables de mettre à l'heure les oscillateurs et de calibrer leurs périodes. Ces synchroniseurs (ou *zeitgebers* selon Aschoff) ne créent pas les rythmes, ils les entraînent.

Il existe des oscillateurs faibles comme la veille et le sommeil, qui demandent 2 à 3 jours pour se resynchroniser, et des oscillateurs forts comme le rythme de la température ou du cortisol qui nécessitent respectivement 7 et 14 jours pour leur resynchronisation.

Les synchroniseurs les plus puissants chez l'homme sont de nature sociale (heures de travail, heure de repos) et écologique (lumière, obscurité). Ceux de nature sociale sont les plus puissants.

Dans l'espèce humaine, il existe des oscillateurs corticaux, sans doute plus prépondérants que les NSC, et qui, en tout cas, gouvernent les rythmes des performances des tâches complexes.

À noter que le *feed-back* hormonal n'intervient pas dans la genèse des rythmes mais seulement dans leur niveau d'expression.

Synthèse

En fonction des variations rythmiques, notamment circadiennes, de la biologie normale ou pathologique d'un organisme ou d'une ou plusieurs de ses fonctions, à une ou des sollicitations thérapeutiques, une adaptation temporelle permettra d'optimiser la réponse espérée.

C'est ainsi qu'au sein de la chronothérapie, nous parlerons de chronopathologie, de chrono-efficacité, de chronotolérance pour tendre vers la chrono-optimisation.

Auriculo-chrono-optimisation

La chrono-optimisation en auriculothérapie consiste soit à réussir à soigner les patients dans

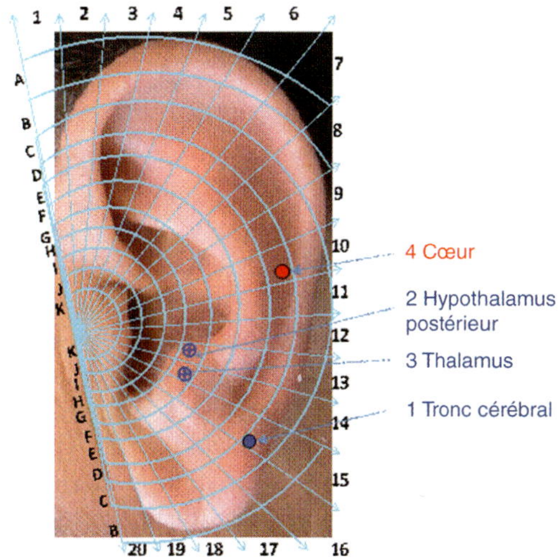

Figure 20.2. Chrono-optimisation dans le cas d'une coronaropathie.
Source : David Alimi.

les bornes optimales du nycthémère pour la pathologie concernée, soit à requêter le cerveau, via la cartographie auriculaire, en lui indiquant avant le traitement cible les structures impliquées dans les acrophases des systèmes concernés, de manière à syntoniser l'action thérapeutique avec leur chronobiologie.

Il est donc important de connaître les structures impliquées dans l'éveil (pathologies réagissant mieux le matin) et dans le sommeil (pathologies réagissant mieux le soir).

Neurophysiologie sommaire de l'éveil

Les neuromédiateurs des circuits de l'éveil sont essentiellement le glutamate et l'acétylcholine sécrétés par les noyaux bulbaires magnocellulaires, activant le thalamus qui déclenche l'éveil cortical, et l'histamine sécrétée par l'hypothalamus postérieur pour augmenter la sympathicotonie d'éveil.

Le maintien de l'éveil cortical est sous la dépendance de l'acétylcholine sécrétée par les noyaux de Meynert, la noradrénaline sécrétée par le locus coéruléus, ainsi que la sérotonine sécrétée par le noyau du raphé dorsal. Ces trois neuromédiateurs se combinent pour induire une stimulation corticale de vigilance.

Les structures concernées sont donc :

- le tronc cérébral pour l'acétylcholine, le glutamate, la noradrénaline et la sérotonine ;
- l'hypothalamus postérieur pour l'histamine ;
- le thalamus pour la stimulation corticale.

Toutes les pathologies du matin gagneront à être traitées en utilisant les points correspondants à ces structures, et en y ajoutant « le point maître effecteur » (épipoint maître de la pathologie), pour réentraîner leur chronobiologie. Par exemple, pour une coronaropathie dont le maximum de symptômes peut avoir lieu le matin, c'est cette auriculothérapie de chrono-optimisation que l'on fera bilatéralement une fois sur trois ou quatre (figure 20.2). Le traitement se fera sur le pavillon gauche en ce qui concerne le *drive* chronobiologique.

Neurophysiologie sommaire du sommeil

Le neuromédiateur principal du sommeil est la sérotonine, sécrétée par les noyaux du raphé magnus, qui incite les noyaux ventro-latéro-postérieurs de l'hypothalamus antérieur à sécréter le GABA (*gamma-aminobutyric acid* ou acide gamma aminobutyrique), qui à son tour inhibe la sympathicotonie d'éveil maintenue par l'hypothalamus postérieur. Les neurones thalamiques induisent alors le décrochage de l'éveil cortical.

Les structures concernées dans le sommeil sont donc :

- le raphé pour la 5-hydroxy-tryptamine (sérotonine) ;
- l'hypothalamus antérieur (HA) pour le GABA ;
- le thalamus pour le décrochage de l'éveil cortical.

Toutes les pathologies du soir gagneront à être traitées en utilisant ces structures et en y ajoutant « le point maître effecteur », pour réentraîner leur chronobiologie. Le traitement se fera sur le pavillon droit en ce qui concerne le *drive* chronobiologique.

Notion de chronothérapie appliquée à l'auriculothérapie

Dans toutes les indications qui suivent, le traitement est fait en général bilatéralement, en commençant du côté de la latéralité :

- chrono-optimisation en cardio-angiologie pour l'hypertension artérielle (HTA) et l'angor pectoris, traiter le matin donne les meilleurs résultats ;
- chrono-optimisation en endocrinologie pour toutes les indications d'une corticostimulation, les meilleurs résultats sont obtenus avec les traitements faits le matin ;
- chrono-optimisation en métabolisme–nutrition pour le diabète de type 2 et la surcharge pondérale, l'idéal serait de traiter avant le repas principal ;
- chrono-optimisation en neurologie surtout pour l'antalgie, traiter le matin donne les meilleurs résultats ;
- chrono-optimisation en pneumologie dans les bronchopathies chroniques et l'asthme, traiter le matin donne les meilleurs résultats ;
- chrono-optimisation en gastro-entérologie dans les gastrites, les ulcères gastriques et duodénaux, les traitements faits avant le repas du soir ou au coucher obtiennent les meilleurs scores ;
- chrono-optimisation en allergologie : les traitements ont un maximum d'efficacité lorsqu'ils sont effectués le soir, pour les rhinites allergiques notamment ;
- chrono-optimisation en rhumatologie pour les traitements anti-inflammatoires : si la douleur et la raideur prédominent le soir, il faut traiter le matin et inversement. Il faut cependant savoir que la meilleure tolérance est constatée avec les traitements effectués le soir.

Chapitre 21

Auriculothérapie en dermatologie

Qu'est-ce que la peau ?

Généralités

La peau est notre organe sensoriel à la fois le plus développé (capable de percevoir la pointe d'un objet dont la surface n'excède pas 0,006 × 0,04 mm) et le plus vulnérable, du fait de sa prise directe avec le milieu extérieur. Elle est une interface réticulée en constante interaction avec notre soma, nos viscères, notre immunité, notre psyché et enregistre en permanence tous les paramètres de nos mouvements. De ce fait, elle mérite toutes les appellations que l'on a pu lui donner : cerveau étalé, miroir de l'âme, interface immunitaire, médiateur relationnel, subconscient amoureux, tandem limbique, etc. Toutes ces fonctions sont nobles et occupent un niveau élevé dans la gestion de la complexité homéostasique de notre organisme.

Le corollaire en est qu'elle est plus ou moins facilement le siège de dermatoses que nous qualifierons de sortie, extrusives, ou d'entrée, intrusives.

Cette enveloppe du corps, solidement amarrée au squelette et en continuité avec les muqueuses, est notre plus gros organe : de masse 5 à 7 kg et de surface d'environ 2 m^2, elle comporte pas moins de 6 millions de cellules/cm^2 qui se délestent chaque jour de près de 50 millions de cellules. Elle se compose de 70 % d'eau, de 27 % de protéines, de 2 % de lipides et de près de 1 % d'oligo-éléments. Son épaisseur est variable : de 0,5 mm aux paupières, mamelons, pavillons auriculaires, à 2,5 mm en moyenne aux membres, au thorax et aux paumes, et jusqu'à 4 à 5 mm à la plante des pieds.

Sa température est comprise entre 32 et 36 °C, les oreilles, les doigts et les orteils étant les plus froids.

La peau détermine l'identité autopersonnelle de chacun avec les empreintes digitales (dermatoglyphes).

Un de ses rôles est la transmission des informations fondamentales au système nerveux central, tant des stimuli extérieurs (extéroception) que des stimuli intérieurs proprioceptifs, via les mesures des étirements par les fuseaux neuromusculaires et via les mesures de forces par les organes musculo-tendineux de Golgi, et intéroceptifs, via les douleurs référées (zones de Jarricot).

La thermorégulation n'est pas en reste : la peau, par l'intermédiaire de ses complexes neurovasculaires, envoie des alarmes vers les centres cérébraux, notamment vers l'hypothalamus antérieur pour qu'il modifie son point de consigne et qu'il module ainsi le niveau thermique de fonctionnement des glandes endocrines, via T3 et T4. Ceci enclenche les fonctions de régulation thermique périphérique de sudation et d'évaporation.

Ceci permet de bien comprendre ces interactions permanentes entre la peau et notre environnement et également que le terrain sur lequel évolue une dermatose est important : par exemple, un terrain atopique, souvent familial, verra se développer les eczémas constitutionnels ; les psoriasis, lichen, pelade et vitiligo surviendront plus volontiers dans un contexte neuroaffectif perturbé ; d'autres dermatoses peuvent venir révéler des affections organiques évolutives (diabète : micro-angiopathie diabétique, cancer profond : acanthosis nigricans, Durhing-Brocq, etc.).

Histocytologie sommaire

Quatre régions se superposent de la surface à la profondeur : l'épiderme, la jonction dermo-épidermique, le derme et l'hypoderme.

L'épiderme, comme tout épithélium, n'est pas vascularisé : il est nourri par imbibition par les réseaux capillaires des papilles dermiques. Il est multistratifié, kératinisant et composé de quatre types cellulaires :

- les kératinocytes représentant 80 % des cellules épidermiques, d'origine ectoblastique, répartis en quatre couches dont la migration de la profondeur (couche basale) à la surface (couche cornée) se fait en 3 à 4 semaines. Ils assurent trois rôles : la cohésion épidermique, la barrière entre les milieux extérieur et intérieur et la protection des radiations lumineuses ;
- les mélanocytes provenant des crêtes neurales se trouvent dans la couche basale de l'épiderme et jouent un rôle essentiel dans la synthèse de la mélanine, qui donne la carnation de notre peau. Ils ont également un rôle photoprotecteur. Leur densité est plus importante au niveau du visage (2000/mm^2) ;
- les cellules de Langerhans (Paul Langerhans) représentant 3 à 8 % des cellules épidermiques sont des cellules dendritiques présentatrices d'antigènes aux lymphocytes T, transépithéliales. Produites au niveau des organes hématopoïétiques, elles migrent vers l'épiderme pour capturer les antigènes, puis voyagent dans le système lymphatique pour parvenir aux ganglions lymphatiques où elles présentent ces antigènes aux lymphocytes T CD4 ;
- les cellules de Merkel sont des cellules neuro-épithéliales dérivant des cellules souches de l'épiderme fœtal. Elles sont situées entre les kératinocytes basaux, au contact d'une terminaison nerveuse, sur lesquelles elles ont, ainsi que sur les annexes cutanées, une fonction inductive et trophique. Elles peuvent être regroupées en amas pour former les dômes de Igoo à fonction amplificatrice.

La jonction dermo-épidermique est un complexe d'ancrage entre épiderme et derme et se prolonge sans solution de continuité autour des annexes cutanées (glandes sudoripares eccrines et apocrines, glandes sébacées, phanères).

Le derme et l'hypoderme sont faits de tissus conjonctifs nourris par un riche réseau capillaire contrôlé par les fibres amyéliniques du système sympathique et fortement innervés (par les capteurs des voies myélinisées ou non des sensibilités : terminaisons nerveuses libres, complexes de Merkel, corpuscules de Meissner, de Krause, de Ruffini et de Vater-Pacini pour la pression dans l'hypoderme). Ils ont une origine mésoblastique intra-embryonnaire, sans limite franche entre eux, formant une entité anatomofonctionnelle. Ils sont parcourus de tissus élastiques, de fibres collagènes et de réticuline, noyant des cellules fibroblastiques, des adipocytes, des mastocytes, des macrophages, des cellules dendritiques ainsi que des cellules hématopoïétiques (plasmocytes, lymphocytes, granulocytes).

L'ensemble est charpenté par du tissu musculaire lisse pour les muscles érecteurs des poils et strié pour les muscles peauciers au niveau du visage. Il n'y a pas d'hypoderme au niveau des paupières, des oreilles et des organes génitaux masculins.

Relations organo-bio-fonctionnelles

La peau est étroitement reliée au squelette par des brides fibreuses résistantes et collée au crâne par du conjonctif adhérent au périoste (galéa), alors qu'elle est très mobile sur certaines régions grâce à un tissu de glissement sous-cutané. Elle reçoit orthogonalement les messages informatifs des plans profonds, en provenance de nos 600 muscles et de nos viscères, jouant un rôle d'alarme de premier plan, bien illustré par la technique clinique du palper rouler d'Henri Jarricot, et expliquant les correspondances projectives viscères–peau de Head.

La peau participe aux contrôles de nos postures dont les raideurs sont analysées par les fuseaux musculaires (capteurs d'étirement) et les organes de Golgi (capteurs de force), et dont les angulations sont enregistrées par les capteurs de Ruffini, tandis que les fins de course sont indiquées par les tendons.

La peau assure la thermorégulation par la fabrication et l'élimination de la sueur, pouvant aller jusqu'à 12 L/jour. Elle effectue des fonctions métaboliques de premier plan en transformant le cholestérol en vitamine D sous l'action des rayons ultraviolets (UV), et en participant à l'excrétion des déchets azotés, de l'eau et du sel.

La peau engage pas moins de deux types de cellules présentatrices d'antigènes ou CPA (les cellules de Langerhans dans l'épiderme et les cellules dendritiques dans le derme) pour son implication immunitaire.

Ces fonctions de premier plan d'équilibre thermique, d'équilibre vasculaire, d'équilibre métabolique, associées à celles de la cicatrisation, de la trophicité, de l'immunité fondent le concept de « psycho-neuro-immuno-dermatologie » élaboré par le professeur Laurent Misery au centre hospitalo-universitaire de Brest en 1997. Elles expliquent que 30 à 50 % de la population est atteinte de maladie de peau chronique.

Auriculothérapie

Acné

Il s'agit d'une maladie inflammatoire du follicule pilosébacé, engendrant des comédons, des papules et des pustules, devenant des nodules inflammatoires puis des kystes superficiels remplis de pus. Hormones, kératinisation, sébum et bactéries interagissent dans cette suite.

Physiopathologie sommaire

Débutant souvent à la puberté (augmentation de l'activité androgénique), la lésion initiale est une hyperkératose intrafolliculaire qui occlut le follicule pilosébacé et forme un comédon rempli de sébum, de kératine et de micro-organismes. Ces derniers, notamment *Propionibactérium acnes*, avec leurs lipases, cassent les chaînes de triglycérides du sébum et libèrent des acides gras libres.

Le follicule forme un kyste, qui se dilate, se rompt et libère les acides gras libres (AGL) dans les tissus, ce qui induit une réaction inflammatoire avec abcédation. L'acné est donc une maladie des follicules pileux et des glandes sébacées. À ce titre, elle intéresse les sept couches histologiques constituant le derme et l'épiderme. L'auriculothérapie est fondée sur cette physiopathologie.

Auriculothérapie de base

Bilatérale, débutant du côté opposé à la latéralité (figure 21.1) :

- Point oméga ;
- point génital (PG) ;
- V1 et/ou V2 et/ou V3, en fonction de la localisation ;
- point maître réticulaire (PMR) : si thorax atteint ;
- foie/voies biliaires (F/Vb) : carrefour des graisses.

Sept traitements successifs sont nécessaires, espacés d'un mois, conformément à la physiopathologie : la naissance des lésions acnéiques a lieu au niveau de la septième couche cutanée (dermique, réticulaire), puis atteint progressivement la surface de la septième à la première couche (épidermique, cornée).

Adaptation thérapeutique

Bilatérale, commençant du côté opposé à la latéralité :

- si stress :
  - point oméga,
  - PMR,
  - F/Vb,
  - Cosmonaute ;
- si amélioration après exposition au soleil, puis recrudescence (le soleil est un faux ami : la montée de mélanine provoque un blocage temporaire des ascensions acnéiques, puis une reprise accélérée de la sortie des lésions) :
  - point oméga,
  - PMR,
  - Hypophyse (meilleure syntonisation de la *melanine stimulating hormone* ou MSH) ;
- si l'alimentation est suspectée :
  - point oméga,
  - PMR,
  - F/Vb et Pancréas ;

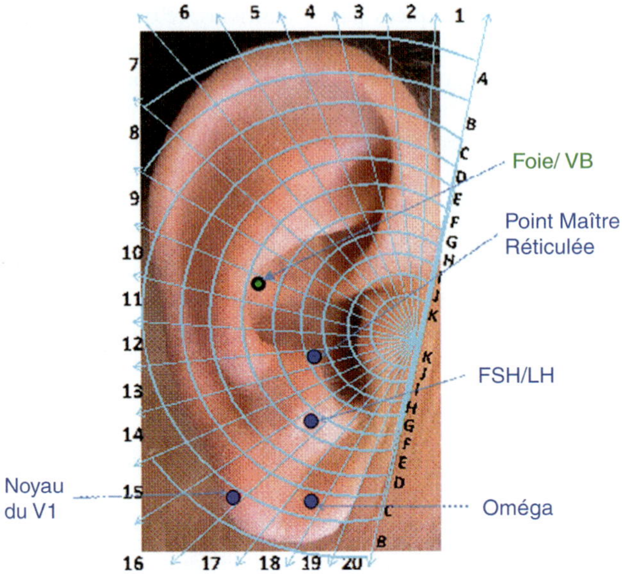

Figure 21.1. Auriculothérapie de base de l'acné.
Source : David Alimi.

- si un facteur menstruel est suspecté :
  - point oméga,
  - PMR,
  - PG.

Alopécie

Physiopathologie sommaire

Il s'agit d'une perte totale ou partielle des cheveux qui peut être due à l'âge, à des facteurs génétiques, ou être secondaire à une affection locale et générale. La dermite séborrhéique et le psoriasis du cuir chevelu sont rarement la cause d'alopécie.

On distingue l'alopécie non cicatricielle (sans phénomènes atrophiques ni remaniements cicatriciels) et l'alopécie cicatricielle (secondaire aux réparations tissulaires).

Les alopécies non cicatricielles comprennent la calvitie hippocratique, fréquente, familiale, qui nécessite la présence d'androgènes. Elle débute sur les régions latéro-frontales ou sur le vertex. Elle atteint les hommes et peut débuter à l'adolescence. La calvitie de la femme n'est pas rare, et exceptionnellement totale.

L'alopécie toxique est en général temporaire. Elle peut survenir 3 ou 4 mois après une maladie grave, souvent fébrile. Elle est possible dans le myxœdème, l'hypopituitarisme, une syphilis récente, les suites d'une grossesse, lors de la prise de certains cytotoxiques, de thallium et de doses excessives de vitamine A.

La pelade est une perte totale de cheveux, circonscrite. La barbe peut être concernée. On peut constater la présence d'anticorps antithyroglobuline, antithyroïdiens et antisurrénaliens.

La trichotillomanie est un trouble névrotique qui peut, dans les cas graves, donner une alopécie, avec cheveux de longueur différente.

Nous ne traiterons ici que des alopécies non cicatricielles.

Auriculothérapie de l'alopécie androgénétique

Bilatéralement, en commençant du côté de la latéralité :

- point oméga : les cheveux et les phanères sont d'origine ectodermique ;

- Plexus cervical superficiel (PCS) : zone postérieure d'innervation du cuir chevelu ;
- V1 : zone antérieure d'innervation du cuir chevelu ;
- point de synthèse (PS) : synthèse pilaire (les cheveux sont fait de kératine qui est une protéine fibreuse).

Ne pas piquer Hypophyse, Corticosurrénales, PG : risque de stimulation de la sécrétion d'androgènes.

Auriculothérapie de l'alopécie toxique

Bilatéralement, en commençant du côté de la latéralité :

- point oméga ;
- PCS ;
- V1 ;
- Hypophyse : pour susciter la sécrétion de *corticotropin-releasing factor* (CRF) afin d'augmenter la cortisolémie.

Il faut, bien sûr que cesse l'intoxication.

Si le stress est responsable (figure 21.2) :

- triade de relaxe ;
- Corticosurrénales.

À la ménopause :

- ligne des omégas (aider au rééquilibrage de l'homéostasie) ;
- PS, en l'absence de contre-indication, sinon Plexus thyroïdien ;
- Cosmonaute ;
- *folliculo-stimulating hormone/luteinizing hormone* (FSH/LH).

Eczémas

Physiopathologie sommaire

Ils font partie des dermatites. Il s'agit d'inflammation cutanée, superficielle, avec survenue de vésicules en phase aiguë. Il survient un érythème, un œdème, un suintement et des croûtes, puis une desquamation et un prurit. Les grattages ou frottements entraînent une lichénification (épaississement de la peau).

On distingue les eczémas de contact souvent de nature allergique, les eczémas atopiques avec antécédent d'allergie (rhume des foins, asthme), les eczémas séborrhéiques, où existent des facteurs génétiques (ils atteignent le cuir chevelu, le visage et le sternum).

Les eczémas nummulaires prennent eux, souvent, une forme de pièce de monnaie et ils sont prurigineux.

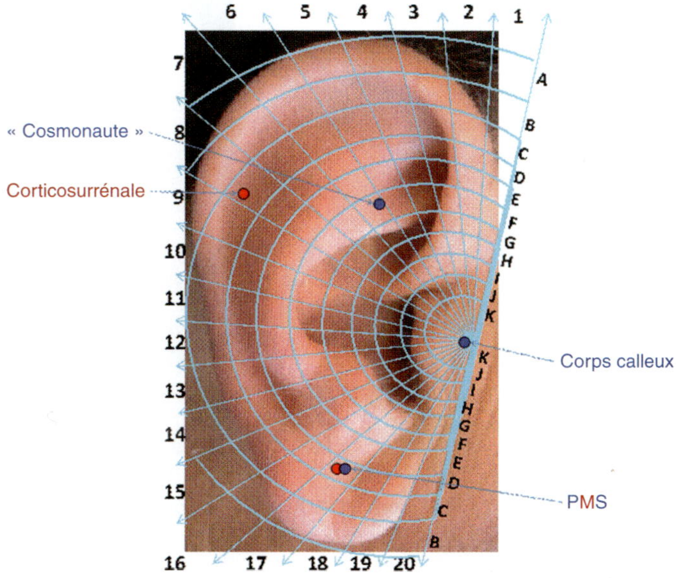

Figure 21.2. Auriculothérapie de l'alopécie toxique, stress-dépendant.
Source : David Alimi.

Aide auriculothérapeutique de base

Bilatéralement, en commençant du côté opposé à la latéralité :

- point oméga ;
- PMR ;
- adrénocorticotropine hypophysaire (ACTH) pour susciter une anti-inflammation.

Personnalisation

- Eczémas atopiques (figures 21.3 et 21.4) :
  - point oméga ;
  - PMR ;
  - Corticosurrénales.
- Eczémas séborrhéiques :
  - point oméga ;
  - PMR ;
  - Hypothalamus antérieur (HA) : gestion du métabolisme des graisses ;
  - V2 et/ou PCS.
- Eczémas nummulaires :
  - point oméga ;
  - Cosmonaute ;
  - point d'organe.

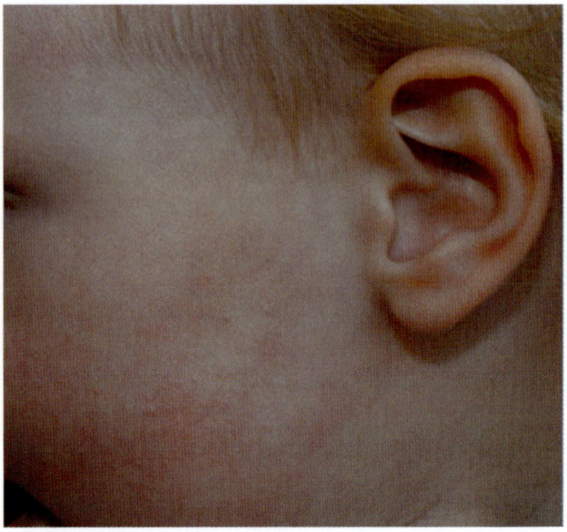

Figure 21.3. Eczéma atopique.
Source : David Alimi.

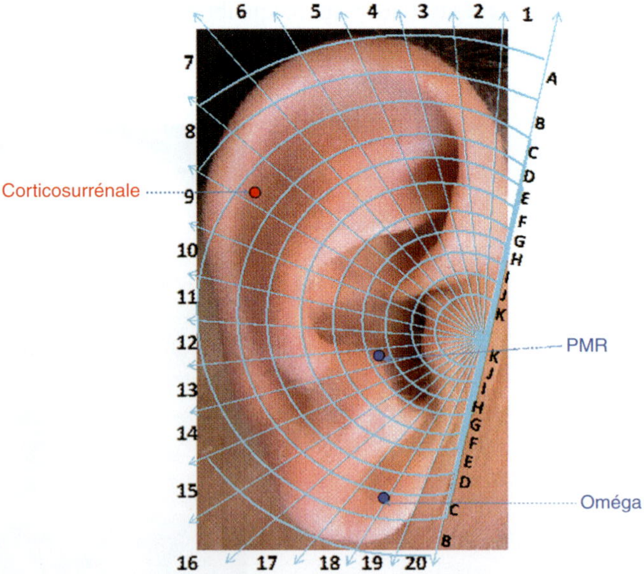

Figure 21.4. Auriculothérapie de l'eczéma atopique.
Source : David Alimi.

Chapitre 22

Auriculothérapie en endocrinologie

Généralités

Le système endocrinien (*endo* : à l'intérieur et *krinein*: sécréter) constitue un des deux grands systèmes de communication de l'organisme, l'autre étant le système nerveux.

Son rôle est essentiel lors du développement pour la réalisation de certaines grandes fonctions physiologiques et de l'homéostasie (c'est-à-dire le maintien relativement constant du milieu intérieur).

Le système endocrinien (SE) se compose d'organes sécréteurs « les glandes endocrines » qui synthétisent et libèrent dans l'organisme des hormones. Ces dernières sont des messagers chimiques véhiculés par le sang jusqu'à des cellules sur lesquelles les hormones agissent.

On qualifie en général les cellules et organes sensibles aux hormones, de cellules ou d'organes cibles.

Goitre euthyroïdien

Physiopathologie sommaire

Il s'agit d'une augmentation de volume de la thyroïde liée à une diminution de la production des hormones thyroïdiennes, sans hypothyroïdie clinique. Ce goitre peut être endémique, colloïde dû à une carence alimentaire en iode. On peut aussi le voir à la puberté, pendant la grossesse ou à la ménopause. Le stress chez certains sujets limbiques un peu introvertis peut aussi en être responsable.

L'ingestion exagérée de goitrogènes (notamment les navets), qui contiennent des antithyroïdiens semblables au thiouracile, peut favoriser ce type de goitre. Enfin, certains médicaments comme l'acide aminosalicylique, les sulfonylurées, le lithium, l'iode à forte dose, peuvent bloquer la synthèse des hormones thyroïdiennes.

C'est l'augmentation compensatrice de la *thyroid stimuling hormon* (TSH) qui entraîne la formation du goitre. Ce dernier est cliniquement souple, symétrique, mais à l'évolution, des nodules et des kystes peuvent apparaître du fait de la sur-stimulation chronique.

La scintigraphie est normale et les hormones T4 et T3 libres sont normales.

Auriculothérapie

Elle aide à la réduction du goitre.

Bilatéralement, en commençant du côté de la latéralité (figure 22.1) :

- Thyroïde : pour syntoniser le *feed-back*;
- Hypophyse : aussi pour la syntonisation du *feed-back*;
- Hypothalamus postérieur (HP) : proche du mésencéphale qui sécrète la *growth hormone-releasing inhibiting hormone* (GH-RIH), qui inhibe la réponse en TSH engendrée par la *thyroid inhibiting hormone* (TRH) ;
- Rhinencéphale : cristallisation du stress sur le système limbique (SL) qui pilote le système nerveux végétatif (SNV) et le système hormonal.

Adaptation thérapeutique

- Si le stress est prédominant :
  - triade de relaxe ;
  - Thyroïde.
- S'il existe une endémie géographique :
  - Thyroïde ;
  - Météoropathologie ;
  - Oméga 1.

L'auriculothérapie médicale

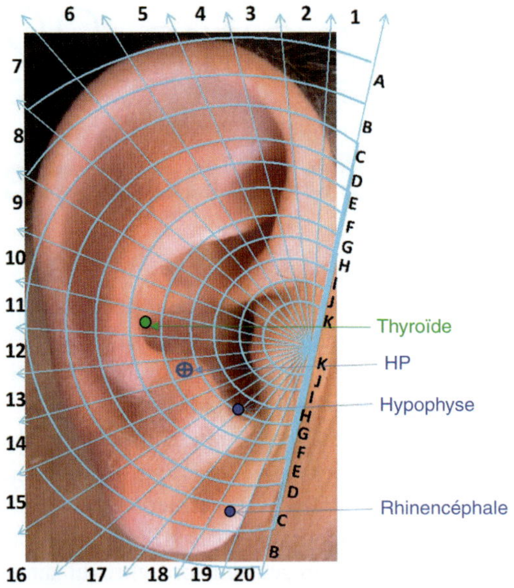

Figure 22.1. Auriculothérapie d'aide dans le goitre euthyroïdien.
Source : David Alimi.

- Si un facteur familial est évident : ligne des omégas (Oméga 1, Oméga, Oméga 2).

Troubles du métabolisme des hydrates de carbone

Diabète sucré

Il entraîne une hyperglycémie, conséquence d'une hypo-insulinémie ou d'une insuffisance de de l'efficacité de l'insuline. Le diabète sucré est associé à des risques d'acidocétose diabétique ou de coma hyperglycémique, hyperosmolaire, non cétosique, et à des complications tardives telles que rétinopathie, néphropathie, artériosclérose coronarienne et périphérique, et neuropathies périphériques et végétatives.

Le diabète sucré a de nombreuses origines, qui peuvent être génétiques, environnementales ou physiopathologiques.

Le diabète insulino-dépendant (DID), dit de type I, se retrouve dans 10 à 15 % des cas de diabète sucré. Il se caractérise par une hyperglycémie et une tendance à l'acidocétose, il se développe et prédomine avant l'âge de 30 ans. Un sous-groupe de ces patients présente des anticorps sériques détectables, associés à leur phénotype spécifique *human leucocyte antigen* ou HLA (dont les gènes sont situés sur le chromosome 6), dirigés contre les cellules insulaires, dans 80 % des cas au moment du diagnostic. Chez ces patients, le DID est le résultat d'une destruction génétiquement programmée à médiation immune de plus de 90 % des cellules β sécrétant l'insuline, sans atteinte des cellules α sécrétant le glucagon.

Le diabète sucré non insulino-dépendant, dit de type II, détermine cliniquement une hyperglycémie sans tendance à l'acidocétose. Certains accès peuvent provoquer un coma hyperglycémique hyperosmolaire non cétosique.

Il est habituellement diagnostiqué après 30 ans et fréquemment associé à l'obésité. Les facteurs génétiques semblent être les facteurs déterminants de son développement (> 90 % des jumeaux monozygotes).

Signalons que d'autres types de diabètes sucrés beaucoup plus rares existent.

Auriculothérapie de base

L'auriculothérapie peut aider à la gestion de cette maladie métabolique.

Piquer bilatéralement, en commençant du côté de la latéralité (figure 22.2) :

- Oméga 2, Oméga 1 et Oméga parce que tous les tissus sont touchés ;
- Pancréas à gauche (sensitif et moteur) pour optimiser la réponse insulinique ;
- Foie/voies biliaires (F/Vb) à droite (sensitif et moteur) pour aider à une meilleure synchronisation de la néoglucogenèse et de la glycolyse hépatiques.

Personnalisation thérapeutique

Toujours bilatéralement, en commençant du côté de la latéralité :

- si le stress est un facteur de poussées hyperglycémiques, il faut piquer bilatéralement les points dits du « cosmonaute » ;
- s'il existe une plaie ou des complications trophiques, dans le cas d'un diabète de type II, on peut piquer bilatéralement les « points de synthèse », en l'absence de contre-indication ; si cette dernière existe, faire alors Plexus

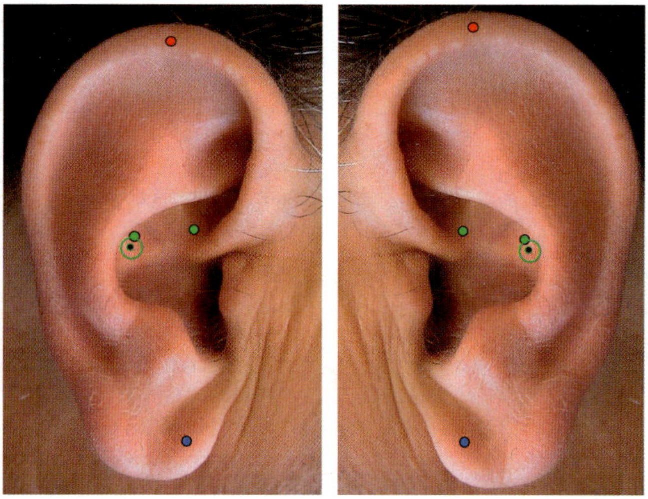

Figure 22.2. Auriculothérapie d'aide dans le cas d'un diabète sucré.
Source : David Alimi.

thymique, en remplacement du « point de synthèse ». Ce dernier est formellement contre-indiqué en cas de diabète de type I ;
- en cas de diabète de type II (s'abstenir s'il s'agit d'un diabète de type I) et en l'absence de contre-indication, faire alors Plexus thymique ;
- s'il existe une surcharge pondérale, il faut ajouter des deux côtés :
  - la commissure blanche postérieure (qui réalise la jonction des afférences mésencéphaliques et du système limbique, via la commissure habénulaire, permettant ainsi l'optimisation du comportement aux conditions existentielles, y compris celles du comportement alimentaire),
  - l'aire temporale (qui abrite l'insula de Reil réglant le comportement pour les préférences alimentaires, notamment sucrées).

Hypoglycémie

Physiopathologie sommaire

Syndrome caractérisé par des symptômes dus à une stimulation du système nerveux sympathique ou à un dysfonctionnement du système nerveux central (SNC) provoqués par une glycémie anormalement basse. Le glucose plasmatique est le combustible métabolique principal du cerveau, parce que :
- la barrière hémato-encéphalique le protège contre l'exposition aux acides gras libres (AGL) liés aux albumines plasmatiques ;
- la vitesse du transport des cétones vers le cerveau est insuffisante pour contribuer à ses besoins énergétiques sauf dans le cas de jeûne prolongé où les taux des corps cétoniques sont augmentés de façon importante.

La régulation de la glycémie permet d'assurer normalement un taux idéal pour le rythme le plus adéquat de transport du glucose dans le cerveau.

L'utilisation du glucose par le cerveau n'est pas régulée par l'insuline. Ce sont les centres du SNC qui contrôlent les taux plasmatiques du glucose. Ils réagissent rapidement à un déficit potentiel en augmentant l'activité du système adrénergique, avec libération d'adrénaline à partir de la médullo-surrénale, et de façon retardée en augmentant la sécrétion de *somatotrope hormone* (STH) et de cortisol.

En outre, l'hypoglycémie augmente la sécrétion du glucagon et diminue celle de l'insuline.

Ces réponses nerveuses et hormonales à l'hypoglycémie augmentent le débit du glucose hépatique et réduisent l'utilisation du glucose par les tissus non nerveux (en fournissant des taux

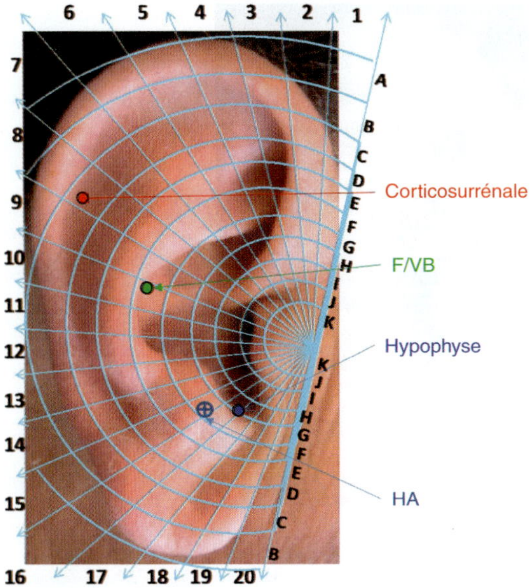

Figure 22.3. Auriculothérapie d'aide dans l'hypoglycémie à jeun.
Source : David Alimi.

augmentés de substrats alternatifs : acides gras libres et cétones).

Les déficits chroniques en ces hormones (glucagon, STH et cortisol) peuvent diminuer la réponse contre-régulatrice normale à l'hypoglycémie. Si le risque d'un déficit profond en glucose au niveau du SNC apparaît, l'activité des centres nerveux supérieurs diminue afin de réduire les besoins énergétiques du cerveau.

La libération du glucose hépatique est la source majeure du glucose plasmatique, en période de post-absorption. Au cours d'un jeûne de courte durée (12 h), la glycogénolyse est la source principale du glucose libéré par le foie ; au-delà, la néoglucogenèse assure la libération du glucose hépatique.

Les syndromes hypoglycémiques sont soit :

- induits par les médicaments (le plus fréquent) ;
- non induits par les médicaments.

Nous ne considérerons que ces derniers qui sont classés :

- en hypoglycémie à jeun avec des manifestations du SNC (confusion, comportement inapproprié, troubles visuels, stupeur, coma et convulsion) ;
- hypoglycémie réactive avec des symptômes adrénergiques provoqués par un repas (transpiration, nervosité, tremblements, évanouissements, palpitations, faim) et attribués à la libération d'adrénaline.

Auriculothérapie de base

L'auriculothérapie propose une aide non négligeable.

- Dans les hypoglycémies à jeun (figure 22.3) :
  - Hypothalamus antérieur (HA) qui module la sécrétion de *growth hormone-releasing hormone* (GH-RH) ;
  - ou Hypophyse qui sécrète la STH ;
  - Corticosurrénales qui sécrètent le cortisol ;
  - F/Vb pour stimuler la glycogénolyse.
- Dans les hypoglycémies réactives :
  - Pancréas (à gauche) pour la sécrétion de glucagon ;
  - Médullo-surrénales pour limiter la sécrétion d'adrénaline.

Obésité

Physiopathologie sommaire

La définition en est l'accumulation excessive de tissu adipeux. D'après l'*International Obesity Task Force*, la masse corporelle s'apprécie par l'indice de masse corporelle (IMC) qui est égal au poids (en kg) sur la taille (en mètre) au carré.

Un individu est considéré comme ayant un poids normal pour un IMC compris entre 18,5 et 24,9, en surpoids pour un IMC compris entre 25 et 29,9 et obèse pour un IMC supérieur à 30.

Le poids est régulé physiologiquement et on estime que c'est l'élévation du niveau de régulation ou point de réglage (ou de consigne) hypothalamique qui est la cause de l'obésité.

Les opiacés endogènes stimulent l'appétit tandis que de nombreuses hormones digestives (cholécystokinine, neurotensine, bombazine, substance P) induisent la satiété.

On estime qu'il existe une hérédité polygénique aussi bien pour les minces que pour les gros. Les influences de l'environnement sont également fortes (dont le traitement). En fait, il y a une interaction entre ces deux facteurs.

Les facteurs sociaux (classe sociale, accès à la nourriture), endocriniens et métaboliques (hypercorticisme par exemple), psychologiques (troubles de l'image corporelle), les déviations du comportement alimentaire (boulimie, syndrome de polyphagie nocturne) impactent fortement les réglages physiologiques du poids.

Les facteurs liés à la croissance (obésité hypertrophique où une augmentation de taille des cellules adipeuse existe ou obésité hyperplasique où une augmentation du nombre de ces cellules existe – jusqu'à 5 fois plus de cellules adipeuses que les personnes de poids normal – ou obésité mixte) concourent, seuls ou associés, à la détermination de l'obésité.

Avec l'âge, il existe une tendance à l'accumulation de tissu adipeux : la prévalence de l'obésité double entre 20 et 55 ans. Enfin, l'hypoactivité physique (sédentarité) et certaines lésions hypothalamiques sont des causes également d'obésité.

Auriculothérapie de base

L'auriculothérapie permet d'aider ces patients.

Fondée sur l'analyse neurophysiopathologique, elle propose de piquer bilatéralement, en commençant du côté opposé à la latéralité :

- l'aire hypothalamique latérale et les noyaux dorso-médians (proches anatomiquement et reliés à l'hypothalamus antérieur) qui sont les centres initiateurs de la faim, et contrôlant la quantité de nourriture ingérée ;
- Oméga 1 : point maître de l'endoderme, il gère la sphère fonctionnelle viscérale trophotrope et est un des centres périphériques du maintien de l'homéostasie métabolique ;
- l'aire temporale où se logent l'amygdale, qui intervient dans le choix de la nourriture, et l'insula, qui intervient dans l'appréciation des aliments ;
- Rhinencéphale : gestion des états émotionnels et affectifs et des processus motivationnels.

Personnalisation thérapeutique

- Si l'anxiété, le stress existentiel génèrent un comportement polyphagique, l'association thérapeutique suivante donne de bons résultats (toujours bilatéralement en débutant du côté opposé à la latéralité) :
  - triade de relaxe ;
  - HA ;
  - Commissure blanche postérieure (voir plus haut).
- S'il existe un facteur hormonal, notamment ménopausique, il faut piquer :
  - HA ;
  - Oméga 1 ;
  - point génital (PG).
- S'il est constaté une obésité hydro-lipopexique, le traitement suivant sera effectué :
  - HA ;
  - Oméga 1 ;
  - Mésonéphros.
- Si l'*habitus* est de type « hypothyroïdien », un bon traitement consistera à piquer des deux côtés :
  - HA ;
  - Oméga 1 ;
  - Plexus thyroïdien.
- S'il n'est pas retrouvé de cause évidente :
  - HA en criblage avec deux aiguilles ;
  - Raphé en criblage avec deux aiguilles semi-permanentes (ASP).

Maigreur

Physiopathologie sommaire

En pathologie, elle correspond à une hyperstimulation des centres de la satiété et à une inhibition de ceux de la faim. Les maigreurs constitutionnelles sont le plus souvent d'origine génétique (hypoplasie et hypotrophie adipocytaires). Elles répondent à une homéostasie métabolique euphysiologique, mais dont le niveau du point de consigne est réglé bas.

Les maigreurs acquises sont soit le reflet de maladies graves ou cachectisantes, avec perturbation de l'équilibre anabolisme–catabolisme, soit la conséquence de troubles du comportement alimentaire affectant l'entité esthétique, plastique et hédonique d'un individu.

Après correction et prise en charge des facteurs nutritionnels et comportementaux,

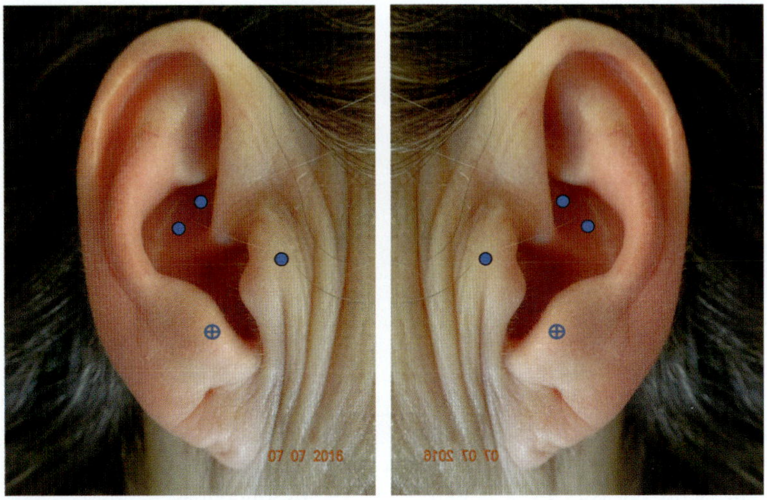

Figure 22.4. Auriculothérapie d'aide dans la maigreur.
Source : David Alimi.

l'auriculothérapie peut aider à la reprise pondérale (hormis les maigreurs constitutionnelles où, tout au plus, on pourra obtenir un meilleur équilibre métabolique).

Auriculothérapie de base

Cette auriculothérapie comportera, en commençant du côté opposé à la latéralité, la poncture bilatérale des points (figure 22.4) :

- HA proche de l'hypothalamus moyen, où se trouvent les noyaux ventro-médians qui gèrent la satiété ;
- Plexus coronaire stomachique pour aider à une meilleure gestion de la réplétion gastrique : souvent ces patients finissent par s'induire une capacité fonctionnelle gastrique réduite ;
- Plexus mésentérique supérieur pour aider à une meilleure assimilation intestinale ;
- Commissure blanche postérieure (voir plus haut).

Chapitre 23

Auriculothérapie en immunologie

J'ai demandé au docteur Christine Pailler, immunologue, de nous écrire quelques lignes pour nous dépeindre brièvement l'anatomie et la physiologie sommaires du système immunitaire (encadré 23.1). Amie et élève de longue date, je lui exprime tous mes remerciements pour ce travail.

Encadré 23.1

Anatomie et physiologie sommaires du système immunitaire

Docteur Christine Pailler

L'immunologie est l'étude et la description des facteurs et mécanismes responsables de l'immunité.

L'immunologie est un domaine en constante évolution, avec une intrication subtile entre neurologie, psychologie et immunologie. Du fait de ce lien, elle peut être aidée de façon significative par le traitement auriculothérapeutique.

Plus concrètement, l'immunologie est l'étude des mécanismes responsables de l'immunité (immunité de *munus*: charge et *immunitas* : dispense ou exemption de charge).

L'immunité est impliquée dans de nombreux mécanismes physiologiques et pathologiques (maladies infectieuses bien sûr, mais également allergologie cutanée, respiratoire…, maladies auto-immunes, cancérologie).

Le système immunitaire des mammifères a évolué depuis des centaines d'années, afin de protéger l'individu contre les agents pathogènes (initialement externes – parasites, bactéries et autres micro-organisme –, aujourd'hui mixte). Il est important de garder à l'esprit que sa capacité de reconnaître et distinguer les agresseurs est fondamentale à la survie.

Il consiste en quelques organes (dit lymphoïdes primaires et secondaires), une myriade de différents types cellulaires, chacun ayant une spécificité fonctionnelle, ainsi que des molécules sécrétées par ces cellules (cytokines) responsables de la modulation, des interactions et de la régulation de ce système.

Ces cellules et molécules interagissent spécifiquement avec des épitopes immunogènes présents sur les éléments exogènes, c'est-à-dire des antigènes.

Les mécanismes de reconnaissance sont les premières étapes qui aboutiront à la réponse immune ; ils déclenchent de multiples réactions ayant toute une série d'effets spécifiques chez l'hôte. Ils comprennent les voies par lesquelles s'installe la réaction inflammatoire, les mécanismes microbicides envers les agents pathogènes et la dégradation de ces composés toxiques.

Ce réseau cellulaire aboutit à la formation d'un vaste tissu d'interactions moléculaires spécifiques : la réponse immune. Une anomalie dans sa régulation peut empêcher la stimulation antigénique, entraînant ainsi un état de déficit immunitaire, une régulation défectueuse pouvant à l'opposé favoriser une réponse de l'hôte contre ses propres constituants, résultant alors en un processus auto-immun.

Quelques définitions

Antigène : substance douée de la propriété de provoquer une réponse immune (soit humorale, soit à médiation cellulaire). Terme initialement attribué à toute substance qui, lors de son introduction dans un organisme, se révélait susceptible d'y introduire l'apparition d'anticorps et réagir spécifiquement avec eux.

Anticorps : molécules glycoprotéiques capables de se combiner spécifiquement avec l'antigène ▷

ayant induit leur synthèse, et dont l'activité biologique (activation du complément notamment) résulte de cette combinaison spécifique. Les anticorps sont synthétisés et excrétés par les lymphocytes B après qu'ils se sont transformés en plasmocytes sous l'effet des stimulations exercées par l'antigène et par certains facteurs non spécifiques de coopération cellulaire. Élimination des antigènes : rôle physiologique d'immuno-compétence (IC), auto-anticorps qui participent activement à la tolérance et à l'élimination des auto-antigènes.

Cytokines : les cytokines sont des médiateurs solubles de la communication entre les cellules de l'organisme. Les interleukines sont les cytokines qui servent à la communication entre cellules immunes. Bien qu'elles soient sécrétées en réponse à une stimulation antigénique spécifique, elles n'ont intrinsèquement aucune spécificité antigénique : l'interleukine 2 (la reine des interleukines) sécrétée en réponse au virus de la grippe est la même que celle sécrétée en réponse au vaccin antitétanique.

Spécialisation des différents modes de réaction immune

Immunité naturelle : première ligne de défense, présentation des antigènes aux lymphocytes auxiliaires CD4.

Immunité humorale : défense contre les antigènes extracellulaires (bactéries, toxines, stade précoce de certaines infections virales).

Immunité à médiation cellulaire : défense contre les antigènes endogènes (virus, bactéries intracellulaires, cellules cancéreuses).

Organes lymphoïdes

- Primaires, là où se différencient les lymphocytes jusqu'au stade mature :
  - lymphocytes B : moelle hématopoïétique des os ;
  - lymphocytes T : thymus. Son rôle est majeur, il est le lieu où se forment et se différencient les lymphocytes T, après leur maturation. Ces derniers ont un rôle important dans la reconnaissance et le blocage des réactions auto-immunes.
- Secondaires : là où les lymphocytes matures vont entrer en contact avec l'antigène et où les interactions entre les différentes cellules immunitaires vont être favorisées pour permettre le développement des réponses (humorales ou à médiation cellulaire).

D'où vient l'antigène ?

- Des espaces interstitiels : récupération par la lymphe et « filtrage » par les ganglions lymphatiques.
- Du sang : filtrage dans la rate.
- Du tube digestif ou des voies respiratoires : filtrage dans les tissus lymphoïdes mucosaux (*mucosa-associated lymphoid tissue* ou MALT).

Que trouve-t-on dans les organes lymphoïdes secondaires ?

- Des lymphocytes T et B.
- Des cellules présentatrices d'antigènes (cellules dendritiques).
- Des cellules qui contribuent à l'architecture de l'organe et facilitent les interactions cellulaires (cellules du stroma).
- Des cellules folliculaires dendritiques.

Cellules de la réponse immunitaire

- Lymphocytes B : ce sont des producteurs d'immunoglobulines et de cellules auxiliaires de l'immunité, car ils possèdent pour la plupart des antigènes de classe II et peuvent capter l'antigène, le transformer en superantigène et le présenter aux lymphocytes T.
- Autres cellules auxilliaires de l'immunité :
  - cellules de Langerhans : 3 à 8 % des cellules de l'épiderme ;
  - cellules dendritiques : d'origine médullaire ;
  - autres : cellules endothéliales (expriment le *major histocompatibility complex* ou MHC classe II si stimulées, épithéliales, polynucléaires neutrophiles ou PNN).
- Lymphocytes T. particulièrement circulant (60 à 80 %), la plupart ont une demi-vie longue (plusieurs mois à plusieurs années) caractérisés par :
  - le *T cell receptor* ou TCR (CD3 + chaînes α et β, partie variable et constante) ;
  - des antigènes de différenciation (qui sont très nombreux et permettent la préparation de sérum antilymphocytaire ou SAL).
- Autres cellules de l'immunité : macrophages et monocytes. Les cellules du système inné reconnaissent les microbes par des récepteurs qui se lient aux motifs moléculaires associés

aux pathogènes (*pathogen associated molecular patterns* ou PAMP). Leur fonction peut se résumer en cinq points :

- captation (phagocytose) non spécifique de l'antigène ;
- destruction partielle de l'antigène et élaboration d'un « superantigène » ;
- présentation des déterminants antigéniques aux cellules logiquement immuno-compétentes ;
- élaboration de facteurs immuno-régulateurs non spécifiques ;
- conservation de l'antigène (réponse accrue ou tolérance).

À cette fin, les phagocytes mononucléées sont placés stratégiquement là ou ils rencontreront de telles particules (cellules de Kupffer du foie bordant les sinusoïdes que traversent le sang, les cellules synoviales de type A, les cellules dendritiques…).

Pour en savoir plus

Barnes PJ. Therapeutic strategies for allergic diseases. Nature 1999 ; 402 : B31-8.

Cookson W. The alliance of genes and environment in asthma and allergy. Nature 1999 ; 402 : B5-11.

Corry DB, Kheradmend F. Induction and regulation of the IgE response. Nature 1999 ; 402 : B18-23.

Holgate ST. The epidemic of allergy and asthma. Nature 1999 ; 402 : B2-4.

Holt PG, Macambas C, Stumbles PA, Sly PD. The role of allergy in the development of asthma. Nature 1999 ; 402 : B12-7.

Homberg JC. Immunologie médicale. Estem ; 2001, p. 71-117.

Mackay IR, Rosen FS. Allergy and allergic diseases. N Engl J Med 2001 ; 344.

Molina C. L'allergie à l'aube du troisième millénaire. John Libbey Eurotext ; 1997.

Physiopathologie sommaire

La biologie de l'immunologie relie étroitement cette dernière aux manifestations allergologiques et aux processus de défense contre les infections.

La vie « en bonne santé » n'est possible que si l'organisme humain est capable à chaque instant d'optimiser son homéostasie. Cette synchronisation complexe passe par la vigilance permanente du système immunitaire.

Deux classes différentes de cellules lymphocytaires réalisent deux types fondamentaux de réactions immunologiques.

D'une part, les lymphocytes B sont responsables de l'immunité humorale, en produisant des anticorps ou immunoglobulines, qui détruisent directement les antigènes (molécules étrangères, virus, bactéries) ou favorisent leur destruction par d'autres cellules.

D'autre part, les lymphocytes T assurent l'immunité à médiation cellulaire. Ces cellules attaquent directement des antigènes variés et se comportent comme des cellules « tueuses ». Le rejet de greffes d'organes, la lutte contre les substances pouvant provoquer des tumeurs, les interactions avec les lymphocytes B font partie de leurs actions. Enfin, deux catégories de lymphocytes T complètent la panoplie immunologique : les lymphocytes T *helper* (auxiliaires) qui amplifient les réponses des anticorps et les lymphocytes T suppresseurs qui suppriment les réactions humorales. Ces cellules sont formées dans la moelle osseuse, le thymus, la rate et les ganglions lymphatiques.

Corrélations biologiques entre immunité, infection et allergie

Le rôle majeur du système immunitaire est de maintenir le concept du Soi et d'éliminer ce qui est non-Soi. Ainsi le système immunitaire élimine les micro-organismes, les néoplasies et les greffes.

Cette capacité est déterminée par les produits du complexe majeur d'histocompatibilité ou CMH (groupes *human leucocyte antigen* ou HLA) dont les gènes sont situés sur le chromosome 6.

Le développement et le maintien des tissus sains font intervenir l'apoptose. Ce programme de régulation de la mort cellulaire permet d'éliminer les cellules devenues inutiles ou lésées par le stress, les rayonnements ou l'oxydation. De nombreuses pathologies résultent de la dysrégulation de l'apoptose (sous la dépendance de l'activation des gènes *JNK*) : promotion des cancers, maladies auto-immunes et immunodéficitaires, maladies neurodégénératives, etc.

Chaque cellule porte en elle le mécanisme génétique de sa destruction. Par exemple, en quelques semaines, les cellules de la peau situées entre les doigts de l'embryon meurent pour sculpter la forme des mains, sans cette mort cellulaire programmée, l'homme posséderait des mains palmées. Autre exemple : seuls survivent les neurones qui ont réussi à établir des liaisons synaptiques, les autres périssent, c'est ainsi qu'à la fin de l'adolescence, l'homme a perdu la moitié de ses neurones.

L'injection de *nerve growth factor* (NGF) dans de jeunes neurones (neuroblastes), sectionnés et mis en culture, protège ces cellules de la mort pendant plusieurs jours. Elle les incite même à poursuivre leur croissance : les neuroblastes continuent de tisser le réseau de fibres qui, dans l'organisme, leur permettrait de communiquer avec d'autres cellules.

En auriculothérapie, on peut concevoir une aide thérapeutique pour les patients victimes de ces pathologies. En effet, nous venons de voir que le stress, la synthèse protéique et les cellules sanguines circulantes sont les acteurs principaux en immuno-allergologie et infectiologie.

Auriculothérapie de base

Bilatéralement, en commençant du côté opposé à la latéralité (figure 23.1) :

- Oméga 2 : les cellules sanguines sont issues du mésoderme ;
- Corticosurrénale pour diminuer les réactions au stress ;
- point de synthèse (PS) pour aider à la régulation protéique, en l'absence de contre-indication, sinon : Plexus thymique ;

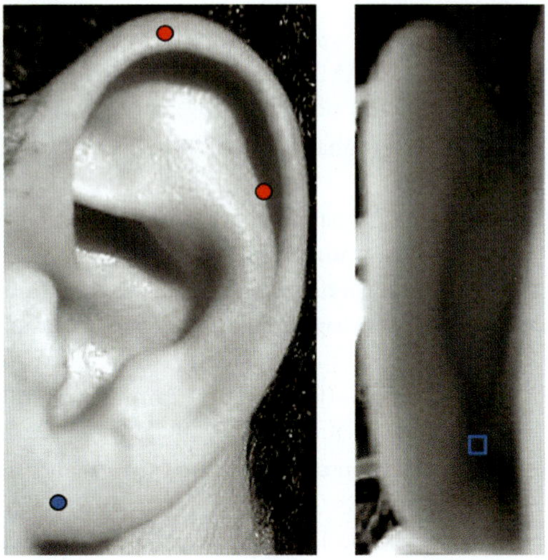

Figure 23.1. Auriculothérapie de base de stimulation immunitaire.
Source : David Alimi.

- Rhinencéphale pour diminuer l'angoisse du stress.

Adaptations thérapeutiques

Bilatéralement, en commençant du côté opposé à la latéralité :

- lorsqu'il s'agit d'une pathologie touchant les trois tissus (eczéma, entérite, polyarthrite rhumatoïde ou PR par exemple) :
  - Oméga 2,
  - Oméga 1,
  - Oméga,
  - PS (en l'absence de contre-indication, sinon Plexus thymique) ;
- si le stress est prédominant :
  - triade de relaxe,
  - Corticosurrénales,
- s'il s'agit d'infections urinaires à répétition, notamment chez la femme, avec une exploration de l'arbre urinaire négative (femme jeune ou âgée) (figure 23.2) :
  - Corticosurrénales,
  - Parasympathiques pelviens,
  - *Folliculo-stimulating hormone/luteinizing hormone* (FSH/LH) ;
- dans le cas de patients bronchitiques chroniques, on peut les aider à diminuer les épisodes de surinfection en piquant de chaque côté :

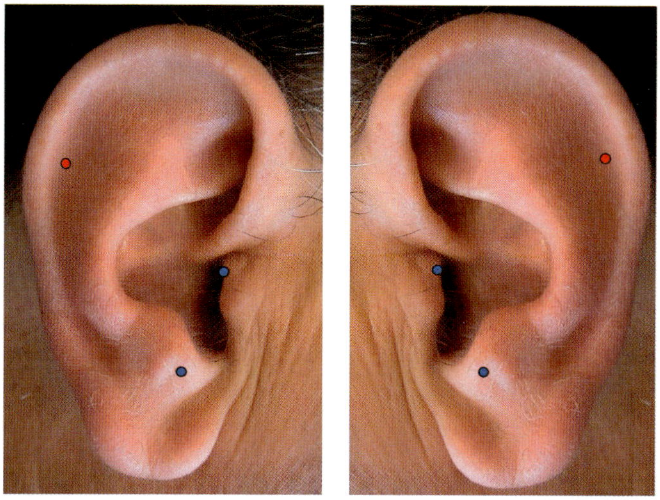

Figure 23.2. Auriculothérapie de stimulation immunitaire en cas d'infections urinaires à répétition.
Source : David Alimi.

- Oméga 1,
- Plexus broncho-pulmonaire (PBP),
- Corticosurrénales,
- PS (en l'absence de contre-indications, sinon Plexus thymique).

• dans tous les cas d'allergie, la poncture bilatérale des points maîtres concernés par le tissu touché (Oméga, Oméga 1, Oméga 2) et des corticosurrénales aidera à la baisse des symptômes à la condition de traiter ces patients au moins 1 mois avant le déclenchement des signes cliniques et pendant toute leur durée ;

• s'il s'agit d'angines ou de sinusites à répétition, en dehors des antibiotiques nécessaires pour le traitement des surinfections, la poncture bilatérale des points suivants aidera à régler le problème :
- Oméga 2,
- PS,
- Corticosurrénales.

Chapitre 24

Auriculothérapie en gastro-entérologie

Affections de l'œsophage

Reflux gastro-œsophagiens

Le reflux gastro-œsophagien (RGO) est défini comme le reflux du contenu gastrique dans l'œsophage. Ce reflux témoigne d'une insuffisance fonctionnelle du sphincter inférieur de l'œsophage (SIO). Le symptôme majeur est le pyrosis. Les complications peuvent être l'œsophagite, le rétrécissement peptique, l'ulcère et la métaplasie de Barrett. Le maître examen reste l'endoscopie œsophagogastrique.

Les facteurs intervenant dans le RGO sont : la pression du SIO, la clairance œsophagienne, la tonicité du diaphragme, l'angle de la jonction œsophagogastrique et, en position debout, la pesanteur.

L'auriculothérapie apporte une aide thérapeutique en complément du traitement médicamenteux et des conseils hygiéno-diététiques.

Auriculothérapie de base

Bilatéralement, en commençant du côté de la latéralité :

- X : les nerfs vagues assurent les innervations parasympathique, sensitive et motrice de l'œsophage et de l'estomac ;
- Myélomères sensitifs et moteurs de C5 : les nerfs phréniques, qui assurent les innervations sensitive et motrice du diaphragme, sont issus des racines spinales C3, C4 et C5 ;
- Gangliomère sympathique stellaire (en regard de la vertèbre C7) qui est le maître ganglion de la chaîne sympathique qui innerve l'œsophage et pour diminuer le péristaltisme.

Personnalisation thérapeutique

Bilatéralement, en commençant du côté de la latéralité :

- le stress est souvent favorisant : piquer bilatéralement les points d'angoisse ;
- si une constipation est associée : piquer à gauche le côlon moteur.

Affections de l'estomac et du duodénum

Gastrites

Au sens strict, la gastrite est une inflammation de la muqueuse gastrique. Le diagnostic est essentiellement endoscopique. La classification est plutôt ubiquitaire. Nous ne parlerons pas ici des gastrites aiguës de stress, des gastrites érosives spécifiques, de celles des gastrectomisés, de l'anémie pernicieuse et des formes rares de gastrites (maladie de Ménétrier par exemple).

Notre propos se borne à la gastrite non érosive, forme générale de gastrite idiopathique qui peut être superficielle ou profonde, et à la gastrite érosive chronique idiopathique.

Dans ces pathologies souvent intriquées, l'auriculothérapie apporte une aide non négligeable, surtout en tenant compte des facteurs personnels, qui jouent un rôle important dans le déclenchement de la physiopathologie.

Auriculothérapie de base

Bilatéralement, en commençant du côté de la latéralité :

- Estomac (à gauche) ;

L'auriculothérapie médicale

- Nerf vague (X) pour les mêmes raisons que celles citées plus haut ;
- Gangliomères sympathiques T9 (en regard de la 9e vertèbre thoracique) pour diminuer les sécrétions acides.

Personnalisation thérapeutique

Elle apporte une bonne valeur ajoutée du fait des nombreuses circonstances déclenchantes de la pathologie.

Bilatéralement, en commençant du côté de la latéralité :

- le stress est presque toujours un facteur déclenchant, il faut alors piquer les points « cosmonaute » et angoisse ;
- une pathologie disco-rachidienne au niveau de D7 est assez souvent retrouvée (subluxation, conflit discal, séquelles de maladie de Scheuermann, séquelles de traumatisme, etc.) Il est alors nécessaire de piquer D7 bilatéralement au niveau des myélomères sensitifs pour prendre en compte une éventuelle pathologie de résonance métamérique ;
- si un facteur périodique est noté, les points météo ou épiphyse sonneront au détecteur et seront à piquer ;
- assez souvent, il s'agit d'une gastrite par reflux biliaire et l'on obtiendra un bon résultat en piquant foie/voies biliaires (F/Vb).

Ulcère gastroduodénal

Il s'agit d'une ulcération circonscrite de la muqueuse pénétrant la couche musculeuse et survenant dans des zones exposées à l'acide gastrique et à la pepsine. Cet ulcère est la résultante d'un déséquilibre entre les facteurs protecteurs de la muqueuse (mucus, barrière membranaire) et les facteurs lésionnels (acide et pepsine).

L'ulcère gastrique tend à se développer plutôt tard dans la vie et n'est pas associé à une augmentation de la sécrétion acide.

De nombreux facteurs peuvent déclencher ou favoriser un ulcère (stress, facteur personnel, médicaments gastro-agressifs, infection à *Helicobacter pylori*, etc.) L'auriculothérapie apporte une aide non négligeable dans cette pathologie souvent récidivante.

Auriculothérapie de base

Bilatéralement, en commençant du côté de la latéralité :

- Estomac : en le sollicitant on interroge aussi le duodénum, les deux structures étant gérées au niveau du quasi même locus de la carte somatotopique cérébrale ;
- Pneumogastriques (X) pour susciter une inhibition ou une baisse de l'hypersécrétion acide ;
- 9es gangliomères sympathiques (en regard de la 9e vertèbre thoracique) pour activer la baisse des sécrétions acides et pour favoriser la sécrétion de mucus.

Personnalisation thérapeutique

Également, bilatéralement en commençant du côté de la latéralité :

- ici aussi le stress joue un rôle important. On gagnera à piquer des deux côtés les points « cosmonaute » ;
- un facteur périodique est également souvent noté. La poncture des points météo sera utile ;
- la pratique d'une triade de relaxe bilatérale associée au point de l'estomac donne de bons résultats (figure 24.1) ;
- la poncture des points « cosmonaute », point maître sensoriel (PMS), 0 et corps calleux, bilatéralement permet de sortir des cas résistants ;

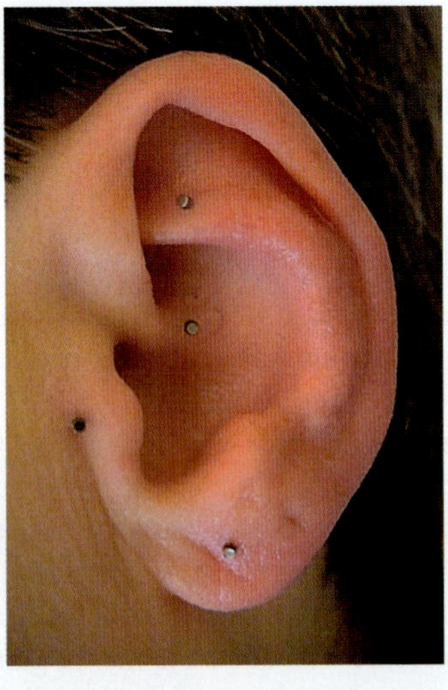

Figure 24.1. Auriculothérapie d'aide dans l'ulcère gasto-duodénal.
Source : David Alimi.

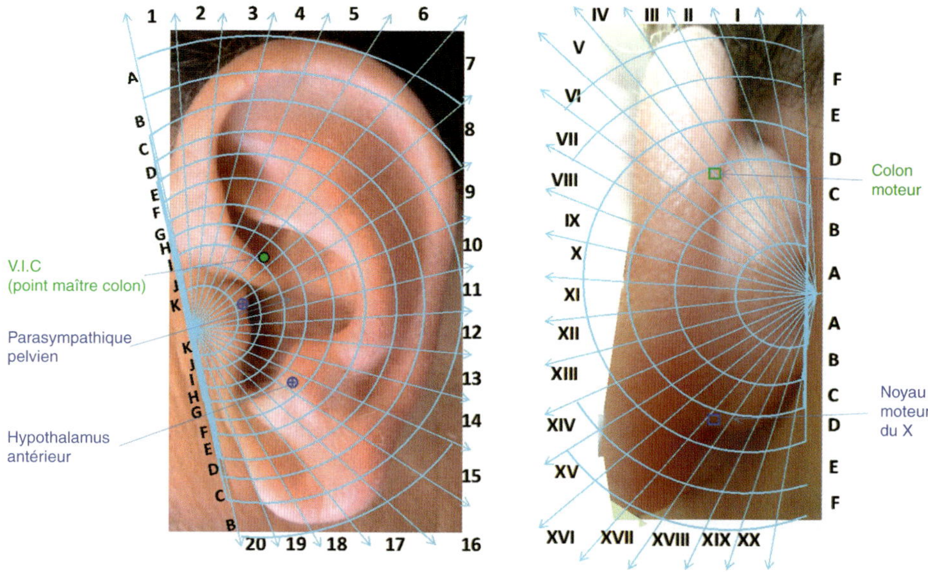

Figure 24.2. Auriculothérapie d'aide en cas de constipation.
Source : David Alimi.

- enfin, quelquefois, la seule piqûre du point d'estomac peut suffire à soigner les patients ;
- il faut toujours vérifier D7 et la traiter (myélomère) si besoin (réflexe métamérique).

Constipation

Il n'est pas de fonction du corps plus variable et sujette aux influences extérieures que la défécation. Les comportements intestinaux normaux varient considérablement d'un patient à l'autre et se modifient avec l'âge, les facteurs physiologiques individuels, et les particularités du régime et de l'environnement socioculturel.

Le rythme normal des exonérations oscille entre 2 ou 3 fois/jour à 2 ou 3 fois/semaine.

La constipation de l'adulte se définit comme une évacuation difficile ou rare des matières fécales. Elle peut aussi signifier la dureté des selles ou une sensation incomplète d'évacuation.

Elle peut être aiguë ou secondaire à de nombreuses pathologies. Là aussi l'auriculothérapie peut aider à résoudre ce problème.

Auriculothérapie de base

Bilatéralement, en commençant du côté opposé à la latéralité (figure 24.2) :

- Nerf X moteur ;
- Côlon sensitif et moteur gauche ;
- Parasympathique pelvien qui augmente le péristaltisme et qui relâche le sphincter ;
- Hypothalamus antérieur pour stimuler le tonus parasympathique, avec les mêmes buts que précédemment ;
- Lobes frontaux pour faciliter la maîtrise des sphincters.

Personnalisation thérapeutique

Bilatéralement, en commençant du côté opposé à la latéralité :

- dans bon nombre de cas, cela vaut la peine de commencer par une triade de relaxe qui peut résoudre le problème ;
- si la constipation est très ancienne (> 5 ans), la poncture du côlon gauche sensitif et moteur, et de l'hippocampe gauche (donc les deux sur le pavillon droit) permet de déséquestrer une cause psycho-émotionnelle ancienne à l'origine de l'installation de la constipation ;

- si l'on perçoit une participation hépatovésiculaire, il faut piquer F/Vb et Pancréas ;
- dans certains cas, le seul criblage, bilatéral, du côlon moteur avec deux ou trois aiguilles (aiguilles extemporanée ou cryogénique ou semi-permanente) peut régler le problème.

Troubles fonctionnels intestinaux

Les troubles fonctionnels intestinaux ou syndrome du côlon irritable (SCI) se définissent comme un trouble de la motilité affectant le tube digestif dans son entier, produisant un complexe symptomatique avec des symptômes des voies digestives supérieures et inférieures. Les symptômes prédominant comprennent des douleurs abdominales, une constipation ou une diarrhée, d'intensité variable, ainsi qu'une distension postprandiale. Les symptômes apparaissent presque toujours à l'état de veille et pour des situations de stress ou les repas.

Aucune cause organique n'est retrouvée mais des facteurs émotionnels, alimentaires, médicamenteux ou hormonaux peuvent favoriser ou aggraver une sensibilité motrice intestinale déjà élevée.

Les stress psychosociaux les plus fréquents sont les conflits conjugaux, l'anxiété causée par les enfants, la perte d'un être cher et les préoccupations obsessionnelles à propos de problèmes quotidiens insignifiants.

La douleur du SCI semble être due à la contraction anormalement élevée des muscles lisses intestinaux ou à une sensibilité excessive à la distension de l'intestin (normalement d'environ 10 cm d'eau). Les symptômes sont ceux d'une parasympathicotonie intestinale.

Auriculothérapie de base

Bilatéralement, en commençant du côté opposé à la latéralité. Souvent, il s'agit un facteur « rétentionnel » :

- Côlon sensitif et moteur ;
- X pour baisser l'hypertonie du côlon droit ;
- Parasympathique pelvien (pour la même raison que pour le côlon gauche) ;
- Cosmonaute.

Personnalisation thérapeutique

Toujours bilatéralement, en commençant du côté opposé à la latéralité :

- si un fort facteur limbique y participe :
  - triade de relaxe,
  - Côlon sensitif et moteur ;
- s'il s'agit d'un patient parasympathicotonique (figure 24.3) :

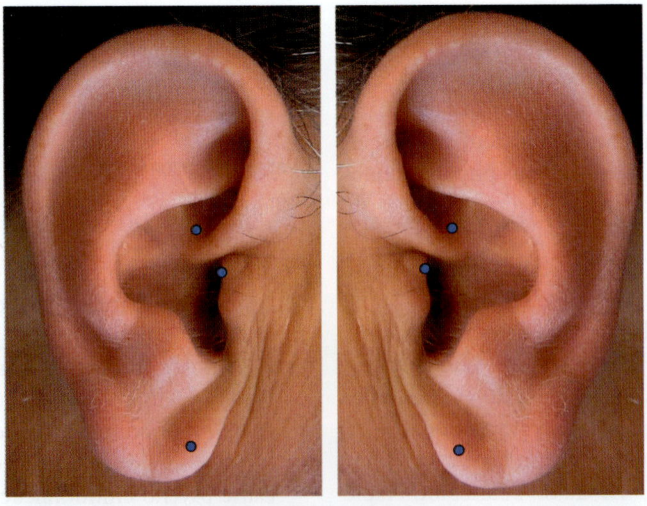

Figure 24.3. Auriculothérapie d'aide dans le syndrome de l'intestin irritable.
Source : David Alimi.

  - Oméga 1,
  - Parasympathique pelvien,
  - Rhinencéphale ;
- si la constipation est intermittente :
  - Hypothalamus antérieur (HA),
  - Côlon sensitif et moteur,
  - Cosmonaute.

Affections de l'anus

Nous ne parlerons que des hémorroïdes.

Il s'agit de varicosités des veines du plexus hémorroïdal, compliquées souvent par une inflammation, une thrombose et des hémorragies. Les hémorroïdes externes sont situées au-dessous de la ligne anorectale (ligne pectinée) et sont recouvertes par un épithélium malpighien. Les hémorroïdes internes se trouvent au-dessus de cette ligne.

Les signes en sont saignements, protrusion et douleur. Les hémorragies rectales ne doivent être attribuées aux hémorroïdes qu'après exclusion d'autres causes plus graves (cancers). L'anuscopie et la rectoscopie sont indispensables.

L'auriculothérapie permet, avec de bons résultats, de soulager les douleurs et le prurit en résultant, mais seulement après s'être assuré du diagnostic auprès d'un proctologue.

Auriculaire de base

Bilatéralement, en commençant du côté de la latéralité :
- points hémorroïdes ;
- Myélomères sensitifs (queue de cheval) de S4 (sensibilité anale) ;
- Cœur droit « moteur », sur la face médiale ;
- Thalamus.

Adaptation thérapeutique

Bilatéralement, en commençant du côté de la latéralité :
- si une constipation existe, traiter le point du côlon moteur à gauche ;
- si le stress est un facteur remarqué, ajouter les points cosmonaute ;
- souvent, il existe une réactivation menstruelle, il faut alors piquer *folliculo-stimulating hormone/luteinizing hormone* (FSH/LH) bilatéralement.

Chapitre 25

Auriculothérapie en gynécologie et obstétrique

Le docteur Véronique Bastin, une de nos élèves et amie, a accepté de rédiger quelques lignes sur l'anatomie et la physiologie de l'appareil génital (encadré 25.1). Je lui adresse toute ma reconnaissance.

Encadré 25.1

Anatomie et physiologie sommaires de l'appareil génital

Appareil génital féminin

Anatomophysiologie

Il est composé par : les ovaires, l'utérus, le vagin et la vulve.

Ovaires

Ceux-ci représentent les gonades féminines.

Ils sont situés en dehors de l'utérus, en dessous et en arrière des trompes en situation intrapéritonéale.

Ils ont deux fonctions distinctes : une fonction exocrine et une fonction endocrine.

La **fonction exocrine** assure la production de gamètes, qui sont les ovocytes permettant la reproduction féminine. Cette étape s'appelle l'ovogenèse.

Les ovocytes sont présents dans les ovaires dès la vie *in utero* ; ils sont environ 200 000. On parle de « réserve ovarienne ».

De la puberté à la ménopause, 600 ovocytes environ démarrent leur croissance chaque mois. Un seul ovocyte aura la potentialité d'être fécondé ou non par le spermatozoïde.

L'ovocyte est situé au sein de la paroi du follicule ovarien (follicule de De Graff) qui est lui-même situé en périphérie des ovaires.

Celui-ci se rompt environ au 14e jour du cycle, aboutissant à l'ovulation, origine de la libération de l'ovocyte qui sera fécondé ou non. On parle d'ovule quand l'ovocyte est fécondé.

La **fonction endocrine** assure la synthèse des hormones sexuelles féminines : les œstrogènes et la progestérone.

L'ovaire a une activité de synthèse hormonale qui se divise en deux phases :

- une phase folliculaire (période pré-ovulatoire), du 1er au 14e jour du cycle, pendant laquelle on observe la maturation des follicules et du follicule de De Graff. Celui-ci synthétise des œstrogènes et plus particulièrement l'œstradiol qui présente un pic de sécrétion 24 à 36 h avant l'ovulation et qui sera responsable de celle-ci se traduisant par la rupture du follicule de De Graff et l'expulsion de l'ovocyte ;
- une phase lutéale (période post-ovulatoire), du 14e au 28e jour du cycle, pendant laquelle la synthèse d'œstradiol diminue ; le follicule vide se transforme en corps jaune qui sécrète essentiellement de la progestérone dont le taux sanguin est 1000 fois supérieur à celui de l'œstradiol ; la progestérone chutera en fin de vie du corps jaune provoquant l'arrivée des règles (menstruations).

Ces hormones interviennent aussi dans le développement des caractères sexuels secondaires, du cycle menstruel, de la nidation de l'œuf et du développement du placenta après la fécondation.

Trompes utérines ou trompes de Fallope

Elles sont situées entre l'utérus et l'ovaire.

▷

L'ovule est expulsé par l'ovaire au moment de l'ovulation. Il est alors capté par l'ampoule de la trompe grâce à ses franges tubaires. La fécondation a lieu au niveau de leur tiers externe. L'ovule n'est fécondé que par un seul spermatozoïde. L'œuf fécondé sera ensuite dirigé vers la cavité utérine par des cils.

Utérus

C'est un organe musculaire lisse destiné à contenir l'œuf fécondé pendant son développement et à expulser le fœtus à son terme.

La paroi de l'utérus est composée d'un muscle, nommé le myomètre qui assurera l'expulsion du fœtus par ses contractions. La cavité utérine est tapissée d'une muqueuse appelée endomètre qui a deux fonctions : soit elle accueille l'œuf fécondé et il y aura alors élaboration du placenta, soit elle desquame périodiquement et elle constitue les règles. L'endomètre produit un mucus, la glaire cervicale, qui varie en fonction du cycle menstruel et qui joue un rôle dans l'ascension des spermatozoïdes.

Vagin et vulve

Ce sont les organes du plaisir et d'accouplement.

Le vagin s'étend du col de l'utérus à la vulve. Il est l'organe de l'accouplement.

C'est par ce conduit que le fœtus sera expulsé à maturité.

La vulve représente les organes génitaux externes féminins. C'est un organe érectile, très érogène qui participe à l'accouplement et au plaisir.

Contrôle du fonctionnement ovarien

Il est sous l'égide de l'hypothalamus et de l'hypophyse.

L'hypothalamus sécrète la *gonadotrophin releasing hormone* (Gn-RH) qui va stimuler l'hypophyse ; en réponse celle-ci sécrète deux hormones (gonadotrophines), la *follicule stimulating hormone* (FSH) et la *luteinizing hormone* (LH), qui vont agir sur les ovaires. Ceux-ci par leurs sécrétions hormonales, les œstrogènes et la progestérone, vont réguler le fonctionnement de l'hypothalamus et de l'hypophyse par un mécanisme de rétrocontrôle :

- en phase folliculaire, intervention de la FSH pour la croissance des follicules et la synthèse d'œstradiol ; en fin de cette phase, décharge brutale de LH qui va induire l'ovulation ;
- en phase lutéale, la LH stimule le corps jaune ; celle-ci chutera à la fin de cette phase entraînant la lutéolyse et les règles.

Appareil génital masculin

Anatomophysiologie

Les testicules sont les gonades masculines.

Ils sont situés dans les bourses ou scrotum et contiennent les tubules séminifères au sein desquels se fait la spermatogenèse (production de spermatozoïdes).

Ils ont deux fonctions distinctes : une fonction exocrine et une fonction endocrine.

La **fonction exocrine** consiste en la production de gamètes mâles, les spermatozoïdes, et du liquide spermatique ; cette étape s'appelle la spermatogenèse.

Elle débute à la puberté et continue toute la vie.

Chaque jour, il y a une production en moyenne de 200 millions de spermatozoïdes.

La spermatogenèse se déroule en moyenne en 74 jours, elle est indépendante de la fréquence des éjaculations.

La **fonction endocrine** assure la sécrétion des hormones androgènes, la testostérone, par les cellules de Leydig.

Celle-ci est responsable du développement des organes génitaux et de l'apparition des caractères sexuels secondaires lors de la puberté.

Lors de l'éjaculation, les spermatozoïdes vont passer dans les canaux déférents, se mêler avec les sécrétions des vésicules séminales et de la prostate et former le sperme.

Celui-ci passera dans l'urètre et sera éjaculé vers l'extérieur au niveau du gland.

Contrôle du fonctionnement testiculaire

La régulation hormonale des testicules est sous la dépendance des hormones hypophysaires : FSH, LH et prolactine.

Chez l'homme, ce fonctionnement n'est pas cyclique mais continu.

Ces hormones stimulent la spermatogenèse et la synthèse des androgènes.

La sécrétion des gonadostimulines FSH et LH est stimulée par une neurohormone hypothalamique : la GnRH.

Lors de la puberté la LH joue un rôle indispensable dans le démarrage de la spermatogenèse, tandis que la FSH renforce son action.

La LH déclenche la sécrétion de testostérone, alors que la FSH rend les cellules réceptives à la testostérone.

La prolactine permet une augmentation du nombre de récepteurs à LH et la fixation de celle-ci à ses récepteurs ; il s'ensuit une augmentation de la synthèse de testostérone.

Le testicule exerce un contrôle sur la sécrétion des gonadostimulines ; la testostérone freine le système de commande hypothalamo-hypophysaire assurant une autorégulation des productions hormonales par un mécanisme de rétrocontrôle négatif.

Stérilité

Il s'agit de l'échec d'un couple à concevoir après une année de rapports sexuels sans utilisation de moyens contraceptifs. Les diagnostics et traitements requièrent une évaluation complète des deux partenaires. Les facteurs étiologiques sont masculins pour environ 40 % et féminins pour environ 60 %. Ceux-ci peuvent être des dysfonctionnements ovulatoires (20 % environ), des anomalies de la fonction tubaire (30 % environ), des facteurs cervicaux (5 % environ) et des facteurs non identifiés (5 % environ).

Les facteurs masculins sont, à l'exception du varicocèle et de l'éjaculation rétrograde, les troubles de la spermatogenèse avec oligospermie sécrétoire.

Rappelons que la spermatogenèse est continue : 10 semaines sont nécessaires pour la maturation de la spermatogonie en spermatozoïde. Dans les tubes séminifères, les cellules de Sertoli règlent la maturation et les cellules de Leydig produisent la testostérone nécessaire au maintien de la spermatogenèse. La régulation endocrine est assurée par l'axe cortico-hypothalamo-hypophyso-testiculaire, avec une boucle cybernétique à modalité variable.

Facteurs masculins de stérilité

Auriculothérapie de base

Bilatéralement, en commençant du côté de la latéralité :

- Testicules ;
- Hypothalamus postérieur (HP) : l'éjaculation est sous sa dépendance ;
- *folliculo-stimulating hormone/luteinizing* hormone (FSH/LH) : augmentation de la sécrétion de testostérone ;
- Gangliomères sympathiques L1 : les nerfs sympathiques testiculaires sont issus de T10 à L1 ;
- point de synthèse (PS) : en l'absence de contre-indication, sinon Plexus thymique.

Personnalisation

- Point d'angoisse : l'anxiété de base est très forte et va crescendo ;
- Hippocampe : la mémoire du fait est péjorante ;
- point maître sensoriel (PMS) : meilleure intégration centrale.

Facteurs féminins de stérilité

De nombreux facteurs peuvent interférer : certains liés à l'ovulation, aux problèmes tubaires, d'autres à des facteurs cervicaux. Nous ne traiterons que les hypofertilités liées à une production ou à une action inadéquate de la progestérone (insuffisance lutéale) avec soit une insuffisance de stimulation hypothalamique, soit une réponse ovarienne insuffisante.

Auriculothérapie de base

Bilatéralement, en commençant du côté opposé à la latéralité (figure 25.1) :

- Ovaires ;
- Parasympathique pelvien (PSP) : pour favoriser l'ovulation, par augmentation du flux vasculaire ovarien ;
- FSH/LH : pour augmenter sa production ;

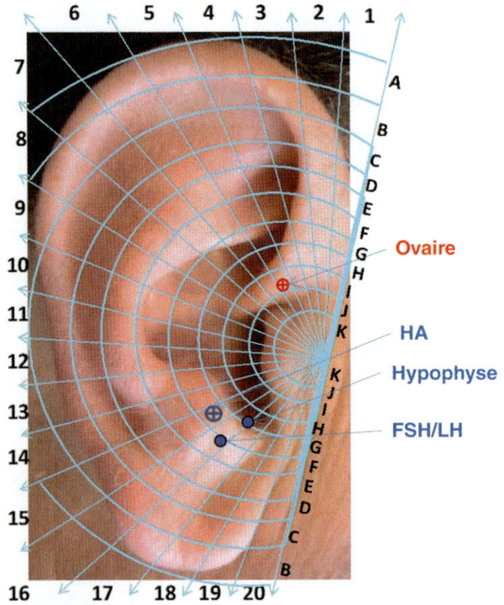

Figure 25.1. Auriculothérapie d'aide à la stérilité féminine.
Source : David Alimi.

- Hypophyse : pour sa stimulation générale, y compris FSH/LH, réalisant avec le point précédent, un « biplet thérapeutique », identique au « je dis bien... » de nos ordonnances de pharmacothérapie ;
- Hypothalamus antérieur (HA) : facteurs contrôlant l'ovulation.

Personnalisation

- Cosmonaute ou Rhinencéphale : souvent une anxiété existe, qui joue un rôle bloquant par focalisation ;
- PMS : stimulation des facteurs corticaux, si la patiente est de type « cérébral » ;
- Hippocampe : pour aider à la déséquestration d'un souvenir inhibant ;
- Point dit de « Jérome Bosch » : pour tenter d'accroître le désir sexuel, puissant facteur de déclenchement de l'ovulation.

Pathologie gynécologique courante

Douleurs pelviennes

Nous traiterons celles liées à la congestion pelvienne. Elles peuvent être présentes entre 25 et 50 ans. Elles surviennent, en général, 7 à 10 jours avant les règles et sont souvent associées à des lombalgies et des jambes lourdes, des leucorrhées plus ou moins abondantes, et quelquefois une dyspareunie.

Ces douleurs sont souvent aggravées par le stress ou l'anxiété et associées à une asthénie, une céphalée et une insomnie d'endormissement. Cliniquement, l'utérus est sensible et peut être rétroversé.

Auriculothérapie de base

Bilatéralement, en commençant du côté de la latéralité :

- Myélomères sensitifs de T11 : où aboutissent les douleurs provenant des viscères intrapéritonéaux ;
- Myélomères sensitifs de S2 : où aboutissent les douleurs provenant des viscères sous-péritonéaux ;
- Gangliomères sympathiques de T5 qui représentent l'extrémité supérieure de l'innervation sympathique du pelvis, afin de diminuer la congestion ;
- adrénocorticotropine hypophysaire (ACTH) : il existe souvent une participation inflammatoire référée ;
- point maître réticulaire (PMR) et/ou Thalamus selon l'intensité des douleurs.

Personnalisation

- Angoisse : si les douleurs pelviennes sont associées à des douleurs abdominales. Les angoisses *sine materia* (sans cause directe) se manifestent souvent par des douleurs abdominales

chez l'homme et abdomino-pelviennes chez la femme ;
- FSH/LH : facteurs hormonaux quasi omniprésents ;
- Quelquefois, on règle le problème avec :
  - Cœur moteur droit ;
  - FSH/LH ;
  - PMR.
- Dans d'autres cas, on soulage les patientes avec :
  - triade de relaxe,
  - FSH/LH.

Syndrome prémenstruel

Il se caractérise par une nervosité, une irritabilité, une instabilité émotionnelle et une dépression. Il peut exister des céphalées, des œdèmes et une mastodynie. Ce syndrome peut débuter 7 à 10 jours avant les règles et régresse le jour ou quelques jours après les règles. Des symptômes digestifs peuvent être associés : ballonnements, constipation, nausées et/ou vomissements et modification de l'appétit.

Ce syndrome semble être lié à des fluctuations des taux d'œstrogènes et de progestérone, associées à de nombreux autres facteurs : hypersécrétion d'aldostérone ou d'*antidiuretic hormone* (ADH), troubles du métabolisme des glucides (hypoglycémie), hyperprolactinémie. Les facteurs psychogènes sont souvent aggravants.

Auriculothérapie de base

Bilatéralement, en commençant du côté de la latéralité (figure 25.2) :
- Cosmonaute ;
- FSH/LH ;
- Corps calleux ;
- Mésonéphros ;
- Thalamus (les douleurs sont souvent très fortes).

Personnalisation

- Ligne des omégas (Oméga 1, Oméga 2, Oméga).
- Ou bien : triade de relaxe.
- Ou bien : FSH/LH (seuls).

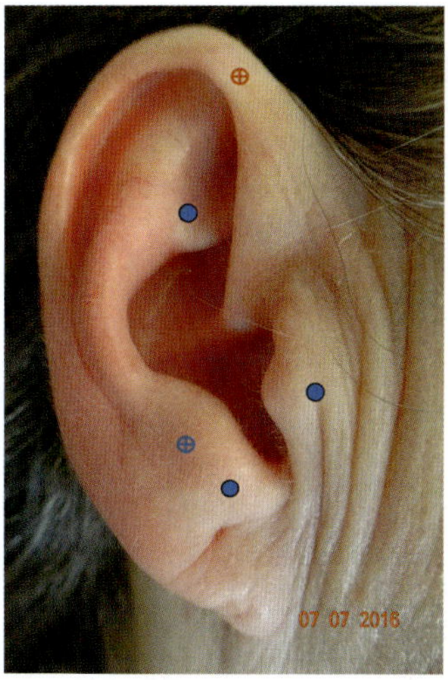

Figure 25.2. Auriculothérapie d'aide dans le syndrome prémenstruel.
Source : David Alimi.

Ménopause

Elle est la conséquence d'un tarissement progressif des sécrétions ovariennes (surtout œstrogéniques) avec hypersécrétion de *folliculo-stimulating hormone* (FSH).

Les symptômes en sont : des bouffées de chaleur, des troubles de la trophicité des tissus génitaux, une sécheresse vaginale, une augmentation des risques athéromateux, une ostéoporose progressive, une perturbation du désir sexuel et des troubles du caractère.

Auriculothérapie de base

Bilatéralement :
- ligne des omégas du côté de la latéralité (Oméga, Oméga 2, Oméga 1) ;
- point génital (PG) bilatéralement ;
- triade de relaxe côté opposé de la latéralité.

Personnalisation

Bilatéralement, en commençant du côté de la latéralité :
- si les bouffées de chaleur sont très fortes :
  - PG,
  - HA,
  - Angoisse ;
- si l'ostéoporose prédomine :

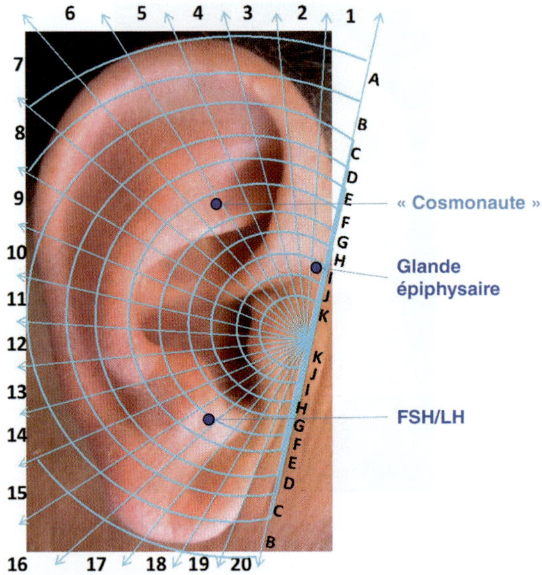

Figure 25.3. Auriculothérapie d'aide dans la ménopause avec insomnie.
Source : David Alimi.

  - ligne des omégas : Oméga 2, Oméga, Oméga 1,
  - PG ;
- si les troubles du caractère et les troubles sexuels prédominent :
  - PG,
  - Angoisse,
  - Jérome Bosch,
  - Cosmonaute ;
- s'il existe une insomnie (figure 25.3) :
  - Épiphyse,
  - PG,
  - Cosmonaute ;
- Un bon traitement :
  - du côté de la latéralité :
    - PG,
    - PS,
    - Oméga 2 ;
  - à l'opposé :
    - Cosmonaute,
    - Angoisse,
    - Épiphyse.

Nausées et vomissements de la grossesse

Ils sont dus à l'*human chorionic gonadotropin* (HCG) et aux œstrogènes, qui sont sécrétés par les cellules syncytiales du placenta en quantité croissante 10 jours après la fécondation. Cette HCG stimule le corps jaune de l'ovaire pour maintenir des taux élevés d'œstrogènes et de progestérone.

Auriculothérapie de base

Bilatéralement, en commençant du côté opposé à la latéralité :

- Utérus ;
- Estomac ;
- Diaphragme ;
- Raphé ;
- C5 myélomères sensitifs et moteurs ;
- ou nerf X moteur (si ces symptômes se reproduisent à chaque grossesse).

Personnalisation

- Une simple triade de relaxe bilatérale peut quelquefois régler le problème.
- Ou bien : foie/voies viliaires (F/Vb) et Pancréas (couple fonctionnel).
- Ou bien : Hippocampe bilatéralement (quelquefois les filles vomissent parce qu'elles ont vu leur mère vomir).
- Ou bien : Mésonéphros, Cœur moteur et F/Vb, le tout à droite, donnent souvent de bons résultats.

Aide au travail et à l'accouchement

Le travail consiste en des contractions utérines rythmées et progressives, aboutissant à l'effacement et à la dilatation du col. Le stimulus vrai du travail est inconnu : l'ocytocine sécrétée par la post-hypophyse pourrait le déclencher.

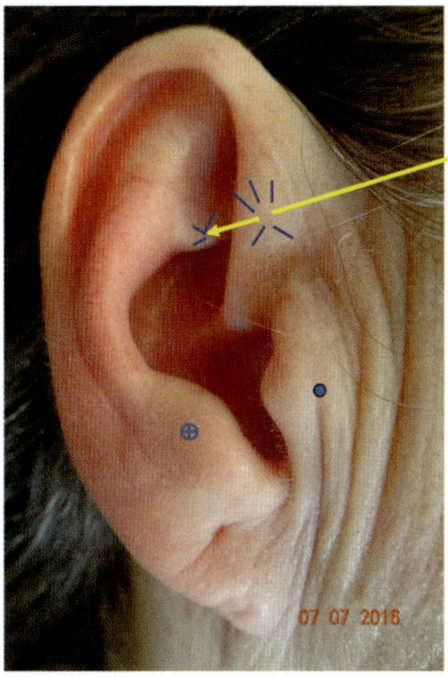

Figure 25.4. Auriculothérapie d'aide à l'accouchement.
Source : David Alimi.

Le travail peut commencer 2 semaines avant ou après la date prévue de l'accouchement. Des pertes sanguinolentes (perte du bouchon muqueux du col légèrement sanglant) peuvent précéder le travail de plus de 72 heures.

L'auriculothérapie permet de faciliter cet acte physiologique.

Le travail, les expulsions (du nouveau-né et du placenta) seront optimisés et les saignements seront réduits. Cette auriculothérapie ne sera entreprise qu'avec l'accord du médecin accoucheur et appliquée seulement lorsque les contractions seront espacées de moins de 14 ou 7 minutes.

Il est possible de placer les aiguilles avant (au minimum dès que le col sera effacé).

Il faut commencer par des ponctures à l'aide d'aiguilles extemporanées, en bilatéral, en commençant du côté où se trouve le dos du fœtus (figure 25.4) :

- transfixion extéro-interne du point utérus, l'aiguille pénétrant par les ramifications du parasympathique pelvien (pour augmenter l'oxygénation) sortant sur l'utérus (pour augmenter le nombre et l'intensité des contractions) et venant piquer la zone musculaire de L5 (pour soulager « le mal de rein ») ;
- puis Thalamus (à visée antalgique) ;
- Corps calleux (myorelaxation des muscles périnéaux, donc assouplissement des tissus de la région pour diminuer le nombre des épisiotomies).

Il vaut mieux placer les aiguilles lorsque les contractions sont bien régulières, la dilatation est à 3 ou 2 cm et la poche des eaux est rompue.

Il est utile de stimuler les aiguilles avec un courant de fréquence 1,14 Hz, d'intensité 6 mA. Il faut laisser les aiguilles en place pendant 30 minutes après la naissance.

Avec cette technique, dans notre expérience :

- le col se dilate beaucoup plus vite : 1 h 40 en moyenne entre la dilatation à 2 cm (où l'on pose les aiguilles) et la dilatation complète à 10 cm, alors qu'habituellement, il faut compter 1 cm/h ;
- les enfants ont toutes les chances de naître en bonne santé (avec moins de traumatismes de naissance) ;
- 10 % environ des parturientes ne ressentent aucune douleur pendant l'accouchement ;
- 60 % environ d'entre elles ont une excellente analgésie ;
- 20 % environ d'entre elles ont des douleurs modérées ;
- il existe environ 10 % d'échecs.

Chapitre 26

Auriculothérapie en neurologie

La neurologie représente un vaste domaine de pathologies pouvant affecter la plupart des appareils de l'économie humaine. Elle est un peu particulière car relative au système nerveux, lui-même largement encore insuffisamment exploré et connu, même si des avancées remarquables ont été faites, grâce notamment à la neuro-imagerie. De ce fait, beaucoup d'interrogations persistent quant à la nature de nombreux mécanismes neurophysiopathologiques.

Dans ce chapitre, nous essaierons de développer l'auriculothérapie dans ses indications neurologiques, en tâchant de faire la synthèse des connaissances actuelles, aucune donnée en médecine n'étant définitivement acquise.

Comme dans toutes ses indications, l'auriculothérapie n'est pas une panacée. Elle représente une modalité thérapeutique parmi les autres, souvent complémentaire, permettant alors de baisser l'iatrogénicité des médicaments, quelquefois alternative lorsqu'elle apparaît comme autosuffisante. Bien sûr il persiste de nombreuses maladies ou syndromes où l'auriculothérapie est inefficace ou peu efficace, soit parce qu'elle est insuffisamment élaborée (par exemple, étiologie et mécanismes imparfaitement connus), soit du fait de la nature du processus physiopathologique (par exemple, immunitaire ou dégénératif).

Mais dans la majeure partie des cas, une auriculothérapie bien conçue, respectant les données neurophysiopathologiques, exécutées dans les règles de l'art, au bon moment, avec les bons outils thérapeutiques, sera efficace !

Composantes du système nerveux

Toutes les composantes du système nerveux (de même que tous les autres systèmes) ont une importance fondamentale dans la gestion de la machine humaine que nous sommes.

Les nerfs crâniens ont un rôle essentiel pour la capture des informations sensitivo-sensorielles, et pour l'envoi des ordres de régulation homéostasique.

Il nous apparaît important de proposer dans ce livre un tableau des nerfs crâniens, résumant leurs caractéristiques anatomo-fonctionnelles (tableau 26.1).

La balance neurovégétative gère quasiment tous les éléments automatiques de notre « dedans ». Leurs éléments constitutifs et le réglage de leurs fonctionnements sont importants à connaître.

Il existe des centres effecteurs corticaux et sous-corticaux.

Le système nerveux autonome réalise une veille végétative automatique permanente, assurant à l'organisme le maintien du meilleur équilibre possible, quelles que soient les circonstances de la vie.

Pour ce faire, il doit tenir compte, constamment, des trois « obsessions » de notre cerveau :

- toujours garder une densité de connexions optimale entre les neurones. Toute diminution persistante des synapses dans un territoire donné induit immanquablement le déclenchement d'un processus apoptotique d'élimination ;
- tout en assurant l'homéostasie idéale dans les unités de temps et d'espace les plus petites possible (au niveau des processus biophysiques et biochimiques cérébraux, ces unités sont de l'ordre du millimètre cube et de la milliseconde) ;
- et en obéissant à l'injonction de notre mort, l'homme étant un système ouvert à entropie génétiquement programmée.

Claude Bernard disait : « Comme si la nature avait trouvé prudent d'éloigner ses fonctions importantes des caprices d'une volonté imprudente. »

Tableau 26.1. Tableau descriptif des nerfs crâniens.

Nerf	Nom	Fonction	Origine	Innervation
I	Olfactif	Sensoriel	Espace perforé antérieur (3 racines : interne, moyenne, externe)	Olfaction
II	Optique	Sensoriel	Les 2 thalamus (= couches optiques) d'où émergent bandelettes optiques contournant la face inférieure du pédoncule cérébral	Vision
III	Moteur oculaire commun (MOC)	Moteur végétatif	Tubercules quadrijumeaux antérieurs (dans la substance grise périaque-ducale)	– Moteur : • muscle droit interne, supérieur, inférieur • muscle petit oblique de l'œil • muscle releveur de la paupière – Végétatif : • partie annulaire du muscle ciliaire • constricteur de l'iris
IV	Pathétique	Moteur pur	Tubercules quadrijumeaux postérieurs (dans substance grise périaqueducale)	Moteur pour le muscle grand oblique de l'œil
V	Trijumeau	Mixte (sensitif moteur)	1) Parties sensitives : colonne grise bulbo-protubérantielle ventrale, prolongeant la corne postérieure de la médullaire 2) Parties motrices : 2 noyaux masticateurs l'un au-dessus de l'autre situés dans la substance réticulaire grise de la protubérance (au niveau du plancher du V4)	
V1	Ophtalmique de Willis	Sensitif		– Sensitive, partie supérieure de la face : peau du front, dos du nez, paupière supérieure globe oculaire (réflexe cornéen) – Muqueuse : • partie supérieure fosses nasales • sinus (frontaux, sphénoïdaux, ethmoïdaux) – Dure-mère : • occipitale • frontale
V2	Maxillaire supérieur	Sensitif		Sensitive de : – peau : joue, paupière inférieure, aile du nez, lèvre supérieure – muqueuse : partie inférieure des fosses nasales – dents, gencive supérieure – dure-mère temporale, pariétale – artère méningée moyenne

▷

Nerf	Nom	Fonction	Origine	Innervation
V3	Maxillaire inférieur	Mixte		– Sensitive de : • peau : tempe, joue, menton, lèvre inférieure • muqueuse : buccale • face interne : joues, gencives, dents de la mandibule, région antérieure de la langue • méninges : fosses cérébrale moyenne – Innervation motrice : muscles masticateurs (temporal, masséter ptérygoïdien), péristaphylin externe, muscle du marteau, mylo-hyoïdien, ventre antérieur du digastrique
VI	Moteur oculaire externe (MOE)	Moteur pur	Noyau protubérantiel au niveau de l'éminence ronde	Motrice : pour le muscle droit externe de l'œil
VII	Facial	Moteur végétatif	– Noyaux moteurs : dans substance réticulaire grise de la protubérance – Noyaux végétatifs : noyau salivaire supérieur, noyau muco-lacrymo-nasal	Facial : moteur pour tous les muscles peauciers de la face
VIIbis	Intermédiaire de Wrisberg	Végétatif sensitif sensoriel	Noyau sensitif : Partie supérieure du noyau du faisceau solitaire (du plancher du V4)	Intermédiaire de Wrisberg : – végétatif : sécrétions nasales, lacrymales, salivaire (glandes sous-maxillaires et sublinguale) – moteur végétatif : pour muscle étrier – sensitif : zone de Ramsay-Hunt (tympan, conduit auditif externe) – sensoriel : gustation pour 2/3 antérieure et bords de la langue
VIII	Auditif	Sensoriel	– En avant du pédoncule cérébelleux inférieur, au niveau du plancher du V4 – Constitué de : • tubercule latéral • noyau antérieur • noyaux de la zone vestibulaire	– Équilibre – Audition
IX	Glosso-pharyngien	Mixte (moteur sensitif sensoriel végétatif)	Partie basse du plancher du V4 (partie postéro-supérieure du bulbe) – noyau moteur : noyau ambigu (partie supérieure) – 2 noyaux végétatifs : salivaire inférieur (parotide) et noyau rond – sensitif et sensoriel : noyau solitaire	– Nerf du goût 1/3 postérieur de la langue – Sensibilité de la muqueuse : naso-pharynx, trompe, caisse du tympan, pharynx buccal (réflexe nauséeux et de déglutition) – Moteur : constricteur supérieur du pharynx (essentiel dans la motricité bucco-pharyngée) – Végétatif : parotide, baro- et chémoré-cepteurs du sinus carotidiens (pression artérielle)

▷

Nerf	Nom	Fonction	Origine	Innervation
X	Pneumogastrique (ou nerf vague)	Mixte (moteur sensitif sensoriel végétatif)	Partie basse du plancher du V4 (partie postéro-supérieure du bulbe) – noyau moteur : noyau ambigu – 2 noyaux végétatifs : l'un moteur (dorsal ou cardio-pneumo-gastro-entérique) l'autre sensitif (aile grise bulbaire) – Noyau sensitif et sensoriel : noyau du faisceau solitaire	– Moteur : muscles constricteurs moyen et inférieur du pharynx (rôle dans la déglutition avec IX), voile du palais, larynx – Sensibilité : peau, région rétro-auriculaire du pavillon de l'oreille une partie du conduit auditif externe (CAE), muqueuse du laryngo-pharynx et larynx – Sensoriel : goût avec base de la langue et épiglotte – Végétatif (moteur et sensitif) : cœur, poumon, gros vaisseaux, œsophage, estomac, grêle, une partie du côlon. Sécrétion gastrique et biliaire. Ralentissement du rythme cardiaque. Barorécepteurs du sinus carotidien (contrôle de la pression artérielle)
XI	Spinal	Moteur sensitif végétatif mixte (surtout moteur)	1) De la racine médullaire : – fibres motrices : corne antérieure de la moelle des 5 à 6 premières racines cervicales – fibres végétatives : corne postérieure relais dans ganglions spinaux 2) De la racine bulbaire moteur : noyau ambigu (en dessous du X)	Moteur : – sterno-cléido-mastoïdien (SCM) – trapèze Accessoirement : moteur et végétatif pour voile du palais, pharynx, larynx (après s'être engagé avec le X)
XII	Grand hypoglosse	Moteur pur	Plancher du V4. Colonne grise bulbaire en regard de l'aile blanche interne	Nerf moteur de l'hémi-langue homolatérale Rôle dans : mastication, déglutition, langage articulé

Source : David Alimi.

Le système nerveux autonome (SNA) prend ses ordres au cœur même de notre cerveau, au niveau des centres gestionnels et stratégiques des décisions que sont le cortex et le système limbique :

- au niveau du cortex, il s'agit de l'aire associative qui assure l'intégration des afférences multimodales des aires frontales, temporales, pariétales et occipitales ;
- au niveau du système limbique, il s'agit essentiellement des hypothalami antérieur et postérieur, qui recèlent en leur sein les noyaux principaux d'analyse de la biochimie et de la biophysique fines de l'organisme.

Il existe une organisation périphérique métamérique.

Chaque étage médullaire est une véritable unité neurofonctionnelle, possédant tous les éléments anatomiques et toutes les commandes effectrices pour assurer l'homéostasie segmentaire principale et attachée.

Pour cette mission essentielle à la vie, le SNA est organisé en centres, en relais, en réseaux d'échanges et de mixages que sont les plexi, en boucles cybernétiques asservies avec filtres passe-bas et filtres passe-haut.

Cette organisation sophistiquée permet ainsi le mixage intelligent des fileries de la sensibilité, de la motricité et de la vie végétative.

Ses activités sont synchrones et complémentaires :

- maintenir la meilleure homéostasie possible dans tous les secteurs de l'organisme, assurer la meilleure réactivité possible aux flux afférents et efférents et régler au plus juste possible les biologies cellulaires, les réactions hormonales et les niveaux métaboliques, représentent les missions essentielles du SNA ;
- les interactions des deux systèmes (ortho- et parasympathique) définissent quatre types de fonctionnement :

- fonctionnement de type « *on/off* » : c'est le cas des vaisseaux sanguins, innervés par le système sympathique, l'activation de ce dernier entraîne une vasoconstriction, son relâchement une vasodilatation. Ici, un seul des deux systèmes intervient,
- fonctionnement de type « réciproque » : une dualité d'innervation existe dans la plupart des cas. Par exemple, au niveau de l'œil, les nerfs parasympathiques agissent sur le sphincter pupillaire et entraînent une contraction de la pupille (myosis), ils activent les muscles ciliaires et permettent l'accommodation pour la vision de près. Inversement, le sympathique contrôle la dilatation pupillaire (mydriase) et l'adaptation de l'œil à la vision éloignée. Cette modalité de fonctionnement est semblable au couple musculaire agoniste–antagoniste. Sur le tube digestif, le parasympathique provoque la contraction des muscles pariétaux des viscères creux et relâche les sphincters. Le sympathique, en phase de stress, s'oppose à ces effets, surtout en contractant les sphincters,
- fonctionnement de type « synergique » : au niveau des glandes salivaires, une double innervation existe dont l'activation entraîne une activité sécrétoire, le sympathique favorisant la production de mucus (viscosité), le parasympathique fluidifiant cette salive,
- fonctionnement de type « coopératif » : l'érection dépend des deux tonalités (avec une prédominance parasympathique) ; l'éjaculation, elle, ne dépend que de l'orthosympathique.

Conséquences thérapeutiques

L'auriculothérapie, selon la stratégie thérapeutique choisie, permettra de sélectionner, via le SNA, toujours imbriqué dans toute action thérapeutique :

- soit une action segmentaire spécifique, ponctuelle, locale ;
- soit une action plurimétamérique, aspécifique, locorégionale ;
- soit une action mixte, de synchronisation homéostasique.

C'est la raison pour laquelle, il existe à l'oreille, des points dits d'organe(s), maître(s), de fonction(s), de système(s), d'adaptation, de régulation. C'est l'intelligence médicale du médecin qui conditionnera la qualité du succès thérapeutique.

Dans le système nerveux somatique (SNS), la transmission du signal est rapide sur des fibres myélinisées (conduction saltatoire) et des canaux ioniques existent.

Dans le système neveux autonome (SNA), la transmission est moins rapide du fait de l'existence de fibres non myélinisées et de processus métabotropiques (= système de transduction mettant en jeu des seconds messagers).

La plupart des organes innervés par le SNA reçoivent des neurones efférents des deux systèmes du SNA (sympathique et parasympathique).

En règle générale, les influx transmis par les fibres d'un des deux systèmes stimulent l'organe, alors que l'influx de l'autre système inhibe l'activité organique.

Ainsi, dans le SNA, on peut trouver une action excitatrice et une action inhibitrice, ce qui s'oppose au SNS où l'on trouve qu'une action excitatrice (acétylcholine).

Le SNA peut s'activer néanmoins très rapidement. Exemple : multiplication (ou division) par deux de la pression artérielle en 4 s, ce qui explique la perte de connaissance lors d'un choc émotionnel.

Le système sympathique est thoraco-lombaire. Les ganglions sont près de la moelle épinière. La taille, la situation et le nombre de ganglions peuvent varier mais, en général, on trouve 21 à 23 ganglions dans chaque chaîne sympathique. Les fibres préganglionnaires sont courtes, et il y a une amplification du signal.

Le système parasympathique est cranio-sacré. Les ganglions sont terminaux. Les fibres préganglionnaires sont longues et le signal est localisé.

Les nerfs sympathiques et parasympathiques sont des nerfs mixtes (sensitifs et moteurs). Le nerf parasympathique a un axone moteur préganglionnaire (efférence) et trois axones sensitifs (afférence). Le nerf sympathique a un axone moteur et un axone sensitif.

Le système nerveux parasympathique est plus impliqué dans la maintenance des fonctions, en particulier la fonction gastro-intestinale. Il est activé dans des situations relativement neutres, comme après un repas avec la sieste digestive.

Certains auteurs individualisent le système intestinal comme un troisième composant du SNA. En effet, ce système contient autant de neurones que la moelle épinière.

Le tonus basal de ces systèmes est soumis à une modulation qui permet d'augmenter ou de diminuer l'activité d'un organisme. Exemple : le tonus sympathique maintient le système artériolaire contracté à environ la moitié du diamètre de base des artères. En augmentant la stimulation sympathique, ces vaisseaux (artères) se contractent davantage. En diminuant le système sympathique, ces vaisseaux se dilatent.

Selon l'organe, on va avoir un tonus dominant (sympathique ou parasympathique).

Le tonus sympathique du système vasculaire est maintenu grâce à une innervation directe. En plus, la présence de l'adrénaline et de la noradrénaline libérées par la médullo-surrénale intervient dans le maintien du tonus sympathique basal. L'adrénaline est libérée à raison de 0,2 $\mu g.kg^{-1}.min^{-1}$ et la noradrénaline : 0,05 $^{-1}g.kg^{-1}.min^{-1}$. Ceci fait qu'il existe le maintien d'une pression artérielle assez élevée même en absence d'une innervation sympathique directe.

Il existe un certain degré de métamérisation. Des territoires cutanés végétatifs sont efficients tout au long du soma, à l'instar des dermatomes somatiques sensitifs.

Il existe, dans ces territoires cutanés végétatifs, les projections pariétales des viscères profonds correspondants.

Cette organisation permet la constitution de zones de convergence entre différents territoires :

- les interneurones végétatifs, reliant les deux colonnes sympathiques médullaires, permettent certaines convergences entre les territoires somatiques et viscéraux ;
- les neurones d'association, existant dans le ganglion spinal, mettent en relation les sensibilités végétatives et cérébrospinales de mêmes territoires. Les douleurs dites projetées en sont une des conséquences.

C'est ce même maillage intime des territoires somatiques et viscéraux qui explique par exemple les syndromes de type sympathique (causalgie, syndrome de Raynaud, ostéoporose post-traumatique, etc.).

On définit ainsi des réflexes végétatifs.

Cette disposition des voies végétatives met en évidence les points de convergence entre les l'innervation végétative grands systèmes :

- dans le système végétatif, des convergences sont possibles entre l'innervation végétative des territoires somatiques (membres et parois) et les territoires viscéraux, par les cellules intercalées (ou interneurones végétatifs) entre les deux colonnes sympathiques médullaires, compte tenu de la disposition segmentaire de l'ensemble ;
- également dans le ganglion spinal où une convergence entre les sensibilités végétatives et cérébro-spinales existe, expliquant le phénomène de la douleur projetée. Par exemple, le réflexe vasomoteur (rougeur/pâleur), le réflexe pilomoteur (contraction des muscles érecteurs des poils : hérissement des poils), le réflexe sudoripare, le réflexe salivaire.

Cette organisation explique aussi les syndromes sympathiques : douleurs névritiques et causalgie, troubles physiopathiques (ostéoporose aiguë post-traumatique, syndrome de Raynaud, etc.).

Cette narration rapide de ce fantastique système fait prendre la mesure de son importance vitale dans les rouages de la vie humaine et dans la gestion de toutes les interfaces relationnelles du « dedans » et du « dehors » (figure 26.1).

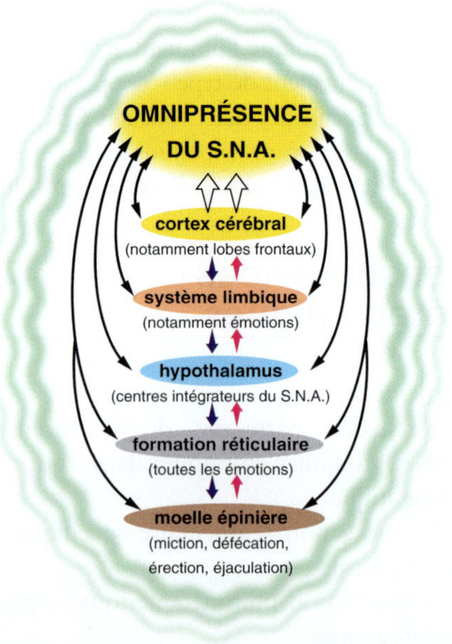

Figure 26.1. Interactions du SNA avec le réseau neurologique.

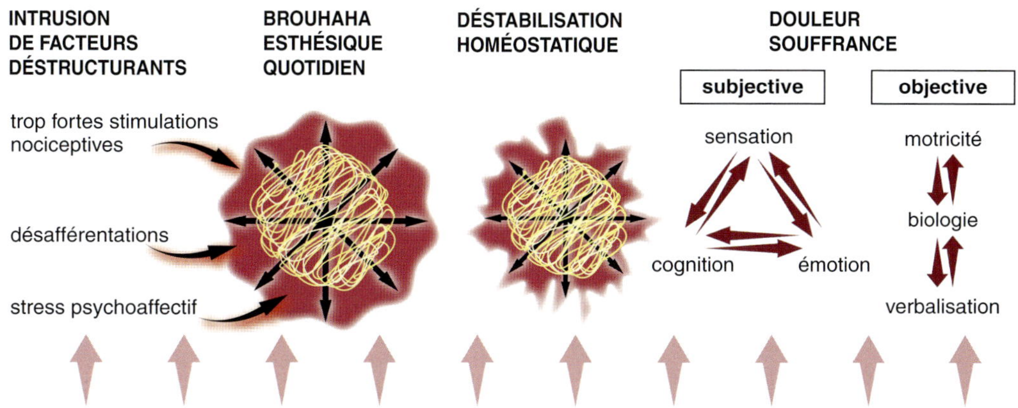

Figure 26.2. Une définition neurophysiologique de la douleur.

Douleurs

Généralités

Selon l'Organisation mondiale de la santé (OMS), il s'agit d'un phénomène subjectif complexe associant la perception d'une lésion tissulaire réelle ou potentielle et d'une réponse la meilleure possible, à ce phénomène, avec une composante affective attachée.

En tant que neurophysiologiste, nous en donnerions la définition suivante : la douleur est la conséquence d'intrusions de facteurs déstructurants dans le brouhaha somesthésique quotidien, avec déstabilisation homéostasique, obligeant l'organisme à allumer ses alarmes (douleurs, souffrance) pour entrer en lutte contre les intrus (figure 26.2).

Il s'agit d'un signal essentiel à la maîtrise de l'homéostasie de notre organisme. Cette dernière représente une des composantes essentielles des nombreux équilibres biologiques et électriques gestionnels de l'organisme humain. On pourrait la définir comme le meilleur équilibre possible dans la plus petite unité de temps et de lieu.

La douleur peut être aiguë, plus ou moins intense et plus ou moins associée à une hypersympathicotonie et son cortège de signes (tachycardie, polypnée, hypertension artérielle, mydriase, etc.), et souvent accompagnée d'anxiété.

Elle peut être aussi chronique, devenant une souffrance si sa durée dépasse 6 à 7 mois, s'accompagnant alors d'une plus ou moins grande participation limbique, avec ses composantes émotionnelles (pouvant confiner à la dépression), endocriniennes et cognitives. Une fois que la nature chronique de la douleur a été enregistrée par les cartes somatotopiques et fonctionnelles cérébrales, il semble qu'elle perde alors son rôle biologique d'adaptation.

Classification des douleurs

On décrit trois sortes de douleurs :

- les douleurs hypernociceptives : par débordement des mécanismes périphériques et centraux de perception et de contrôle, du fait de l'intensité des stimuli d'ordre mécanique, inflammatoire, thermique et chimique. Ces douleurs sont sensibles aux antalgiques des trois paliers thérapeutiques de l'OMS : paracétamol–acide acétylsalicylique–anti-inflammatoire non stéroïdien ; codéine–tramadol ; morphine ;
- les douleurs de désafférentation (neurogènes) :
  - elles sont liées à des lésions nerveuses avec interruptions partielles ou totales des afférences sensitives, avec ou sans participation sympathique, ce qui peut entraîner des néoconnexions neuronales entre fibres de petit diamètre et fibres de grand diamètre qu'on

appelle des éphapses, le plus souvent contact anormal (non chimique) des fibres sympathiques (qui prolifèrent anormalement) avec les fibres nerveuses non sympathiques (une espèce de synapse électrique anormal), ce qui produit des sommations algiques difficilement réversibles,

– ces douleurs neurogènes possèdent trois composantes sémiologiques isolées ou associées : elles peuvent être continues avec des sensations à type de brûlures, de piqûres, de paresthésies, qui peuvent répondre aux antidépresseurs imipraminiques, ou avoir un caractère paroxystique avec des sensations d'éclairs ou de décharges électriques, pouvant répondre aux anticonvulsivants. Enfin, elles peuvent être provoquées par la moindre stimulation, normalement non douloureuse, devenant une allodynie pouvant répondre aux anesthésiques locaux ;

- les douleurs dites psychogènes alléguées en l'absence de lésions tissulaires décelables. Mais toutes les douleurs peuvent avoir une composante psychogène. La clé en est l'implication presque systématique du système limbique, qui injecte tout le passé affectif et émotionnel dans toute douleur.

Il faut savoir que, le plus souvent, il s'agit de mosaïques douloureuses des trois types, les aspects sensori-discriminatifs (détection et analyse des stimuli, décodage des messages douloureux), affectifs et cognitifs de toute douleur déterminant la réaction comportementale.

Apport de l'auriculothérapie

Principes généraux et rappels

Il s'agit de diminuer ou de supprimer les foyers nocicepteurs en tentant de freiner, voire d'interrompre les messages douloureux vers les centres supraspinaux.

Évidemment, le diagnostic précis sert toujours à finaliser la stratégie thérapeutique.

La fréquence thérapeutique est à adapter en fonction de la sémiologie : de 1 fois/15 jours à 1 fois/mois ou tous les 2 ou 3 mois.

Il existe quatre filtres de la douleur :

- le *gate control system* de Wall et Melzack, qui tente, au niveau de chaque étage métamérique, de bloquer jusqu'à un certain point les montées nociceptives, via l'inhibition des circuits spino-réticulo-thalamo-corticaux de la douleur par les circuits cordonnaux postérieurs (figure 26.3) ;

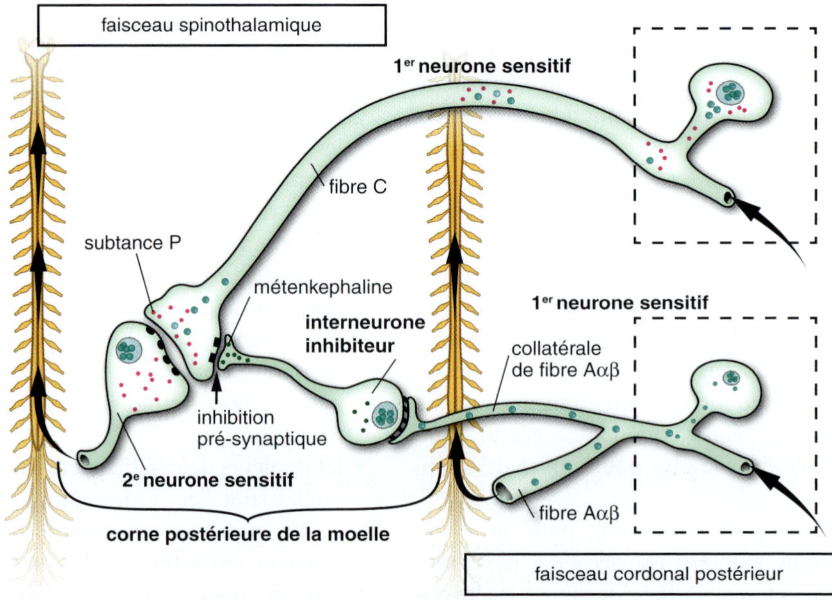

Figure 26.3. *Gate control system.*
Les potentiels voyageant dans le faisceau cordonal postérieur inhibent le passage des informations nociceptives entrant dans le faisceau spino-thalamique.

- la formation réticulée, au niveau de la substance grise péri-aqueducale, qui active le contrôle inhibiteur nociceptif diffus et tente d'envoyer des informations inhibitrices des douleurs vers chaque étage métamérique souffrant ;
- le thalamus qui possède ses propres noyaux de contrôle nociceptif au niveau de cartes somesthésiques élaborées ;
- le cortex cérébral qui, au niveau de cartes somatotopiques sophistiquées, traite toutes les informations somesthésiques, à un niveau élevé, intégré dans tous les rouages gestionnels de la machine humaine.

La stratégie consiste à traiter les circuits neurophysiologiques soupçonnés ou sûrement concernés par la pathologie, après recueil des potentiels auriculodermaux qui viendront, dans la plupart des cas, conforter, redresser ou infirmer le raisonnement physiopathologique.

Il sera toujours nécessaire d'inférer la nature sensorielle, sensitive, motrice ou mixte de la douleur à partir de la clinique.

Il est nécessaire de respecter l'ordre relativement précis des schémas de traitement proposés (qui s'efforce de correspondre au cheminement neurologique connu des circuits incriminés).

Schéma thérapeutique général

À pratiquer uni- ou bilatéralement, selon la clinique.

Il suit l'ordre neurophysiologique décrit ci-dessus, sauf que, surtout lors du premier message thérapeutique, il faut « allumer » le clavier neuro-ectodermique auriculaire, le mettre en exergue en quelque sorte, de manière à sensibiliser la destination embryogénétique des fichiers thérapeutiques envoyés. Ceci sera fait par la sollicitation du point oméga.

C'est ainsi que nous pianoterons sur les touches du point oméga, du ou des points d'organe(s), puis en fonction du niveau de la douleur, du ou des points réticulés, du point du thalamus et enfin du point du cortex (qui correspond à l'aire associative du point maître sensoriel ou PMS).

Les outils thérapeutiques pourront être soit des aiguilles cryoniques (AC), soit des aiguilles semi-permanentes (ASP), soit des aiguilles extemporanées (AE).

Les points d'organes seront considérés selon la nature de la douleur : au repos, au mouvement, ou les deux. Pour les douleurs aiguës surtout, avant l'exécution d'une stratégie semi-permanente, il peut être intéressant de « casser » le processus algique, en exécutant une auriculothérapie extemporanée :

- en cas de douleur mono-localisée : à l'aide d'une AE, transfixion extéro-interne pour une sémiologie douloureuse de repos ou transfixion intéro-externe pour une sémiologie douloureuse de mouvement ; toutes deux sont laissées en place une trentaine de minutes (le temps nécessaire à la sécrétion des endorphines, mesuré par leur temps d'apparition dans le liquide céphalorachidien ou LCR) ;
- en cas de douleur pluri-localisée, plusieurs étages métamériques sont alors douloureux : embrochement de la zone somatotopique (par exemple, bras, jambe), en respectant la règle de gestion neurophysiologique des cartes somatotopiques cérébrales, soit de la périphérie vers le centre pour les zones souffrantes, en respectant les sens des flux gestionnels centripètes pour les sensibilités et sensorialités, et du centre vers la périphérie, c'est-à-dire centrifuges, pour les commandes motrices (figure 26.4).

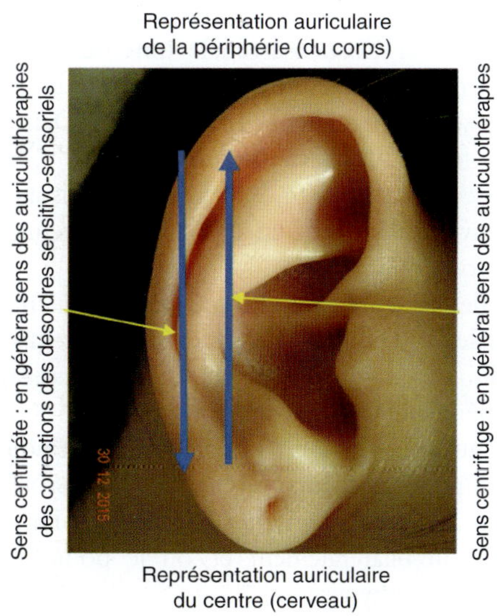

Figure 26.4. Sens des commandes auriculothérapiques pour les désordres sensitivo-sensoriels et moteurs.
Source : David Alimi.

Les points réticulés seront mésencéphaliques pour les territoires douloureux céphaliques, pontiques pour les territoires douloureux jusqu'à C3, C4, voire C7, bulbaires pour les autres territoires douloureux. En cas de doute : traiter « le point maître réticulaire » (PMR) au milieu de la crête antitragale, et qui correspond à la réticulée pontique.

Particularités

- Si la douleur est chronique (remontant à plus de 6 à 7 mois), il existe alors un état d'épuisement avec des seuils de défense immunologique abaissés. Il faudra rajouter le point de synthèse (PS) uni- ou bilatéral, localisé en un site équivalent moteur de l'hypothalamus antérieur et qui favorise la synthèse protéique (prostacyclines, prostaglandines, acide ribonucléique messager ou ARNm, acide désoxyribonucléique ou ADN). Comme toujours, ce PS est contre-indiqué en cas d'antécédent de cancer remontant à moins de 10 ans ou de maladies auto-immunes. Il pourra alors être remplacé par le point de représentation du plexus thymique.
- S'il existe une composante psychogène, affective : rajouter le Rhinencéphale uni- ou bilatéralement pour une action anxiolytique, analeptique et antidépressive.
- S'il est constaté un état d'épuisement au stress : rajouter la Corticosurrénale uni- ou bilatéralement pour tenter d'induire une remontée des seuils énergétiques d'adaptation. Dans ces cas, les glandes surrénales sont « vides », leurs curseurs sur la jauge centrale de remplissage se trouvent alors tout en bas et ne peuvent que remonter.
- Si des facteurs météorologiques modulent les douleurs, rajouter le « point météo » qui est celui de la représentation de la commissure habénulaire (uni- ou bilatéralement).
- Si une composante hormonale périodique rythme les douleurs, rajouter *folliculo-stimulating hormone/luteinizing hormone* (FSH/LH) uni- ou bilatéralement et/ou le point de la glande épiphysaire.
- Si une composante sympathique apparaît dans la sémiologie : rajouter le PMS uni- ou bilatéralement.
- Le plus souvent, une composante anxieuse existe : faire alors le point du ganglion sympathique lombaire supérieur (T12, L1), point dit du « cosmonaute », en uni- ou bilatéral.
- Si composante dépressive : activer soit l'Hypothalamus postérieur (HP), soit le PMS (centre médullaire sympathique cervical C3, C4 de la pars intermédio-latéralis), en uni- ou bilatéral.

Tous ces sites auriculaires ne sont évidemment pas à traiter simultanément (au contraire, moins il y aura de points, plus le traitement sera efficace et élégant). Il faut adapter les stratégies auriculothérapeutiques au génie évolutif de chaque maladie.

Le traitement se fait uni- ou bilatéralement en fonction de la localisation, de la durée de la pathologie, de son intensité, du ou des facteurs émotionnels, de la latéralité et des pathologies associées.

Dans un premier temps, faire les points supplémentaires du côté de la latéralité, basculer ensuite le programme en piquant, si besoin, les deux corps calleux (technique du transfert interhémisphérique, mise au point par mon maître René Kovacs).

Dans un deuxième temps, bilatéraliser la thérapeutique (sans les corps calleux).

Pour les points psychotropes, les actionner d'abord du côté opposé à la latéralité (hémisphère affectif le plus souvent), et dans un deuxième temps bilatéraliser si besoin.

Critères de choix thérapeutiques

Parmi cette palette thérapeutique, le médecin auriculothérapeute devra construire un schéma thérapeutique en faisant la synthèse des données médicales et des résultats des traitements précédents.

Quelques précisions sont à apporter :

- pour le point du « cosmonaute », le côté à traiter sera fonction de la typologie du patient :
  - pour un perfectionniste, cartésien : traiter du côté de la latéralité, bilatéraliser ensuite si besoin,
  - si le patient est un affectif, un écorché vif : traiter du côté opposé à la latéralité, bilatéraliser ensuite si besoin ;

- pour la composante dépressive, le PMS sera fait au déprimé peu anxieux, d'abord du côté opposé à la latéralité, bilatéralement si besoin ensuite. L'HP sera réservé au mélancolique, d'abord du côté opposé à la latéralité puis bilatéral si besoin ensuite.

Comme dit précédemment, les traitements sont élaborés en fonction des considérations neurophysiopathologiques des affections douloureuses traitées. Le recueil des potentiels auriculodermaux doit normalement confirmer cette synthèse.

Douleurs des cancers

Généralités

Ces douleurs peuvent être dues à la tumeur elle-même ou au traitement anticancéreux. Souvent, il s'agit de mosaïques douloureuses (douleurs hypernociceptives et désafférentatives secondaires à une atteinte des nerfs par la tumeur ou son traitement). La composante psychogène (déficit fonctionnel et crainte de la progression de la maladie) est toujours présente et surajoutée. Ainsi plusieurs syndromes douloureux néoplasiques peuvent se constituer : il peut s'agir d'infiltration tumorale osseuse, nerveuse ou d'un organe creux, d'un syndrome post-chirurgical et/ou d'un syndrome post-radique.

Aide auriculothérapeutique

Lorsque la pharmacothérapie devient insuffisante et en complément, l'auriculothérapie a toute sa place. Il faudra adapter la fréquence du traitement (1 fois/15 jours à 1 fois/2 ou 3 mois).

Traitement antalgique de base, en général bilatéralement, en commençant du côté le plus douloureux, ou du côté où a commencé le cancer :

- le point d'organe sera toujours le point de départ du cancer (tumeur mère). S'il existe des métastases, il est inutile de traiter toutes leurs représentations. Si, par contre, il n'existe qu'une métastase, on peut la traiter en complément de la tumeur mère ;

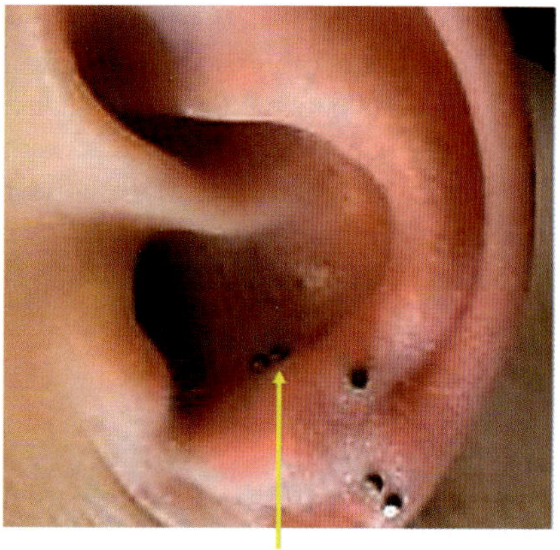

Figure 26.5. Deux ASP piquées selon la technique du criblage dans la zone du thalamus.
Source : David Alimi.

- l'intensité des douleurs est souvent forte : un criblage des filtres antalgiques de la réticulée et/ou du thalamus (deux ASP proches l'une de l'autre, piquées avec un angle d'environ 30° par rapport à l'horizontale) est souvent nécessaire. Les aires étant organisées en réseau (aires plexiformes et fourches), on obtient ainsi une sommation spatiale potentialisatrice de l'antalgie (figure 26.5) ;
- souvent, un syndrome rétentionnel existe (compressif, métabolique ou post-chirurgical) ; la poncture des points mésonéphros hydro-urétique (action diurétique sur l'anse de Henlé) et/ou du cœur droit (ventricule droit, activant la vis à tergo) sera souvent nécessaire.

Par ailleurs, toutes les autres modalités antalgiques déjà vues peuvent bien sûr s'appliquer.

Douleurs de désafférentation

Cas général

Elles sont dues à une interruption partielle ou totale des afférences sensitives. Elles peuvent être pures ou associées, consécutives aux traumatismes nerveux et médullaires, à une épidurite, un zona, des membres fantômes (névromes et désafférentation d'origine thalamique), un syndrome thalamique, une radiothérapie, des troubles métaboliques (diabète, alcoolisme chronique), des toxiques, des compressions nerveuses (par hernie discale : douleurs mixtes), un engainement de troncs nerveux par des éléments ligamentaires ou fibreux (canaux carpiens, fibrose post-chirurgicale, post-radique, envahissement tumoral, etc.).

Base thérapeutique

À pratiquer bilatéralement, en commençant du côté de la latéralité :

- Le(s) point(s) d'organe(s) ;
- Thalamus ;
- PMS ;
- Réticulée (composante hypernociceptive) ;
- Myélomère(s) sensitif(s) associé(s) ;
- si besoin : Gangliomère sympathique correspondant, si des troubles sympathiques sont associés et s'il existe des potentiels auriculo-dermaux (PAD) signifiants ;
- éventuellement le Sympathomère correspondant, si la durée remonte à plus de 6 ou 7 mois (PAD positifs éventuellement), et/ou s'il existe des troubles trophiques signifiants.

La fréquence des traitements reste la même : une fois tous les 15 jours ou une fois par mois ou tous les 2 ou 3 mois. Adapter ensuite.

Cas particuliers

Algoneurodystrophie (dystrophie sympathique réflexe)

Elle survient après une lésion des parties molles et des os, ce qui entraîne des douleurs et des remaniements neurovégétatifs (troubles vasomoteurs ou sudation), avec ou sans troubles trophiques (déminéralisation osseuse).

Auriculothérapie de base

Sur le pavillon du côté de l'algodystrophie :

- Oméga 2 (origine embryogénétique des tissus touchés) ;
- point d'organe ;
- point maître membre supérieur ou inférieur[1] ;
- point maître sympathique (PMΣ) ;
- Thalamus.

Modulations thérapeutiques

- Si épuisement au stress : Corticosurrénale uni- ou/puis bilatérale.
- Si durée supérieure à 7 mois : PS bilatéral, en l'absence de contre-indications.
- Si composante anxieuse : point du cosmonaute (d'abord opposé à la latéralité, puis bilatéralement).
- Si angoisse : point d'angoisse (préfrontal) d'abord opposé à la latéralité, puis bilatéralement.
- Dans une forte atrophie de Sudeck : avec une aiguille stérile jetable (ASJ), faire une transfixion extéro-interne du PMS ou du point maître membres inférieurs sympathique – PMMI(Σ) – ou les deux.
- Dans un syndrome sévère, transfixier : l'auricule du gangliomère sympathique de C2 au sympathomère de C3, ou du gangliomère sympathique de L2 au sympathomère de L2, ou les deux à la fois. Laisser en place les aiguilles 1 heure.

La fréquence des traitements reste une fois tous les 15 jours ou une fois par mois puis tous les 2 ou 3 mois.

---

1. Ce qui s'affiche en priorité à l'oreille, ce sont les informations d'hyperfonction (ici, en l'occurrence, celles du système sympathique, puisqu'il n'y a pas de parasympathique au niveau des vaisseaux ni d'ailleurs, au niveau de la peau). C'est la raison pour laquelle, le point maître du membre supérieur est supporté par le ganglion stellaire, au niveau de sa représentation à l'oreille. Le point maître du membre inférieur est supporté, lui, par le ganglion sympathique lombaire supérieur, au niveau de sa représentation à l'oreille. En agissant sur ces points, nous induirons une baisse du tonus vasculaire sympathique, ce qui entraînera une baisse de la vasoconstriction des vaisseaux axillaires (pour le membre supérieur) et iliaques (pour le membre inférieur).

Causalgie

Il s'agit d'une variante de dystrophie sympathique réflexe, où une lésion partielle d'un tronc nerveux existe : soit le nerf médian au-dessus du coude, soit le nerf sciatique au-dessus du genou ; les deux pouvant donner des douleurs sévères à type de brûlures. Souvent, il existe les mêmes modifications végétatives et trophiques que dans l'algodystrophie. La pharmacologie est souvent décevante. Le schéma auriculothérapeutique découle de la physiopathologie : le nerf médian est issu du plexus brachial et le nerf sciatique est issu de la racine L4 (elle-même issue du plexus lombaire) et des racines L5, S1, S2, S3 (issues du plexus sacral).

- Pour une causalgie du membre supérieur :
  - C7 : point maître du plexus brachial (médullomères sensitifs et moteurs) ;
  - PMS du membre supérieur (ganglion stellaire) ;
  - Thalamus ;
  - PS : stimulation de la régénération neuromusculaire (en l'absence de contre-indication) ;
  - Aire associative si douleur intense (PMS).
- Pour une causalgie du membre inférieur :
  - L2 : point maître du plexus lombaire (médullomères sensitifs et moteurs) ;
  - PMS du membre inférieur (gangliomère sympathique de D12/L1) ;
  - Thalamus ;
  - PS (en l'absence de contre-indication) ;
  - Aire associative si douleur intense (PMS).
- Compléments thérapeutiques :
  - si composante rythmique nycthémérale : poncture de l'épiphyse ;
  - si composante de sensibilité météorologique : poncture du point de « météoropathologie », situé dans une aire résurgentielle dépendante du plexus cervical superficiel ou PCS et correspondant à la représentation commissurale habénulaire, réunissant les deux ganglions de l'habénula au corps pinéal. Ces deux ganglions font partie du système limbique, lui permettant de gérer les modulations neurovégétatives, liées aux réactions émotionnelles accompagnant les variations du milieu environnant, captées par l'épiphyse.

Le traitement sera uni- ou bilatéral selon la nature des lésions. La fréquence des traitements sera d'une fois par mois pendant 3 mois, puis tous les 2 ou 3 mois selon la réponse thérapeutique.

Algie post-zostérienne

Généralités

Il s'agit de douleurs de désafférentation d'un dermatome, en séquelles d'un zona. Ce dernier est provoqué par l'herpèsvirus varicellæ qui donne une infection neurologique aiguë des ganglions des racines dorsales. Le virus gagne les racines postérieures correspondantes par voie antidromique. L'immunité est en général acquise après une crise de zona, les récidives existent (2 à 5 %). La névralgie post-zostérienne peut persister des mois ou des années. Le zona du ganglion géniculé donne une paralysie faciale (rarement permanente) du côté atteint. Le zona ophtalmique (ganglion de Gasser) peut donner une paralysie du III et peut s'accompagner d'une opacification de la cornée.

Auriculothérapie

À pratiquer sur le pavillon du côté de l'atteinte (figure 26.6) :

- point oméga ;
- Métamère(s) intéressé(s) :
  - piquer dans l'endoderme si la douleur est ressentie en zone profonde ou à la pression profonde,
  - piquer dans le mésoderme si la douleur est ressentie en zone moyenne ou à la pression moyenne,
  - piquer dans l'ectoderme si la douleur est ressentie en zone superficielle ou à l'effleurement ;
- Myélomère sensitif correspondant ;
- Formation réticulaire si la douleur est évaluée inférieure à 5/10 sur l'échelle visuelle analogique (EVA) ;

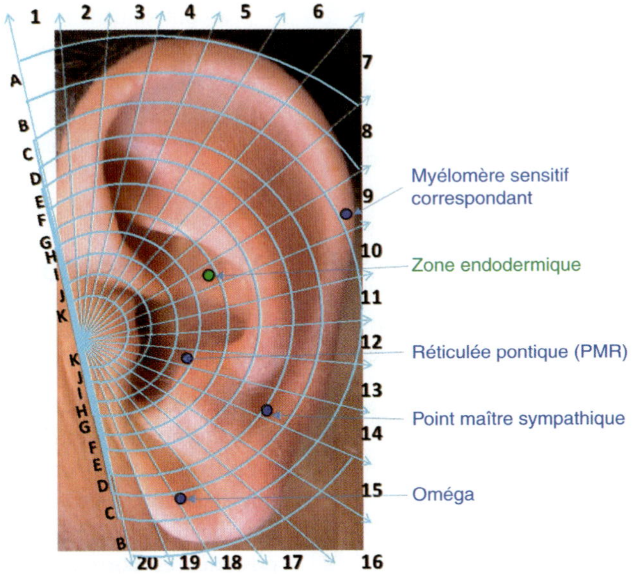

Figure 26.6. Auriculothérapie d'une algie post-zostérienne lombo-crurale gauche.
Source : David Alimi.

- Thalamus si la douleur est supérieure à 5/10 sur l'EVA ;
- PMS si la douleur est supérieure à 7/10 sur l'EVA ;
- PMS s'il existe un facteur anxio-déprimal.

La fréquence des traitements sera d'une fois par mois pendant 3 mois, puis tous les 2 ou 3 mois suivant le résultat clinique.

Important

Lorsqu'une antalgie estimée satisfaisante par le patient a été obtenue, il faut cesser toute intervention thérapeutique, la névralgie post-zonatique faisant partie de ces névralgies à champ d'hystérésis, c'est-à-dire à mémoire indélébile, rémanente, du fait de ses composantes à la fois neurologique, végétative, immunitaire et limbique.

Autres syndromes douloureux (après lésion nerveuse)

Il s'agit des douleurs des membres fantômes, des avulsions radiculaires, des douleurs polynévritiques, des syndromes douloureux d'origine centrale, des syndromes postopératoires, des syndromes post-mammectomie, des syndromes post-thoracotomie et des douleurs névromales.

La différence avec les syndromes de désafférentation, c'est qu'il y a peu ou pas de participation sympathique.

À ces indications, s'appliquent les mêmes auriculothérapies que celles des chapitres précédents.

Douleurs fantômes. Une place à part doit être faite à l'auriculothérapie de la douleur du syndrome post-amputation. Cette douleur est liée à l'amputation elle-même, due à un névrome, avec douleur neuropathique, et à une douleur fantôme (du membre), où le thalamus joue le rôle principal. L'auriculothérapie se pratique sur le pavillon du côté de l'amputation :

- les points omégas : les trois tissus sont atteints à la fois Oméga, Oméga 2, Oméga 1 dans l'ordre ;
- criblage (poncture contiguë avec deux ou trois aiguilles) de la ou des zones douloureuses. Il est indispensable du fait des recouvrements des aires métamériques atteintes, et des modifications des champs récepteurs des neurones concernés. De plus, on sollicite la sommation spatiale, comme dit plus haut ;

- le ou les myélomères sensitifs et moteurs correspondants, du fait de l'atteinte définitive des deux fonctions et de sa mémorisation par le thalamus ;
- Thalamus (en criblage si besoin) : il s'agit de douleurs très vives, envahissantes, résistantes et pouvant occuper tout le champ existentiel du patient ;
- PMS, en tant que filtre supérieur des douleurs (le quatrième) et pour susciter ou aider à la meilleure reconfiguration possible des cartes somatotopiques, elles aussi affectées par l'amputation : tentative d'occupation spatiale et fonctionnelle de la « carte amputée » par les cartes adjacentes avec phénomènes d'interférences gestionnelles et entropiques.

La fréquence des traitements reste la même : une fois par mois pendant 3 mois, puis tous les 2 ou 3 mois ; à adapter en fonction des résultats.

Céphalées

Signe fréquent d'affection aiguë systémique ou intracrânienne, de tumeur intracrânienne, de traumatisme crânien, d'hypertension sévère, d'hypoxie cérébrale, de nombreuses affections de l'œil, du nez, de la gorge, des dents et des oreilles. Ce peut être aussi des céphalées de tension musculaire, migraines, algies vasculaires de la face, etc.

Toutes les structures céphaliques (sauf le cerveau lui-même) peuvent être sensibles à la douleur : tissus couvrant le crâne, V^e^, IXe et X^e^ paires crâniennes, nerfs cervicaux supérieurs, sinus veineux intracrâniens, artères de la base du cerveau et artères durales, dure-mère de la base du crâne, etc.

Le diagnostic doit toujours être étayé par de solides arguments cliniques et/ou des examens complémentaires. On étudiera plus spécialement : les migraines, l'algie vasculaire de la face, les céphalées de tension.

Migraines

Généralités et physiopathologie

La physiopathologie des migraines est complexe et fait intervenir à la fois des facteurs limbiques, neurologiques, hormonaux et électrophysiologiques. Sont impliqués les nerfs trijumeaux et faciaux (figures 26.7 et 26.8).

Il s'agit de céphalées habituellement unilatérales, mais assez souvent généralisées, pulsatiles, pouvant débuter plus fréquemment dans la région oculaire, mais aussi partout ailleurs au niveau de la tête. Elles peuvent s'étendre à un côté ou aux deux côtés, des nausées ou vomissements sont possibles et une anorexie quelquefois. Des crises similaires rythmées par des périodes particulières (règles, circonstances contextuelles identiques, etc.) peuvent exister, avec ou sans prodromes, chez un même patient.

La crise de migraine correspond à un orage vasomoteur dont les noyaux générateurs sont situés dans l'hypothalamus postérieur et dans le mésencéphale et la protubérance. Ces noyaux adrénergiques et sérotoninergiques provoquent une vasoconstriction artériolaire corticale, avec dérégulation des systèmes inhibiteurs de contrôle de la douleur.

Il existe de fortes présomptions pour une anomalie fonctionnelle génétique transmise de la réactivité vasculaire cérébrale avec pour conséquence : une hyperexcitabilité à divers stimuli (hormonaux, psychologiques, stress, sensoriels, etc.) du système trigéminovasculaire (STV) central et périphérique.

L'activation périphérique du STV provoque une hyperexcitabilité du cortex cérébral, appelée dépression corticale envahissante (DCE), et qui correspond aux migraines avec aura. L'activation centrale du STV provoque, elle, les migraines sans aura, par démodulation des systèmes de contrôle de la douleur dans le tronc cérébral.

Cette hyperexcitabilité provoque une stimulation dans le sens antidromique des fibres trigéminales, notamment au niveau de son premier rameau (le V1) qui innerve les artères et les veines méningées de la surface corticale. Le neuromédiateur principal libéré est le *calcitonin gene-related peptide* (CGRP) qui provoque une cascade biopathologique avec : inflammation périvasculaire, extravasation de protéines plasmatiques, dégranulation des mastocytes, vasodilatation, d'où une activation des plaquettes qui libèrent de la sérotonine (vasoconstrictrice) pour tenter de lutter

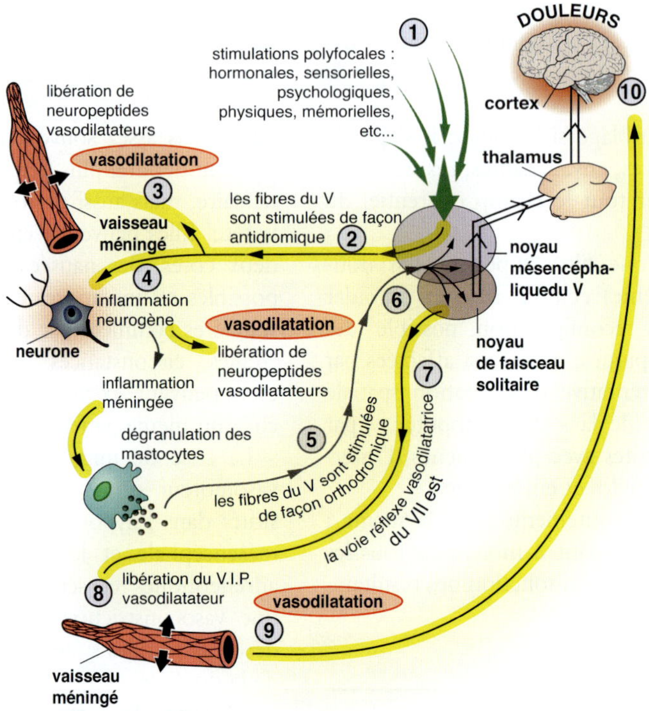

Figure 26.7. Physiopathologie de la migraine. Modèle trigéminovasculaire.

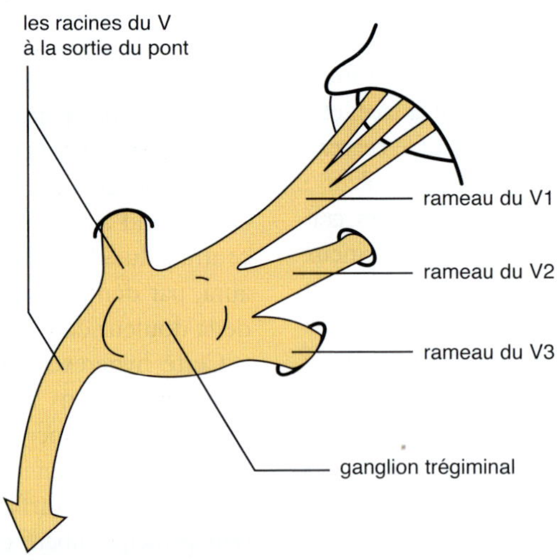

Figure 26.8. Rameaux trigéminaux.

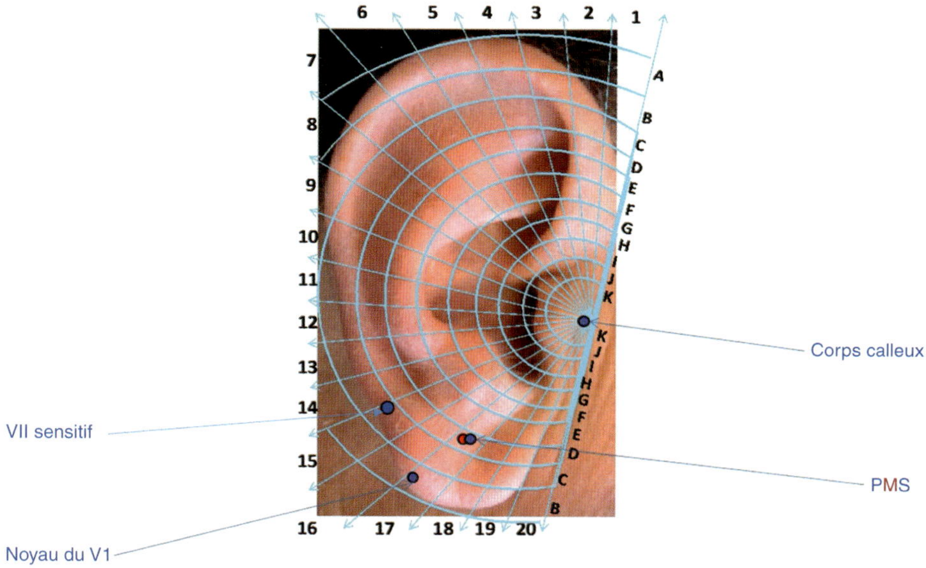

Figure 26.9. Auriculothérapie de la migraine.
Source : David Alimi.

contre la vasodilatation induite (ce qu'elle ne réussit que très partiellement).

Cette vasoconstriction même partielle, associée à l'inflammation périvasculaire, stimule les fibres sensitives du trijumeau dans le sens normal orthodromique ; ce dernier, via le noyau du faisceau solitaire, active le nerf facial (VII) transportant la voie réflexe vasodilatatrice, qui va s'activer en libérant du *vaso-intestinal peptide* (VIP), vasodilatateur, aggravant la vasodilatation première, ce qui explique tous les symptômes de la migraine.

Ces symptômes se pérennisent alors du fait que les cerveaux des migraineux présentent une difficulté à assurer la libération de suffisamment de sérotonine pour contrer la vasodilatation induite. Les migraineux seraient ainsi des sérotonino-requérants.

Dans les migraines dites accompagnées, il peut y avoir des scotomes scintillants (migraines ophtalmiques), voire même une hémiparésie. Elles sont dues à un certain degré d'ischémie de certains territoires cérébraux, faisant apparaître de signes cliniques neurologiques quasi identiques à ceux d'un accident ischémique transitoire (AIT) ou d'une menace d'accident vasculaire cérébral (AVC).

L'examen clinique est négatif entre les crises (entre autres pathologies), le moindre doute impose une tomodensitométrie cérébrale.

Auriculothérapie de base

Le traitement est à faire du côté de l'hémicrânie ou des deux côtés si les douleurs alternent rapidement (figure 26.9).

Les stratégies construites sont fondées sur les données physiopathologiques. Le traitement de base associe :

- Nerf facial (relié au V3 par la corde du tympan) notamment s'il existe des contractures musculaires du visage ;
- Nerf trijumeau en piquant la(les) branche(s) intéressée(s) par la sémiologie. En cas de doute, toujours traiter le nerf maxillaire (V2) qui possède une connexion avec le V1 par un rameau communiquant ;
- PMS ;
- Corps calleux.

L'analyse des potentiels électrodermaux auriculaires viendra asseoir la stratégie thérapeutique.

Adaptations thérapeutiques

Selon les données fines de la sémiologie :

- s'il existe des signes oculaires (photophobie, douleurs rétro-oculaires, sensation de tension des yeux) ou si la douleur est supérieure à 50 minutes à l'EVA, alors traiter le point PMS moteur (car souvent ce surcroît de douleur est d'origine tensionnelle musculaire) ;
- si les migraines sont cataméniales (liées aux règles) traiter le point dit « génital » (FSH/LH) ;
- si les migraines réveillent le patient pendant son sommeil, alors vérifier si le point de la pinéale a un potentiel électrodermal et le piquer si tel est le cas ;
- si ce sont des migraines de décompression (de fin de semaine par exemple), alors traiter soit le point dit du cosmonaute soit le rhinencéphale (s'il s'agit d'un patient limbique) ;
- si la douleur est souvent du même côté et qu'inconstamment de l'autre, appliquer le schéma thérapeutique du côté principal et piquer le corps calleux de l'autre côté ;
- si des signes digestifs existent, alors poncturer les points foie/voies biliaires (F/Vb) et/ou pancréas.

Bien sûr, tous ces points ne sont pas à traiter en même temps !

Algie vasculaire de la face

Généralités et physiopathologie

Typiquement, ce sont des céphalées évoluant par crises paroxystiques pendant 1 heure environ, alternées par des périodes de rémission. Elles sont intenses, unilatérales, touchant l'œil, la tempe, le cou et la face. Il existe des signes de vasodilatation du même côté que la douleur, un œdème sous-oculaire, une rhinorrhée, un larmoiement. Un myosis est souvent fréquent et une injection conjonctivale aussi.

Les facteurs de risque sont essentiellement le stress sur terrain à grande labilité autonome et toutes les dysautonomies céphaliques.

Ces symptômes sont consécutifs à une sympathoplégie au niveau de la carotide externe par déconnexion passagère du tonus vasoconstricteur, dont le degré de stimulation a dépassé un seuil critique.

Auriculothérapie de base

À procéder du côté de l'algie :

- HP : pour inciter à un recalibrage du tonus sympathique ;
- Point maître sympathique (PMΣ) : pour focaliser ce calibrage au niveau plutôt céphalique ;
- PMS : œil et aire associative antalgique ;
- VI ou V2 selon le maximum du niveau d'expression clinique, ou les deux ;
- point dit du cosmonaute.

Modulations thérapeutiques

- Souvent il s'agit d'un homme jeune, plutôt timide ou réservé : traiter FSH/LH pour lever les éventuelles inhibitions (souvent d'ailleurs de nature sexuelle).
- Si longue histoire affective (ruptures, « malheureux en amour », mauvaise coupure du cordon ombilical) poncturer le rhinencéphale en bilatéral (tête de pont du système limbique).
- Si la poncture de l'HP échoue, traiter le Parasympathique crânien.
- Si des facteurs météorologiques existent, traiter le point « météo ».

Tous ces traitements sont à moduler selon les symptômes et l'intelligence médicale du praticien.

Céphalées de tension

Description

Ce sont des céphalées d'allure bizarre, bitemporales, constantes, généralisées ou siégeant plutôt au vertex, aggravées par le stress et sans anomalies physiques à l'examen, ou tout au moins une contracture des muscles cervico-occipitaux.

Elles sont souvent associées à une tachycardie, une élévation de la pression artérielle (PA) systolique, les mains sont plutôt moites et une sensation de serrement ou de raideur intermittents des muscles cervicaux et scapulaires peut être décrite. Devant ce contexte, un examen psychologique est recommandé.

Auriculothérapie de base

Elle sera bilatérale en commençant du côté de la latéralité (figure 26.10) :

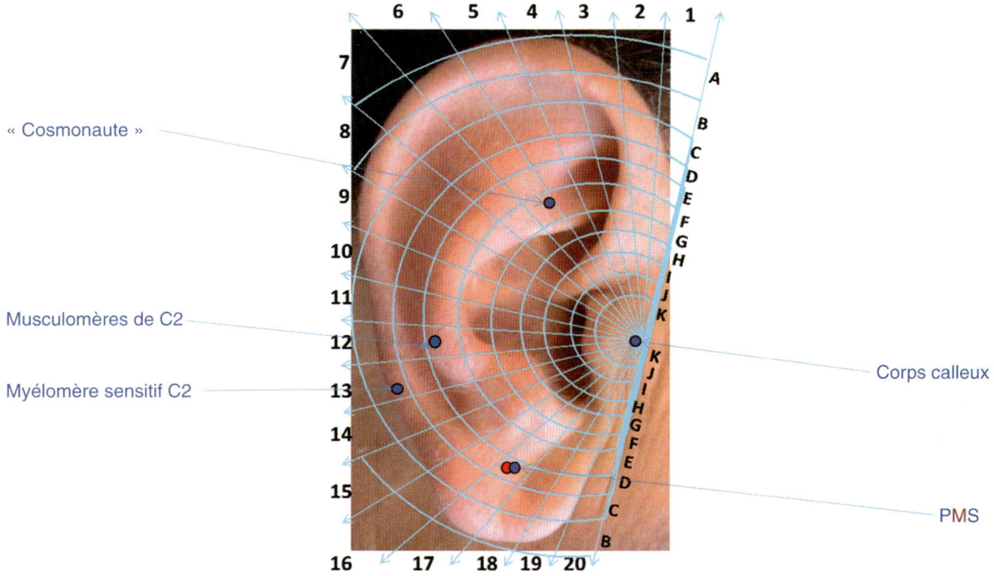

Figure 26.10. Auriculothérapie de la céphalée de tension.
Source : David Alimi.

- point dit du « cosmonaute » ;
- point maître sensoriel ;
- Corps calleux ;
- Plexus cervical superficiel (PCS) ;
- Musculomères latérovertébraux de C2 et/ou C7

Adaptation thérapeutique

- S'il s'agit d'un écorché vif, actionner plutôt le rhinencéphale.
- S'il s'agit d'une personnalité rigide, remplacer les musculomères de C2 ou C7 par Oméga 2.
- Si l'atteinte est ancienne et la sémiologie quotidienne : faire la ligne des omégas, en commençant par Oméga 2 puis Oméga puis Oméga 1, et rajouter le V2.

Hoquet

Généralités

Ce sont des contractions spasmodiques répétées involontaires du diaphragme, suivies d'une fermeture brutale de la glotte, qui freine l'arrivée d'air et produit des sons caractéristiques.

Plus fréquent chez les hommes, il correspond à une irritation des nerfs efférents ou afférents ou des centres médullaires contrôlant les muscles respiratoires, en particulier le diaphragme. Les origines du hoquet sont multiples et il est nécessaire d'en approcher l'(les) étiologie(s).

Auriculothérapie

Bilatérale, commençant du côté de la latéralité :

- Myélomères moteurs de C3, C4, C5 (dont est issu le nerf phrénique) ;
- Plexus brachial (myélomère moteur C7) ;
- Diaphragme ;
- Cosmonaute ;
- PMS moteur.

Adaptation

- Réticulée mésencéphalique (pathologie bulbaire).
- Embrochement de la zone du diaphragme (avec une ASJ, de l'hélix vers l'attache crânienne de l'auricule, laissée en place pendant 30 minutes environ).

Pathologies de l'odorat et du goût

Généralités

Ces pathologies sont rarement invalidantes, mais peuvent induire un préjudice fonctionnel non négligeable. Elles peuvent aussi, par ricochet, entraîner une altération des comportements alimentaires et/ou relationnels. Il faut éliminer une affection systémique et/ou intracrânienne.

Le goût et l'odorat sont liés physiologiquement par l'intermédiaire d'échanges informationnels et neurovégétatifs au niveau du ganglion ptérygo-palatin.

Le degré et la nature de la pathologie déterminent plusieurs niveaux d'atteinte – partielle, totale ou de distorsion – pouvant donner une hyposmie, une anosmie ou une dysosmie pour l'odorat, et une hypogueusie, une agueusie ou une dysgueusie pour le goût. À note que les crises uncinées sont des crises de perception de mauvaises odeurs (qui n'existent pas dans la réalité et qui peuvent être considérées comme des odeurs fantômes) et qui correspondent à une épilepsie temporale antéro-médiane.

Auriculothérapie des troubles du goût

Bilatéralement, en commençant du côté opposé à la latéralité :

- VII et, s'il existe des troubles de la sensibilité associés, V3 ou IX selon la topographie de l'atteinte : le 1/3 postérieur de la langue est innervé par le IX, les 2/3 antérieurs sont innervés par le V3 pour la sensibilité générale et le VII (via la corde du tympan) transporte les goûts sucré, salé, acide, amer ;
- Nerf olfactif : s'il existe une atteinte concomitante goût–odorat) ;
- Thalamus : tous les sens passent directement par le thalamus sauf l'olfaction.

Auriculothérapie des troubles de l'odorat

Bilatéralement, en commençant du côté opposé à la latéralité (figure 26.11) :

- Nerf olfactif ;
- HA : le faisceau médian du télencéphale draine tous les sens vers l'hypothalamus antérieur ;
- Hippocampe : si le trouble peut être rattaché à une mémoire pathologique du goût (= le contraire de la madeleine de Proust).

Bien entendu, ces stratégies thérapeutiques sont parmi celles, comme toutes les autres d'ailleurs

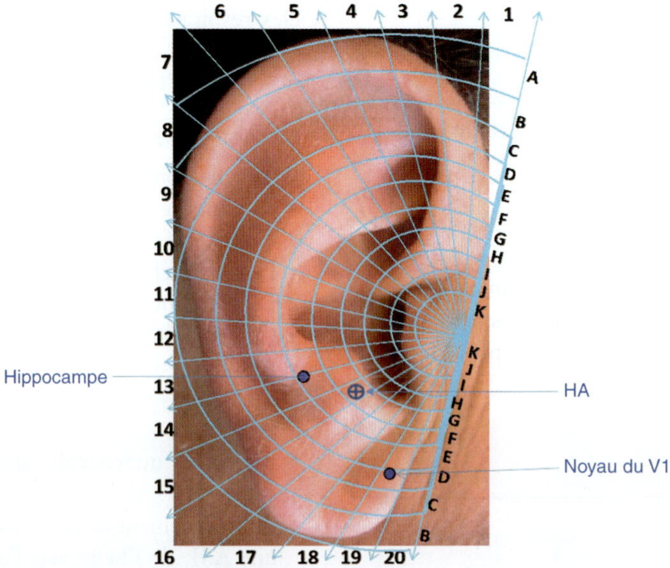

Figure 26.11. Auriculothérapie des troubles de l'olfaction.
Source : David Alimi.

dans ce livre, qui ont fait la preuve de leur efficacité, tout au long de nos 30 années de pratique clinique et hospitalière, et d'enseignement de notre discipline.

C'est dire que, en fonction de la sémiologie clinique du patient et de l'intelligence médicale du praticien, de nombreux autres plans auriculothérapeutiques peuvent être élaborés. Ils seront presque toujours efficaces s'ils sont élaborés sur les bases de la neurophysiopathologie.

Quelques troubles du sommeil

Généralités et physiopathologie

Ils affectent la capacité d'endormissement et/ou la poursuite du sommeil. L'insomnie se définit comme un endormissement difficile ou une perturbation des rythmes du sommeil laissant l'impression d'un sommeil insuffisant.

L'insomnie d'endormissement est, en général, associée à un trouble anxieux, un problème existentiel (de stratégie), un état phobique ou une dépression. L'hémisphère dominant est en cause, le sommeil est de type sérotoninergique.

L'insomnie de réveil précoce est liée à une problématique affective, engageant la vie émotionnelle intime. L'hémisphère dit dominé est en cause, le sommeil est de type noradrénergique.

Mais la plupart des insomnies sont souvent une mosaïque des deux types, qui s'intriquent plus ou moins.

Le docteur Gary Stanton, neurologue et spécialiste du sommeil a accepté de rédiger ces lignes sur l'anatomie et la physiologie du sommeil (encadré 26.1). Je l'en remercie bien vivement.

Encadré 26.1

Anatomie et physiologie sommaires du sommeil

Docteur Gary Stanton

Le cerveau a une anatomie, mais trois états physiologiques. Ceux-ci sont l'éveil, le sommeil non-REM (NREM) et le sommeil REM. L'abréviation anglaise REM signifie *rapid eye movements*, ou les mouvements d'yeux rapides. On définit le sommeil sur deux plans par rapport à l'éveil : le premier est comportemental ; le second est neurophysiologique.

L'éveil

D'une façon simplifiée, on peut définir l'éveil comme la faculté de répondre aux stimuli externes, associée à une activation de l'électroencéphalogramme (EEG), à une augmentation du tonus musculaire et aux mouvements d'yeux rapides vers des objets visuels de l'environnement.

Le sommeil non-REM

Le sommeil NREM est défini par une capacité réduite de répondre aux stimuli externes, associée à une synchronisation de l'EEG, à une réduction du tonus musculaire et aux mouvements d'yeux lents.

Actuellement, on reconnaît trois stades d'activité EEG du sommeil NREM progressivement ralentis. Les stades N1 et N2 incluent le sommeil NREM léger, et le stade N3 inclut le sommeil profond, à ondes EEG lentes.

Le stade R, ou sommeil REM, consiste en une réduction plus profonde de la capacité de répondre aux stimuli externes, associée à une réduction plus importante du tonus musculaire et aux REM. Le sommeil REM a des sous-divisions toniques et phasiques.

Une propriété du sommeil est la capacité de rêver. Environ 80 % des rêves se passent pendant le sommeil REM et 20 % pendant le sommeil NREM. Les rêves du sommeil REM sont plus continus. Quelques théories des rêves incluent : une activation des réseaux neuronaux du cerveau ; une réorganisation avec consolidation de la mémoire ; une fonction psychologique selon Sigmund Freud.

Chez un adulte, on s'endort en entrant en sommeil NREM. D'abord, les stades légers N1 et N2 arrivent, suivis du stade N3 profond.

▷

Après, le sommeil REM arrive. Ceci représente un cycle de sommeil, d'une durée d'environ 90 minutes. Au cours de la nuit, il y a plusieurs cycles de sommeil. En général, il y a prédominance du sommeil à ondes lentes tôt la nuit et prédominance du sommeil REM tard la nuit. La durée du sommeil moyenne est de 7,5 à 8 heures. Il y a une ontogénie selon l'âge du sujet.

Il y a deux pressions qui régulent le comportement de l'organisme et la neurophysiologie des états du sommeil et de l'éveil : l'une est homéostasique, qui induit la somnolence ; l'autre est circadienne, qui induit l'activation. Ces deux pressions sont en relation d'un « pousser–tirer ».

La régulation homéostasique des états du sommeil et de l'éveil est indépendante de celle des fonctions circadiennes. La pression circadienne activatrice est engendrée au noyau suprachiasmatique (NSC) de l'hypothalamus antérieur, qui contient le pacemaker maître de l'organisme.

On vit dans un monde de rythmes, et le NSC gouverne l'adaptation circadienne aux cycles diurne et nocturne en activant l'organisme en opposition à la pression homéostasique de somnolence. Chez l'être humain, au moment du réveil matinal, il n'y a aucune pression homéostasique de sommeil, et la pression circadienne amène à l'activation. Au cours de la journée, il y a une croissance de pression homéostasique de sommeil, qui est toujours opposée par l'activation progressive circadienne au NSC. Vers la fin de la journée, l'efférence circadienne du NSC diminue et la pression homéostasique alors dominante amène à l'endormissement. Le degré de la pression homéostasique de dormir correspond à la durée du temps depuis le sommeil précédent.

Le *timing* du pacemaker maître au NSC est entraîné par l'intégration des « donneurs du temps » (*zeitgeber* en allemand). Le *zeitgeber* principal est la lumière. Chaque jour le pacemaker se fait un *reset* selon les transitions entre la lumière et l'obscurité. Le cycle sommeil–éveil continue sur une base un peu plus de 24 heures si le NSC est intact. Il y a d'autres *zeitgebers*, telle l'activité physique.

L'anatomie du système circadien a plusieurs composantes. Il y a des photorécepteurs spécifiques. Depuis ceux-ci, il existe une voie afférente par le tractus rétino-hypothalamique. Au NSC de l'hypothalamus antérieur, il y a une intégration des informations circadiennes. Des efférences depuis le NSC communiquent aux régions cérébrales qui jouent un rôle dans le comportement, dans le système nerveux autonome et dans le système endocrinien. Les structures neuroanatomiques de l'éveil, du sommeil REM et du sommeil NREM sont localisées dans des régions séparées du système nerveux central. Il n'y a pas de centres discrets du sommeil ou de l'éveil. Ce fait rappelle le principe général qu'il existe une anatomie mais trois états physiologiques au cerveau. Les états physiologiques sont induits par des transitions de fonctionnement des systèmes neuronaux interconnectés. Ils sont effectués par plusieurs neurotransmetteurs.

Le degré d'activation de l'organisme et de la vigilance est véhiculé par le système réticulaire ascendant activant (SRAA). Ce système comprend plusieurs sous-systèmes. Ceux-ci incluent certains neurones noradrénergiques à la moelle allongée et au locus coéruléus du pont, des neurones cholinergiques des noyaux du tegmentum du pont, des neurones sérotoninergiques du raphé du tronc cérébral, des neurones dopaminergiques de la substance grise périaqueducale du mésencéphale et certains neurones histaminergiques de l'hypothalamus postérieur. Depuis ces noyaux, il y a des projections rostrales par deux voies.

Une voie est dorsale et thalamique. Depuis le thalamus, il y a une voie thalamocortical qui projette à des régions étendues au cortex cérébral. L'autre voie est ventrale et extrathalamique. Depuis la formation réticulaire du tronc cérébral, il y a des projections vers l'hypothalamus postérieur et le télencéphale basal, c'est-à-dire à la base du lobe frontal. Les projections de la voie extrathalamique gagnent le cortex cérébral pour aider à maintenir la vigilance.

Bien que la vigilance soit un processus actif, le sommeil n'est pas un processus passif. Au contraire, le sommeil est un processus actif qui concerne le cerveau en général, et aussi des régions localisées du cerveau. Pour promouvoir le sommeil, il faut que le cerveau diminue les pressions activatrices vers l'éveil, afin d'instaurer les processus de sommeil.

En opposition à la pression activatrice circadienne, la pression homéostasique engendre la somnolence. Il existe, à l'évidence, des agents hypnogènes tels que l'adénosine. Cette dernière est un produit de métabolisme du cerveau dérivé de l'adénosine triphosphate (ATP) qui s'accumule pendant la journée. Les astrocytes et les neurones sont des sources d'adénosine. La privation de sommeil engendre l'augmentation régionale d'adénosine extracellulaire. L'adénosine inhibe l'activité neurale via des récepteurs A1 dans la région du télencéphale basal où les neurones cholinergiques font la promotion de l'éveil. Par ailleurs, l'adénosine active des récepteurs A2 alpha de l'hypothalamus antérieur où existe des centres de promotion du sommeil. Il existe un antagonisme des récepteurs d'adénosine par la caféine, qui amène à la vigilance.

Le sommeil NREM est le résultat d'activité neuronale localisée surtout dans la région préoptique de l'hypothalamus antérieur, où il y a des neurones contenant le *gamma-amino-butyric acid* (GABA). Depuis ces neurones et le télencéphale basal, partent des projections inhibitrices des principaux éléments des systèmes d'activation du SRAA. Au cours du sommeil, une pression croissante circadienne stimule l'hypothalamus postérieur et le reste du SRAA, avec une inhibition de l'hypothalamus antérieur préoptique. Le résultat est une activation et le réveil.

Pour stabiliser les processus qui maintiennent l'éveil et le sommeil, on a postulé un circuit d'interrupteur à positions alternantes *(flip-flop switch)*, avec des composants centraux et d'autres externes. L'interaction entre certains neurones de l'hypothalamus antérieur préoptique et le SRAA est mutuellement inhibitrice. En se déchargeant, chaque groupe de neurones supprime son opposé, réduisant ainsi sa propre inhibition. C'est le composant central du *flip-flop switch*. Le composant externe du *flip-flop switch* inclut les neurones orexinergiques de l'hypothalalmus dorso-latéral, qui jouent un rôle stabilisateur, en évitant des états intermédiaires entre les deux positions du *flip-flop switch*.

Le sommeil REM

L'anatomie et la physiologie du sommeil REM diffèrent de celles du sommeil NREM. Dans la régulation du sommeil REM, on postule un deuxième modèle de *flip-flop switch*. Il y a, à l'évidence, des neurones qui éteignent le sommeil REM et d'autres qui l'engendrent (REM-OFF et REM-ON). Les neurones REM-OFF GABAergiques sont dans la région grise périaqueducale du mésencéphale, et dans le tegmentum latéropontique. Ces neurones REM-OFF inhibent des populations de neurones REM-ON. Les neurones REM-ON aussi GABAergiques se situent dans le noyau sublatérodorsal du pont caudal, et dans certains noyaux de la région mésopontique. Leur interaction est centrale au *flip-flop switch*. Quand l'inhibition des neurones REM-OFF est enlevée, les neurones REM-ON activent le cortex cérébral. Il y a d'autres populations de neurones REM-ON cholinergiques au noyau du tegmentum du pont, des neurones REM-OFF sérotoninergiques au raphé, et d'autres neurones REM-OFF noradrénergiques du locus coéruléus qui sont externes au *flip-flop switch*.

Le sommeil REM comprend des éléments toniques et phasiques. Au cours du sommeil REM, des systèmes cholinergiques au tegmentum du pont modulent l'activité thalamocorticale et l'activité neuronale à la moelle épinière. Parmi les éléments toniques, il y a une atonie musculaire, une activation de l'EEG et une tumescence pénile. Parmi les éléments phasiques, il y a des REM, des mouvements des petits muscles, une fluctuation de la fréquence et du rythme cardiaque et une fluctuation de la tension artérielle. Au cours du sommeil NREM, il y a une hyperpolarisation des neurones thalamocorticaux. Le résultat est un blocage des transmissions sensorielles via le thalamus et une activité oscillatoire parmi les neurones thalamocorticaux, corticaux, et thalamoréticulaires. Il y a un ralentissement de l'EEG. Le thalamus est donc un locus de relais du SRAA qui fonctionne comme *gate control* des projections vers le cortex cérébral pendant l'éveil et le sommeil. Chez le dauphin, un hémisphère dort pendant que l'autre veille. Chez l'être humain, à l'évidence, certaines parties du cerveau veillent pendant que d'autres dorment. Par exemple, il existe une asymétrie antérieure–postérieure. Les régions antérieures s'endorment avant les régions postérieures. Il y a aussi une asymétrie droite–gauche. Il y a des évidences EEG et cliniques qui montrent une asymétrie interhémisphérique d'endormissement, qui favorise l'hémisphère droit pour la vigilance. On trouve aussi des signes évidents de sommeil dans les colonnes corticales. En conséquence, on considère que le sommeil peut être une propriété homéostasique intrinsèque des colonnes corticales. Ce serait un exemple d'assemblée neuronale, selon la théorie de la plasticité de Hebb. Ainsi, le sommeil serait une propriété émergente, c'est-à-dire un produit de l'interaction entre des assemblées neuronales.

L'existence de signes de sommeil dans certaines colonnes corticales et pas dans d'autres indique que le sommeil peut être un phénomène local et usage-dépendant. La pression homéostasique du cerveau entier est fondée sur la propriété émergente collective de l'ensemble des colonnes corticales. C'est cette propriété qui amène à l'initiation et à la terminaison du sommeil de tout l'organisme.

La neurophysiologie du sommeil dépend des neurotransmetteurs. L'acétylcholine (ACh) dépolarise des neurones corticaux et thalamiques. Les voies cholinergiques ascendantes sont actives pendant l'éveil et le sommeil REM, mais moins actives pendant le sommeil NREM. On se rappelle que les médicaments antidépresseurs et d'autres drogues anticholinergiques provoquent une somnolence et une suppression de sommeil REM.

Les neurotransmetteurs aminergiques comprennent la noradrénaline, la sérotonine et l'histamine. Les projections des neurones noradrénergiques sont étendues au système nerveux central. Les transmissions noradrénergiques sont plus actives pendant l'éveil, moins actives pendant le sommeil NREM et inactives pendant le sommeil REM. Un noyau noradrénergique important est le locus coéruléus au pont. Les neurones sérotoninergiques sont actifs pendant l'éveil, moins actifs pendant le sommeil NREM et inactifs pendant le sommeil REM. Une région sérotoninergique importante est le raphé du tronc cérébral. Les neurones histaminergiques font une promotion de la vigilance. Ces voies sont projetées à l'hypothalamus postérieur. Les drogues antihistaminergiques H1 peuvent provoquer une sédation. La sécrétion de glutamate au cortex cérébral est élevée pendant l'éveil et le sommeil REM par rapport au sommeil non-REM. Les neurones dopaminergiques au substantia nigra et au mésencéphalon ne changent pas leur taux de décharge pendant le cycle sommeil–éveil.

Des chercheurs en France et aux États-Unis ont découvert indépendamment un neurotransmetteur sécrété à l'hypothalamus dorsolatéral. Il est dénommé l'hypocrétine, une appellation qui correspond à l'orexine. C'est un neurotransmetteur qui influence le métabolisme, l'activation, la locomotion, la tension artérielle et la fréquence cardiaque. En plus, l'hypocrétine participe à la régulation du sommeil REM. Sa sécrétion provoque une suppression du sommeil REM, permettant la vigilance. S'il y a une baisse d'activité hypocrétinergique, le résultat est la somnolence. À peu près 90 % des patients avec le syndrome de narcolepsie avec cataplexie ont très peu ou aucune hypocrétine détectable au liquide céphalo-rachidien.

La mélatonine est dérivée de la sérotonine à la glande pinéale, où il existe aucun neurone. Sa sécrétion est stimulée par une baisse de luminance environnementale. Donc cette hormone est le messager d'obscurité au cerveau. Ses récepteurs se situent au NSC de l'hypothalamus antérieur. L'effet de sa sécrétion est une diminution des propriétés d'activation au NSC et une diminution de la température corporelle. Le résultat est la somnolence. En général, on s'endort pendant que la température corporelle tombe, et on se réveille quand celle-ci monte.

Le GABA a un récepteur qui peut être influencé par des drogues telles que les benzodiazépines, les barbituriques et l'alcool. Le résultat de cette interaction est la somnolence.

Le système végétatif joue un rôle important dans la neurophysiologie du sommeil. Von Economo a découvert que la destruction de l'hypothalamus antérieur (HA) tend à provoquer une insomnie, tandis que la destruction de l'hypothalamus postérieur (HP) tend à provoquer une hypersomnolence. Sur le plan neurophysiologique, la polarité de l'HA est plutôt parasympathique, et la polarité de l'HP est plutôt sympathique.

Pendant le sommeil NREM, il y a une augmentation du tonus parasympathique, et une diminution du tonus sympathique. Pendant le sommeil REM tonique, il y a davantage d'augmentation du tonus parasympathique.

Mais au cours du sommeil REM phasique, il y a une augmentation transitoire de tonus sympathique. Ceci peut même dépasser le niveau du tonus sympathique de l'éveil.

Pendant le sommeil NREM, la fréquence cardiaque et la ventilation sont plus régulières. Il y a moins de variations de la tension artérielle. Le tonus musculaire est relativement diminué par rapport à l'éveil. Il y a une réduction de consomption d'oxygène. Les érections péniles sont infréquentes.

L'EEG est synchronisé. Pendant le sommeil REM, le rythme cardiaque et la ventilation sont plus irréguliers. Il y a plus de variations de la tension artérielle. Il y a davantage de diminution du tonus musculaire. La consomption d'oxygène est comparable à celle de l'éveil. Les érections péniles sont fréquentes. L'EEG est relativement désynchronisé, c'est-à-dire activé.

En général, les réponses ventilatoires à l'hypercapnée et à l'hypoxie sont diminuées pendant le sommeil, tandis que pendant l'éveil, il existe des influences métaboliques et comportementales. Pendant le sommeil NREM, il y a surtout des influences métaboliques. L'homéostase est régulée afin de conserver l'énergie au cours du sommeil NREM. Pourtant pendant le sommeil REM, les influences sont probablement surtout comportementales, car il y a une suspension d'homéostase métabolique, c'est-à-dire une poikilostase : ainsi, par exemple, la diaphorèse existe au cours de l'éveil et du sommeil NREM, mais pas pendant le sommeil REM. Le risque d'apnée de sommeil est augmenté pendant le sommeil REM.

Au cerveau et à la moelle épinière, il y a une diminution de flux sanguin pendant le sommeil NREM. Mais pendant le sommeil REM, il peut y avoir une diminution jusqu'à une augmentation au-delà de l'éveil.

À l'hypothalamus, les systèmes qui régulent le sommeil et l'alimentation se chevauchent. Ces systèmes reçoivent des informations depuis les systèmes nerveux central et périphérique, et par des hormones et des neuromodulateurs, telles que la ghréline (d'origine gastrique) et la leptine (d'origine adipose). En général, la motilité gastrique semble être inhibée au cours du sommeil, et le réflexe gastro-œsophagien, le flux salivaire et la déglutition sont diminués.

Il y a une influence du sommeil sur la sécrétion des hormones. Celle-ci est déterminée par une interaction parmi le pacemaker circadien (qui est indépendant du sommeil), la phase du cycle de sommeil et l'âge de l'individu. Par exemple, la sécrétion du *growth hormone* (GH) est stimulée par le *growth hormone releasing hormone*, par la ghréline et par le sommeil NREM à ondes lentes. Puisqu'il y a moins de sommeil à ondes lentes chez des gens âgés, le taux de GH est plus bas dans leur cas. Par contre, la sécrétion du cortisol est le résultat surtout du contrôle circadien. Au début du sommeil, il y a une baisse de sécrétion du cortisol. Plus tard la nuit au cours du sommeil NREM, il y a une augmentation rapide. Finalement, avec le réveil, il y a encore une diminution. Au cours des réveils nocturnes, il y a une augmentation de sécrétion pulsatile de cortisol. Le taux de cortisol n'est pas influencé d'une façon importante par le sommeil.

Le sommeil est influencé par des états inflammatoires, médiés par des cytokines. Les cytokines font partie d'un homéostat du sommeil, qui comprend un réseau biochimique complexe avec des composants neuronaux et gliaux. En plus, les infections peuvent avoir un effet sur le sommeil. Les infections favorisent une augmentation de sommeil NREM avec une baisse de sommeil REM. Au cours d'une infection, des microbes influencent le sommeil en favorisant la production systémique des immunocytes. Donc, on peut considérer le sommeil comme une défense contre les infections. On postule plusieurs rôles du sommeil. Le sommeil peut être restoratif. Il peut promouvoir une conservation énergétique. Il peut aider la consolidation des mémoires. Il peut faciliter la maintenance des synapses et des réseaux neuronaux. Il peut participer à la thermorégulation. Il peut jouer des rôles adaptifs et instinctifs. Il peut jouer un rôle de défense immunologique.

Finalement, quand il y a un problème de sommeil chez un patient, son symptôme principal est la somnolence. Il faut distinguer la somnolence de la fatigue. La somnolence est l'état de comportement associé à une capacité de s'endormir dans des circonstances opportunes. La fatigue est l'état d'un manque d'énergie et de motivation continu. Mais au-delà de la somnolence, les trois états physiologiques du cerveau de l'éveil, du sommeil REM et du sommeil NREM peuvent avoir une influence profonde sur sa sémiologie clinique et sur sa physiopathologie en général. Il faut diagnostiquer et traiter le patient entier en tenant compte de toute sa neurophysiologie. Donc, il faut toujours retenir le propos d'Eugene Robin : « Le patient endormi est toujours un patient. Non seulement sa maladie continue pendant qu'il dort, mais en fait elle peut progresser d'une façon entièrement différente de sa progression lors de l'état éveillé. »

Pour en savoir plus

Chokroverty S. Sleep disorders medicine. 3rd ed. Philadelphie : Saunders Elsevier ; 2009.

Kryger M. Atlas of clinical sleep medicine. Philadelphie : Saunders Elsevier ; 2010.

Kryger M, Roth T, Dement W. Principles and practice of sleep medicine, 5th ed. St. Louis : Saunders Elsevier ; 2011.

Auriculothérapie de l'insomnie d'endormissement

Du côté de la latéralité :

- PMR : difficulté à baisser suffisamment la vigilance ;
- Noyaux du raphé : pour induire une syntonisation de la sécrétion de sérotonine ;
- HP : pour aider à la baisse de la sympathicotonie d'éveil ;
- Corps calleux : pour une meilleure synchronisation des deux hémisphères ;
- Épiphyse : pour optimiser la rythmicité circadienne.

Auriculothérapie du réveil précoce

Du côté opposé à la latéralité :

- PMR : difficulté à maintenir l'inhibition de la vigilance ;
- Locus coéruléus : pour induire une syntonisation de la sécrétion de noradrénaline ;
- Hypothalamus antérieur (HA) : frein de la reprise fonctionnelle de la sympathicotonie d'éveil ;
- Corps calleux ;
- Épiphyse : pour favoriser le maintien de la sécrétion de mélatonine.

Adaptation thérapeutique

- Si une mosaïque des deux types d'insomnie est évidente :
  - soit combiner les deux traitements en piquant les deux auricules ;
  - soit insister sur l'un ou l'autre traitement en augmentant sa force (en criblant avec deux aiguilles le PMR).
- Si un événement signifiant a été à l'origine de l'insomnie : Hippocampe du côté de la latéralité si cause logistique et du côté opposé à la latéralité si cause affective.
- Si réactivation périodique de l'insomnie (règles ou circonstances répétitives) : Aire préfrontale de chaque côté.
- Si syndrome des jambes sans repos : poncture bilatérale de Oméga 2.
- Dans l'insomnie de réveil précoce, il peut être utile de piquer F/Vb et Pancréas, surtout si c'est un patient qui mange beaucoup le soir (l'insula est tout proche de l'aire diencéphalique).
- Dans l'insomnie d'endormissement, si le patient est sensible au bruit, piquer point cochlée bilatéralement.
- Dans l'insomnie mixte des patients hyperactifs et toujours inquiets, faire une triade de relaxe + Épiphyse en bilatéral.
- Dans l'insomnie de la dépression, traiter : PMΣ, Épiphyse, Rhinencéphale et Corps calleux, en bilatéral.
- Quand l'insomnie résiste à tout, faire ligne des omégas (dans l'ordre : Oméga, Oméga 1, Oméga 2), ou point 0 et Corps calleux, en bilatéral.

Quelques séquelles d'accident vasculaire cérébral (AVC)

Généralités et base thérapeutique

L'AVC provoque un remaniement à la fois histologique et structurel du système nerveux central

(SNC). La connectique neuronale désorganisée se réorganise en obéissant aux lois de la redondance et de la plasticité, permettant la meilleure récupération fonctionnelle possible (en fonction de l'histoire clinique des patients et de l'importance des dégâts cérébraux).

Les aires associatives (pariéto-temporo-occipitales qui gèrent le langage sensoriel et les exercices sensoriels élaborés ; préfrontales qui gèrent les exercices moteurs élaborés et l'apprentissage du contrôle des conduites innées ; limbiques qui gèrent la motivation et l'aspect émotionnel et affectif des conduites) sont reliées entre elles par le faisceau médian du télencéphale qui passe par l'hypothalamus antérieur, qui en est le carrefour.

Toute récupération motrice exige une trophicité optimale des cornes antérieures de la moelle.

Aide auriculothérapeutique

Elle repose sur les considérations physiopathologiques sus-citées. Elle se fera : soit sur le pavillon du côté des signes cliniques de l'AVC, puis solliciter le Corps calleux de l'autre côté ; soit sur les deux pavillons en commençant du côté des signes cliniques de l'AVC.

La stratégie est surtout indiquée lorsque l'AVC a laissé des séquelles essentiellement motrices. Dans les adaptations ci-dessous, vous trouverez une des meilleures stratégies lorsque les séquelles sont surtout faites de signes sensitifs.

- HA.
- PMS sensitif.
- PMS moteur.
- Myélomère moteur de C1.
- Myélomère moteur de L2.
- Corps calleux.

Adaptations thérapeutiques

- Si les paresthésies sont dominantes : puncture du myélomère sensitif de C1 et/ou celui de L2 en uni- ou bilatéral.
- S'il existe un syndrome thalamique, puncture du thalamus en bilatéral.
- Si les symptômes prédominent au niveau des membres, puncture des points maîtres des membres supérieurs et/ou des membres inférieurs.

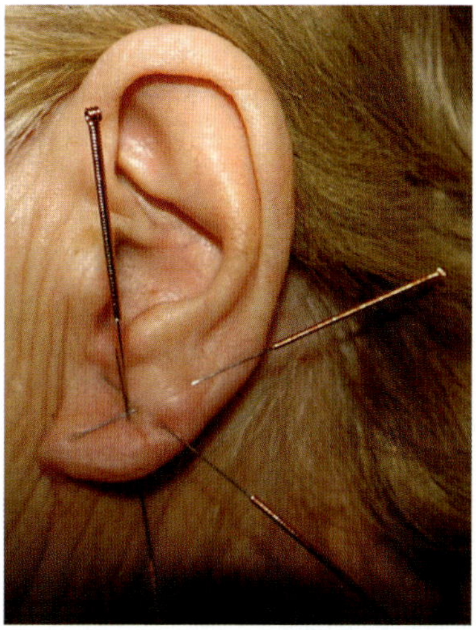

Figure 26.12. Auriculothérapie dite « roue vasculaire » avec la technique des embrochements, pour améliorer les fluctuations des séquelles d'AVC.
Les zones des bornes embrochées sont : locus coéruléus (LC) vers *thyroid stimuling hormone* (TSH), PM$_\Sigma$ vers Oméga + transfixions en double sens de la zone PMS.
Source : David Alimi.

- Si des facteurs émotionnels majorent la symptomatologie, piqûre du point dit du « cosmonaute » ou du rhinencéphale, en bilatéral.
- Si sont associés des troubles sympathiques, stimulation des sympathomères de C1 et/ou de L2 en uni- ou bilatéral.
- S'il existe un état d'épuisement au stress, piqûre des corticosurrénales.
- Si les séquelles remontent à plus d'un an, traitement intermittent des points de synthèse.
- Si amélioration et nouvelle régression alternent : « roue vasculaire » avec la technique des embrochements (figure 26.12).

Quelques pathologies du mouvement

Généralités sur le système moteur

Le système moteur comprend trois rouages majeurs :

- les voies cortico-spinales pyramidales avec une voie directe essentiellement pour les muscles agonistes et une voie croisée pour les muscles antagonistes ;

- les noyaux gris centraux qui constituent le système extrapyramidal assurant la motricité involontaire et le réglage fin des mouvements ;
- le cervelet qui est le centre de la coordination motrice.

Nous parlerons ici de la maladie de Parkinson. Il s'agit d'une dégénérescence du SNC, lentement évolutive, liée à une disparition progressive des neurones pigmentés de la substance noire, du locus coéruléus et d'autres formations pigmentées du tronc cérébral.

Cette raréfaction des neurones noirs se projetant sur le noyau caudé et le putamen aboutit à une déplétion en dopamine dans ces régions.

Auriculothérapie de base

Bilatérale, commençant sur le pavillon du côté atteint :

- PMS : pour la stimulation des noyaux gris centraux, faisant partie de l'aire associative sous-corticale ;
- Thalamus : stimulation de ses noyaux moteurs prenant part aux circuits extrapyramidaux ;
- point de synthèse : pour favoriser la synthèse protéique et en l'absence de contre-indication, sinon Plexus thymique ;
- deux embrochements du lobule bilatéralement passant par :
  - le locus coéruléus vers le point d'agressivité via PMS,
  - le rhinencéphale vers le PMΣ via PMS ;
  - on est ainsi sûr de « traverser » les représentations des noyaux gris centraux à l'oreille.

Ce traitement extemporané doit être répété tous les mois ou tous les 2 mois pendant toute la durée de l'évolution de la maladie.

Adaptation thérapeutique

- Si composante anxieuse, piqûre bilatérale des « cosmonautes ».
- Si dépression associée : traitement de l'hypothalamus postérieur bilatéral.
- Si akinésie ou hypokinésie :
  - transfixion des points maîtres des membres supérieurs et/ou inférieurs ;
  - Corps calleux (pour faciliter la motricité interhémisphérique).

Quelques maladies du système nerveux périphérique (SNP)

Généralités

Le SNP contient 12 paires de nerfs crâniens, en sachant que les nerfs I (olfactif) et II (optique) sont en position intracrânienne, et 31 paires de nerfs rachidiens.

Les nerfs crâniens quittent le SNC au niveau du tronc cérébral. Leurs noyaux moteurs y sont enfouis profondément, alors que leurs noyaux sensitifs sont situés dans des ganglions à proximité du tronc.

Atteintes de quelques nerfs crâniens

Névralgie essentielle du trijumeau : exemple de la maladie de Trousseau

Généralités

Il s'agit d'une atteinte du noyau sensitif du V, donnant des douleurs intenses brèves, lancinantes. Ces douleurs sont souvent déclenchées par le contact d'un point « gâchette » (mastication ou brossage des dents). À l'examen clinique, il n'existe aucun signe sensitif ou moteur, sinon il faut éliminer les diagnostics différentiels (tumeur, vasculopathie, démyélinisation, etc.)

Auriculothérapie de base

Effectuée du côté atteint (figure 26.13) :

- Tronc cérébral ;
- Trijumeau sensitif (au niveau de la branche correspondante à l'atteinte) ;
- PMS si l'œil est atteint ;
- Réticulée mésencéphalique ;
- Thalamus.

Il faudra effectuer deux à trois séances espacées de 3 à 4 semaines. Une fois la sédation obtenue, ne pas retraiter et jouer la vigilance thérapeutique : tout traitement intempestif, risque de réinitialiser la pathologie.

S'il n'y a aucune réponse au bout de trois ou quatre traitements, il est inutile de poursuivre, la

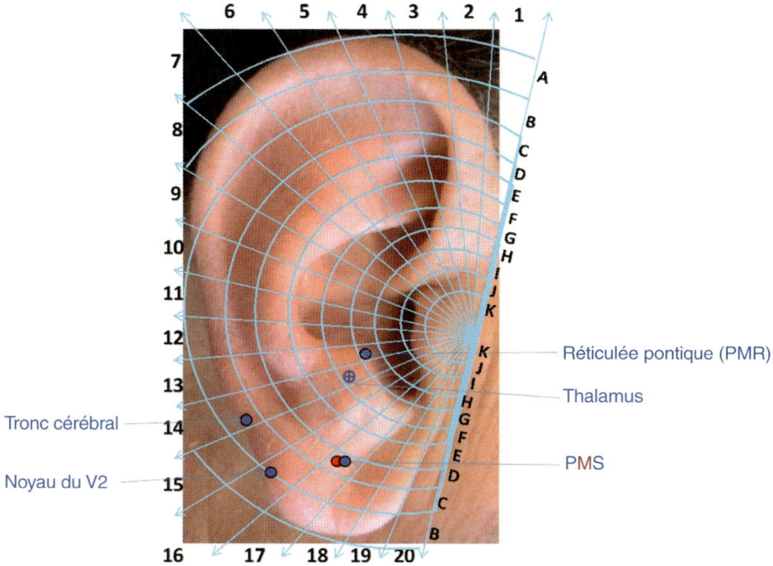

Figure 26.13. Auriculothérapie névralgie essentielle du trijumeau.
Source : David Alimi.

névralgie est résistante et l'aura été, en général, à tous les autres traitements.

Tout au plus, après une période de latence de 6 ou 7 semaines, on peut retenter une nouvelle auriculothérapie.

Adaptations possibles en fonction de la sémiologie

- Si syndrome anxieux, traiter le point « cosmonaute ».
- Pour aider à la décongestion du nerf, piqûre du point de l'adrénocorticotropine hypophysaire (ACTH) uni- ou bilatéralement.
- Le criblage seul du trijumeau (avec deux ou trois aiguilles) peut faire sauter le verrou dans certains cas.
- Si névralgies aux menstruations, poncture de FSH/LH bilatéralement.

Névralgie glosso-pharyngienne

Généralités

C'est une affection rare touchant plus souvent les hommes, caractérisée par des crises de douleurs intenses de la partie postérieure du pharynx, des amygdales, du dos de la langue et de l'oreille moyenne.

Cette douleur dure de quelques secondes à quelques minutes, elle peut être spontanée ou déclenchée par un mouvement. Il faut éliminer une tumeur de l'angle ponto-cérébelleux ou du cou.

Auriculothérapie de base

Sur le pavillon du côté atteint, en cas de doute le faire bilatéralement en commençant du côté le plus probant :

- Tronc cérébral ;
- Nerf glosso-pharyngien ;
- Langue ;
- Réticulée mésencéphalique ;
- Thalamus.

Ajustements thérapeutiques

- Si la langue est concernée, une transfixion extéro-interne de sa représentation à l'oreille est recommandée (laissée en place 1 heure).
- Traitement anxiolytique controlatéral (triade de relaxe).
- Si association trigéminalgie et glosso-pharyngalgie, alors piqûre du trijumeau sensitif (en général V3).

Ne pas traiter intempestivement (si trois ou quatre traitements espacés de 20 ou 30 jours, ne

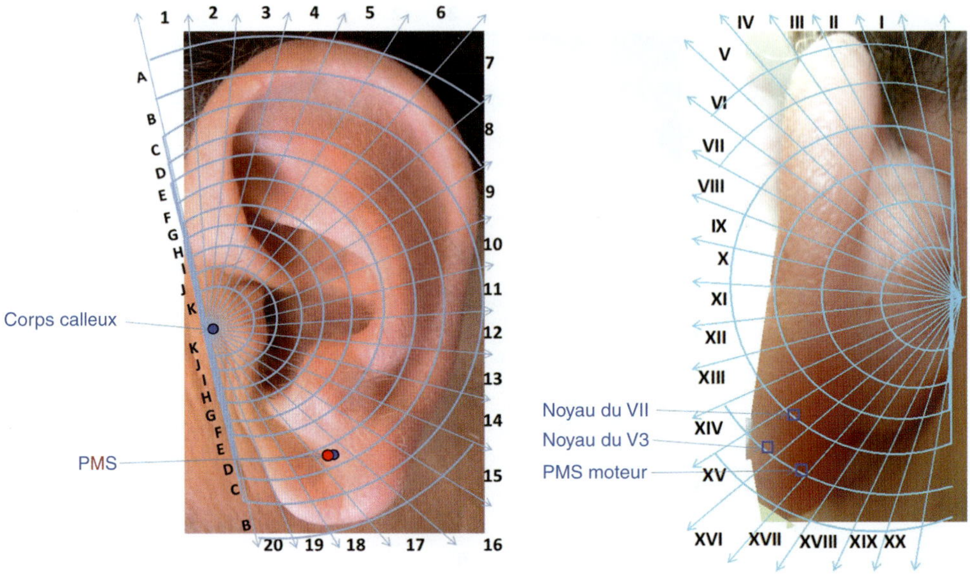

Figure 26.14. Auriculothérapie de la paralysie faciale.
Source : David Alimi.

donnent rien, arrêter l'auriculothérapie, quitte à la reprendre plus tard).

Paralysie faciale : exemple de la paralysie de Charles Bell

Généralités

On note une paralysie du visage unilatérale, dite périphérique car touchant le noyau du nerf facial. Elle peut être *a frigore* par atteinte virale ou immune, ou ischémique, ou par compression du nerf.

Le diagnostic différentiel avec une atteinte supranucléaire (dite centrale) se fait par la constatation d'une atteinte du rameau inférieur du nerf facial.

Quelquefois un hémispasme facial peut s'installer dans les suites de cette paralysie.

Quand l'atteinte n'est qu'une parésie, cette dernière, s'étant améliorée, peut réapparaître par grand froid ou à l'occasion d'un fort stress.

Il faut éliminer l'herpès géniculé (syndrome de Ramsay Hunt), les mastoïdites, les fractures de l'os pétreux, les cancers, les tumeurs du glomus carotidiens ou de l'angle ponto-cérébelleux.

Auriculothérapie de base

Effectuée sur le pavillon du côté de la paralysie, trois à quatre traitements espacés de 3 à 4 semaines (figure 26.14) :

- Nerf facial ;
- V3 moteur : interconnexions avec la corde du tympan ;
- point de l'œil (PMS) sensitif et moteur ;
- Corps calleux : coordination musculaire interfaciale.

Ajustements thérapeutiques

- Si survenue en période de stress, piqûre de la corticosurrénale.
- Si au décours d'un accouchement, piqûre des points FSH/LH.
- Si hémispasme facial, transfixion intéro-externe et extéro-interne du PMS.
- Pour décongestionner le nerf, traiter ACTH bilatéralement, surtout au cours du premier et deuxième traitement.

Affections radiculaires

Cet item est traité au chapitre 36.

Neuropathies périphériques

Généralités

Elles donnent des symptômes sensitifs, moteurs, réflexes et vasomoteurs, qu'ils soient isolés ou associés, dus à l'atteinte d'un seul nerf (mononeuropathie), de deux nerfs ou plus en des régions séparées (multineuropathie) ou de plusieurs nerfs simultanément (polyneuropathie). Un déficit sensitif, une paralysie musculaire, une atrophie, une diminution des réflexes ostéotendineux peuvent en être les premiers signes.

L'atteinte peut concerner l'axone (diabète, urémie, agents toxiques) ou la gaine de myéline et ses cellules de Schwann (polyneuropathie aiguë ou chronique inflammatoire, leucodystrophies).

Les petites fibres myélinisées (perte de la sensibilité thermo-algique) ou les grosses fibres (déficit moteur ou proprioceptif) peuvent être touchées.

Parfois les nerfs crâniens peuvent être touchés (syndrome de Guillain-Barré, diabète sucré, diphtérie).

La multineuropathie est asymétrique, la polyneuropathie est relativement symétrique et toutes les fibres sensitives, motrices et vasomotrices sont atteintes simultanément.

Le système neurovégétatif peut aussi être atteint, parfois isolément, ce qui donne une diarrhée nocturne, une incontinence vésicale et anale, une impuissance ou une hypotension orthostatique.

Auriculothérapie

- Gangliomère(s) sympathique(s) correspondant(s) à l'étage médullaire du ou des nerfs touchés.
- Musculomères touchés.
- Myélomères sensitifs et moteurs correspondants.
- PMR.

Les points ne sont pas à traiter tous en même temps. Comme toujours en auriculothérapie, il faudra utiliser la meilleure intelligence médicale possible. Le traitement est à faire tous les mois ou tous les 2 mois, uni- ou bilatéralement.

Adaptation thérapeutique

- Si facteur anxiodéprimal, piquer le cosmonaute ou le rhinencéphale en uni- ou bilatéral.
- Si pathologie chronique, traiter le point de synthèse en bilatéral, en l'absence de contre-indication, sinon, utiliser la représentation du plexus thymique.
- Si polypathologie et épuisement, piquer les corticosurrénales.
- Si stress psychologique important, traiter la médullo-surrénale du côté de la latéralité (optimisation des seuils).
- Pour augmenter la vasodilatation, traiter en double sens les points maîtres du membre supérieur et/ou du membre inférieur (avec des ASJ, laissées en place 1 heure).

Chapitre 27

Auriculothérapie en ophtalmologie

L'ophtalmologie étudie le fonctionnement de l'œil et ses maladies. L'œil représente un des organes des sens les plus performants. Il est aussi la voie d'entrée et le canal le plus énergisant du cerveau. L'auriculothérapie permet d'aider au traitement d'un certain nombre de ces maladies.

Troubles de la réfraction

Myopie

La vision n'est nette que de près : l'image se forme en avant de la rétine car l'œil est trop long ou au pouvoir réfringent trop élevé. La correction se fait par un verre biconcave qui induit une correction négative.

L'auriculothérapie peut aider dans les petites myopies, jusqu'à 2 dioptries.

Auriculothérapie de base (figure 27.1)

Bilatéralement, en commençant du côté le plus myope :

- point maître sensoriel (PMS) sensitif ;
- PMS moteur : on demande ici d'agir sur le muscle ciliaire et le ligament suspenseur du cristallin, qui permettent l'accommodation ;
- III : les nerfs ciliaires courts arrivent avec le III, en provenance du noyau d'Edinger-Westphal (parasympathique), pour innerver une partie du muscle ciliaire ;
- Plexus intercarotidien : l'innervation motrice du restant du muscle ciliaire est issue du plexus carotidien interne ; elle passe dans le nerf naso-ciliaire, lui-même branche du V1, pour aboutir au nerf ciliaire long.

Adaptation thérapeutique

- Si aggravation en période anxieuse : ajouter le point dit du « cosmonaute ».
- Si aggravation en période menstruelle : ajouter *folliculo-stimulating hormone/luteinizing hormone* (FSH/LH).
- Si aggravation en grande luminosité : ajouter Épiphyse.

Hypermétropie

La vision n'est nette que de loin. C'est le type le plus fréquent des anomalies de la réfraction. L'image se forme derrière la rétine, car l'œil est trop court ou l'appareil optique n'est pas assez réfringent. La correction qui est dite positive se fait ici par des verres biconvexes.

L'auriculothérapie est identique à celle de la myopie.

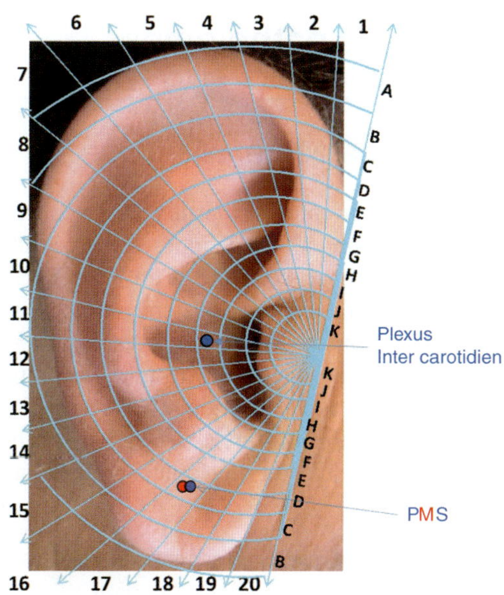

Figure 27.1. Auriculothérapie de base pour aider dans la myopie.
Source : David Alimi.

Presbytie

Il s'agit de difficultés dans la vision de près. La presbytie se développe avec l'âge par réduction physiologique de la capacité d'accommodation. Dès l'adolescence, le cristallin peut perdre son élasticité et avoir de plus en plus de difficultés à se déformer.

Auriculothérapie de base

Bilatéralement, en commençant du côté de la latéralité :

- PMS sensitif et moteur ;
- point de synthèse (PS) : stimulation de la synthèse protéique et frein au vieillissement en l'absence de contre-indication, sinon Plexus thymique.

Adaptations thérapeutiques

- Débuter le traitement le plus tôt possible, à titre préventif, par exemple vers 45 ans, avec rappel tous les 4 mois.
- Corticosurrénales : stress, production de *dihydroandrostènedione* ou DHA (entraînement de stimulation) qui gère la qualité du vieillissement.

Quelques pathologies palpébrales

Œdème palpébral allergique

Il est le plus souvent dû à l'instillation de collyres ou à l'utilisation de cosmétiques ou à certains médicaments. Il se compose d'un volumineux œdème palpébral uni- ou bilatéral, avec aspect fripé de la paupière. Il faut s'efforcer de supprimer l'agent soupçonné (pour désamorcer l'auto-entretien de la cascade allergique). Une réaction allergique est, notamment, une réaction inflammatoire qui induit un déséquilibre autonome tissulaire.

Auriculothérapie de base du ou des côtés de l'œdème

- PMS sensitif : souffrance de tout l'œil ;
- V1 : innervation de la paupière supérieure par un rameau cutané du nerf lacrymal ;
- Et/ou V2 : innervation de la paupière inférieure par un rameau infra-orbitaire ;
- III : le parasympathique des paupières passe par le III, en provenance du noyau d'Edinger-Westphal, via le ganglion ciliaire ;
- Ganglion sympathique cervical supérieur : piqué au niveau du gangliomère C1 (le sympathique des paupières en est issu, via le ganglion ciliaire).

Personnalisation

- Si facteur saisonnier : ajouter le point « météo » du côté de la latéralité.
- Si l'origine cosmétique est dûment identifiée : ajouter Oméga du côté de la latéralité.
- Si l'origine alimentaire est soupçonnée : ajouter Oméga 1 du côté de la latéralité.

Blépharite

Il s'agit d'une inflammation du bord libre des paupières, avec rougeur, tuméfaction, formation de squames, de croûtes ou d'ulcérations superficielles (souvent staphylococciques). Les blépharites communes sont souvent d'origine séborrhéique et associées à une séborrhée de la face et du scalp.

Auriculothérapie de base

Bilatéralement, du ou des côtés atteints :

- PMS sensitif ;
- V1 et/ou V2 selon la localisation ;
- Hypothalamus antérieur (HA) : chargé du métabolisme des graisses.

Variations thérapeutiques

- Si stress : ajouter « cosmonaute » bilatéralement.
- Pour diminuer la réactivité ectodermique : ajouter Oméga du côté de la latéralité.
- Si la blépharite est croûteuse : foie/voies biliaires (F/Vb), carrefour métabolique des graisses.

Chalazion

Il s'agit d'une tuméfaction granulomateuse chronique d'une glande de Meibomius, secondaire à l'obstruction du canal de drainage et succédant souvent à l'inflammation de la glande.

Auriculothérapie de base

Du ou des côtés atteints :
- PMS sensitif du côté atteint ;
- V1 et/ou V2 selon la localisation de l'atteinte ;
- Oméga 2 : les glandes de Meibomius sont d'origine mésodermique.

Affinage possible

- Adrénocorticotropine hypophysaire (ACTH) si aspect inflammatoire.
- Si le début remonte à plus de 6 mois : PS du côté atteint en l'absence de contre-indication, sinon Plexus thymique.
- Si périodique : Épiphyse du côté atteint.

Pathologie conjonctivale

Il s'agit d'une inflammation aiguë de la conjonctive d'origine virale, bactérienne ou allergique.

Conjonctivite allergique

Nous ne parlerons ici que de la conjonctivite allergique, qui donne un écoulement clair, muqueux, visqueux avec de nombreux éosinophiles. Il existe un œdème palpébral modéré ou grave. Il existe un prurit intense et il n'y a pas d'adénopathie.

Auriculothérapie de base (figure 27.2)

Du ou des côtés atteints :
- PMS sensitif ;
- V1 ;
- Oméga ;
- Oméga 2 : l'œil est d'origine mixte ;
- Corticosurrénales.

Ajustements possibles

- Épiphyse si le soleil est amplificateur.
- Si la pathologie se manifeste fréquemment (avec des périodes d'accalmie) :
  - ACTH ;
  - V1 ;
  - Oméga 2 ;
  - Plexus thymique.

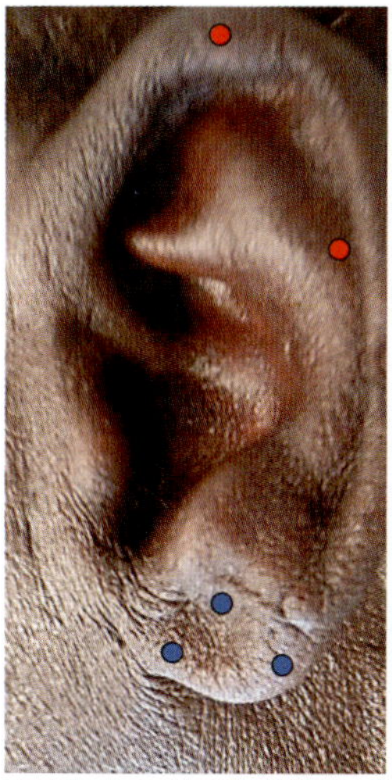

Figure 27.2. Auriculothérapie d'aide pour une conjonctivite allergique.
Source : David Alimi.

Pathologie cornéenne

Zona ophtalmique (herpès zoster)

Le globe oculaire peut être menacé, il est même toujours atteint si le nerf nasal est touché (éruption de la paupière ou de la conjonctive ou de la pointe du nez). Il peut exister un œdème palpébral, une injection ciliaire et conjonctivale, une infiltration de la cornée, une uvéite, un glaucome et surtout des douleurs. Ces dernières peuvent être de type neuropathique ou mixte.

La kératite associée à l'uvéite peut être grave et laisser des lésions cicatricielles.

Le glaucome, l'uvéite chronique et l'hypoesthésie cornéenne sont des séquelles tardives fréquentes.

Auriculothérapie de base

Elle aide à la phase aiguë, mais surtout pour prévenir les séquelles redoutables post-zostériennes. À pratiquer du côté de la latéralité :
- Oméga ;

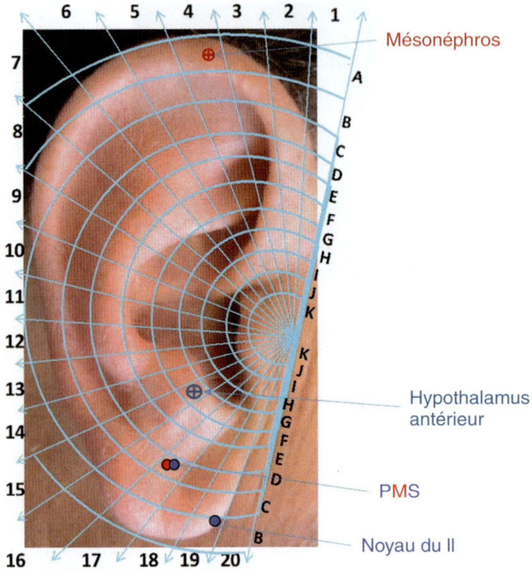

Figure 27.3. Auriculothérapie d'aide dans le glaucome chronique à angle ouvert.
Source : David Alimi.

- PMS sensitif et moteur : les procès ciliaires sécrétant l'humeur aqueuse, cela aidera à une prévention du glaucome ;
- V1 ;
- Réticulée mésencéphalique ;
- Thalamus.

Aménagements thérapeutiques

- Criblage du point maître réticulaire (PMR) ou du Thalamus si les douleurs sont fortes (> 5 à l'échelle visuelle analogique ou EVA).
- Cosmonaute : l'anxiété donnant un spasme de l'accommodation.
- Corticosurrénales : à la recherche d'une action anti-inflammatoire.

Hypertension oculaire

Glaucome chronique à angle ouvert

L'augmentation de la pression intraoculaire, principalement liée à un obstacle à l'écoulement de l'humeur aqueuse, peut retentir gravement sur la vision (baisse modérée de l'acuité à la cécité complète). Les circonstances prédisposantes sont une instabilité émotionnelle, une hypermétropie et des antécédents familiaux.

Les facteurs de risque sont : l'âge (plus de 35 ans en général), le diabète ou une perturbation de la tolérance au glucose, une myopie, un syndrome de dispersion pigmentaire uvéale (fuseau de Krukenberg) et les sujets de peau noire (4 à 5 fois plus de risque).

Auriculothérapie de base

Bilatéralement, en commençant du côté de la latéralité ou du côté le plus atteint (figure 27.3) :

- PMS sensitif et moteur ;
- Nerf II ;
- HA : pour susciter une activation des centres parasympathiques bulbaires, qui vont par l'intermédiaire du III, via le ganglion ciliaire, favoriser une contraction du sphincter pupillaire, ce qui va donner un myosis et donc une ouverture du trabéculum, facilitant ainsi l'écoulement de l'humeur aqueuse par le canal de Schlemm ;
- Mésonéphros hydro-urétique : pour susciter une décongestion de la chambre antérieure de l'œil, comme tente de le faire l'acétazolamide.

Adaptations thérapeutiques

- Chez les sujets hypersensibles : ajouter le point dit du cosmonaute.
- Chez les sujets à iris clairs : ajouter Épiphyse.
- Chez les patients hypotendus artériels : ajouter Plexus carotidien.

Chapitre 28

Auriculothérapie en oto-rhino-laryngologie

La pathologie ORL impacte aussi bien l'audition (en France, tous les ans, environ un million de nouveau-nés sont affectés de surdités, les surdités acquises affectent 6 % des 15–24 ans et plus de 65 % des 65 ans et plus) que l'équilibre (en France, la prévalence est estimée à 20 à 30 % des 18 à 64 ans). Ces pathologies ne sont pas sans conséquences sociales et sur le développement cognitif des individus atteints (les adolescents et jeunes sont environ 50 000 à souffrir de pathologies du système auditif).

Pathologie de l'oreille interne

Vertiges positionnels paroxystiques bénins

Il s'agit de violents vertiges, de courte durée, en général inférieure à 30 secondes, induits par certaines positions de la tête (passage à la position couchée latérale ou renversement de la tête en arrière). Un nystagmus est également présent, sans perte auditive ni acouphènes.

Le vertige positionnel paroxystique bénin disparaît généralement en plusieurs semaines ou mois, mais peut récidiver.

On a décrit des dépôts granulaires de carbonate de calcium, provenant des otolithes, au niveau de la cupule du canal semi-circulaire postérieur. Les étiologies possibles semblent être : la dégénérescence spontanée de la membrane des otolithes utriculaires, une commotion du labyrinthe, des otites moyennes ou une intervention chirurgicale.

Le diagnostic différentiel principal reste l'obstruction de l'artère vestibulaire antérieure. Le bilan diagnostic doit comprendre un bilan audiologique complet, une électronystagmographie avec épreuve calorique, et une imagerie par résonance magnétique (IRM) du crâne avec gadolinium, avec étude des conduits auditifs internes, pour éliminer un neurinome de l'acoustique.

Auriculothérapie de base

Bilatéralement, d'abord du côté de la latéralité :

- Oreille interne (vestibule) ;
- Nerf VIII ;
- point de synthèse (PS) ;
- point dit « des vertiges ».

Affinages thérapeutiques

- Si le stress est un facteur surajouté : la sollicitation des points dits « cosmonaute » sera utile (bilatéralement).
- S'il existe une uncocervicarthrose : elle peut être un élément participant au déclenchement du vertige positionnel paroxystique bénin, la sollicitation des points dits « des vertiges » (jonction cranio-atloïdienne) s'impose alors (bilatéralement).
- Si un facteur menstruel participe à la sémiologie, il faut solliciter la zone *folliculo-stimulating hormone/luteinizing* hormone (FSH/LH) bilatéralement.
- Une pathologie oculaire préexistante peut amplifier la symptomatologie. Il est alors utile de traiter les points maîtres sensoriels (PMS) bilatéralement.

L'auriculothérapie médicale

Pathologie de l'oreille moyenne

Hypoacousie de transmission

On distingue deux types de surdité : la surdité de transmission, liée à une lésion de l'oreille moyenne, et la surdité de perception neurosensorielle, qui se compose de la surdité sensorielle (lésion cochléaire) et de la surdité neurologique (lésion de la VIIIe paire, rétrocochléaire).

La surdité de perception n'est pas ou très peu accessible à l'auriculothérapie. Nous n'en parlerons donc pas.

La surdité de transmission est accessible à l'auriculothérapie, dans la mesure où elle ne concerne ni les voies réceptrices, ni les voies nerveuses de conduction de l'audition.

De nombreuses pathologies peuvent générer des troubles de la transmission auditive : bouchon de cérumen, corps étranger, inflammation (otite, mastoïdite, choléstéatome), traumatisme (rupture de la membrane tympanique, luxation des osselets), tumeurs (glomus jugulaire, carcinome), otospongiose.

Les bonnes indications sont : les inflammations et la luxation des osselets. L'évaluation thérapeutique se fera sur la comparaison des audiogrammes. Généralement, trois traitements sont nécessaires. En l'absence de résultats, au bout de ces trois traitements, il est inutile de poursuivre.

Auriculothérapie de base

Du côté atteint ou bilatéralement (figure 28.1) :

- Nerf VII moteur qui donne le nerf du muscle de l'étrier ;
- Nerf V3 moteur qui donne le muscle tenseur du tympan et qui est relié au nerf VII par la corde du tympan ;
- Nerf IX qui donne le nerf tympanique de Jacobson, assurant la sensibilité de la membrane tympanique. Sa stimulation entraîne au niveau céphalique une vasodilatation induite, par libération de kinines avec pour co-transmetteur le *vaso-intestinal peptide* (VIP) ;
- Nerf VIII (nerf auditif).

Adaptation symptomatique (uni- ou bilatéralement)

- Pour augmenter la vasodilatation céphalique, donc améliorer l'oxygénation, on peut stimuler le parasympathique cervical (qui passe dans les câbles des nerfs III, VII, IX et X).

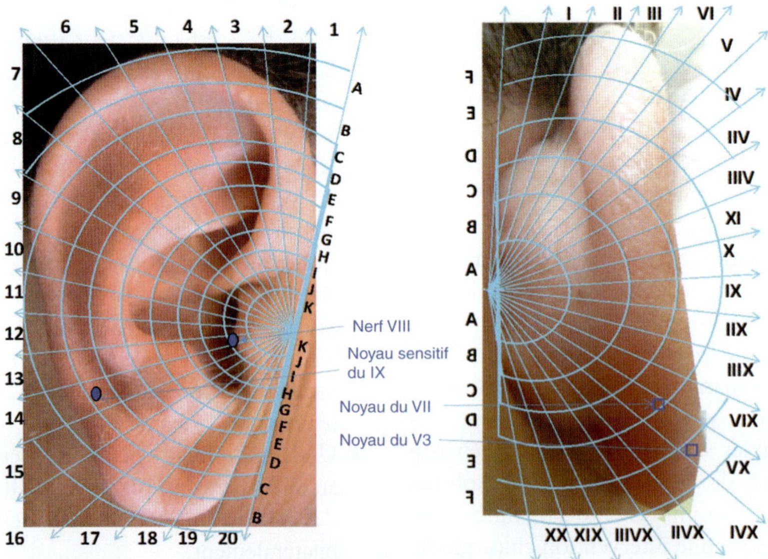

Figure 28.1. Auriculothérapie d'aide dans l'hypoacousie de transmission.
Source : David Alimi.

- Pour stimuler l'attention auditive, la sollicitation du PMS (aire associative) peut rendre service.
- Pour susciter une action anti-inflammatoire, la sollicitation de l'adrénocorticotropine hypophysaire (ACTH) est souhaitable.
- Enfin, pour détendre le sujet on peut stimuler le point dit du « cosmonaute ».

Acouphènes

Il s'agit de la perception d'un son en l'absence de stimulus acoustique. L'acouphène est une expérience subjective du patient, qui est à distinguer d'un souffle vasculaire, qui peut être entendu aussi bien par le patient que par l'examinateur. L'acouphène peut revêtir plusieurs modalités acoustiques : intermittente, continue ou pulsatile. Un déficit acoustique finit par être associé.

Toutes les maladies de l'oreille peuvent donner des acouphènes : obstruction du conduit auditif externe par un bouchon de cérumen ou un corps étranger, processus infectieux, obstruction de la trompe d'Eustache, otospongiose, tumeurs de l'oreille moyenne (glomus tympanique et jugulaire), maladie de Ménière, arachnoïdite, tumeurs de l'angle pontocérébelleux, réactions ototoxiques (salicylés, quinine, aminosides, certains diurétiques, oxyde de carbone, métaux lourds, alcool, etc.), hypertension artérielle (HTA), artériosclérose, anévrismes, anémie, hypothyroïdie, surdité de perception.

Un bilan audiologique minimal, une tomodensitométrie (TDM) de l'os temporal, une IRM du crâne, ainsi qu'un Doppler des vaisseaux supra-aortiques sont nécessaires.

Il s'agit d'une pathologie extrêmement difficile à soigner et qui peut quelquefois amener certains patients à des gestes suicidaires !

Auriculothérapie de base

- Le ou les points électrodétectables sur la « ligne des sons », uni- ou bilatéralement.
- Nerf VIII : bilatéralement car l'audition est directe et croisée.

Adaptations thérapeutiques

- Si une pathologie circulatoire existe ou est suspectée, un traitement par « roue vasculaire » (de préférence avec un spray cryogénique) et la stimulation bilatérale des corps calleux sont nécessaires.
- Si une composante anxieuse existe, il faut stimuler une ou les deux zones cosmonaute.
- Si un renforcement menstruel est noté, il est nécessaire de stimuler une ou les deux zones FSH/LH.
- Quelquefois, la seule pratique d'une triade de relaxe bilatérale peut apporter un soulagement au patient.
- Si aucune cause médicale ou chirurgicale n'est retrouvée, et si le patient raconte une histoire de conflit avec une ou des personnes de son entourage, il faudra tenter de traiter le ou les points de la ligne des sons, à potentiel électrodermal positif, sur le pavillon du côté de la latéralité pour les événements récents, et du côté opposé pour les événements anciens. Le patient pourra alors avoir des acouphènes de tonalité aiguë pour un problème de conflit avec une femme, et de tonalité grave pour un problème de conflit avec un homme.
- Souvent, associer le nerf VIII, le Cosmonaute et le point dit merveilleux donne de bons résultats ou bien la ligne des sons, le nerf VII, le nerf X moteur et le thalamus + le parasympathique crânien peuvent représenter une bonne formule.

D'autres stratégies existent et qui sont explicitées dans le chapitre 40.

Dans la figure 28.2, nous avons réuni quelques-unes des zones engagées dans les auriculothérapies des acouphènes, à l'image de l'ubiquité des étiologies et de la difficulté de traiter ces pathologies.

Pathologie du nez et sinus de la face

Rhinites

Nous ne parlerons que des rhinites vasomotrices et allergiques.

Rhinite vasomotrice

Il s'agit d'une rhinite chronique caractérisée par un engorgement vasculaire intermittent de la muqueuse nasale, des éternuements et une rhi-

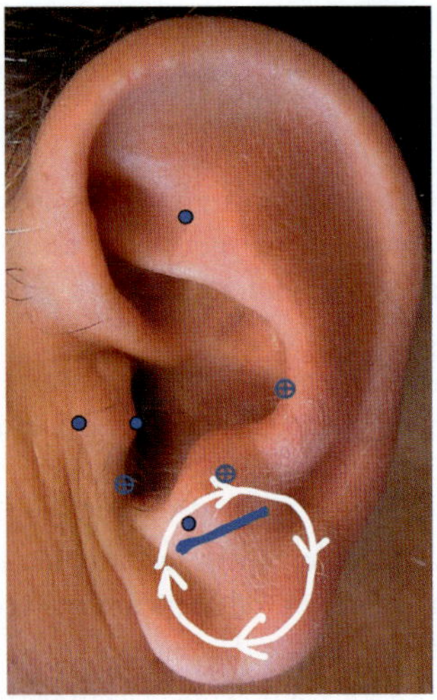

Figure 28.2. Aide auriculothérapeutique pour les acouphènes.
Source : David Alimi.

norrhée claire. Elle se distingue de la rhinite allergique par l'absence d'un allergène identifiable. Elle est caractérisée par des périodes de rémission ou d'aggravation. L'absence d'écoulements purulents et de croûtes, la différencie des infections virales et bactériennes.

Auriculothérapie de base

Bilatéralement, débutant par le côté le plus atteint :

- Nerf I (olfactif) ;
- Hypothalamus postérieur (HP) : pour diminuer la congestion nasale ;
- C2 gangliomère sympathique : pour aussi diminuer la congestion nasale, le nez étant dans la zone d'influence du métamère C2.

Adaptations thérapeutiques

Bilatéralement, débutant du côté de la latéralité :

- FSH/LH si une composante menstruelle nette est notée ;
- Météoropathologie si les variations climatiques influencent la symptomatologie ;
- Cosmonaute et Corticosurrénale si le stress est responsable, même en partie de la pathologie ;
- articulation temporo-mandibulaire (ATM) : les pathologies de l'ATM peuvent quelquefois générer une rhinite vasomotrice.

Rhinite allergique

Elle peut être aiguë (saisonnière, périodique) ou chronique (apériodique). La rhinite aiguë se caractérise par des éternuements avec rhinorrhée, congestion nasale, prurit et souvent conjonctivite et pharyngite. De nombreux éosinophiles sont présents dans le mucus nasal. Les tests cutanés peuvent être utiles pour identifier le ou les allergènes responsables (pollens particulièrement).

La rhinite chronique où les symptômes sont extranasaux sont rares ; l'obstruction nasale prédomine et peut entraîner l'obstruction de la trompe d'Eustache, avec des troubles de l'audition, particulièrement chez l'enfant. De nombreux éosinophiles sont aussi présents dans les sécrétions nasales, et les tests cutanés d'allergie sont positifs (particulièrement acariens, plumes, squames d'animaux ou champignons).

Auriculothérapie de base

Bilatéralement, débutant du côté de la latéralité (figure 28.3) :

- Oméga : le nez est un dérivé mésectodermique ;
- Corticosurrénale : pour augmenter la sécrétion de cortisol ;
- Nerf olfactif (I) ;
- C3 gangliomère sympathique : pour diminuer la congestion nasale.

Adaptations thérapeutiques

- Si les yeux et/ou la gorge profonde sont concernés par la symptomatologie, il faut ajouter les points : PMS et/ou Gorge profonde (carrefour pharyngo-laryngé).
- Si un facteur menstruel de renforcement existe, il faut traiter FSH/LH.
- La réaction au stress majore souvent les symptômes : le traitement des points cosmonaute peut être utile.

Sinusites

Nous ne parlerons pas des sinusites aiguës virales, bactériennes ou mycosiques. Il ne s'agira ici que des sinusites chroniques inflammatoires ou allergiques. La TDM et des radiographies de la région

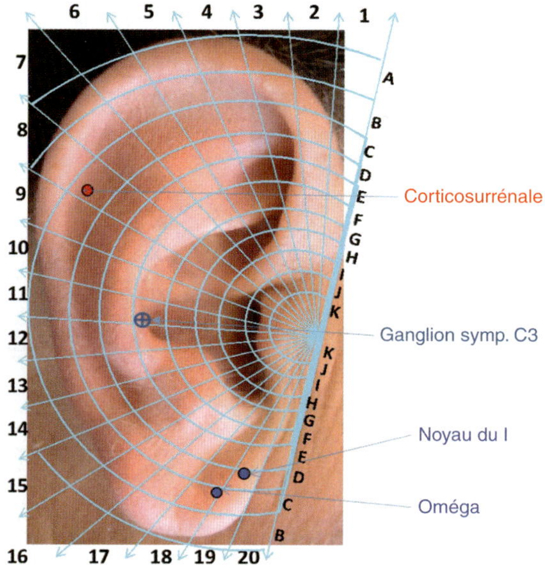

Figure 28.3. Auriculothérapie d'aide pour la rhinite allergique.
Source : David Alimi.

apicale des dents s'imposent, pour préciser le diagnostic.

Auriculothérapie de base

Elle vise à aider à la réduction de l'inflammation, et à relever les seuils de défense des patients.

Traiter uni- ou bilatéralement :

- Sinus ;
- Oméga (les sinus sont d'origine mésectodermique), si l'allergie prédomine ;
- Oméga 2, si les douleurs (squelette) ou l'inflammation du tissu conjonctif prédominent ;
- V1 et/ou V2 selon le(s) territoire(s) touché(s) ;
- traitement anti-inflammatoire partiel ou total, selon le degré (PMΣ, ACTH, Corps calleux) ;
- si à la rhinoscopie, la muqueuse est très atteinte, traiter Oméga 1.

Adaptations thérapeutiques

- Dans les sinusites chroniques de durée supérieure à 6 ou 7 mois, il faut ajouter les points de synthèse bilatéralement.
- Le traitement anti-inflammatoire ne doit pas être trop souvent répété. Il faut l'alterner une fois sur deux ou trois avec les points corticosurrénaux.
- Si plusieurs sinus sont atteints, il faut raisonner en termes de métamère, et traiter le gangliomère sympathique de C2.

Pathologie du larynx

Nous ne parlerons que des laryngites chroniques, allergiques ou toxiques (notamment tabac), ou par mauvaise utilisation de la voix. Leur traitement vise à aider à réduire l'inflammation et à redonner une meilleure trophicité aux muqueuses. La modification de la voix est habituellement le principal symptôme.

Auriculothérapie de base

Bilatérale, débutant du côté de la latéralité (figure 28.4) :

- Carrefour pharyngo-laryngé ;
- Nerf IX sensitif et moteur qui donne des rameaux au pharyngo-larynx ;
- Nerf X sensitif, que l'on atteint via le parasympathique crânien, et moteur, qui donne les nerfs laryngés supérieurs et laryngés récurrents ;
- Corticosurrénale : action anti-inflammatoire de fond ;

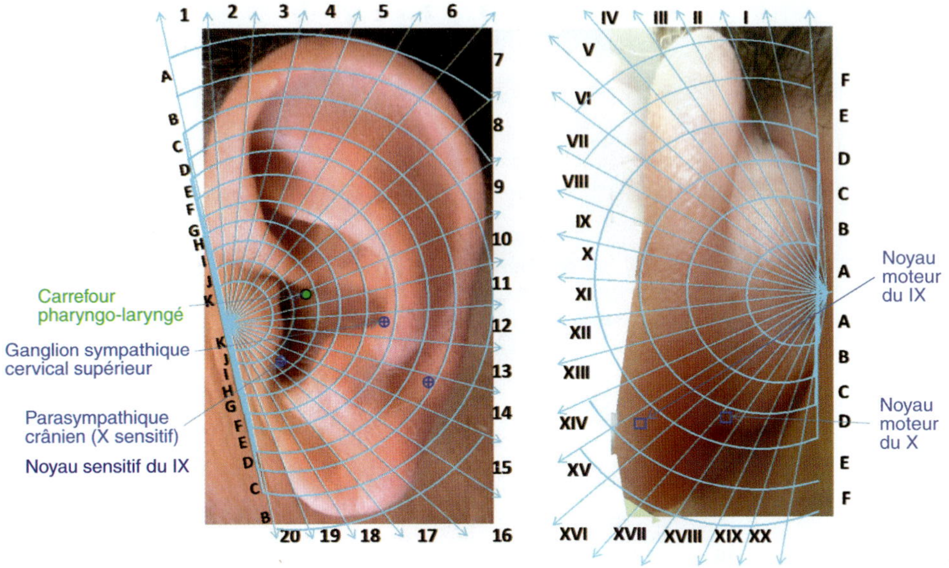

Figure 28.4. Auriculothérapie d'aide pour une laryngite.
Source : David Alimi.

- C3 gangliomère sympathique : dans les pathologies chroniques, ce sont souvent tous les éléments du métamère qui souffrent.

Adaptations thérapeutiques

- S'il existe un renforcement menstruel, il faut piquer uni- ou bilatéralement FSH/LH.
- Si le stress exagère les signes, traiter un ou les deux points cosmonaute.
- Si un ou des facteurs toxiques sont présents, il faut traiter foie/voies biliaires pour favoriser la détoxification.
- Enfin, dans certains cas, le traitement de la « gorge profonde » (carrefour pharyngo-laryngé) bilatéralement, associée à une triade de relaxe bilatérale, donne souvent de bons résultats.

Chapitre 29

Auriculothérapie dans quelques indications en pédiatrie

Considérations générales

La technique n'est pas un obstacle à sa pratique chez les enfants : l'anesthésie locale est possible, une crème anesthésique de surface par exemple n'est masquante ni pour la détection diagnostique, ni pour le traitement.

La pratique des massages est efficace chez les enfants du fait de la naïveté et de la non-saturation de leurs circuits effecteurs auriculaires (câblages neurocognitifs en cours non achevés), et des terminaisons nerveuses libres hyperpathiques (très peu d'obstacles et de boucles mémorielles).

Les points dominants sont les points dits « maîtres », épicentres de plusieurs autres points représentant l'ensemble des circuits cognitivo-comportementaux obéissant à un même *pattern*, ou à deux ou trois *patterns* à finalité commune, ce qui fait un nombre réduit de points à traiter (dans la majorité des cas, un à trois).

Enfin, les pavillons auriculaires étant à l'image de l'hémisphère opposé, toute action thérapeutique sur eux est enregistrée comme une acquisition et est donc très rapidement et très puissamment active (consolidation faible et cartes cognitives incomplètement certifiées).

Intérêt en pédiatrie hospitalière

Outils

Deux outils thérapeutiques peuvent être employés : soit les massages et/ou les pressions appuyées (avec un coton-tige ou même avec un doigt ganté), soit la poncture avec des aiguilles extemporanées dites stériles jetables (ASJ) ou des aiguilles dites semi-permanentes (ASP) (toutes deux stériles et à usage unique) ou des aiguilles cryogéniques (AC).

Le choix dépend de l'âge de l'enfant (en général après 7 ans, l'emploi d'aiguilles ne pose pas trop de problème), de sa pusillanimité (intensité de la mémorisation d'expériences antérieures « d'agressions thérapeutiques »), de sa maturité affective (plus elle est grande, moins il craindra les aiguilles) et de son état de conscience.

Les exemples de schémas thérapeutiques suivants peuvent être pratiqués indifféremment sans ou avec aiguilles. Dans ce dernier cas, pour une action plus durable, il est préférable d'utiliser des AC, alors que pour une action ponctuelle, limitée dans le temps, des ASJ suffisent largement.

Quelques indications

Aide à la préparation à un acte possiblement douloureux

Le massage avec un coton-tige (ou un bâtonnet en verre) dans le sens des aiguilles d'une montre (figure 29.1) de la base de l'antitragus (région de représentation du thalamus à l'oreille, à la limite avec l'hémiconque inférieure), alternativement à gauche puis à droite (chez un droitier), pendant 3 à 5 minutes, peut suffire à produire un état analgésique rendant tolérable les petits actes invasifs (ponction veineuse, ponction lombaire, ponction pleurale, infiltration, etc.).

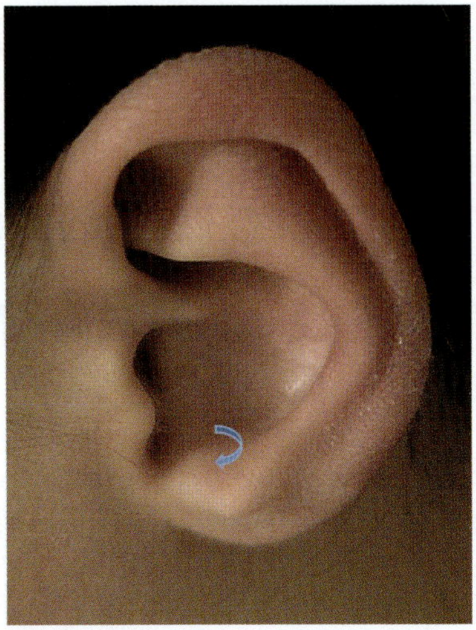

Figure 29.1. Auriculothérapie d'aide d'un acte possiblement douloureux.
Source : David Alimi.

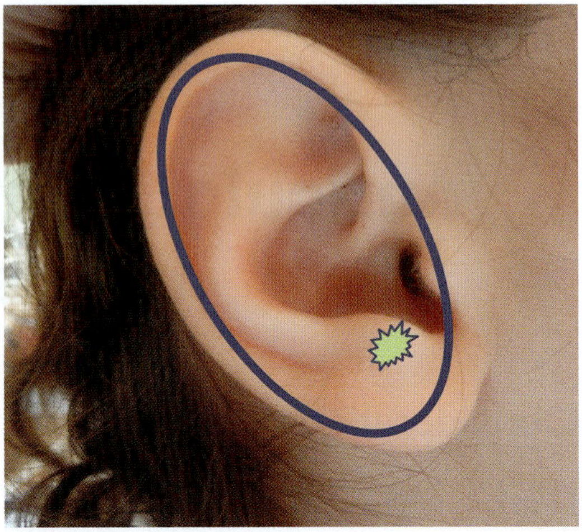

Figure 29.3. Auriculothérapie d'aide d'une douleur estimée moyenne ou forte.
Source : David Alimi.

Aide antalgique

Douleur estimée faible

Des pressions bilatérales modérées du centre du lobule, de courte durée, entre pouce et index, par série de sept, pendant 3 à 5 minutes, alternativement à gauche puis à droite (chez un droitier), suivies de massages circulaires (avec un coton-tige ou un bâtonnet de verre) dans le sens des aiguilles d'une montre, pendant la même durée, de la région thalamique précédente (figure 29.2), peuvent produire une analgésie de bonne qualité, pendant 3 à 24 heures, voire plus : 3 à 15 jours (avec des AC ou des ASP, injectées ou piquées aux mêmes points).

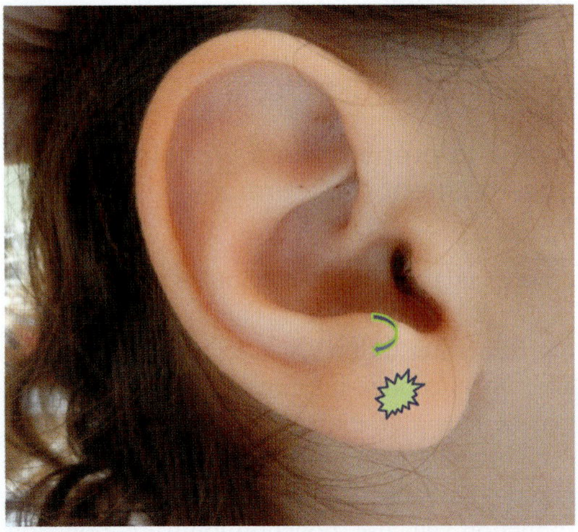

Figure 29.2. Auriculothérapie d'une douleur estimée faible.
Source : David Alimi.

Douleur estimée moyenne ou forte (figure 29.3)

Des pressions bilatérales fermes, de courte durée, entre pouce et index de la région lobulo-antitragale, par série de sept, pendant 3 à 5 minutes, suivies de massages circulaires (avec un coton-tige ou un bâtonnet de verre) de l'ensemble des pavillons, dans le sens des aiguilles d'une montre, pendant 3 à 5 minutes, d'abord à droite puis à gauche, pour un droitier (et inversement pour un gaucher), peuvent produire une analgésie de bonne qualité, pendant 3 à 24 heures, voire plus : 3 à 15 jours (avec des AC ou des ASP, injectées ou piquées aux mêmes points).

Aide anti-émétique

Par exemple, dans les vomissements chimio-induits, les hypertensions intracrâniennes, les états post-chirurgicaux, la petite anesthésie, etc.

Préventivement

La veille et 1 heure avant, effectuer de petites touches appuyées, par séries de sept, pendant 3 à 5 minutes, du centre de l'oreille (point dit « 0 »), d'abord à gauche puis à droite, quelle que soit

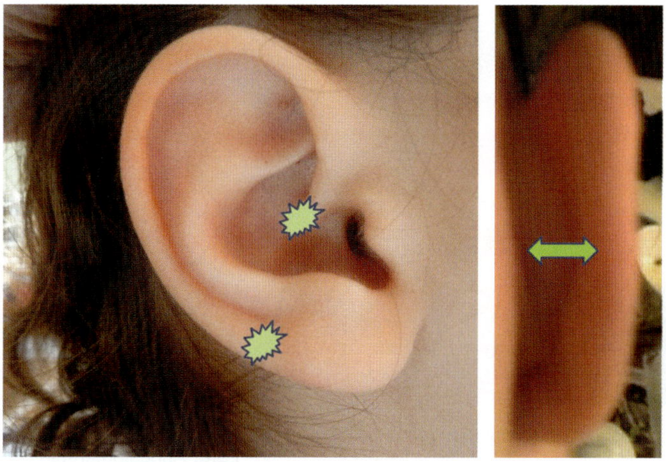

Figure 29.4. Auriculothérapie d'aide anti-émétique.
Source : David Alimi.

la latéralité de l'enfant. Faire suivre de la même procédure pour une région du bord postérieur du lobule (point représentant la région pontique de gestion du comportement vomitif). Quand on ne sait pas la latéralité, il faut procéder comme pour un droitier (« assigné »).

Curativement (figure 29.4)

Effectuer de petites touches appuyées, par séries de sept, pendant 3 à 5 minutes, du point 0, d'abord à gauche puis à droite, quelle que soit la latéralité. Même procédure pour la région pontique auriculaire. Ensuite, masser transversalement (avec un coton-tige ou un bâtonnet de verre) la région médiane postérieure du pavillon (représentation du diaphragme), pendant 3 à 5 minutes, d'abord à gauche puis à droite. Ces procédures thérapeutiques peuvent produire une sédation des nausées et/ou vomissements pendant 3 à 12 heures (selon l'étiologie), voire plus : 1 à 10 jours (avec des AC ou des ASP)

Aide thérapeutique des spasmes viscéraux (une fois le diagnostic fait)

De petites pressions appuyées, par série de sept, pendant 3 minutes, d'abord à gauche puis à droite (quelle que soit la latéralité), du point 0, puis de la région tragale supéro-externe (aire de représentation auriculaire du parasympathique pelvien ou PSP), puis de la région antitragale profonde (aire de représentation thalamique), peuvent produire une puissante action antalgique spasmolytique dans toute la sphère viscérale sus- et sous-mésocoliques, pendant 3 à 12 heures (selon l'étiologie) voire plus : 1 à 7 jours (avec des aiguilles cryoniques ou des aiguilles semi-permanentes).

Aide thérapeutique anxiolytique et analeptique (figure 29.5)

Des massages circulaires (avec un coton-tige ou un bâtonnet de verre), pendant 3 à 5 minutes, dans le sens inverse des aiguilles d'une montre, d'abord à gauche puis à droite (quelle que soit la latéralité), du sommet de la fossette naviculaire (point dit du cosmonaute) puis de la région lobulaire antérieure (proche de la jonction avec la joue, aire de représentation du rhinencéphale), suivies de pressions appuyées (selon le même protocole) du versant postérieur de la région antitragale (hypothalamus postérieur), peuvent produire une puissante action anxiolytique et analeptique pouvant durer jusqu'à 3 à 12 heures (selon l'étiologie), voire plus : 7 à 14 jours (avec des AC ou des ASP).

Aide thérapeutique d'immunostimulation

Des pressions répétées, par séries de sept, pendant 3 à 5 minutes, bilatérales, d'abord à gauche puis à droite (quelle que soit la latéralité) vers

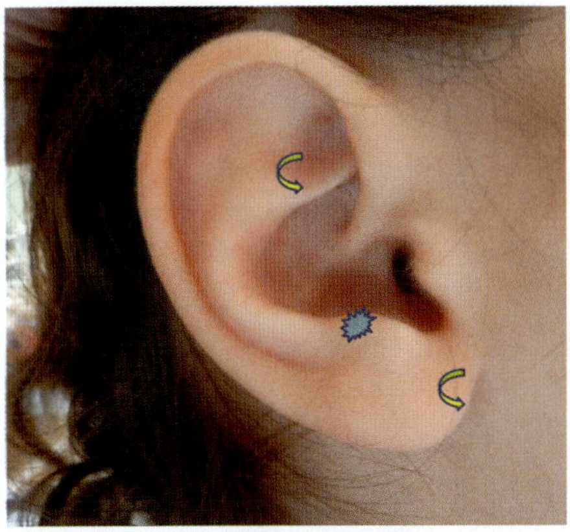

Figure 29.5. Auriculothérapie d'aide anxiolytique et analeptique.
Source : David Alimi.

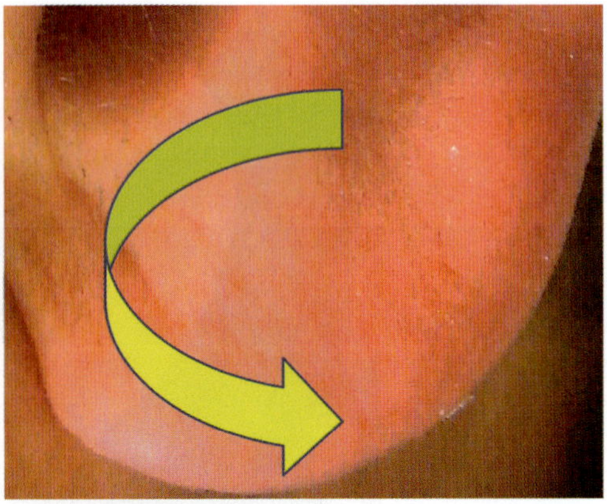

Figure 29.6. Auriculothérapie d'aide d'accompagnement en « phase terminale ».
Source : David Alimi.

8 heures et 17 heures, des régions des gouttières hélicales pré-darwiniennes (représentation de la médullo-surrénale), intertragiennes (représentation de l'hypophyse) et médio-anthélicales (représentation du plexus thymique) chaque jour pendant 7 jours, peuvent produire une puissante action d'immunostimulation pouvant durer de 1 à 3 mois, selon l'étiologie.

Aide thérapeutique dans le *wind-up* (entretien et potentialisation des circuits de la douleur)

Une bonne stratégie consiste, toutes les 3 heures pendant 9 heures, à masser (avec un coton-tige ou un bâtonnet de verre) dans le sens inverse des aiguilles d'une montre, par série de sept, pendant 3 à 5 minutes, d'abord à droite puis à gauche (quelle que soit la latéralité) de la région prétragienne supérieure (zone de représentation de l'épiphyse), puis d'effectuer des pressions appuyées bilatérales, toujours par série de sept, pendant 3 minutes, des régions antitragales (zone de représentation du thalamus).

Aide thérapeutique pour l'accompagnement en phase « terminale » (figure 29.6)

Des séquences de 3 minutes répétées de massages (avec un coton-tige ou un bâtonnet de verre) dans le sens inverse des aiguilles d'une montre, d'abord à gauche puis à droite, de la périphérie lobulaire, peuvent aider à l'accompagnement de la fin de vie.

Intérêt en pédiatrie non hospitalière

Une aide non négligeable peut être apportée dans les cas de syndrome d'hyperactivité de l'enfant, syndrome de dispersion scolaire, syndrome dyslexique, syndrome dysorthographique, syndrome de bégaiement, syndrome énurétique.

Syndrome d'hyperactivité de l'enfant

Ces enfants peuvent présenter une hypermotricité, une impulsivité avec trouble déficitaire de l'attention, et sont souvent qualifiés d'enfants insupportables. La perception d'une souffrance de l'enfant et/ou de son entourage est en général assez nette.

En France, entre 3 et 5 % des enfants scolarisés en souffrent. Il existe une forte composante génétique et des troubles de la régulation dopaminergique entraînant un déficit de l'activation des structures cérébrales traitant des informations entrantes. Des hypothèses plausibles sont avancées telles qu'une carence en fer et/ou en magnésium.

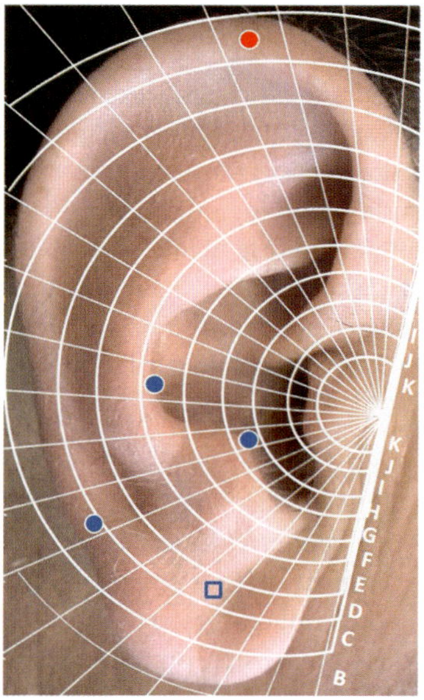

Figure 29.7. **Auriculothérapie d'aide dans les hyperactivités de l'enfant.**
Source : David Alimi.

Le méthylphénidate (Ritaline®) en est le traitement chimique principal actuel avec de nombreux effets secondaires (cardiovasculaires et tics).

L'auriculothérapie peut aider à une resynchronisation des structures stimulant l'attention : bilatéralement, en commençant du côté de la latéralité, avec des AC ou des ASP ou même des AE, laissées en place environ 30 minutes, tous les mois (figure 29.7) :

- Tronc cérébral (TC) ;
- point maître sensoriel (PMS) moteur ;
- Oméga 2.

Ou bien :

- Plexus thyroïdien ;
- point de synthèse (PS) ;
- Formation réticulaire.

Ou bien les grands points stratégiques en commande motrice :

- Cosmonaute moteur ;
- PMS moteur ;
- Corps calleux moteur.

En les piquant, on sollicite les fonctions actives supportées par ces points ; la triade de relaxe réalisée en commande motrice va solliciter l'organisme pour qu'il se mette en vigilance active (le contraire de l'anxiolyse).

Syndrome de dispersion scolaire

Il s'agit d'une insuffisance de l'attention, de troubles de la concentration, de dissipation en classe, de turbulence et de mauvais rendement scolaire.

L'auriculothérapie peut permettre à ces enfants de retrouver leur bonne fréquence : bilatéralement en commençant du côté de la latéralité avec des AC ou ASP ou des AE, et dans ce cas-là, laissées en place au moins 90 minutes (chronobiologie pulsatile des hormones corticales). Les séances devront être répétées tous les mois pendant 7 mois (chronobiologie des lubérines du système limbique) :

- PMR ;
- Ou bien TC ;
- Ou bien PMS moteur ;
- Ou bien Corps calleux.

S'il y a coexistence de deux ou plusieurs des items symptomatiques :

- Point 0 moteur (sur la face médiale auriculaire, dans la petite fossette, au milieu du sillon d'attache auriculo-crânien) : cette poncture imprime une coloration parasympathique générale au comportement (syntonisation en ralentissement) ;
- Épiphyse : aide à la resynchronisation bioneuronale ;
- Le tout bilatéralement avec des ASP ou des AE laissées en place au moins 90 minutes (chronobiologie pulsatile des hormones corticales) ; les séances sont à répéter tous les mois pendant 7 mois (chronobiologie des lubérines du système limbique).

Syndrome dyslexique

Dans environ 70 % des cas, ce syndrome est lié à une dyslatéralité. Il s'agit d'enfants soit mal latéralisés, soit dyslatéralisés vrais (gauchers contrariés, exceptionnellement droitiers contrariés), soit atteints d'un syndrome génétique de pathologie des commissures intercérébrales, avec des mosaïques pathogéniques.

L'auriculothérapie permettra le plus souvent d'inciter à une repriorité somatotopique et interhémisphérique (figure 29.8) :

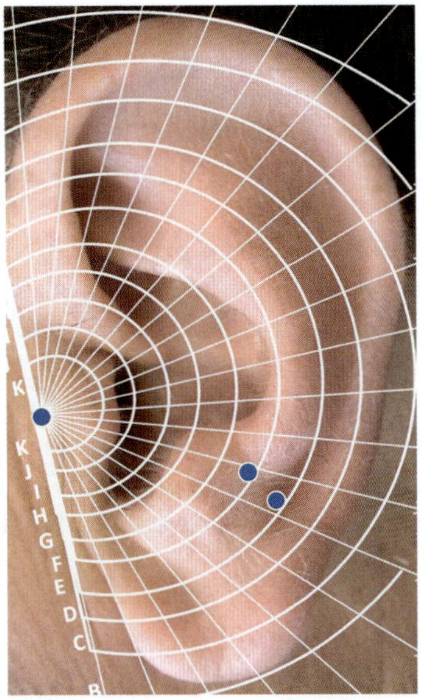

Figure 29.8. Auriculothérapie d'aide dans le syndrome dyslexique de l'enfant.
Source : David Alimi.

- Aire temporale ;
- Hippocampe ;
- Corps calleux.

Bilatéralement, en commençant sur le pavillon gauche, avec soit des AC, soit des AE, alors laissées en place pendant au moins 90 minutes ; les séances sont à répéter tous les mois pendant 7 mois.

Syndrome dysorthographique

Il est assez souvent lié à une gaucherie contrariée ou à des micro- ou macro-anomalies des boucles praxiques.

Poncture des points :

- point maître de la main (PMM) moteur ;
- PMS moteur ;
- Épiphyse ;
- Corps calleux.

Le tout du côté de la main qui écrit, avec des AC ou des ASP ou des AE laissées alors en place 90 minutes, tous les mois pendant 7 mois. Les résultats seront bons, s'il n'y a pas de gaucherie contrariée. Sinon, il faudra effectuer le traitement précédent des dyslatéralités.

Syndrome de bégaiement

Qu'il soit tonique ou clonique, dans environ 70 % des cas, il est dû à une dyslatéralité. Ou bien, il est le résultat de la mauvaise mise en place des boucles audiophonologiques.

Son traitement est le même que celui de la dyslexie, sauf qu'il se fait sur l'auricule gauche avec le corps calleux aussi piqué à droite (on peut aussi remplacer l'aire temporale par le PMS).

Syndrome énurétique

Ce syndrome peut être dû soit à une dyslatéralité, soit à une immaturité des aires de contrôle centrales et/ou périphériques des sphincters (parasympathiques pelviens et/ou lobes frontaux).

Il peut aussi être dû à une ou des anomalies des voies urinaires (reins, uretères, vessie, reflux, etc.).

L'auriculothérapie vise à atténuer les symptômes ou à corriger ou à accélérer la maturation des processus de contrôle de la miction (nocturne ou diurne) :

- soit auriculothérapie du traitement de la dyslatéralité (ci-dessus) ;
- soit :
  - Lobe frontal,
  - Parasympathique pelvien,
  - Cosmonaute ;
- soit :
  - Lobe frontal,
  - Épiphyse,
  - Oméga 2.

Avec les mêmes modalités et durées que précédemment.

Chapitre 30

Auriculothérapie en pneumologie

Nous ne traiterons dans ce chapitre de pneumologie que de l'obstruction des voies aériennes occasionnée par l'asthme.

Physiopathologie de l'asthme

Il est caractérisé par une obstruction réversible des voies aériennes (partiellement chez certains patients), soit spontanément, soit sous l'effet d'un traitement, aussi par une inflammation des voies aériennes et une augmentation de la sensibilité de ces dernières à certains stimuli.

Sa physiopathologie sommaire fait appel à un spasme des muscles lisses des voies aériennes (muscles de Reissessen) et à un œdème de leur muqueuse.

Il s'ensuit une hypersécrétion de mucus, une infiltration cellulaire, surtout à éosinophiles, de la paroi des voies aériennes, ce qui entraîne des lésions et une desquamation de l'épithélium bronchique. En fait, l'asthme est une maladie inflammatoire des voies respiratoires, avec hyperparasympathicotonie et hypo-β2-sympathicotonie.

Auriculothérapie de base

Le but en est de diminuer l'intensité des symptômes, réduire la posologie de la pharmacothérapie et améliorer le confort des patients.

Elle se fera bilatéralement, en commençant du côté de la latéralité (figure 30.1) :

- Plexi broncho-pulmonaires (PBP) : localisation de l'atteinte ;
- Hypothalamus antérieur (HA) : du fait de l'hyperparasympathicotonie ;

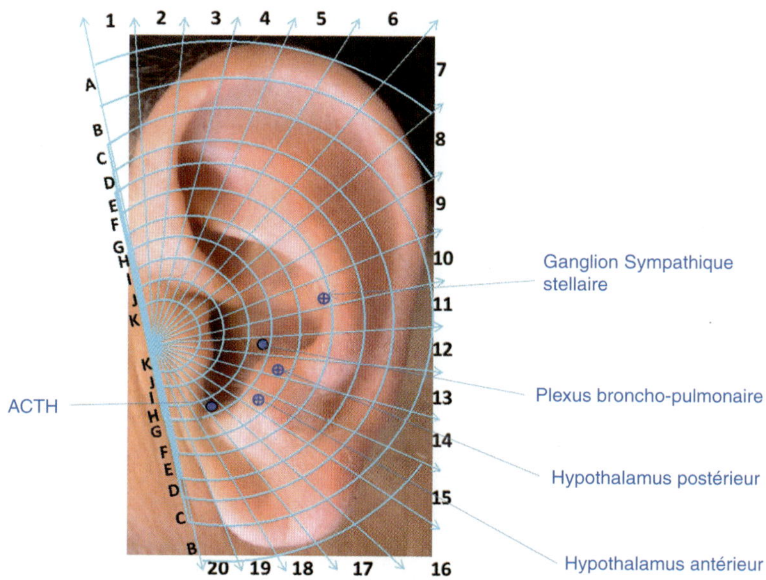

Figure 30.1. Auriculothérapie de l'asthme.
Source : David Alimi.

- Hypothalamus postérieur(HP) : hypo-β2-sympathicotonie ;
- Ganglions stellaires ou point dit merveilleux ;
- Adrénocorticotropine hypophysaire (ACTH) : aider à la maîtrise de l'inflammation.

Personnalisation thérapeutique

- Si angoisse ; point d'angoisse.
- Corticosurrénale, uni- ou bilatéralement, pour majorer l'action anti-inflammatoire.
- Chez la femme, souvent facteur hormonal majorant : point génital (PG) uni- ou bilatéralement.
- Certaines odeurs peuvent déclencher un asthme : piquer les I (nerfs olfactifs).
- Dans les asthmes peu sévères, peuvent être suffisants :
  - les points dits merveilleux ;
  - HP.
- Au début, les seuls points PBP arrivent à contenir longtemps la symptomatologie.

Chapitre 31

Auriculothérapie en psychopathologie

La sociopathologie moderne contribue de plus en plus à enrichir de plusieurs autres entités les pathologies psychiatriques. Ces dernières s'expriment ainsi plus fréquemment et plus intensément que par le passé. Parallèlement, les avancées des neurosciences cognitives approchent de plus près les bases neuronales de la conscience et des troubles comportementaux.

À l'appui, l'imagerie cérébrale fonctionnelle essaie d'être le trait d'union entre le neurologue et le psychiatre, avec la neurobiologie comme dénominateur commun.

Les troubles du comportement apparaissent lorsque la régulation de la neurochimie des connexions anatomiques se dérègle.

Ces troubles du comportement concernent les altérations du comportement instinctif et du comportement affectif.

Finalement, ils affectent le psychisme dont nous pourrions donner la définition neurophysiologique suivante : ensemble autopersonnel réglant la personnalité et le caractère, intégrant des acquis (imagos, fantasmes, désirs), dépendant de facteurs socio-éducatifs et relationnels, et des innés (type neuromédiatique, type neurolimbique, type neurovégétatif) participant au maintien des homéostasies fondamentales, générales et particulières. Tout cet ensemble imbriqué module la réactivité événementielle et situationnelle.

C'est ainsi qu'il existe autant de psychismes que d'êtres humains. Chacun d'entre eux est propre, ainsi que sa dynamique et la nature et le degré de sa réactivité. La dynamique générale est soumise à des lois rythmiques, médiées par la glande épiphysaire (« la nébuleuse psychique »).

Si un conflit ou une désynchronisation entre les différents éléments de ces ensembles surviennent, un désemboîtement neuro-psycho-bio-physiologique tente de s'installer.

Si cette dérive dépasse la tolérance de l'**idéal** (équilibre du Moi, du Soi, du Ça, du Surmoi), alors la pathologie peut exister (figure 31.1).

Troubles du comportement instinctif des conduites sociales

Il s'agit des altérations pulsionnelles et des troubles hystériques et apparentés. Les hypothèses pathogéniques actuelles évoquent des anomalies des systèmes mono-aminergiques (dopamine, noradrénaline, sérotonine), déterminant des typologies caractérielles, génétiquement et biologiquement déterminées. Ainsi, l'extraversion, l'impulsivité, la recherche de nouveauté, la recherche de sensation, la susceptibilité à l'ennui, l'évitement de la souffrance et la dépendance à la récompense en feraient partie.

Altérations pulsionnelles

Définition

Il s'agit de troubles du comportement ne respectant pas les normes sociales édictées. Ils peuvent se manifester tôt dans l'enfance ou dans l'adolescence, soit à caractère franchement pathologique, soit à la limite de la pathologie. Ces sujets présentent une impossibilité à réprimer des actes dommageables pour eux-mêmes, leur entourage et/ou la société. Ils comprennent les conduites suicidaires et des troubles de la personnalité, décrits en termes de psychopathie,

L'auriculothérapie médicale

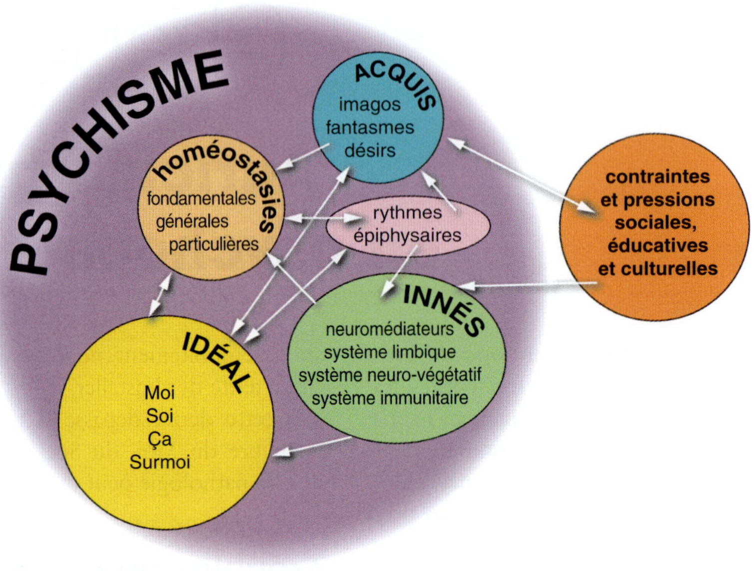

Figure 31.1. La « nébuleuse psychique ».

personnalité antisociale, déséquilibre psychique, et les conduites dites *borderline*. On en rapproche la pyromanie, la kleptomanie, le jeu pathologique voire la trichotillomanie. Le taux de suicide est d'environ 2,5/100 000 habitants. Plus de 500 000 personnes se suicident, en raison de ce type de trouble, chaque année dans le monde.

Hypothèses pathogéniques

Plusieurs études ont montré des taux bas d'acide 5-hydroxy-indol-acétique (*5-hydroxy-indole-acetic acid* ou 5-HIAA), principal catabolite de la sérotonine (5-hydroxy-tryptamine) dans le liquide céphalorachidien (LCR) de ces sujets. Ceux ayant fait une tentative de suicide et ayant des taux bas de 5-HIAA dans le LCR ont 10 fois plus de risque de récidiver l'année suivante.

D'une manière générale, des taux bas de 5-HIAA dans le LCR sont corrélés à l'agressivité, l'hostilité et l'impulsivité. Il semblerait que la dopamine et la noradrénaline pourraient également jouer un rôle, mais bien moindre.

Symptômes

Les suicidants ont souvent des antécédents personnels et familiaux. L'adolescence, la vieillesse et toutes les situations de stress constituent des situations à risque. Les tentatives de suicide sont plus fréquentes chez les femmes, mais leur aboutissement concerne davantage les hommes. Tous ont en commun des traits du registre « sociopathique » : instabilité affective et professionnelle, intolérance aux frustrations, tendance à transgresser les règles établies, sensation de vide et de malaise interne (« dysphorie »).

Les symptômes les plus fréquents sont : impulsivité, propension au passage à l'acte, auto- et hétéro-agressivité, hostilité latente ou exprimée.

Prise en charge

Elle peut être pharmacologique (antidépresseurs sérotoninergiques, thymorégulateurs, voire neuroleptiques) et/ou psychothérapeutique. Elle est décevante, quelle que soit la méthode.

Cette prise en charge peut être aussi auriculothérapeutique. Fondée sur la neurophysiopathologie, elle est d'une aide puissante par la seule poncture bilatérale des points suivants, en commençant du côté opposé à la latéralité (figure 31.2) :

- Tronc cérébral ;
- Raphé.

Elle est répétée tous les mois, pendant 12 mois (le chronodesme de la sérotonine a une périodicité de 28 jours). Dans ces pathologies,

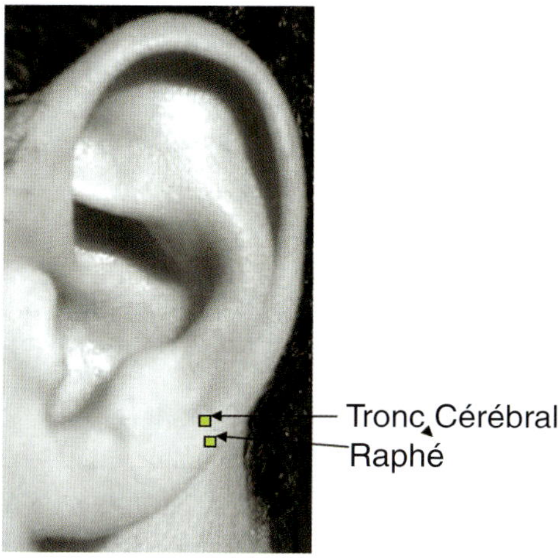

Figure 31.2. Auriculothérapie d'aide dans les troubles pulsionnels.
Source : David Alimi.

ce traitement doit rester homogène car il ne faut en aucun cas en pathogénie psychiatrique « bouger » les autres composantes de la chimie cérébrale sous peine de tout décaler et de risquer alors soit d'aggraver la pathologie en cours, soit de permettre l'expression d'autres pathologies qui se trouvaient infraliminaires et compensées.

Cette règle implique qu'en psychiatrie, toute aide thérapeutique par auriculothérapie ne peut viser qu'une seule pathologie à la fois, pendant toute la durée du même protocole thérapeutique. Il faut en prévenir le patient.

Troubles hystériques et apparentés

Définition

Comportement symptomatique donnant une impression globale d'inauthenticité, avec des troubles somatoformes faits de symptômes simulant une affection médicale générale, mais ne s'expliquant pas : c'est le syndrome de conversion. Il peut s'agir aussi de troubles factices ou pathomimie, comme pour jouer le rôle de malade. Il peut y avoir aussi simulation pour obtenir un bénéfice précis.

Hypothèses pathogéniques

Taux de conversion entre 11/100 000 et 300/100 000 dans la population générale.

On évoque (Flor-Henry) à l'origine de la conversion, un hypofonctionnement de l'hémisphère dominant, associé à une hyperactivité dysfonctionnelle de l'hémisphère non dominant, avec des relations interhémisphériques anormales.

Des symptômes de conversion peuvent mimer l'hypnose (qui a pu être ainsi expliquée). Un degré élevé d'hypnotisabilité peut exister chez des sujets présentant des troubles dissociatifs.

L'hystérie peut être une solution de survie valable (petits mammifères qui « font le mort » lorsqu'ils sont en danger).

Symptômes

Ils peuvent être somatiques, avec douleurs et hypochondrie, et/ou psychologiques :

- avec le phénomène de conversion : symptômes ou déficits de la motricité volontaire ou des fonctions sensitivo-sensorielles. En tomographie par émission de positons (TEP), lorsqu'un sujet essaie de bouger sa « jambe paralysée », les lobes frontaux, chargés de préparer le mouvement, s'éclairent, mais les aires motrices, chargées de l'exécution du mouvement, restent inertes. Les connexions entre les deux restent inopérantes. Le mécanisme ne dépend pas de la volonté consciente, les efforts du sujet ne servent à rien ;
- du fait de l'existence de troubles factices : l'individu peut consacrer sa vie entière à essayer de rester ou de se faire admettre à l'hôpital (syndrome de Munchausen) !

Des troubles dissociatifs peuvent être responsables d'amnésie et de fugues, ainsi que de dépersonnalisation ou personnalités multiples.

Traitements

Aucune pharmacothérapie vraie n'est disponible, une psychothérapie est parfois possible.

L'auriculothérapie est stratégiée selon la physiopathologie probable. Elle apporte une aide non négligeable par poncture avec des aiguilles cryogéniques (AC) ou des aiguilles semi-permanentes (ASP) dans l'ordre :

- point maître sensoriel (PMS) sensitif et moteur du côté de la latéralité ;
- PMS sensitif du côté opposé à la latéralité ;
- Corps calleux gauche ;
- Corps calleux droit.

Troubles du comportement instinctif des fonctions hédoniques

Troubles des fonctions sexuelles

Définition

Il peut s'agir de dysfonctions sexuelles avec une perturbation des processus du déroulement de la réponse sexuelle ou de douleurs associées aux rapports sexuels (dans une ou ses quatre phases habituelles : désir, excitation, orgasme, résolution).

D'autres patients souffrent de paraphilies, impliquant des objets, des activités ou des situations inhabituels, ou de troubles de l'identité sexuelle avec perversion de l'identification à l'autre sexe.

Hypothèses pathogéniques

On implique généralement les systèmes dopaminergiques centraux : la diminution de dopamine dans les synapses de l'hypothalamus et du noyau accumbens entraîne une diminution du désir. Après avoir éliminé une affection médicale générale ou une prise de substances, le diagnostic n'est en général porté que si les symptômes ne peuvent pas être expliqués par des troubles plus sévères (par exemple, dépression sévère) : c'est la règle de Jaspers, moyen de diagnostic en psychopathologie, qui définit les troubles psychiatriques par ordre de gravité croissante, depuis les troubles névrotico-réactionnels, affectifs, psychotiques, jusqu'aux troubles psycho-organiques. Les symptômes du trouble le plus grave conditionnent le diagnostic.

Traitement

- Pharmacologique :
  - agissant sur les systèmes périphériques : inhibiteurs des phosphodiestérases (par exemple, sildénafil) ;
  - agonistes dopaminergiques directs et indirects (par exemple, amantadine, méthylphénidate) ;
  - antagonistes $\alpha 2$-noradrénergiques (par exempe, yohimbine) ;
  - antisérotoninergiques (par exemple, cyproheptadine, granisétron).
- Psychothérapeutique : il existe des méthodes comportementales, des thérapies de couple ou une psychothérapie dynamique.
- Auriculothérapique par poncture avec des ASP ou des AC, bilatéralement, en commençant du côté de la latéralité, dans l'ordre (figure 31.3) :
  - Lobe temporal pour atteindre les noyaux accumbens (syntonisation des sécrétions de dopamine) ;
  - Hypothalamus antérieur (l'érection est majoritairement parasympathique) ;
  - Raphé bilatéralement (pour la gestion des sécrétions de sérotonine).

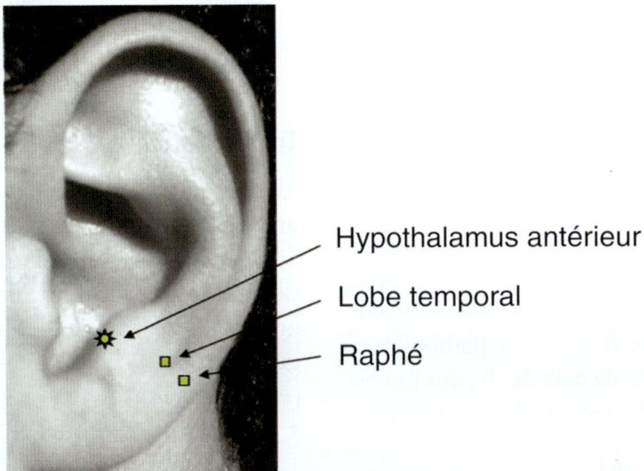

Figure 31.3. Auriculothérapie d'aide des troubles des fonctions sexuelles.
Source : David Alimi.

Addictions

Définition

Il s'agit d'une quête effrénée de plaisir ou d'une totale absence de plaisir. Les addictions ou toxicomanies désignent « les troubles liés aux substances » licites ou illicites, et comprenant :

- la dépendance : persistance à utiliser la(les) substance(s) psychotrope(s) malgré les problèmes suscités ;
- l'abus de substance(s) : utilisation inadéquate avec des conséquences récurrentes et indésirables, avec intoxication ou sevrage.

Hypothèses pathogéniques

La prévalence est de 0,5 à 1,5 pour 1000. Les systèmes dopaminergiques centraux, notamment mésolimbiques, sont impliqués dans la dépendance psychique (renforcement et récompense). La prise prolongée de toxiques s'accompagne de compensation sur les neurones cibles. La dépendance physique, l'intoxication et le sevrage impliquent plusieurs autres voies selon les substances. Il pourra se développer une dépendance physique, avec une tolérance et un besoin d'augmenter les doses pour obtenir l'effet désiré, et un syndrome de sevrage à l'arrêt de la substance. La dépendance psychique implique, elle, un désir invincible de consommer une substance modifiant l'activité psychique, entraînant une consommation prolongée, avec désir d'augmenter l'utilisation de la substance malgré un temps prolongé passé à la recherche de la substance. Enfin, l'abus de substance est une consommation dans des situations potentiellement dangereuses, avec des problèmes interpersonnels, sociaux et judiciaires.

Traitement

Il peut être pharmacologique, fonction du type de substances, en sachant que 80 % des héroïnomanes sevrés rechutent, 70 à 80 % des fumeurs sevrés (par les moyens chimiques) se remettent à fumer et 70 % des alcooliques retombent dans l'alcool.

La clonidine (agoniste $\alpha 2$-adrénergique) a pu être proposée dans le sevrage des opiacés (en diminuant la libération de noradrénaline). Le bupropion, inhibiteur de la recapture de la dopamine, a pu être proposé comme substitut de production de la dopamine.

Le traitement peut aussi être psychothérapeutique, avec une prise en charge adaptée et un travail sur les liens sociaux.

L'auriculothérapie apporte une aide non négligeable, car elle permet d'agir sur plusieurs des composantes de ces pathologies. Elle se fait bilatéralement en commençant du côté de la latéralité, avec soit des AC soit des ASP.

- Pour la cocaïne et les amphétamines : sont concernées les régions riches en synapses dopaminergiques, c'est-à-dire le tegmentum ventral, la substance noire, le noyau accumbens et le noyau caudé. Seront à solliciter :
  - Hypothalamus postérieur (HP) : pour diminuer le syndrome d'abstinence, en baissant le tonus adrénergique (la noradrénaline est responsable de ce syndrome) ;
  - Formation réticulaire (FR) : mésencéphalique pour intéresser les neurones dopaminergiques de la substance noire et du tegmentum ;
  - Tronc cérébral (TC) ;
  - Rhinencéphale : projections mésencéphaliques de la dopamine ;
  - Aire temporale : noyau accumbens, noyau caudé.
- Pour le cannabis : sont concernés l'aire tegmentale ventrale, le noyau accumbens, l'hippocampe (action du tétrahydrocannabinol ou THC expliquant les troubles de mémoire), le noyau caudé et le cervelet (expliquant les pertes de coordination). Ainsi seront à solliciter (figure 31.4) :
  - HP : pour diminuer le syndrome d'abstinence, en baissant le tonus adrénergique (la noradrénaline est responsable de ce syndrome) ;
  - TC : pour atteindre les neurones dopaminergiques de la substance noire et du tegmentum ;
  - Aire temporale : pour atteindre l'hippocampe et le noyau caudé ;
  - Cervelet ;
  - Rhinencéphale : projections mésencéphaliques de la dopamine.
- Pour les opiacés : ils agissent sur des structures qui sont naturellement modulées par les

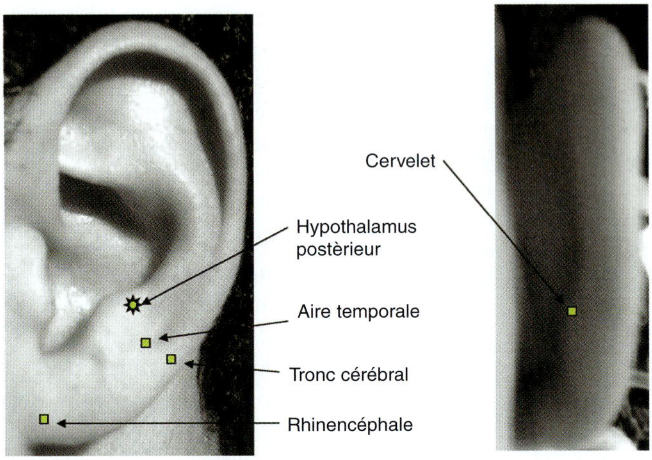

Figure 31.4. Auriculothérapie d'aide en cas d'addiction au cannabis.
Source : David Alimi.

endorphines. Ces structures incluent l'amygdale, le locus coéruléus, le noyau arqué et la substance grise périaqueducale qui vont influencer elles aussi, mais indirectement, les taux de dopamine. Les opiacés agissent aussi sur le thalamus qui serait à l'origine de leur action analgésique. En tenant compte de ces données, l'auriculothérapie pourra aider à leur sevrage avec des AC ou des ASP, bilatéralement en commençant du côté de la latéralité :

- Amygdale : pour atteindre aussi le noyau arqué ;
- Locus coéruléus (LC) ;
- TC ;
- Thalamus.

• Pour l'alcool : l'alcool affecte non seulement les structures de base du circuit de la récompense mais aussi plusieurs autres qui utilisent le *gamma-aminobutyric acid* (GABA) comme neurotransmetteur. Or le GABA est l'un des neurotransmetteurs les plus répandus dans plusieurs parties du cerveau incluant le cortex, le cervelet, l'hippocampe, l'amygdale ainsi que les colliculi supérieurs et inférieurs. En fonction de ces données, une aide auriculothérapique pourrait être apportée, en sollicitant avec des AC ou des ASP, bilatéralement en commençant du côté de la latéralité :

- PMS ;
- Cervelet ;
- Hippocampe ;
- Amygdale.

• Pour la nicotine : la nicotine du tabac stimule plusieurs régions distinctes du circuit de la récompense comme le locus coéruléus et ses neurones noradrénergiques qui modulent le mouvement. Plusieurs régions sécrétant de l'acétylcholine seraient aussi affectées par la nicotine comme l'hippocampe et le cortex, ce qui expliquerait l'augmentation de vigilance et d'attention souvent rapportée par les fumeurs. Seront à solliciter :

- LC ;
- Hippocampe ;
- PMS (cortex).

Troubles du comportement instinctif des conduites alimentaires

Anorexie et boulimie peuvent se rencontrer dans les affections psychiatriques, s'attelant aux troubles anxieux et de l'humeur. Soixante-dix pour cent des anorexiques et boulimiques sont des femmes et l'anorexie mentale est une nosologie spécifique du sujet jeune. La boulimie peut exister en tant qu'affection autonome. Les hypothèses pathogéniques évoquent des facteurs biologiques, génétiques et psychosociaux.

L'hypothalamus joue un rôle central dans la régulation des conduites alimentaires, avec une régulation homéostasique fine, mettant en jeu l'adrénaline et la dopamine pour le centre de la faim (essentiellement dans le noyau latéral) et la noradrénaline et la sérotonine pour le centre de la satiété (essentiellement le noyau ventro-médian).

Deux pathologies principales se partagent les tableaux cliniques : l'anorexie mentale et la boulimie.

Anorexie mentale

Épidémiologie et définition

Elle touche 0,3 à 0,7 % des femmes. De toutes les maladies psychiatriques, elle présente la plus grande morbidité et mortalité. Elle associe une triade classique : anorexie ; amaigrissement ; aménorrhée sur une personnalité psychorigide, souvent au défi et au déni. Ces jeunes femmes ou adolescentes se provoquent des vomissements répétés et abusent de laxatifs, diurétiques, coupe-faim ainsi que d'exercices physiques excessifs.

Sur le plan biologique, il y a une augmentation de la fonction sérotoninergique et une baisse de la fonction noradrénergique.

Une cause génétique est suspectée : on constate une augmentation de 4 % du risque anorexique chez les sœurs ou la mère d'une anorexique, soit 8 fois plus que dans la population générale. Des études chez les jumeaux montrent une héritabilité de 35 à 83 % pour la boulimie et une héritabilité de 50 à 90 % pour l'anorexie.

Traitement

L'hospitalisation est souvent nécessaire devant l'acuité des problèmes posés.

- Pharmacologique : antisérotoninergiques (cyproheptadine) ; antipsychotiques ; antidépresseurs ;
- Psychothérapeutique : en tenant compte des notions d'altération de l'identité et de l'image du corps.
- Auriculothérapique : bilatéralement en commençant du côté opposé à la latéralité, avec des AC ou des ASP (figure 31.5). Seront à solliciter :
  - Hypothalamus antérieur (HA) ;
  - Raphé ;
  - Locus coéruléus.

Boulimie

Épidémiologie et définition

Il s'agit de crises de besoin de manger avec comportements compensatoires inappropriés, et une préoccupation persistante du contrôle du poids avec besoin irrésistible de nourriture.

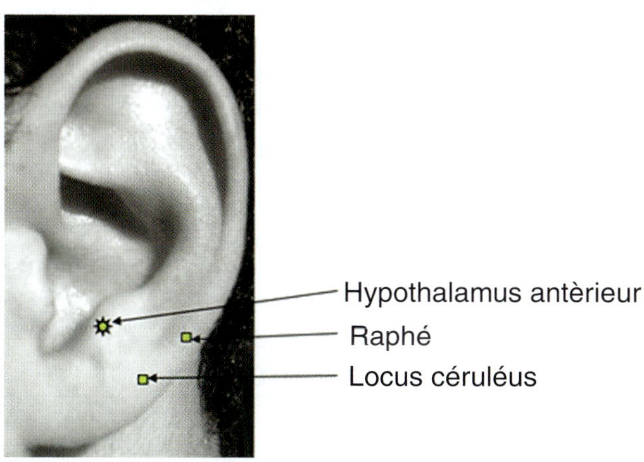

Figure 31.5. Auriculothérapie d'aide dans l'anorexie mentale.
Source : David Alimi.

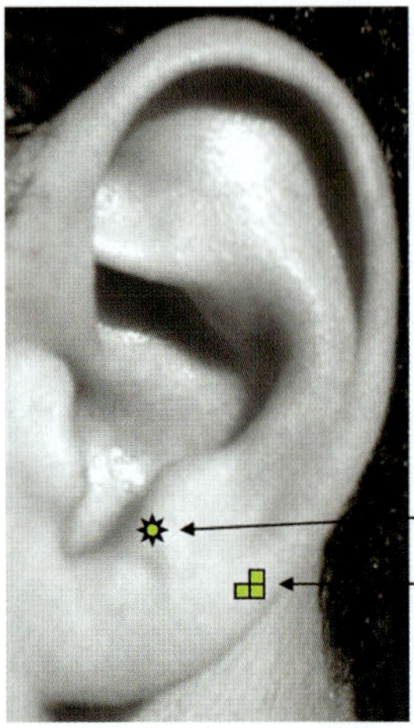

Figure 31.6. Auriculothérapie d'aide dans la boulimie.
Source : David Alimi.

La boulimie touche 1,7 à 2,5 % des femmes chez lesquelles il existe souvent des antécédents d'épisodes d'anorexie mentale. Les études neurobiologiques évoquent une déficience sérotoninergique centrale.

Traitement

- Pharmacologique : plus efficace dans la boulimie que dans l'anorexie, les antidépresseurs restent le premier choix, à doses plus élevées (tropisme hypothalamique et non plus cortico-limbique).
- Psychothérapeutique : il est proposé en tenant compte des notions d'altération de l'identité et de l'image du corps.
- Auriculothérapique : bilatéralement en commençant du côté opposé à la latéralité (figure 31.6). Seront à solliciter :
  - HA ;
  - Raphé en criblage (trois ASP).

Troubles du comportement instinctif de la vigilance

Troubles du sommeil

Définition

Il s'agit d'insomnies et hypersomnies : les durée et qualité du sommeil sont jugées insatisfaisantes. L'insomnie est plus fréquente et se retrouve dans environ 85 % des dépressions majeures. L'hypersomnie est plus rare.

Les hypothèses pathogéniques évoquent dans l'insomnie d'endormissement une hypervigilance anxieuse qui perturbe les phases d'endormissement et les autres phases par ricochet. Alors que dans l'insomnie de réveil, on pense à une désynchronisation des systèmes de neuromédiation, par dépression, avec ricochet sur les mécanismes de l'éveil.

L'insomnie totale évoque un trouble maniaque et l'hypersomnie évoque une dépression bipolaire ou saisonnière.

Traitement

- Les traitements pharmacologiques proposent des hypnogènes, avec parcimonie et en durée limitée ou bien des anxiolytiques et des antidépresseurs.
- L'auriculothérapie apporte une aide non négligeable, voire, le plus souvent suffisante (voir chapitre 26).

Troubles du comportement affectif

Troubles de l'humeur

La thymie qualifie la tonalité affective et/ou émotionnelle de base d'un individu. Elle est soumise à une adaptation permanente d'optimisation comportementale et motivationnelle.

La pathologie associe dépression ou manie : la dépression est un affaissement douloureux de l'humeur, qui se rencontre dans les affections unipolaires, alors que la manie est une exaltation de l'humeur, qui se rencontre dans les affections bipolaires avec alternance de manie et de dépression, ou dans les manies isolées ou récurrentes.

La pathogénie laisse apparaître une prévalence de la dépression unipolaire de 10 à 25 % pour les femmes, et de 5 à 12 % pour les hommes. Celle des troubles bipolaires est de 0,4 à 1,6 % dans les deux sexes. Les études familiales, de jumeaux et de linkage décèlent des facteurs génétiques certains.

La neuro-imagerie implique le système limbique (surtout de l'hémisphère non dominant), les ganglions de la base et le système hypothalamo-hypophysaire. On constate un hyperfonctionnement des systèmes mono-aminergiques dans la manie, et un hypofonctionnement de ces mêmes systèmes dans la dépression.

Dépression

Définition

Il existe souvent des antécédents personnels et/ou familiaux. L'échelle de dépression d'Hamilton permet de quantifier les symptômes. Ceux-ci se résument en une perte de la capacité à éprouver du plaisir (anhédonie), une perte de l'estime de soi et des troubles de l'alimentation et du sommeil. Des formes trompeuses peuvent compliquer le diagnostic : dépression masquée où la symptomatologie physique est prédominante (fatigue, douleurs, troubles végétatifs) ; pseudo-démence avec inhibition et ralentissement des fonctions cognitives, qui font poser la question de trouble démentiel. Un traitement antidépresseur d'épreuve peut alors s'avérer nécessaire.

Traitement

- Pharmacologique par antidépresseurs : en curatif, en consolidation (pendant au moins 7 mois), en préventif des nouveaux épisodes. Dans les formes bipolaires, leur prescription doit être limitée à la phase curative (pour éviter le virage maniaque).
- Psychothérapeutique : de soutien ou plus structuré.
- Auriculothérapique :
  - bilatéralement, en commençant du côté de la latéralité :
    - HP,
    - Lobe temporal,
    - Lobe frontal,
    - Cosmonaute ;
  - unilatéralement : Hippocampe pour traiter l'hémisphère non dominant.

Manie

Définition

Le diagnostic en est facile. Les symptômes en sont une euphorie, une agressivité, une attitude ludique, une désinhibition sexuelle avec souvent insomnie totale. Il faut rechercher systématiquement une bipolarité (implication thérapeutique), au travers de l'échelle de Beigel-Murphy.

Traitement

- Pharmacologique par les thymorégulateurs comme le lithium ou les anticonvulsivants (carbamazépine ou valproates). Dans les formes unipolaires : neuroleptiques en période d'agitation ou pour les formes psychotiques. Les électrochocs peuvent être utiles dans les formes sévères.
- Psychothérapeutique de soutien ou plus structurée. Dans la dépression ou la manie sévère, l'hospitalisation sous contrainte peut être nécessaire, avec mesure de protection des biens.
- Auriculothérapique :
  - bilatéralement, en commençant du côté de la latéralité :
    - HP,
    - Lobe temporal,
    - Lobe frontal,
    - Cosmonaute ;
  - unilatéralement : Hippocampe pour traiter l'hémisphère non dominant.

Troubles de la réactivité émotionnelle

L'anxiété est une émotion liée à la perception d'un danger potentiel, avec une composante subjective spécifique et une composante somatique variable. Les principaux troubles anxieux sont les troubles paniques, les troubles phobiques, les troubles anxieux généralisés (TAG), les troubles obsessionnels compulsifs (TOC), l'état de stress post-traumatique.

Les hypothèses pathogéniques évoquent le système septo-hippocampique qui attribuerait une signification émotionnelle exagérée aux stimuli et ce, après comparaison excessive à l'expérience passée et à différents schémas internalisés de conduite.

L'expression comportementale de l'anxiété implique les systèmes GABAergiques centraux, modulés par le cortex préfrontal, par l'intermédiaire du cingulum et du noyau dorso-médian du thalamus. La genèse des troubles anxieux fait appel à une vulnérabilité biologique à déterminisme génétique, à l'intervention du stress et à la mise en œuvre de stratégies d'ajustement à l'adversité *(coping)*.

Les études d'imagerie montrent une hyperactivité de la région parahippocampique droite, et dans l'anxiété anticipée, on observe une activité spécifique des lobes temporaux.

Troubles paniques

Définition

Il s'agit de l'association d'attaques de panique et d'une anxiété anticipatoire liée à la crainte d'avoir d'autres attaques, avec ou pas une agoraphobie, qui peut exister seule. La prévalence est de 1,5 à 3,5 % de la population générale. Ces attaques de panique sont bien limitées dans le temps et peuvent comprendre : des palpitations, des tremblements, de la transpiration, une peur de mourir ou de devenir fou.

Traitement

Auriculothérapie bilatéralement, en commençant du côté opposé à la latéralité, avec des AC ou des ASP :

- Parasympathique pelvien (PSP) ;
- Parasympathique crânien (PSC) ;
- HP ;
- Lobe temporal ;
- Rhinencéphale.

Troubles phobiques

Définition

Les hypothèses pathogéniques, grâce à la neuroimagerie, mettent en évidence une activation des structures paralimbiques, des cortex orbito-frontal caudal, temporal antérieur, insulaire, cingulaire antérieur, du gyrus parahippocampique. Pour la participation somatique à la symptomatologie phobique, on évoque l'allumage en imagerie par résonance magnétique fonctionnelle (IRMf) du cortex somato-sensoriel.

On distingue la phobie sociale et les phobies spécifiques. La prévalence dans la population générale est de 3 à 13 % pour la phobie sociale et de 10 à 11,3 % pour les phobies spécifiques.

Traitement

Auriculothérapie bilatéralement, en commençant du côté opposé à la latéralité, avec des AC ou des ASP :

- Lobe temporal ;
- Lobe frontal ;
- PMS moteur ;
- PMS sensitif.

Troubles anxieux généralisés

Définition

Il s'agit d'un état de peur persistante et diffuse sans situation déterminée. La prévalence est de 5 % dans la population générale. On constate l'association de soucis excessifs et de symptômes somatiques, avec des difficultés de concentration, une tension musculaire et une insomnie.

L'imagerie met en évidence une activation des régions occipitales inféro-gauches, temporales postéro-droites et du gyrus précentral frontal droit.

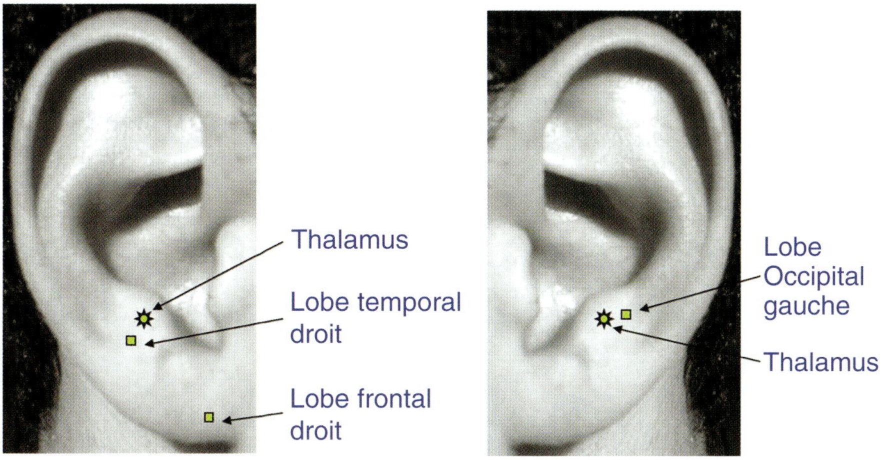

Figure 31.7. Auriculothérapie d'aide dans les troubles anxieux généralisés.
Source : David Alimi.

Au cours d'une tâche attentionnelle, un *feed-back* anxiogène provoque une activation pariétale droite et des noyaux gris centraux, dont on constate un abaissement du métabolisme sous benzodiazépines.

Traitement

Auriculothérapie avec des AC ou des ASP (figure 31.7) :

- Lobe occipital gauche ;
- Thalamus bilatéralement ;
- Lobe temporal droit ;
- Lobe frontal droit.

Troubles obsessionnels compulsifs

Définition

Dans cette entité, il y a association d'obsessions et de compulsions. La prévalence dans la population générale est de 2,5 %.

Les obsessions sont des idées, pensées, impulsions ou représentations persistantes, intrusives et inappropriées, entraînant une anxiété ou une souffrance importante.

Les compulsions sont des comportements répétitifs ou des actes mentaux, pour prévenir ou réduire l'anxiété ou la souffrance, et non pour procurer plaisir ou satisfaction. La neuro-imagerie montre une hyperactivité de deux régions interconnectées : la région préfrontale orbitaire et les noyaux caudés, le système sérotoninergique jouant un rôle de premier plan.

Traitement

Auriculothérapie bilatéralement, en commençant du côté opposé à la latéralité, avec des AC ou des ASP :

- Lobe temporal ;
- Lobe frontal ;
- Raphé en triple poncture.

État de stress post-traumatique

Définition

Il survient après un stress psychique important réalisant chez le sujet un traumatisme durant lequel des individus ont pu mourir ou être grièvement blessés, ou ont été menacés de mort ou de blessure grave, et durant lequel son intégrité physique ou celle d'autrui ont pu être menacées. La réaction du sujet à l'événement s'est alors traduite par une peur intense, un sentiment d'impuissance ou d'horreur.

La prévalence dans la population générale est de 1 à 14 %. Il existe un syndrome de répétition (souvenirs, *flash-back*, cauchemars), avec évitement persistant des stimuli associés au traumatisme et des symptômes d'activation neurovégétative.

L'imagerie montre une hyperactivité du gyrus cingulaire antérieur ventral et de l'amygdale droite (évocation de combats chez des vétérans).

Traitement

Auriculothérapie avec des AC ou des ASP :

- Amygdale droite ;
- Lobe frontal bilatéralement.

Conclusion

Les troubles psychopathologiques sont une partie non négligeable des consultations médicales. Les réponses aux attentes des patients peuvent, grâce aux thérapeutiques alternatives et complémentaires, sortir du strict cadre pharmacologique.

L'auriculothérapie apporte, grâce à sa forte composante neurophysiologique, des éléments thérapeutiques intéressants, voire indispensables.

Chapitre 32

Auriculothérapie en rhumatologie

Quinze à 20 % de la population générale souffrent de rhumatismes. Les prévalences générales sont de 85 % pour les lombalgies, de 1,1 % pour la femme et 0,6 % pour l'homme pour l'ostéoporose, de 17 % pour l'arthrose, de 0,3 % pour la polyarthrite rhumatoïde et les spondylarthropathies.

Il existe quelque 200 rhumatopathies différentes, toutes pouvant altérer l'équilibre dynamique, le pronostic fonctionnel et l'homéostasie humaine. Les étiologies sont multifactorielles : génétiques, inflammatoires, infectieuses, dépendantes de l'âge et du sexe. Le lupus se voit principalement chez la femme, la pelvispondylite plutôt chez l'homme et la pseudo-polyarthrite rhizomélique débute rarement avant l'âge de 55 ans. Les stressors exacerbent toute affection rhumatologique.

Arthropathie chronique dégénérative

Elle entraîne une atteinte du cartilage hyalin, avec perte du cartilage articulaire et hypertrophie de l'os et production d'ostéophytes. L'arthrose existe chez presque tous les vertébrés. Seuls deux mammifères en sont exempts, la chauve-souris et le paresseux parce que s'accrochant la tête en bas. La lésion anatomopathologique fondamentale est une érosion du cartilage hyalin avec fissurations. Il s'ensuit des ulcérations, des pseudo-kystes osseux, des ostéophytes et une destruction du cartilage, laissant les surfaces osseuses éburnées. Le tout provoque des poussées de synovite qui vont entretenir le processus arthrosique.

Le maître symptôme est une douleur aggravée par l'exercice, soulagée par le repos, avec dérouillage matinal. Des attitudes vicieuses surviennent avec gonflement des articulations et impotence fonctionnelle.

Auriculothérapie de base

Tenter de soulager les douleurs, éteindre les inflammations et préserver la trophicité articulaire sont les buts de cette auriculothérapie. Pour ce faire, il faut traiter uni- ou bilatéralement (figure 32.1 et encadré 32.1) :

- Oméga 2 : il s'agit d'une pathologie essentiellement mésodermique ;
- le ou les points (maîtres) d'organes atteints ;
- point maître réticulaire (PMR) : filtrage des douleurs jusqu'à 5/10 à l'échelle visuelle analogique (EVA) ;
- Thalamus : filtrage des douleurs jusqu'à 7/10 à l'EVA ;
- point maître sensoriel (PMS) : filtrage des douleurs au-delà de 7/10 à l'EVA ;

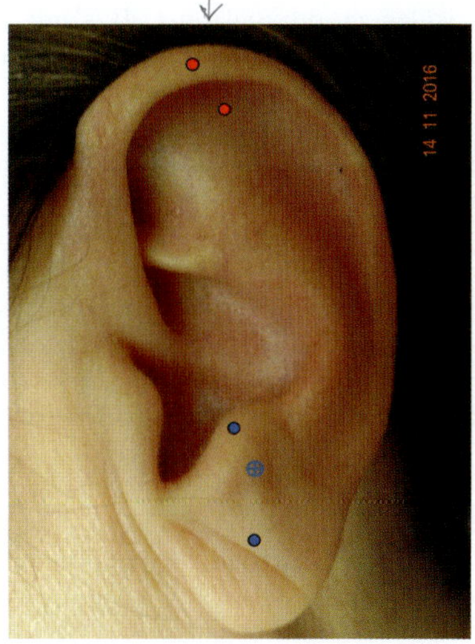

Figure 32.1. Auriculothérapie d'aide pour une arthrose (ici une main).
Source : David Alimi.

Encadré 32.1

Thérapeutique

Une précision importante : dans l'auriculothérapie des douleurs, en général, le traitement des filtres neurologiques successifs de ces douleurs – *gate control system* ou GCS, Réticulée, Thalamus, Aire associative (PMS) – doit se cumuler, soit complètement, soit partiellement, pour obtenir la puissance thérapeutique souhaitée. Ainsi, il faut traiter par exemple dans une douleur sciatique : S1 radiculomères sensitifs (GCS) + PMR + Thalamus + PMS pour bénéficier de l'action antalgique cumulée des quatre filtres. Le cumul ne peut se faire que du filtre le moins puissant vers le filtre le plus puissant. Par exemple : PMR + Thalamus ou bien Thalamus + PMS ou bien : S1 Rad. Sens. + PMR. Ce qui veut dire que si l'on faisait S1 Rad. Sens. + Thalamus, on ne bénéficierait pas ou peu de l'action antalgique du thalamus, car ce dernier a besoin (se nourrit) des volées ascendantes (transportant les informations douloureuses) de la formation réticulée avant de pouvoir exercer son propre rôle de troisième filtre antalgique. De même, si l'on faisait S1 Rad. Sens. + PMS, on ne bénéficierait pas ou peu de l'action antalgique du PMS, car ce dernier a besoin (est alimenté) des volées ascendantes (transportant les informations douloureuses) en provenance de la périphérie (GCS), de la réticulée et du thalamus. Il s'agit d'un chaînage antalgique asservi avec des niveaux de chaînage décroissants de la périphérie vers le centre. L'action antalgique de ces quatre filtres s'exerce donc pleinement (au maximum) lorsque l'auriculothérapie les lie tous les quatre, en respectant bien l'ordre neurophysiologique qui est GCS, PMR, Thalamus, PMS. La puissance antalgique décroît ensuite dans cet ordre : GCS, PMR, Thalamus, puis GCS, PMR, puis GCS. Notez bien que le bout de chaîne inférieur (GCS) est toujours indispensable pour enclencher la requête antalgique (au cerveau) de ce chaînage de zones auriculaires. Sinon, il s'agira d'un message d'une tout autre nature que l'on enverra au cerveau.

- point de synthèse (PS) : si pathologie chronique, à partir de 7 mois d'évolution.

Adaptation thérapeutique

- En cas d'atteinte d'une zone rachidienne : solliciter les vertébromères correspondants (inférieur puis supérieur) et le discomère intercalé (bilatéralement en commençant du côté de la latéralité).
- En cas de poussée inflammatoire, traiter soit :
  - l'adrénocorticotropine hypophysaire (ACTH) si les symptômes remontent à plus de 6 semaines ;
  - la corticosurrénale si les symptômes remontent à moins de 4 à 6 semaines ;
  - la triade anti-inflammatoire complète (PMΣ, ACTH, Corps calleux ou CC) si l'inflammation est importante (jugée supérieure à 7/10 à l'EVA).
- Si les douleurs sont plus importantes à la mobilisation, traiter le site moteur de la ou des zones souffrantes ou, alors, faire, avant la pose d'aiguilles semi-permanentes (ASP) ou d'aiguilles cryogéniques (AC), une ou des transfixions latéro-médiales et/ou médio-latérales avec des aiguilles extemporanées (AE) de la ou des articulations souffrantes.
- En cas de contractures des muscles latérovertébraux, traiter les musculomères correspondants.
- En cas d'atteinte très importante, faire un « criblage » avec deux ASP ou deux AC contiguës de l'articulation atteinte (on fait ainsi un hypersignalement au cerveau de l'atteinte articulaire).
- Pratiquer de façon intermittente une triade de relaxe ou TR (Cosmonaute, PMS, CC) uni- ou bilatérale, pour susciter une action myorelaxante.
- Si l'atteinte est mono-articulaire stricte, traiter le point d'organe correspondant sensitif et moteur, ajouter PMR et/ou Thalamus. Faire une sollicitation de l'ACTH si inflammation, du côté de l'atteinte. Ajouter une TR de l'autre côté.
- Faire une sollicitation intermittente (tous les 4 à 5 mois) des corticosurrénales, pour optimiser

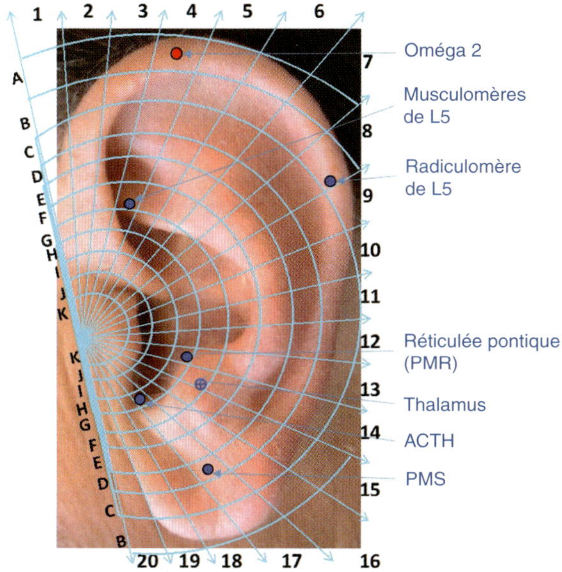

Figure 32.2. Auriculothérapie d'une lombalgie et/ou d'une sciatalgie (ici L5).
Source : David Alimi.

leurs sécrétions : dihydroépiandrostènedione (DHEA), facteurs trophiques, tous les deux protecteurs des cartilages et des os.

Rhumatismes non articulaires

Lombalgies et sciatalgies

Il s'agit de douleurs des régions lombaire, lombosacrée ou sacro-iliaque, générées par une ou des pathologies d'un ou plusieurs éléments de la région. Elles peuvent être multifactorielles : entorse ligamentaire, traumatismes musculaires, processus fibromusculaires arthrosiques ou inflammatoires, hernie discale, projection dans un métamère homologue d'une autre pathologie (les douleurs projetées d'origine viscérale ne sont pas modifiées par le mouvement, ni améliorées par le repos), tumeurs, infections, etc.

Auriculothérapie de base (figure 32.2 et encadré 32.1)

Elle agit sur le maître symptôme qu'est la douleur, en freinant l'évolution (dégradation du cartilage). Elle associe uni- ou bilatéralement (du ou des côtés de la pathologie), une première série de trois séquences thérapeutiques espacées d'environ 3 à 6 semaines :

- Oméga 2 : tissu mésodermique ;
- segment lombaire intéressé : vertèbre et/ou muscle et/ou disque ;
- radiculomère(s) sensitif(s) et/ou moteur(s) attaché(s) ;
- PMR : deuxième filtre antidouleur, si les douleurs sont inférieures à 5/10 à l'EVA ;

Encadré 32.2

Physiopathologie

Il existe trois types de mémoires pathogéniques : une mémoire organique (locorégionale), une mémoire immunitaire et une mémoire limbique. Ce sont les raisons pour lesquelles, pratiquement pour toutes les pathologies, il faut faire un traitement d'induction de trois séquences auriculothérapeutiques. Nous rappelons également que pour toutes les pathologies non aiguës, il est nécessaire d'effectuer un traitement d'induction (fait, dans la majeure partie des cas, de trois séquences, comme vu plus haut), puis un traitement de consolidation, puis un traitement de rappel.

- Thalamus : troisième filtre antidouleur, si les douleurs sont entre 5 et 7/10 à l'EVA ;
- PMS : quatrième filtre antidouleur, si les douleurs sont entre 7 et 10/10 à l'EVA ;
- ACTH si besoin : il persiste toujours dans l'arthrose, une lame inflammatoire, variable dans le temps, en fonction des poussées occultes ou franches.

Une fois la sédation obtenue, faire des rappels thérapeutiques tous les 1, 2 ou 3 mois, selon l'intensité, l'ancienneté et la gravité de la pathologie :

- Oméga 2 ;
- point(s) d'organe(s).

Personnalisation thérapeutique

- Si les douleurs sont très fortes : Thalamus et PMS.
- Si inflammation, faire un traitement anti-inflammatoire complet : PMΣ, Hypophyse, Corps calleux.
- S'il existe une impotence fonctionnelle, transfixier, en va-et-vient, l'anthélix, au niveau lésionnel.
- On peut faire un traitement myorelaxant intermittent : triade de relaxe uni- ou bilatérale, associée ou seule.
- S'il s'agit de douleur(s) projetée(s) : traiter la pathologie d'origine, et ajouter la région lombaire correspondante (musculomère).
- Un bon traitement dans les lombalgies communes non évoluées : traiter le ou les points d'organes, PMR et triade de relaxe
- Dans la hernie discale à bascule : faire une transfixion bilatérale, en va-et-vient, de l'anthélix correspondant, et ajouter un traitement anti-inflammatoire, également bilatéral.

Tendinites et ténosynovites

Il s'agit d'une inflammation du tendon (tendinite) et/ou de la gaine du tendon (ténosynovite). Ces pathologies peuvent survenir à l'âge moyen ou plus, quand la vascularisation des tendons s'atténue.

Cela peut être aussi à la suite de microtraumatismes répétés ou d'un traumatisme grave, par insuffisance d'échauffement. Enfin cela peut se voir dans certaines maladies systémiques telles que la polyarthrite rhumatoïde, la goutte, le syndrome de Reiter, l'hyperlipoprotéinémie de type II.

Souvent l'inflammation est présente et, à la radiographie, l'on voit des dépôts de calcium dans le tendon et/ou sa gaine. On distingue :

- la tendinite de la coiffe des rotateurs (sus-épineux, sous-épineux, sous-scapulaire et petit rond). La périarthrite scapulo-humérale (PSH) affecte le plus souvent le sus-épineux ;
- l'épicondylite qui touche surtout les joueurs de tennis, consécutivement aux mouvements de revers. Il s'agit d'un syndrome d'hyper-utilisation par contrainte ;
- l'épitrochléite qui touche le coude du joueur de golf et celui des porteurs de valise (flexions et pronations énergiques du poignet) ;
- la tendinite achilléenne qui est la tendinite de la course (souvent par insuffisance d'échauffement ou d'entraînement).

Auriculothérapie première

Après la mise au repos, elle se fera uni- ou bilatéralement, avec des ASP ou des AC :

- Oméga 2 : il s'agit d'une atteinte de tissus d'origine mésodermique ;
- zone(s) d'organe(s) sensitive(s) et motrice(s) ;
- PMR et/ou Thalamus suivant le niveau des douleurs (comme vu plus haut) ;
- point maître membres supérieurs sympathique ou PMMSΣ (ganglion stellaire) et/ou point maître membres inférieurs sympathique (PMMIΣ) pour traiter la réaction inflammatoire de la gaine, avec vasodilatation souvent présente.

Un traitement anti-inflammatoire est éventuellement proposé.

Il pourra être souvent nécessaire, avant l'utilisation d'ASP ou d'AC, de transfixier en va-et-vient le(s) site(s) tendineux correspondant(s). Il faudra laisser en place les AE au moins trois quarts d'heure (figure 32.3).

Personnalisation

- Dans les tendinites récentes ou très anciennes : faire sur la face mastoïdienne, un embrochement dans les deux sens des sites intéressés par les attaches tendineuses.

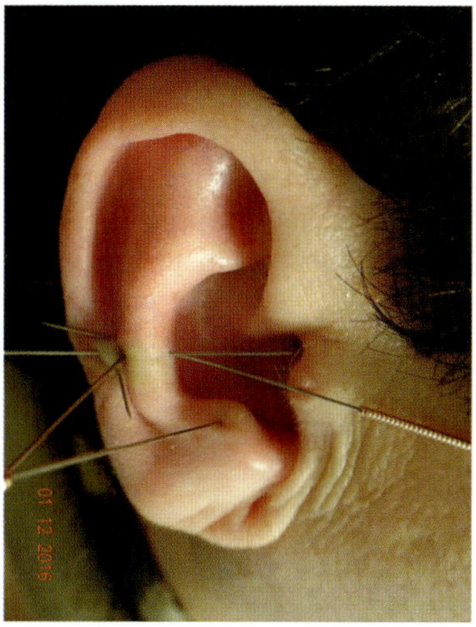

Figure 32.3. Auriculothérapie d'une tendinite (ici de l'épaule). Technique de transfixion et d'embrochement avec des aiguilles mécaniques.
Source : David Alimi.

- En tout début de traitement, un traitement anti-inflammatoire complet uni- ou bilatéral est souvent nécessaire.

Dans tous les cas, conseiller la reprise de l'activité ayant généré la tendinite qu'après guérison et correction des éventuels facteurs favorisants.

Les syndromes régionaux complexes ou algoneurodystrophies ont été vus au chapitre 26.

Syndromes canalaires

Ils sont dus à une compression des nerfs dans leurs traversées de leurs canaux anatomiques, plus ou moins associée à une compression vasculaire. Les causes peuvent être physiques : traumatismes ou microtraumatismes répétés ou positions vicieuses. Elles peuvent être aussi générales : polyarthrite rhumatoïde, diabète sucré, hypothyroïdie, acromégalie, amylose, grossesse (en cas de forte rétention hydrosodée), lipomes, tumeurs osseuses.

Syndrome du canal carpien

Il s'agit d'une compression du nerf médian au poignet, plus fréquente chez la femme entre 30 et 50 ans, avec des douleurs de la main et du poignet, associées à des paresthésies et un engourdissement. Ces douleurs sont plutôt nocturnes, puis permanentes, et distribuées le long du nerf médian, mais pouvant intéresser la main entière. Le diagnostic est confirmé par électromyogramme (EMG) du nerf médian.

Syndrome du canal cubital

La compression du nerf ulnaire au coude donne des paresthésies et des engourdissements de l'annulaire et de l'auriculaire, une faiblesse de la pince entre le pouce et l'index. Cette compression affecte les lanceurs de base-ball et se voit dans tous les traumatismes du coude. Le diagnostic se confirme par l'EMG.

Auriculothérapie de base commune

Une fois la sanction chirurgicale éliminée, il faut traiter du ou des côtés atteints :

- Oméga 2 : il s'agit d'une atteinte du mésoderme ;
- Oméga : il s'agit aussi d'une atteinte de l'ectoderme ;
- le(s) point(s) d'organe(s) sensitif(s) ;
- Radiculomère(s) sensitif(s) et moteur(s) ;
- PMR ou Thalamus selon le niveau douloureux.

Auriculothérapie de personnalisation

- Si douleurs intenses : ajouter PMS.
- Si inflammation : ACTH ou traitement anti-inflammatoire complet, uni- ou bilatéral.
- Si amyotrophie : Corps calleux et PMS moteur du côté de la ou des lésions.
- Si le traitement est très récent ou très ancien : embrochement des radiculomères sensitifs et moteurs correspondants.

Maladies systémiques

Polyarthrite rhumatoïde

Il s'agit d'un syndrome douloureux chronique inflammatoire, pouvant aboutir à une destruction tissulaire. L'étiologie reste à peu près inconnue (prédisposition génétique dans les populations blanches). Un pour cent de la population générale est touchée, les femmes 2 à 3 fois plus que les hommes. Le début est fréquent entre 25 et 50 ans, avec des symptômes extra-articulaires.

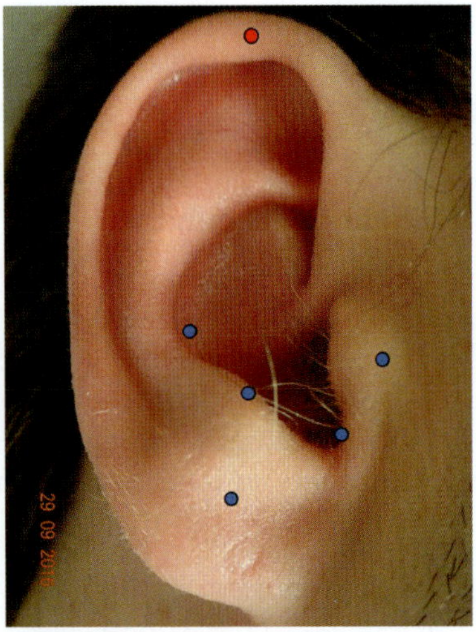

Figure 32.4. Auriculothérapie d'aide pour une polyarthrite rhumatoïde.
Source : David Alimi.

La pharmacothérapie associe anti-inflammatoires non stéroïdiens (AINS), salicylés, sels d'or, corticoïdes, immunosuppresseurs, kinésithérapie et chirurgie si nécessaire.

Auriculothérapie de base

Le traitement de base peut participer à son amélioration. Il propose la sollicitation bilatérale, débutant du côté de la latéralité (figure 32.4) :

- Oméga 2 : tissu mésodermique touché ;
- PMR : pour filtrer les douleurs ;
- PMS : filtre antalgique cortical ;
- Corps calleux : limitation des atteintes fonctionnelles musculaires ;
- Plexus thymique : pathologie chronique, seuils immunitaires abaissés ;
- ACTH.

Personnalisation thérapeutique

- Si EVA de la douleur supérieure à 5 : Thalamus bilatéralement.
- Après 60 ans, femme ou homme, si facteur hormonal : *folliculo-stimulating hormone/luteinizing hormone* (FSH/LH) bilatérament (antalgie et meilleur pronostic).
- Si épuisement au stress : corticosurrénale bilatéralement à condition que la corticothérapie ne dépasse pas 7,5 à 10 mg de prednisone (au-delà, les corticosurrénales sont généralement à plat).
- Tous les deux ou trois traitements : faire la ligne des omégas du côté latéralité (Oméga 2, Oméga et Oméga 1) et PMS, PMR, CC de l'autre (en inversant périodiquement).
- Une triade de relaxe bilatérale est nécessaire tous les trois traitements, pour limiter le degré de contracture musculaire généralisée.
- Régulièrement : induction anti-inflammatoire (PMΣ, ACTH, CC) pour freiner l'emballement inflammatoire.

Sclérodermie

Il s'agit d'une maladie chronique d'étiologie inconnue, probablement auto-immune. Elle entraîne une fibrose diffuse avec sclérose du derme, anomalies vasculaires cutanées, articulaires et viscérales (œsophage, intestin, poumons, cœur et reins). La fréquence d'atteinte est de quatre femmes pour un homme. Il existe des formes localisées appelées « morphées » ou bandes linéaires, sans atteintes systémiques. Enfin, une corrélation significative existe entre la sclérodermie et le portage du groupe *human leukocyte antigen-DR5* (HLA-DR5).

Auriculothérapie de base

Il existe une atteinte des trois tissus originels avec inflammation, d'où :

- poncture bilatérale des points omégas (Oméga 2, Oméga, Oméga 1) ;
- PMR : filtrage des douleurs, meilleure trophicité neuroectodermique.

Personnalisation thérapeutique

Triade de relaxe souvent utile qui induira une bonne relaxation (Cosmonaute : baisse de la sympathicotonie cutanée ; PMS : aire associative, plus d'efficience homéostasique ; Corps calleux : meilleur contrôle postural).

Spondylarthropathies

Spondylarthrite ankylosante

La maladie de Marie-Strumpell est une affection systémique, avec inflammation du squelette axial et des grosses articulations périphériques.

Trois hommes pour une femme en sont atteints. Elle débute entre 20 et 40 ans et sa biologie montre une incidence élevée de l'antigène tissulaire HLA-B27 chez les Blancs ou HLA-B7 chez les Noirs, avec un risque génétique de 20 %. La Pharmacothérapie associe AINS, antalgiques et physiothérapie.

Auriculothérapie de base

Elle permet d'apporter une aide antalgique et anti-inflammatoire et de ralentir l'évolution. Il faut solliciter bilatéralement, en commençant sur le pavillon du côté de la latéralité :

- Oméga 2 : atteinte essentielle du mésoderme ;
- point d'organe squelettique si localisation ;
- PMR : à visée antalgique systématique (forcer le deuxième filtre de la douleur) ;
- Thalamus : à visée antalgique systématique (forcer le troisième filtre de la douleur) ;
- ACTH : pour activer la vigilance anti-inflammatoire ;
- Corps calleux : pour le renfort de la musculature axiale.

Personnalisation thérapeutique

- Traitement anti-inflammatoire bilatéral complet, une fois sur deux ou sur trois : PM$_{\Sigma}$, hypophyse, Corps calleux.
- Traitement anxiolytique bilatéral (contractures musculaires fréquentes, parasitage du système limbique, état anxieux) une fois sur deux ou sur trois : triade de relaxe.
- Par intermittence, tous les trois ou quatre traitements, bilatéralement : Hippocampe, Cortex frontal, Cervelet (deséquestrer les attitudes vicieuses posturales qui favorisent et entretiennent la cyphose).

Rhumatisme psoriasique

Il s'agit d'une arthrite rhumatismale associée à un psoriasis de la peau et des ongles. Le facteur rhumatoïde est négatif et l'HLA-B27 peut être présent s'il existe une atteinte rachidienne. Sept pour cent des patients atteints d'un psoriasis ont une arthrite.

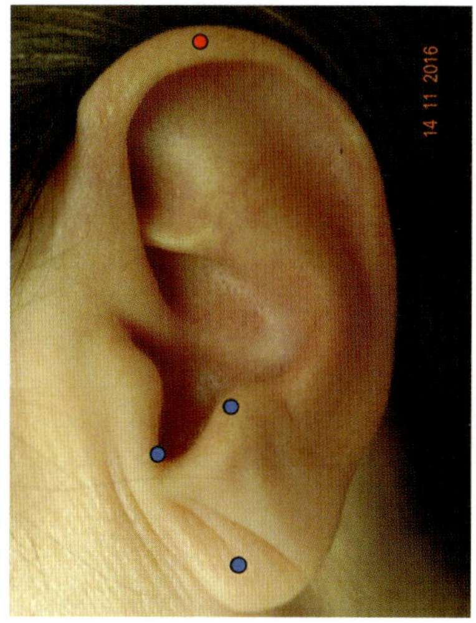

Figure 32.5. Auriculothérapie d'aide pour un rhumatisme psoriasique.
Source : David Alimi.

La pharmacothérapie est proche de celle de la polyarthrite rhumatoïde, excepté les antipaludéens (qui risquent d'aggraver un psoriasis sous-jacent).

Auriculothérapie de base

Elle a pour but de tenter de diminuer l'intensité des symptômes, tant dermatologiques que rhumatismaux, et aussi de freiner l'évolution.

Elle propose, en commençant du côté de la latéralité, la sollicitation bilatérale des points (figure 32.5) :

- Oméga : neuroectoderme concerné dans le psoriasis ;
- Oméga 2 : mésoderme aussi concerné dans les atteintes des articulations et du derme ;
- PMR : deuxième filtre antidouleurs et point maître de la peau ;
- ACTH : optimisation anti-inflammatoire.

Personnalisation thérapeutique

- Induction anxiolytique par triade de relaxe – il s'agit souvent de personnes écorchées vives et en carence affective – alternée avec les points d'angoisse une fois sur deux.
- Reset neurophysiologique par ligne des omégas (Oméga 2, Oméga, Oméga 1) bilatérale, 2 ou 3 fois/an pour recaler l'homéostasie, qui a tendance à dériver.

- Si douleurs supérieures à 5 ou 6 sur l'EVA : Thalamus bilatéralement.
- Un bon traitement : faire un « encadrement homéostasique de la peau » avec Dermomères C2 et L5 + PMR, bilatéralement.
- Si le psoriasis ou les douleurs sont bien localisés : piquer le ou les points d'organes correspondants, en criblage (sur le même site : deux ASP piquées à 30° de direction ou deux AC injectées à 30° de direction).
- Un autre « bon traitement » : Oméga, PMR et encadrement cutané (des dermomères) bilatéralement.

Chapitre 33

Auriculothérapie en stomatologie

Considérations générales et physiopathologie

L'importance des dents n'est pas assez dite !

Elles sont un des fusibles essentiels de l'équilibre homéostasique général. Elles sont le siège de jonctions somatotopiques, car innervées par le trijumeau, le plus gros des nerfs crâniens ayant la somatotopie la plus élaborée : la plus semblable à celles des centres supérieurs (homothétie génétique et afférentielle), celle qui vient se représenter sur l'auricule (le pavillon est une « réticulée déportée »).

L'articulé dentaire permet le réglage des centres de pression entre les maxillaires et les mandibules. Les dents interfèrent en permanence avec la plasticité des cartes somatotopiques trigéminales, ce qui permet leur agencement optimal et la synchronisation des homéostasies limbique et autonomique.

Les dents ajustent l'interligne des articulations temporo-mandibulaires (ATM) et règlent la tension des muscles masticateurs et de la face, ce qui favorise : une meilleure synchronisation posturale via les chaînes ostéo-vertébro-neuromusculaires, une meilleure qualité des entrées du bol alimentaire, avec une syntonisation neurovégétative aussi améliorée. L'anabolisme parasympathique et le catabolique orthosympathique, via les connexions du V avec le VII, le IX et le X au travers du noyau solitaire et via les plexi autonomes, s'en trouvent également mieux synchronisés.

L'auriculothérapie pourra participer au réglage homéostasique de la face soit selon la troisième loi de Kahler (dernière bonne configuration connue), soit pour certifier la configuration d'adaptation.

Elle pourra participer aux soins de pathologies avérées des parodontopathies, des caries, du bruxisme.

L'auriculothérapie pourra aider :

- à l'analgésie en stomatologie : des actes programmés, des actes urgents, des actes uniques de courte durée ;
- au traitement des pathologies douloureuses : en dentisterie, trois structures neurologiques et une articulation sont importantes, le trijumeau, le nerf facial (relié au V3 par la corde du tympan), le parasympathique crânien (gestion de l'oxygénation des tissus) et l'ATM.

L'ATM peut être le siège de nombreuses pathologies : anomalies congénitales ou du développement, fractures ou luxations, ankylose, arthrose, arthrite, néoplasies, dysfonction du ménisque, atteinte dans un contexte de fibromyosite, syndrome d'algodystrophie de l'appareil mandibulaire (SADAM).

Nous ne considèrerons ici que les dysfonctionnements du ménisque, l'arthrite traumatique, l'arthrose, le SADAM.

Auriculothérapie des dysfonctionnements du ménisque

Il s'agit d'un spasme chronique du muscle ptérygoïdien externe, à la suite de traumatismes ou de lésions arthritiques. Lorsqu'il s'agit d'un déplacement méniscal antérieur, seulement 25 % des patients peuvent bénéficier d'un traitement non chirurgical.

En complément des appareils de repositionnement de la mâchoire, l'auriculothérapie apporte une aide par la poncture des points (figures 33.1 et 33.2) :

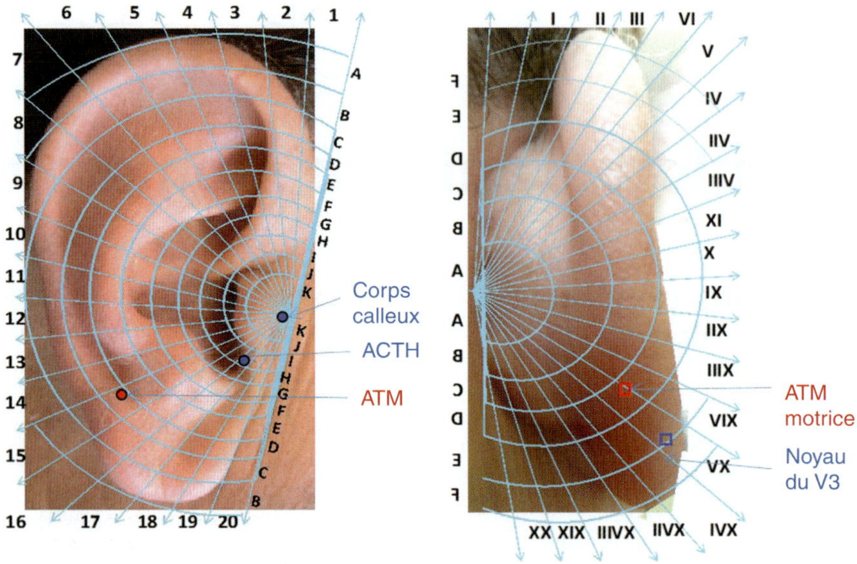

Figure 33.1. Auriculothérapie dysfonction du ménisque.
Source : David Alimi.

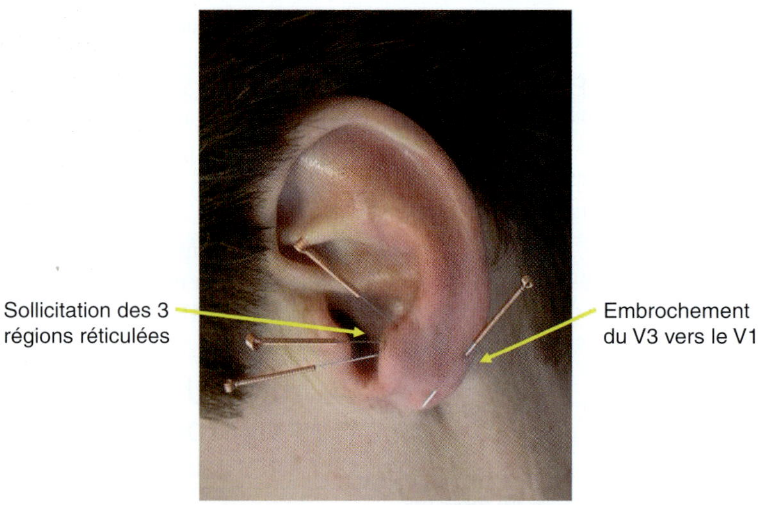

Figure 33.2. Auriculothérapie par AE d'un dysfonctionnement du ménisque gauche.
Source : David Alimi.

- ATM sensitive et motrice bilatéralement (synergie), en commençant du côté le plus atteint ;
- V3 moteur du côté de la pathologie (innervation motrice des ptérygoïdiens) ;
- Corps calleux bilatéral, en commençant du côté le plus atteint ;
- Adrénocorticotropine hypophysaire (ACTH) du côté de la pathologie.

Si la symptomatologie est très bruyante, on peut faire, avant les aiguilles semi-permanentes (ASP) ou aiguille cryogénique (AC), avec des aiguilles stériles jetables (ASJ) :

- une double transfixion de l'ATM ;

- un embrochement de la colonne trigéminale sensitive, du V3 vers le V1 ;
- un embrochement en pénétrant par le VII et en sortant sur le V3 moteur (synchronisation des muscles faciaux réglée sur la sensibilité) ;
- voire un traitement extemporané de la réticulée.

Auriculothérapie de l'arthrite traumatique

Succédant souvent à une contusion, ou à un abaissement excessif de la mâchoire (bâillements, extraction dentaire, intubation), le patient ressent des douleurs et il existe une sensibilité à la palpation et une limitation des mouvements.

L'auriculothérapie permet souvent de faire l'économie des anti-inflammatoires non stéroïdiens (AINS), par la poncture des points :

- ATM sensitive et motrice uni- ou bilatéralement ;
- Corps calleux bilatéralement ;
- point maître sympathique (PMΣ) du ou des côtés lésionnels ;
- ACTH du ou des côtés lésionnels.

On peut faire précéder ce traitement d'une double transfixion de l'ATM avec des ASJ.

Auriculothérapie de l'arthrose de l'ATM

Survenant habituellement après 50 ans, elle donne une atteinte symétrique avec un enraidissement, une crépitation et la douleur est en général modérée. La radiographie montre un aplatissement du cotyle et une ostéophytose.

Uni- ou bilatéralement selon l'atteinte :

- Oméga 2 ;
- ATM sensitive et motrice ;
- point maître réticulaire (PMR) ;
- ACTH 1 fois sur deux ou sur trois (pour éteindre l'inflammation).

On peut aussi faire une transfixion de l'ATM : simple (si douleur spontanée) ou double (si douleur en mangeant, ou en bougeant la mâchoire).

Fibromyosite de l'ATM ou SADAM

Généralités

Plus fréquente chez la femme que chez l'homme, elle est due à une dysfonction de l'appareil manducateur. Véritable algoneurodystrophie localisée à l'ATM, elle peut être consécutive à un bruxisme pour tenter de soulager une tension, une malposition ou des troubles de l'articulé dentaire, un dentier mal adapté, des interventions itératives, un choc traumatique, une infection dans la région prétragienne, une tumeur, une hypertonie centrale des muscles masticateurs.

La symptomatologie associe : une douleur sourde, unilatérale, préauriculaire, irradiant vers la tempe, l'angle de la mâchoire et l'occiput. Le patient accuse une sensibilité des muscles masticateurs, une limitation de l'ouverture buccale et quelquefois des douleurs articulaires au réveil (bruxisme pendant le sommeil).

Les radiographies sont habituellement normales mais une arthrose secondaire est possible.

Auriculothérapie principale du SADAM

À effectuer du côté de l'atteinte :

- Oméga 2 du côté de l'atteinte (mésoderme musculaire) ;
- ATM bilatéralement : pour susciter une meilleure coordination, la synchronisation des ATM étant obligatoire et automatique ;
- Corps calleux, également bilatéralement : pour une action myorelaxante ;
- PMR : filtrage des douleurs ;
- Cosmonaute aussi bilatéralement (anxiolyse).

Variations thérapeutiques

- Si participation inflammatoire du côté de l'atteinte :
  - Oméga 2 ;
  - Corps calleux ;
  - PMR ;
  - ACTH ;
  - Commissure blanche postérieure (CBP).
- Si la douleur est prédominante du côté de l'atteinte :
  - ATM ;
  - V3 (sensitif et moteur) ;

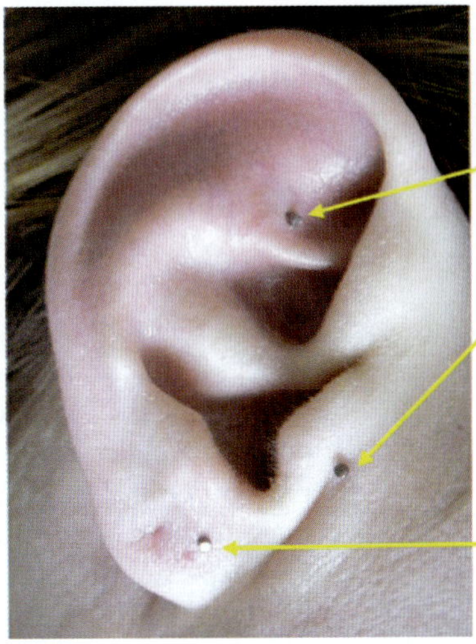

Figure 33.3. Auriculothérapie dite triade de relaxe, exécutée avec des ASP.
Source : David Alimi.

- Plexus cervical superficiel (PCS) au niveau de racine maîtresse : C2 ;
- VII moteur ;
- PMR et/ou Thalamus, selon l'intensité de la douleur.

• Quelquefois, une simple triade de relaxe peut suffire (figure 33.3 et encadré 33.1) :
  - Cosmonaute ;
  - PMS ;
  - Corps calleux (CC).

Encadré 33.1

Thérapeutique

Cette technique auriculothérapeutique a de nombreux avantages du fait de la polyvalence des zones mises en jeu :

• la zone dite du cosmonaute représente le ganglion sympathique lombaire supérieur, zone du début d'activation de la chaîne du stress ;

• la zone PMS représente l'aire associative (fronto-pariéto-temporale) qui gère la synchronisation cérébrale, et aussi le quatrième filtre de la douleur ;

• la zone corps calleux représente le corps calleux qui gère la syntonisation inter-hémisphérique générale.

Sa puissance est ainsi élevée et ses indications thérapeutiques multiples.

Douleurs dentaires

Généralités

Elles peuvent être dues à des caries, où la douleur est réveillée par le sucré ou par le froid lorsque cette carie est non encore pulpaire, ou accentuée par la chaleur en cas de carie pulpaire.

En cas d'inflammation péri-apicale, on notera une sensibilité à la percussion.

Si toutes les dents du maxillaire sont sensibles à la pression, le diagnostic de sinusite maxillaire est très probable.

Enfin les abcès péri-apicaux ou une infection sont également générateurs de douleurs dentaires. Bien sûr dans ces cas-là, une antibiothérapie s'impose et le recours à une chirurgie adaptée est souvent nécessaire.

Auriculothérapie de base

Elle se fait par les filtres habituels de la douleur uni- ou bilatéralement, mais il vaut mieux la pratiquer bilatéralement, en commençant du côté souffrant, les dents formant un ensemble anatomique, fonctionnel et somatotopique cohérent. Souvent une participation cervicale est associée (figure 33.4) :

• V2 et/ou V3 ;
• PMR et/ou Thalamus ;
• PMS ;

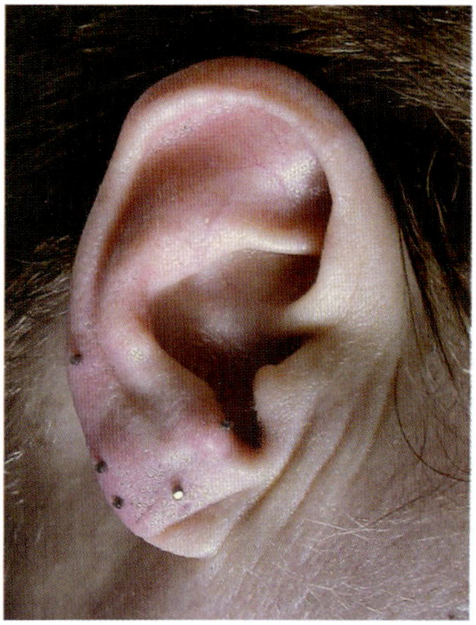

Figure 33.4. Auriculothérapie de base des douleurs dentaires, exécutée avec des ASP.
Source : David Alimi.

- C3 Radiculomère sensitif.

Adaptations thérapeutiques

- S'il existe un certain degré de trismus :
  - embrochement en entrant par V3 moteur et en sortant sur le VII ;
  - transfixion du V3 sensitivo-motrice si les 30 et/ou 40 sont concernées.
- Selon la pathologie, les points suivants :
  - ACTH uni- ou bilatéralement pour une composante inflammatoire ;
  - Rhinencéphale : souvent les douleurs dentaires sont accompagnées d'une angoisse vive.
- Transfixion simple de l'ATM si les douleurs sont spontanées ou double si les douleurs existent en mangeant ou en bougeant la mâchoire.

> **Un aparté à propos des angoisses dentaires**
>
> La pulpe dentaire et la cornée sont particulièrement riches en récepteurs ; les lèvres et la langue sont les régions les plus innervées du corps. Le complexe nucléaire du trijumeau est assimilable à un segment médullaire, avec une étroitesse du champ récepteur de ses neurones, ce qui explique la qualité de la discrimination. Les somatotopies thalamique et corticale de la zone orofaciale sont les plus importantes. La bouche est une zone particulièrement investie lors du développement psychosensoriel de l'enfant, avec une part importante dans la constitution du schéma corporel.

Glossodynie

Généralités

Rebelle et fréquente, atteignant le plus souvent les femmes ménopausées, elle donne des sensations aiguës intermittentes ou chroniques de brûlures intenses de la langue, sans inflammation cliniquement décelable.

Il faut éliminer une candidose débutante, une xérostomie, des « tics buccaux », une anémie, un diabète sucré, une carence nutritionnelle latente ou une néoplasie. Les antalgiques sont souvent inopérants même de palier 2 voire 3 de la classification de l'Organisation mondiale de la santé (OMS).

Auriculothérapie de base

Uni- ou bilatéralement :

- Langue bilatéralement ;
- Le ou les V3 sensitifs (sensibilité générale des 2/3 antérieurs de la langue) ;
- Le ou les IX (sensibilité générale du 1/3 postérieur de la langue) ;
- Le ou les thalami.

Ajustements thérapeutiques

- Si le stress est déclenchant :
  - triade de relaxe bilatérale ;
  - Langue bilatéralement ;
  - CC.
- Si la douleur est déclenchée par une saveur alimentaire :
  - Langue bilatéralement ;
  - VII uni- ou bilatéralement (sensation gustative des 2/3 antérieurs de la langue) ;
  - CBP.
- Si le rôle joué par la ménopause est franc, uni- ou bilatéralement :
  - Langue ;
  - point génital (PG) ;
  - Rhinencéphale.

Quelques pathologies parodontales

Stratégie générale

Bilatéralement, en commençant du côté de la latéralité :

- traitement anti-inflammatoire :
  - PMΣ,
  - ACTH,
  - CC ;
- plus ou moins associé à :
  - Oméga,
  - Oméga 2 ;
- et éventuellement :
  - V1, V2,
  - et/ou V3.

En cas de glossite, gingivite ou autre maladie saignante

Bilatéralement, en commençant du côté de la latéralité (figure 33.5) :

- Oméga 2 ;
- Corticosurrénale ;
- IX sensitif et/ou V2 ;
- Oméga 1.

Aphtes

Bilatéralement, en commençant du côté de la latéralité :

- Corticosurrénale,
- Hypothalamus postérieur (HP),
- point de synthèse (PS) : augmentation de l'immunité en l'absence de contre-indications, sinon Plexus thymique,
- Langue,
- Ou V2 (selon la localisation principale).

Carie

Diminution du potentiel cariogène. Bilatéralement, en commençant du côté de la latéralité, une séance tous les 3 mois :

- Oméga ;
- Oméga 2 (1 séance/3 mois) ;
- PS : syntonisation de l'immunité en l'absence de contre-indication, sinon Plexus thymique.

Mal-adaptation des prothèses

Bilatéralement, en commençant du côté opposé à la latéralité, une séance par mois puis cesser dès l'effet obtenu. Il s'agit d'un véritable problème immunologique, la prothèse étant considérée comme un véritable corps étranger. Il s'agit d'une auriculothérapie de soutien :

- Ligne des omégas (Oméga 2, Oméga 1, Oméga) ;
- Point dit merveilleux.

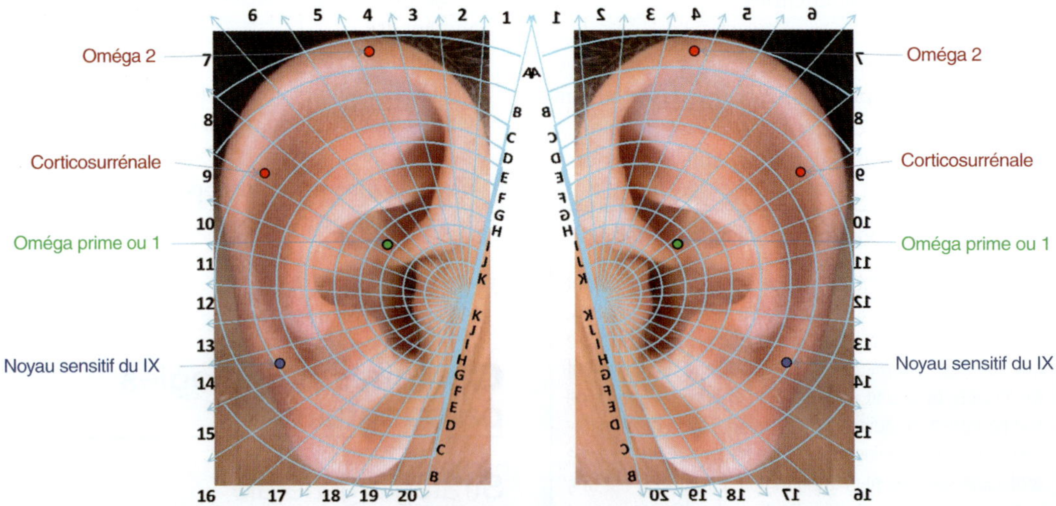

Figure 33.5. Auriculothérapie en cas de glossite, gingivite, maladie saignante.
Source : David Alimi.

Aide en implantologie

Cette aide a pour but de consolider les zones d'implantation, en soutenant la meilleure alternance homéostasique osseuse (formation et résorption = rythme), et de favoriser une bonne vascularisation.

Auriculothérapie avant l'implantation

À pratiquer bilatéralement, en commençant du côté opposé à la latéralité, avec des AC ou des ASP ou des ASJ (de manière répétée toutes les 3 ou 4 semaines, deux traitements sont au minimum nécessaires) :

- Oméga 2 : sang d'origine mésodermique ;
- Épiphyse : maître système de régulation des rythmes ;
- V2 ou V3 : selon la localisation ;
- Parasympathique crânien : pour favoriser l'oxygénation dans le territoire carotidien externe.

Auriculothérapie après l'implantation

À pratiquer bilatéralement en commençant du côté opposé à la latéralité :

- Oméga 2 ;
- Oméga ;
- PS en l'absence de contre-indications, sinon Plexus thymique ;
- Corticosurrénales.

Bruxisme

L'origine est psychologique. Il s'agit d'une « auto-rumination », les pensées « arrêtées » aux dents sont ressassées, ce qui entraîne une contracture des muscles masticateurs, un limage des dents. Peu à peu, un état de mal-être va s'installer.

Auriculothérapie de base

Bilatéralement, en commençant du côté opposé à la latéralité :

- triade de relaxe ;
- ATM motrice.

Adaptations thérapeutiques

Bilatéralement, en commençant du côté opposé à la latéralité :

- s'il existe des douleurs faciales :
  - VII,
  - V3 moteur ;
- si le patient a la conscience d'un mnémonème ressassé :
  - Rhinencéphale,
  - V3 moteur,
  - Hippocampe sur le pavillon droit uniquement (déséquestration de la mémoire biomécanique) ;
- si le bruxisme commence à se répercuter sur les ATM (figure 33.6) :
  - Oméga 2,
  - ATM,
  - Corps calleux,
  - Rhinencéphale ;
- si le bruxisme a une répercussion psychocomportementale :
  - transfixion en double sens de l'ATM,
  - transfixion lobe frontal extéro-interne.

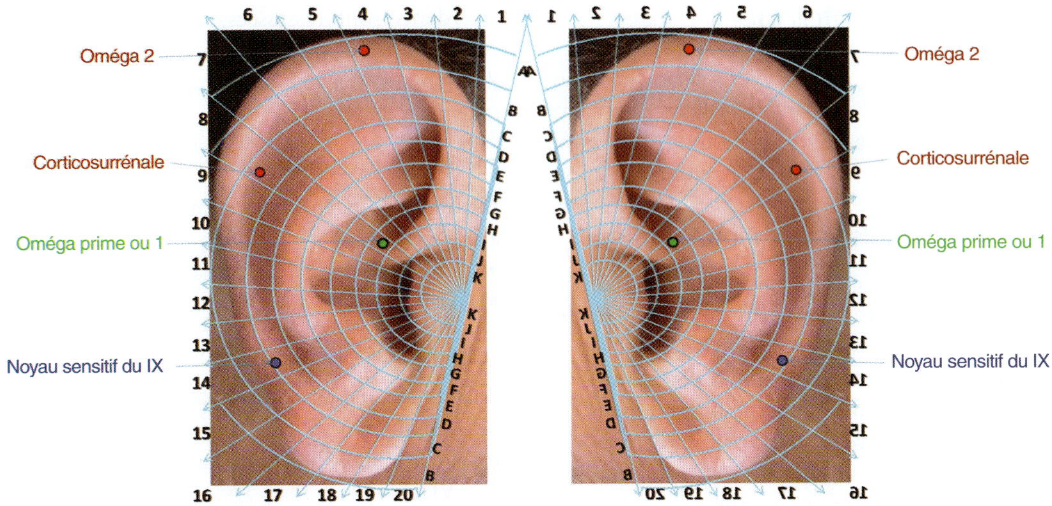

Figure 33.6. Auriculothérapie en cas de bruxisme avec conséquences sur les ATM.
Source : David Alimi.

Chapitre 34

Auriculothérapie dans le stress

Définition et physiopathologie du stress

Hans Selye, en 1956 l'a défini comme « la mesure des avanies causées par la vie ».

En tant que neurophysiologiste, nous le définirions comme les réponses d'une boucle biopsychosociale à tout élément intérieur ou extérieur, suffisant pour bouger le niveau moyen d'homéostasie courant *h*, à un instant *t*, dans un espace *e*, pour une durée *d*, dans une situation *s*.

Quatre stades se succèdent :

- une réaction d'alarme : décrite par Walter Cannon en 1939, elle se produit en quelques secondes et dure quelques secondes, donnant une information cellulaire et biologique sur la nature des stressors et passant par un système neuronal câblé : sympathique et médullo-surrénalien. Il s'ensuit une libération de noradrénaline et d'adrénaline qui augmente la fréquence cardiaque, la contraction systolique et la pression artérielle. Ces actions permettent une redistribution du sang viscéral au profit des muscles et du cerveau, en mobilisant l'énergie disponible par glycogénolyse et lipolyse ;
- une réaction d'adaptation initiale : décrite par Hans Selye en 1956, elle se produit en quelques minutes (7 en moyenne) et se stabilise en 2 heures. Cette réaction active des stratégies cellulaires et biologiques de défense et d'adaptation, via les systèmes limbique et neuro-endocrinien :
  - le système limbique allume le complexe amygdalo-hippocampique, qui donne le sentiment de peur. Ce dernier naît dans les noyaux basolatéraux de l'amygdale, puis est transmis au noyau central, qui déclenche, via le noyau de la strie terminale, l'activation de l'axe hypothalamo-hypophysaire corticotrope,
  - le système neuro-endocrinien active la boucle hypothalamo-hypophyso-corticosurrénalienne avec pour conséquences : une libération massive des glucocorticoïdes par la corticosurrénale, sous l'influence de l'adrénocorticotropine hypophysaire (ACTH) hypophysaire, déclenchée par le *corticotropin-releasing factor* ou CRF (corticolibérine) sécrétée par la région parvocellulaire des noyaux paraventriculaires hypothalamiques et activant une boucle de rétrocontrôle négatif ;
- une réaction d'adaptation prolongée apparaissant au-delà de 2 heures :
  - le cortex préfrontal invalide le rétrocontrôle négatif CRF–ACTH–cortisol pour continuer à disposer des glucocorticoïdes, qui vont alors pouvoir limiter les réactions excessives des autres substances stimulées par la réaction de stress : insuline, lymphokines, mélanotropine. L'arginine vasopressine, co-libérée avec la corticolibérine, vient renforcer cette action,
  - le système nerveux autonome (SNA) se trouve engagé au travers de co-facteurs du CRF, dans une action d'équilibrage : l'angiotensine II et l'ocytocine sont potentialisateurs, l'acétylcholine et la sérotonine sont sécrétogènes et l'acide gamma-amynobutyrique est inhibiteur,
  - certains systèmes neuro-endocriniens de contrôle homéostasique se mettent peu à peu en branle, pour préparer l'organisme à rentrer en résistance contre le stress qui persiste. L'axe gonadotrope via les CRF, ACTH, glucocorticoïdes et β-endorphine freine les neurones à *luteinizing hormone-releasing*

L'auriculothérapie médicale

hormone (LH-RH) du noyau arqué de l'hypothalamus,
  - la sécrétion de prolactine, par l'intermédiaire de la dopamine, diminue,
  - au niveau hypothalamique, l'hormone de croissance augmente, sous les actions de la somatostatine (système réticulé inhibiteur descendant ou SRIF) et de la somatocrinine (*growth hormon releasing factor* ou GHRF), cette dernière étant toujours présente en cas de stress physique, mais pouvant être absente en cas de stress psychologique,
  - l'axe thyroïdien est freiné avec baisse de la production de *thyroid stimuling hormone* (TSH) ;
- un glissement pathologique : peu à peu, celui-ci s'amorce. Tant que tous les mécanismes de gestion du stress ne sont pas débordés, l'organisme reste dans les limites physiologiques de la nouvelle homéostasie induite. Au-delà (en général au bout de 7 mois), le stress devient insupportable et une évolution vers la pathologie s'installe :
  - l'épuisement des neurones hippocampiques accélère la sécrétion de cortisol, donnant des lésions responsables de troubles cognitifs (anxieux, dépressifs, phobiques, fonctionnels),
  - ces mêmes glucocorticoïdes cortisoliques finissent par inhiber l'axe gonadotrope, d'où une aménorrhée et un hypogonadisme hypothalamique,
  - la stimulation intempestive de la somatostatine par le CRF diminue la *growth hormone* (GH), pouvant donner un nanisme psychosocial,
  - le freinage chronique de l'axe thyroïdien provoque une inhibition de la conversion de T4 en T3 plus active et donc une hypothyroïdie,
  - certaines composantes des réponses immunitaires et inflammatoires sont inhibées, avec altération de la circulation et des fonctions des leucocytes, et diminution de la production de cytokines. Le tout provoque viropathies, nombreuses maladies, voire cancéropathies.

La nature et l'intensité des réponses au stress font intervenir une boucle biopsychosociale dans laquelle toutes les composantes de l'individu sont engagées : le système préfrontal de l'anticipation par le système dopaminergique mésocortical, la motivation par le système mésolimbique innervant le nucléus accubens et enfin l'émotion par le système amygdalo-hippocampique.

Nous payons un lourd tribut au stress tout au long de notre vie. Les troubles anxieux, les troubles dépressifs, les phobies, les troubles somatiques et fonctionnels en font largement partie.

Auriculothérapie du stress

Signalons que souvent le stress, lorsqu'il a été prolongé et signifiant pour un patient, peut s'afficher sur un ou les deux lobules, sous une forme appelé « ligne de stress », et qui est un sillon sur le lobule, plus ou moins profond, oblique en bas et en arrière, complet ou pas.

Cette ligne de stress a une puissance d'affichage assez grande, bien que, lorsqu'elle n'est pas très profonde, peut avoir une variation d'affichage qui peut suivre, avec un décalage dans le temps, l'évolution du stress du patient. Certains de ces sillons peuvent finir par pratiquement s'effacer, tout en laissant une sorte d'empreinte (figure 34.1).

Les réponses thérapeutiques sont aussi polymorphes que les symptômes qu'ils veulent traiter : pharmacologiques, cognitivo-comportementales et complémentaires. Parmi ces dernières, l'auriculothérapie propose des stratégies calée sur la neurophysiopathologie et ayant fait la preuve de leur efficacité. Voici quelques propositions de traitements exécutés avec soit avec des aiguilles semi-permanentes, soit des aiguilles cryogéniques (figure 34.2).

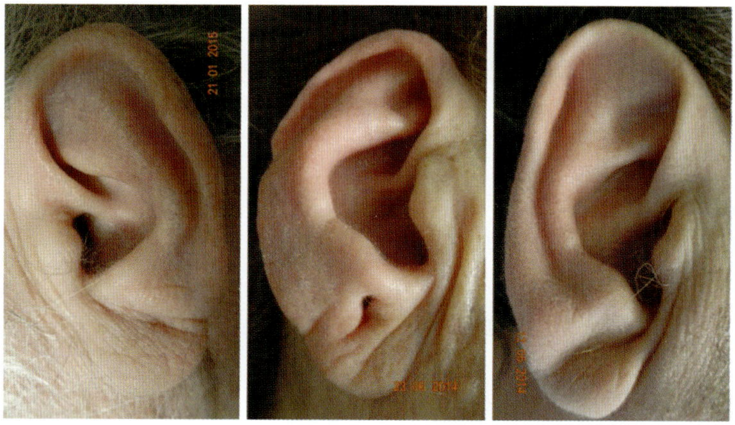

Figure 34.1. Différentes « lignes de stress ».
Source : David Alimi.

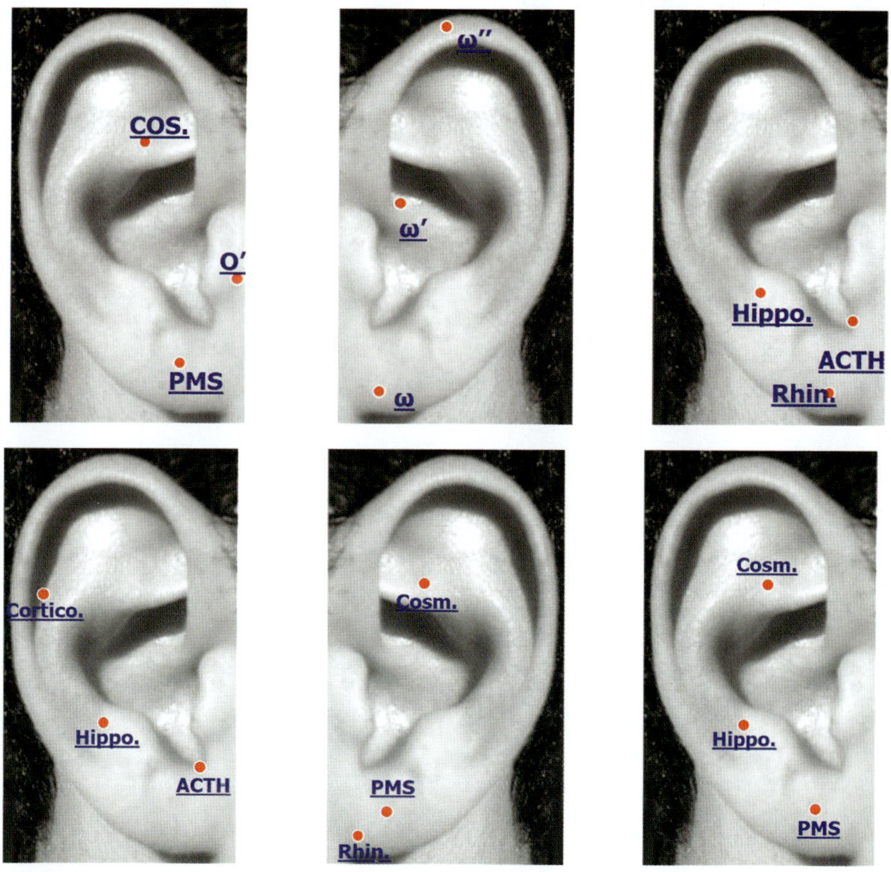

Figure 34.2. Exemples d'auriculothérapie dans le stress.
ACTH : adrénocorticotropine hypophysaire ; CBA : commissure blanche antérieure ; Cortico. : corticosurrénales ; Cosm. : cosmonaute ; HA : Hypothalamus antérieur ; Hippo : hippocampe ; Hypo. : hypothalamus ; O : point 0 ; O′ : point 0′ ; ω′ : oméga 1 ; ω″ : oméga 2 ; PG : point génital ; PMS : point maître sensoriel ; Rhin. : rhinencéphale ; Thyr. : thyroïde.
Source : David Alimi.

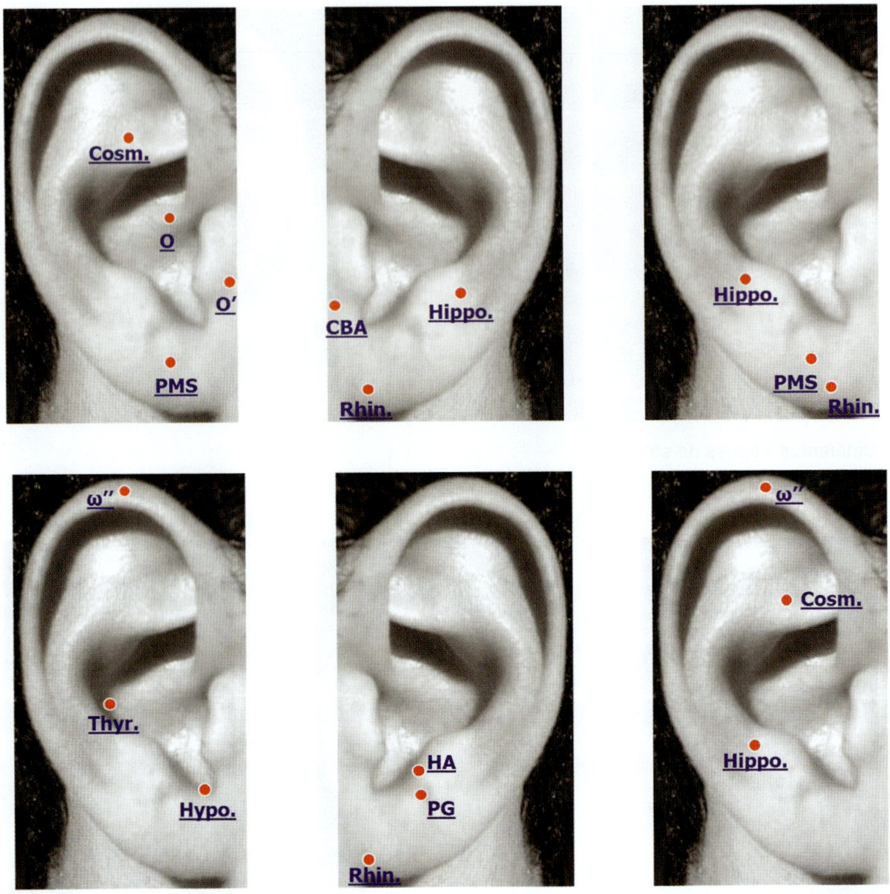

Figure 34.2. *(Suite)*

Chapitre 35

Auriculothérapie en tabacologie

Le tabagisme est un véritable problème de santé publique, avec une morbidité et une mortalité très importantes. Le tabac est un des toxiques majeurs de notre civilisation. Environ 5 millions de Français fument.

Histoire

Le tabac est « l'herbe à Nicot ». Les marins de Christophe Colomb, en 1492, découvrent l'usage qu'en font les indigènes de l'île de San Salvador. En 1560, Jean Nicot l'introduit en Europe et son usage se généralise.

Épidémiologie

Au cours du XXe siècle, le tabac a été responsable de 100 millions de morts dans le monde entier. Les projections indiquent 1 milliard de morts dans le monde entier au XXIe siècle si rien n'est fait. En France, le tabagisme est la première cause de mortalité évitable, avec environ 66 000 décès chaque année : soit environ 15 % de la mortalité, dont 20 000 environ par maladies cardiovasculaires, 25 % de l'ensemble des décès par cancer, et la moitié des décès par affections respiratoires !

Le tabagisme passif, lui, serait responsable de 603 000 décès par an, soit 1 % de la mortalité mondiale.

La consommation française de tabac a doublé en un siècle. On compte près de 95 milliards de cigarettes vendues en France par année.

En moyenne un fumeur sur deux meurt prématurément de son tabagisme. Les signes de dépendance moyenne ou forte, en tenant compte des délais moyens écoulés entre le réveil et la première cigarette fumée, sont de 30 à 50 %.

Le tabagisme féminin augmente peu à peu : 50 % de fumeurs entre 16 et 18 ans, consommant en moyenne 10 cigarettes/jour ! La projection à 2025 donne une multiplication par dix de la mortalité féminine.

En 2000, le produit des taxes sur le tabac, perçu par l'État français, était égal aux 4/5e de son budget médico-social !

Toxicité du tabac

Fumée de tabac

La fumée de tabac est composée :

- d'une phase gazeuse : dioxyde de carbone (CO_2), monoxyde de carbone (CO), cyanure d'hydrogène (HCN), monoxyde d'azote (NO), dioxyde l'azote (NO_2), etc. ;
- d'une phase particulaire, faite d'un aérosol très fin, avec plus de 4600 produits toxiques, dont 60 sont cancérigènes.

Chaque cigarette fumée introduit dans l'organisme 2 à 3.10^9 de particules, allant de 0,1 à 1 µm.

Toxicité descriptive

- Le monoxyde de carbone (CO) est responsable de la formation de carboxyhémoglobine qui donne : une hypoxie tissulaire, des lésions endothéliales à l'origine de l'athérosclérose, une polyglobulie, une diminution de la déformabilité des globules rouges, une augmentation de l'adhésivité et de l'agrégation plaquettaires responsables d'une hyperviscosité sanguine, génératrice d'accidents vasculaires aigus.
- Les substances irritantes bronchiques augmentent la production de mucus bronchique,

L'auriculothérapie médicale

diminuent en même temps son élimination, en réduisant la motilité ciliaire. Ceci est à l'origine de la toux et des infections bronchopulmonaires, aboutissant à l'insuffisance respiratoire chronique.

- Les goudrons sont, eux, responsables de l'action cancérigène (benzopyrène, dérivés nitrés hétérocycliques, nitrosamines, thiocyanates, etc.).
- Les substances oxydantes – radicaux libres (NO, CO), quinones, peroxydes – accélèrent le vieillissement, l'athérosclérose et favorisent la cancérogenèse.
- La nicotine est responsable des complications vasculaires, en interférant avec le système nerveux autonome ou SNA (50 % des cas d'impuissance masculine). Elle est l'agent essentiel de la dépendance (la même que celle des drogues dures : héroïne et cocaïne). Sa toxicité est fonction du pH (alcalin pour la pipe, le cigare, certaines cigarettes brunes : elle a alors une absorption par les muqueuses buccales et nasales ; acide pour les cigarettes avec une absorption massive par les alvéoles pulmonaires). La nicotine a une demi-vie très courte (2 heures) ; après passage hépatique, 80 % de la nicotine est détruite par oxydation, avec divers métabolites dont le principal est la cotinine.

Dépendance au tabac

Définition

Selon l'Organisation mondiale de la santé (OMS), « la dépendance est un état psychique et parfois physique, résultant de l'interaction entre un organisme vivant et une substance étrangère, état caractérisé par des réponses comportementales avec toujours une compulsion à prendre la substance de façon continue ou périodique, de façon à ressentir ses effets psychiques et parfois éviter l'inconfort de son absence. La tolérance, c'est-à-dire la nécessité d'augmenter progressivement les doses, peut ou non être présente ».

Donc fumer est un comportement : tout comportement est progressivement appris, il est ensuite renforcé par des réflexes conditionnés, avec renforcement positif ou négatif.

L'évolution naturelle du comportement tabagique passe par quatre stades :

- fumeur satisfait « heureux » avec peu ou pas de dépendance ;
- fumeur indécis, avec maturation progressive de la décision de s'arrêter, lorsque les inconvénients commencent à devenir plus importants que les « avantages » ;
- fumeur décisionnaire qui choisit la date d'arrêt, qui s'arrête et qui va tenter de « tenir le coup », en essayant de supporter les troubles consécutifs ;
- fumeur tentant de maintenir son abstinence et de résister au sevrage.

Le fumeur tente de s'assimiler aux autres : désir d'expression de soi par déficit hédonique, pour tenter de compenser une véritable carence « limbique ». En général anxieux et inquiet, le fumeur se ronge souvent les ongles et appréhende souvent les événements de sa vie.

Il devient vite dépendant, dès le seuil de cinq à six cigarettes/jour, avec :

- une dépendance psychique, liée au besoin de maintenir ou de retrouver les sensations du tabac (« plaisir », « satisfaction », « détente », effet « anorexigène », etc.) : c'est le renforcement positif ;
- une dépendance physique, apparaissant plus tardivement, lorsque la nicotinémie baisse en dessous d'un certain taux (taux autopersonnel), avec apparition de troubles du caractère et avec pulsion irrésistible (compulsion) à reprendre une cigarette pour supprimer ces sensations désagréables : c'est le renforcement négatif.

Physiopathologie

La nicotine présente des analogies de forme et de structure avec l'acétylcholine ; elle se fixe donc sur les récepteurs nicotiniques à l'acétylcholine, qui sont répartis de façon ubiquitaire dans tout l'organisme :

- jonctions neuromusculaires ;
- terminaisons sympathiques cardiovasculaires ;

- bronches ;
- plusieurs zones du système nerveux central :
  - zone mésolimbique avec stimulation des neurones dopaminergiques,
  - cortex préfrontal, altérant les mécanismes de prévision,
  - cortex visuel,
  - cervelet, expliquant les troubles de l'équilibre à certaines concentrations,
  - thalamus, perturbant toutes les liaisons de la couronne thalamo-corticale.

Ainsi la nicotine est l'élément essentiel de l'addiction au tabac. En plus de ses effets périphériques (cardiovasculaires, relâchement de la musculature squelettique, augmentation de l'activité motrice et sécrétoire du tractus gastro-intestinal), la fixation sur les récepteurs cérébraux spécifiques explique les propriétés psycho-actives de la nicotine :

- action euphorisante, hédonique, stimulante ;
- augmentation de la vigilance, de la concentration intellectuelle, de la mémoire immédiate. La nicotine est un des plus puissants poisons de la mémoire retardée ;
- effet tranquillisant et anxiolytique chez certains, et effet antidépresseur, chez d'autres ;
- augmentation des dépenses caloriques et réduction de l'appétit. Ainsi, au sevrage, il y a pulsions sucrées et prise de poids. En pathologie expérimentale, on a observé que des rats « tabagés » (équivalent de 20 cigarettes en 3 heures) et sevrés ne retrouvent plus le chemin de leur nourriture dans un labyrinthe. Très vite, ces rats modifient leur comportement et s'autoagressent (se griffent, se mordent la queue et se mutilent).

Ainsi fumer, c'est se détruire. Les fumeurs ont, en général, un hémisphère de la latéralité hyperdominant qui va, de ce fait, tenter « d'écraser » l'hémisphère opposé. Ceci induit une réaction de défense de cet hémisphère, sous la forme d'une tentative de modifier « le point de consigne limbique » afin de tenter de renforcer la carapace limbique. C'est précisément une des actions du tabac : hypoesthésier l'hémisphère dominant.

Traitement

Stratégie

Auriculothérapie de base

Bilatéralement, en commençant du côté de la latéralité (figure 35.1).

Cette stratégie est efficiente dans plus de 70 % des cas : ce chiffre est tiré de notre longue expérience personnelle (plus de 30 ans), et confirmée par différentes études, dont notamment celles effectuées par le professeur Jacques Chelly, un de nos élèves, à l'occasion de la rédaction de son mémoire.

- Du côté de la latéralité (CL) :
  - Corps calleux ;
  - Hypothalamus postérieur (HP) ;
  - Point dit du cosmonaute ;
  - *Thyroid stimuling hormone* (TSH) : point dit « d'agressivité » ;
  - « Gorge profonde » (carrefour pharyngo-laryngé).
- Du côté opposé à la latéralité (COL) :
  - TSH ;
  - Gorge profonde ;
  - Cosmonaute ;
  - Corps calleux.

Adaptations thérapeutiques

- Si le tabagisme a commencé à entraîner des signes organiques :
  - CL :
    - Corps calleux,
    - HP,
    - TSH,
    - Rhinencéphale (point d'angoisse) ;
  - COL :
    - ligne des omégas (Oméga, Oméga 1, Oméga 2),
    - Cosmonaute.
- Si le tabagisme est associé à un surcroît d'agressivité :
  - CL :
    - Rhinencéphale,
    - Cosmonaute,

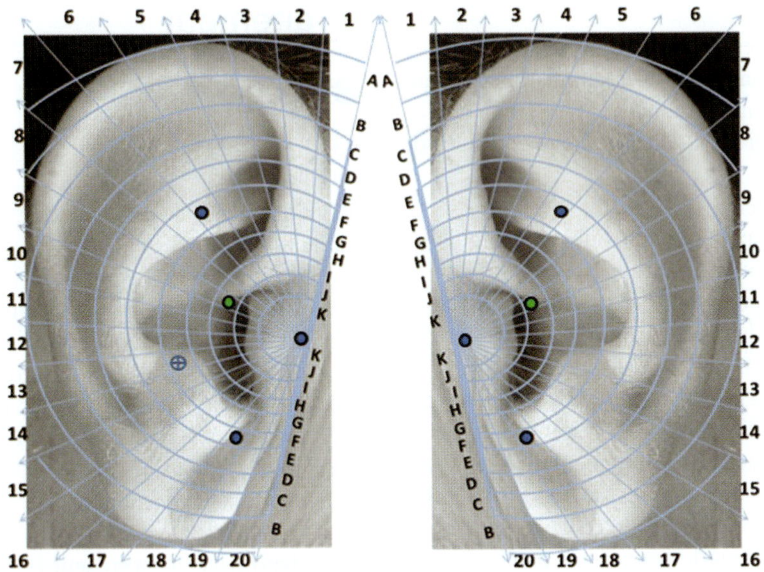

Figure 35.1. Auriculothérapie de base du sevrage tabagique, effective dans environ 70 % des cas.
Source : David Alimi.

- Commissure blanche antérieure (CBA) ;
- COL :
  - Corticosurrénales,
  - Gorge profonde,
  - TSH.
- Si le teint est métallique (teint tabagique), ajouter du CL au traitement de base : foie/voies biliaires (F/Vb).
- Si le moteur essentiel du comportement tabagique reste l'anxiété (figure 35.2), bilatéralement :
  - triade de relaxe : Cosmonaute, point maître sensoriel (PMS), Corps calleux ;
  - Hippocampe ;
  - Oméga 2.

Effets de l'auriculothérapie de sevrage tabagique

Les traitements ont trois effets immédiats :

- 20 à 30 minutes après, l'envie de fumer s'estompe ;
- 60 minutes après, le besoin de fumer s'estompe ;
- dans les 24 heures, un rejet, un dégoût, une répulsion s'installent.

Étapes du sevrage tabagique

- Fréquence des traitements :
  - si la consommation est de moins de 20 cigarettes/jour, dans 50 à 70 % des cas, le premier et/ou le deuxième traitement suffisent ;
  - entre 20 et 40 cigarettes/jour, faire deux traitements à 3 semaines d'intervalle ;
  - si la consommation est de plus de 40 cigarettes/jour, faire trois traitements à 3 ou 4 semaines d'intervalle, et un rappel 3 mois après.
- D'une manière générale :
  - si les aiguilles du traitement précédent sont encore actives, les laisser en place et les « stratégier » avec le nouveau traitement ;
  - encourager la motivation du désir de s'arrêter de fumer ;
  - bien expliquer toutes les données de l'intoxication tabagique : « fumer, c'est se détruire » ;
  - faire boire abondamment : 2,5 à 3 L de liquides/24 h (la cotinine ne s'élimine que par voie urinaire) ;
  - le sevrage tabagique doit faire face à trois étapes critiques où le risque de rechute est grand, c'est « la règle des trois 7 » – 7 jours,

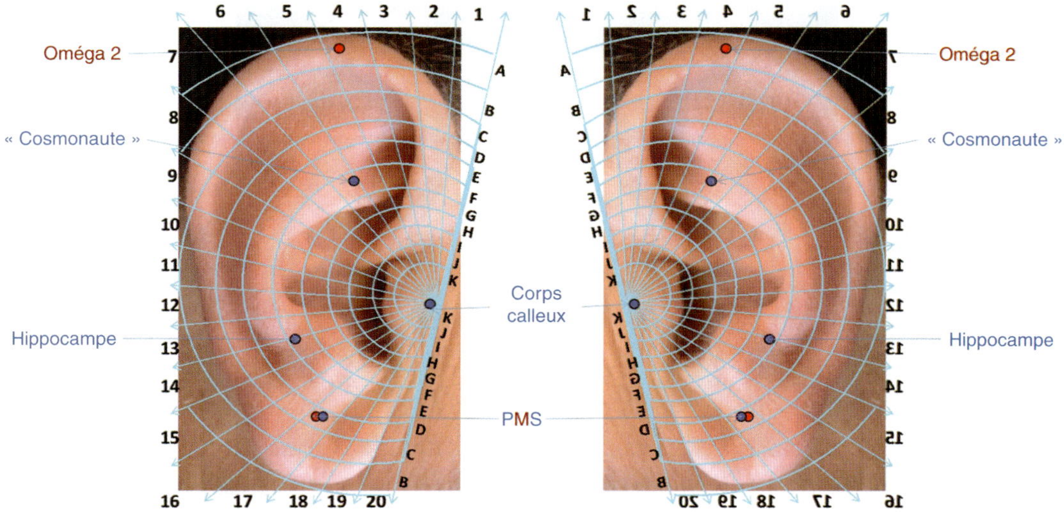

Figure 35.2. Auriculothérapie anti-tabac : adaptation en cas d'anxiété majeure.
Source : David Alimi.

7 semaines, 7 mois – calquée sur les vulnérabilités chronobiologiques du cortisol et de la dopamine (bathyphases) ; ce sont les dates auxquelles des consolidations thérapeutiques doivent être faites pour favoriser « le deuil » post-tabac.

Conséquences du sevrage tabagique

Le tabac est un sympathicomimétique indirect. Il augmente la thermogenèse, notamment après le repas par augmentation de l'activité dynamique spécifique (ADS) des aliments, ce qui entraîne une diminution du stockage des graisses dans les adipocytes, par augmentation du taux de lipoprotéine lipase.

À l'arrêt du tabac, ce taux se normalise, d'où un rebond de stockage des graisses et une prise de poids, favorisée par l'hyperparasympathicotonie de rebond.

Les sujets les plus exposés à cette prise de poids sont les femmes, les sujets de peau noire, les sujets ayant un taux génétiquement faible de lipoprotéine lipase, les sujets ayant une restriction alimentaire chronique.

Les conseils hygiéno-diététiques sont donc importants à délivrer : prendre des petites collations apportant peu de calories, peu de graisses, mais surtout des sucres complexes (fruits et légumes), et augmenter son activité physique.

Auriculothérapie complémentaire

Chez la plupart des sujets, la prise de poids est inéluctable, c'est un des effets pharmaco-toxiques du tabac. Une auriculothérapie complémentaire sera souvent nécessaire, à visée régulatrice métabolique et resynchronisante (aspect chronothérapeutique).

Nous indiquons ci-dessous quelques propositions :

- les zones Hypothalamus antérieur ou HA (abondance de signes parasympathiques), Hypothalamus postérieur ou HP (abondance de signes sympathiques), Épiphyse (perturbations des rythmes fondamentaux), Oméga 1 (atteintes muqueuses), Rhinencéphale (angoisse majeure), Hippocampe (intervention de facteurs mnémogènes), Mésonéphros (troubles de l'équilibre hydrique) sont des touches de réserve que l'on utilise selon leur(s) valence(s) thérapeutique(s) et en fonction des particularités cliniques de chaque patient, le but étant de renforcer et de syntoniser le traitement de base ;

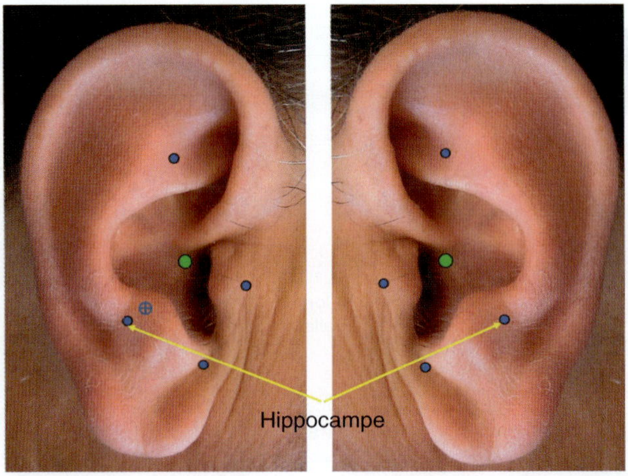

Figure 35.3. Auriculothérapie anti-tabac : perfectionnement thérapeutique par ajout des zones Hippocampe.
Source : David Alimi.

- en cas de zone déjà présente dans la structure de l'auriculothérapie de base, la zone d'ajustement est exécutée selon la technique du « criblage », ce qui veut dire qu'il faut d'abord pratiquer le traitement de base, puis ajouter les zones supplémentaires, et en criblage pour celles déjà utilisées ;
- une autre stratégie consiste à ajouter l'hippocampe des deux côtés, systématiquement à chaque traitement anti-tabac effectué. En effet, l'hyperadrénergie relative, induite par la nicotine, est mémorisée dans l'hippocampe, organe maître du système limbique, car elle concerne un des protagonistes du système limbique, le SNA qui est sous sa dépendance, et c'est l'hippocampe qui, au sein du système limbique (SL), est chargé de cette vigilance homéostasique (la propre homéostasie du SL) (figure 35.3).

Chapitre 36

Auriculothérapie en uro-néphrologie

Amie et fidèle élève de nos cours d'auriculothérapie, le docteur Antoinette Spassova a accepté de rédiger quelques lignes pour nous décrire l'anatomie et la physiologie sommaires de l'appareil uro-néphrologique (encadré 36.1). Je lui adresse mes plus vifs remerciements.

Encadré 36.1

Anatomie et physiologie sommaires de l'appareil uro-néphrologique

Docteur Antoinette Spassova

L'appareil urinaire et néphrologique possède deux fonctions distinctes essentielles pour l'organisme. Il est constitué d'un système de filtration et d'épuration par voie rénale, assurant l'homéostasie de l'organisme, et d'un système de collecte et d'élimination des urines via les voies urinaires, assurant la continence impliquant une innervation inconsciente autonome et des structures neurologiques intervenant de manière consciente visant à contrôler la miction.

Reins

Les reins sont des structures rétro-péritonéales situées dans la cavité abdominale au niveau des fosses lombaires, l'un à droite sous la structure hépatique et l'autre à gauche, en arrière et en dedans de la rate, sous la coupole diaphragmatique gauche. Ces deux structures ont une forme oblongue évocatrice d'un haricot dont la taille varie de 10 à 13 cm de grand axe, surplombées par les glandes surrénales. L'organe présente un bord externe convexe et un bord interne concave où est localisé le hile rénal. Le rein comporte une zone externe, dite corticale, et une zone interne, dite médullaire.

La zone médullaire du rein est composée de six à neuf pyramides de Malpighi dont la base externe est située près de la zone corticale. La corticale du rein est située entre la capsule externe (capsule de Bowman) et les pyramides de Malpighi et se prolonge par les colonnes de Bertin qui entourent chaque structure pyramidale. La partie cortico-médullaire des reins assure la filtration rénale par des structures anatomiques unitaires appelées les néphrons.

Le néphron, unité fonctionnelle du rein

Le néphron est constitué d'une partie globulaire, le glomérule de Malpighi qui joue le rôle de membrane semi-perméable à filtration passive, assurant la formation de l'urine primitive constituée d'eau, de sels minéraux, de dérivés de dégradation des purines, de glucose. Cette membrane évite le passage transmembranaire des cellules sanguines et des protéines. Le glomérule est anatomiquement relié à un système tubulaire constitué du tube contourné proximal, de l'anse de Henlé, du tube contourné distal et du tube collecteur. C'est dans cette partie tubulaire que se produit le contrôle fin, homéostasique de la régulation hydro-électrolytique de l'organisme. Il s'agit d'un mécanisme complexe, actif, faisant intervenir une réabsorption active des substances de l'urine primitive et de l'eau via des mécanismes hormonaux du système rénine–angiotensine–aldostérone et de l'hormone antidiurétique. Le tube collecteur qui fait suite au tube contourné distal ne possède qu'une fonction excrétrice et se déverse dans les petits calices situés au sommet des pyramides de Malpighi dans une zone appelée l'aréa cribosa.

▷

Voies excrétrices pyélo-callicielles

Les tubes collecteurs se réunissent pour former les unités pyélo-callicielles rénales dont chacune s'abouche dans le bassinet qui est la partie initiale des voies urinaires. Ainsi les cavités excrétrices des reins sont formées par :

- les petits calices situés près des sommets des pyramides de Malpighi ;
- les grands calices formés par la réunion des petits calices ;
- le bassinet : il résulte de la réunion des grands calices et se prolonge par la partie supérieure de l'uretère qui, après sa sortie par le hile rénal, se dirige en bas et en avant vers le trigone vésical où il s'abouche par l'intermédiaire du méat urétéral.

La structure urétérale comprend trois couches, une muqueuse, une musculeuse et une adventice. La muqueuse est appelée l'urothélium qui constitue une barrière hermétique ne permettant pas la réabsorption de l'eau. La musculeuse possède une partie musculaire lisse permettant des contractions péristaltiques guidant les urines vers la vessie. Le méat urétéral assure l'étanchéité et empêche le reflux vésico-urétéral pouvant altérer le haut appareil.

Prostate

La prostate est une structure glandulaire, de forme ovalaire entourant le col vésical. Cet organe masculin est situé juste en arrière de la symphyse pubienne et en avant du rectum. La face postérieure est marquée par le sillon prostatique vertical. Le poids normal chez l'adulte jeune est de 20 à 25 g. La prostate est formée de deux lobes entourant l'urètre et une capsule fibreuse la recouvre. Sur sa face postérieure sont situées les vésicules séminales et la partie intra-abdominale des canaux spermatiques provenant des testicules.

Vessie et sphincter urétral

La vessie est une structure anatomique composée de trois couches histologiques : la muqueuse appelée urothélium, la musculeuse et l'adventice. La musculeuse est composée d'un muscle, le détrusor, dont l'innervation et la fonction sont complexes. Le bas appareil urinaire est constitué de la vessie, du sphincter urétral et de l'urètre avec son point terminal, le méat urétral. La fonction du bas appareil urinaire doit d'une part stocker les urines en respectant un système à basse pression afin de protéger le haut appareil rénal et d'autre part permettre la vidange vésicale en expulsant les urines en limitant au maximum la formation d'un résidu urinaire post-mictionnel pouvant être à l'origine de complications infectieuses. Le cycle mictionnel représente l'association dans le temps de ces deux fonctions essentielles du bas appareil urinaire permettant la continence alternant avec la miction.

La phase de remplissage vésical est primordiale et comprend une distension progressive du détrusor en conservant une basse pression intravésicale. La poursuite du remplissage de la vessie s'accompagne de l'apparition du besoin d'uriner qui devient de plus en plus pressant et parallèlement l'activité électrique du sphincter strié augmente se traduisant par une augmentation de la pression urétrale afin d'éviter la survenue d'une fuite urinaire.

La phase de vidange vésicale traduisant la miction est complexe faisant intervenir la commande volontaire centrale qui permet le déclenchement de la miction. Par contre, le déroulement de la phase de vidange est totalement involontaire sous le contrôle de la commande autonome végétative. La miction nécessite l'intégrité de la synergie vésico-sphinctérienne qui comprend de manière coordonnée :

- la contraction du détrusor entraînant une augmentation de la pression intravésicale ;
- la relaxation du sphincter urétral avec chute de la pression urétrale permettant l'évacuation des urines.

Innervation vésico-sphinctérienne

Le bas appareil urinaire possède une innervation complexe destinée à tous les organes du pelvis et du périné d'origine médullaire mais aussi corticale.

L'innervation du sphincter urétral illustre cette complexité. Il possède une partie faite de fibres musculaires lisses proximales, située près du col vésical et innervée par le système nerveux autonome sympathique, α-adrénergique. Le sphincter urétral possède aussi une partie musculaire striée distale, située près de la partie médiane de l'urètre avec une innervation médullaire et centrale.

L'innervation vésicale est assurée par les nerfs pelviens issus du cône terminal de la moelle sacrée, centre parasympathique cheminant par le plexus pudendal puis le plexus hypogastrique inférieur jusqu'au détrusor. De ce, fait la contraction vésicale est sous obédience parasympathique dont le neurotransmetteur est l'acétylcholine au niveau des récepteurs muscariniques de la paroi du détrusor.

La vessie et le sphincter urétral reçoivent également une innervation sympathique originaire de la moelle dorso-lombaire en passant par le plexus hypogastrique supérieur, puis par le nerf hypogastrique, puis par le plexus hypogastrique inférieur donnant des rameaux vers la vessie et l'urètre. Le relâchement du sphincter urétral est donc sous contrôle sympathique α-adrénergique facilitateur de la miction.

La perception du besoin d'uriner et l'initiation de la miction sont directement sous le contrôle cortical volontaire. Au niveau du cortex, on distingue un centre mictionnel détrusorien au niveau du gyrus frontal interne, un centre mictionnel sphinctérien au niveau du gyrus précentral et un centre mictionnel limbique au niveau du gyrus cingulaire. Des fibres de ces trois centres passent par les noyaux rouges vers le centre de la miction au niveau du tronc cérébral et plus précisément au niveau de la protubérance.

Il existe des boucles réflexes impliquant les différentes structures anatomiques permettant le fonctionnement synergique vésico-sphinctérien, c'est-à-dire la continence et la miction. Il existe une interrelation entre les centres mictionnels sacrés et pontiques, à laquelle se rajoute un contrôle volontaire cortical.

On peut schématiser globalement trois boucles réflexes, à savoir :

- le maintien du tonus sphinctérien qui permet la fermeture du sphincter urétral. Ce mécanisme est possible grâce à la boucle sacrée médullaire par le noyau d'Onuf situé dans la moelle épinière sacrée qui donne naissance aux motoneurones cheminant par les nerfs pudendaux ;
- le remplissage vésical par relâchement du détrusor via les nerfs hypogastriques et pudendaux en provenance des centres sympathiques de la moelle dorso-lombaire. Un contrôle supramédullaire s'exerce sur cet arc réflexe en stimulant les centres sympathiques permettant la continence et inhibant les centres parasympathiques permettant la miction ;
- la miction est la troisième boucle réflexe dont la complexité est la plus importante. Le contrôle supraspinal passant par le centre protubérantiel possède une double fonction en inhibant pendant la miction le tonus sphinctérien en agissant sur le centre sympathique et en stimulant simultanément le centre parasympathique facilitateur du déclenchement de la contraction vésicale responsable du début de la miction.

Le contrôle cortical de la continence et de la miction est primordial, car il a un rôle éminemment social permettant de retarder la miction le temps de trouver un endroit propice respectant l'intimité. Ceci explique également les influences culturelles et émotionnelles telle que l'inhibition de la miction en public chez les Européens, ce qui n'est pas du tout le cas chez les Asiatiques.

Récepteurs du système nerveux autonome au niveau vésico-sphinctérien

De la complexité du système d'innervation de l'appareil urinaire découle la présence de récepteurs aux neurotransmetteurs du système nerveux autonome. Leur connaissance permet de comprendre le principe d'action des médicaments utilisés dans le traitement des troubles mictionnels chez la femme et chez l'homme, mais aussi le principe d'action de l'auriculothérapie et de la création de stratégies thérapeutiques adaptées à la physiopathologie des troubles rencontrés.

Les récepteurs parasympathiques dits muscariniques (M) utilisent comme neurotransmetteur l'acétylcholine et se répartissent principalement au niveau de la paroi de la vessie. La contraction vésicale résulte de la stimulation de ces récepteurs par le système nerveux parasympathique. De ce fait, ces récepteurs parasympathiques sont appelés facilitateurs de la miction.

Les récepteurs sympathiques dits α-adrénergiques (α) sont situés au niveau du col vésical ou plus précisément au niveau du trigone et au niveau de l'urètre. La stimulation du col vésical et du sphincter urétral par le système nerveux sympathique participe à la continence, car ce dernier entraîne leur contraction. Ces récepteurs adrénergiques sont appelés inhibiteurs de la miction.

Dermatomes de la région périnéale

Il est important de connaître également les dermatomes innervant la partie périnéale afin d'aider à l'établissement des stratégies thérapeutiques en auriculothérapie.

Chez l'homme le 1/3 inférieur de la fesse, le scrotum, les bourses et la verge sont innervés par la troisième racine sacrée (S3), qui innerve également les petites, les grandes lèvres et la vulve chez la femme. S3 est responsable du réflexe bulbo-caverneux qui consiste à faire contracter le sphincter anal lors de la stimulation du clitoris.

La quatrième racine sacrée (S4) innerve la marge anale et est responsable du réflexe anal qui consiste à piquer la marge anale, ce qui entraîne la contraction du sphincter anal.

La partie haute de la fesse et la zone trochantérienne sont innervées par L2, par contre la région ilio-pubienne et inguinale est innervée par L1.

Mécanismes de l'incontinence urinaire

La continence urinaire est un mécanisme complexe qui fait intervenir non seulement les structures urinaires du bas appareil, mais aussi les structures musculaires du soutènement pelvien avec la contraction des muscles releveurs de l'anus.

De ce fait, les mécanismes de l'incontinence urinaire peuvent être multiples, à savoir :

- des troubles de la phase de remplissage vésical ;
- des troubles de la mobilité urétrale par défaut du soutènement périnéal et augmentation de la pression intra-abdominale ;
- des troubles par insuffisance du sphincter urétral d'origine soit traumatique, soit atrophique post-ménopausique, soit neurologique ;
- des troubles liés à la rétention urinaire chronique par hypertrophie prostatique.

Conclusion

Ce bref résumé anatomophysiologique du système urinaire permet de faire une synthèse concise des connaissances nécessaires à la compréhension des mécanismes essentiels du fonctionnement vésico-sphinctérien. L'intégration de ces éléments anatomophysiologiques sera utile lors de l'élaboration de stratégies thérapeutiques individualisées en auriculothérapie.

Pour en savoir plus

Amarenco G, Chanteraine A. Les fonctions sphinctériennes. Springer ; 2006.

Amarenco G, Leroi AM. Anatomie-physiologie et exploration urodynamique de la vessie hyperactive. Neurochirurgie 2003 ; 49, n° 2-3 : 358-66.

ANAES. Recommandations ANAES pour la pratique clinique : prise en charge de l'incontinence urinaire de la femme en médecine générale. Mai 2003.

Association française d'urologie. Incontinence urinaire masculine. Mars 2011.

Cour F. Incontinence urinaire féminine non neurologique : physiopathologie, diagnostic et principes de traitement. Encycl Méd Chir (Elsevier, Paris). Urologie, 18-207-D-20. 2014.

Egrot C, Peyrat L. Incontinence urinaire de la femme. La Revue du Praticien 2011 ; 61 : 1-3.

Wagg A, Khullar V. Long-term safety, tolerability and efficacy of flexible-dose fesoterotide in elderly patients with overactive bladder : open-labbel extension of SOFIA trial. Neuro Urology and Urodynamics 2014 ; 33 : 104-14.

Uropathies obstructives

Le flux urinaire peut être interrompu à un niveau quelconque depuis le glomérule jusqu'au méat urétral externe.

Il s'ensuit une élévation de la pression intraluminale, une stase urinaire, une infection, la formation de calculs et la dégradation de la fonction rénale.

Nous ne parlerons ici que de l'hypertrophie bénigne de la prostate.

Hypertrophie bénigne de la prostate

Physiopathologie sommaire

Il s'agit d'une hyperplasie adénomateuse bénigne de la prostate péri-urétrale, fréquente chez l'homme âgé de plus de 50 ans.

Elle provoque des degrés variables d'obstruction à la vidange de la vessie. Elle est le plus souvent liée à un déséquilibre hormonal dû à la sénescence.

Il semblerait que le déséquilibre hormonal qui s'installe peu à peu, déséquilibre la balance *folliculo-stimulating hormone/luteinizing hormone* (FSH/LH) au profit de la LH. Cette dernière est responsable de la stimulation des cellules de Leydig testiculaires, qui produit de la testostérone, alors que la FSH stimule la production de la lignée germinale.

La testostérone entretient la trophicité de la prostate, grâce à l'hormone active, la dihydrotestostérone (DHT), obtenue après la métabolisation de la testostérone par une enzyme intracellulaire, la 5α-réductase.

Ce serait l'excédent de DHT qui provoquerait l'hyperplasie de la prostate, alors que la production de spermatozoïdes sous la dépendance de la FSH baisserait progressivement.

Auriculothérapie de base

Elle apporte une aide qui permet de ralentir ou de stabiliser l'évolution. Le traitement consiste à piquer bilatéralement, en commençant du côté opposé à la latéralité (figure 36.1) :

- Prostate ;
- Hypothalamus antérieur (HA) qui est en relation avec le centre tonique médio-basal, sécréteur de FSH/LH ;

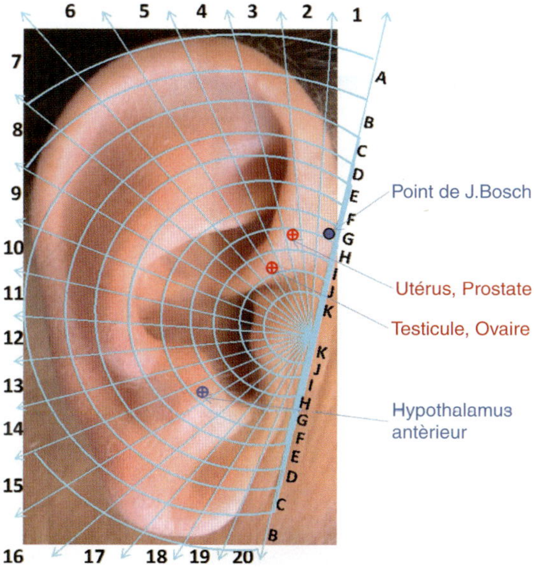

Figure 36.1. Auriculothérapie de base d'aide à l'hypertrophie bégnine de la prostate.
Source : David Alimi.

- Testicules ;
- point dit de Jérôme Bosch : pour stimuler la libido, l'activité sexuelle régulière contribuant à un bon équilibre testiculaire et prostatique.

Adaptations thérapeutiques

- Si le blocage urinaire se manifeste plutôt le matin :
  - Corticosurrénales, car alors la chronobiologie de la prostate s'est synchronisée sur celle du cortisol ;
  - Prostate ;
  - HA ;
  - Lobe frontal (gestion des sphincters).
- S'il existe une pollakiurie avec dysurie :
  - Épiphyse ;
  - Prostate ;
  - Adrénocorticotropine hypophysaire (ACTH) ;
  - Oméga 2.

Incontinence urinaire d'effort

Physiopathologie sommaire

L'incontinence d'effort, due à une insuffisance partielle du sphincter urinaire, est la perte involontaire d'urine à la toux, à l'effort, lors d'un éternuement ou à la suite d'une manœuvre quelconque ayant pour effet d'augmenter brusquement la pression intra-abdominale.

Chez l'homme, l'incontinence d'effort peut apparaître après une prostatectomie ou un traumatisme de l'urètre membraneux ou du col de la vessie.

Chez la femme, l'incontinence d'effort est la cause la plus fréquente de perte des urines. Elle peut être due à une brièveté de l'urètre et à l'effacement de l'angle urétro-vésical postérieur normal, par perte du tonus musculaire (cystocèle) qui peut accompagner la multiparité ou la ménopause.

Un bilan urodynamique est nécessaire pour certains patients. La rééducation des muscles pubo-coccygiens (exercices de Kegel) peut aider, dans des cas légers, à la correction des symptômes.

Les sympathomimétiques α-adrénergiques peuvent aussi aider, en renforçant la résistance de l'urètre proximal.

Les cas les plus graves relèvent de la chirurgie.

La miction est sous la dépendance :

- du système sympathique par l'intermédiaire des nerfs hypogastriques, issus de la moelle autonome L1, L2 via les ganglions sympathiques L1, L2, et des nerfs splanchniques sacraux issus du tronc sympathique sacral, les deux types de nerfs étant destinés au plexus hypogastrique inférieur (pelvien) ;
- du système parasympathique par l'intermédiaire des nerfs splanchniques pelviens issus du plexus sacral via les racines médullaires S2, S3, S4 à destination du plexus hypogastrique inférieur pelvien.

À partir du plexus hypogastrique inférieur (pelvien) se différencient le plexus vésical, le plexus prostatique et le plexus rectal.

L'innervation parasympathique assure une hypertonie du muscle détrusor et une hypotonie du muscle sphincter interne, le tout assurant une augmentation de la miction pour vidanger la vessie.

L'innervation sympathique assure une hypotonie du muscle détrusor et une hypertonie du muscle sphincter interne, le tout permettant une diminution de la miction pour éviter l'incontinence urinaire.

Auriculothérapie de base

Elle aide de manière remarquable au traitement de l'incontinence urinaire d'effort, permettant dans bon nombre de cas d'éviter ou de retarder la chirurgie.

En commençant du côté de la latéralité, elle propose la poncture bilatérale des sites (figure 36.2) :

- Vessie ;
- HA qui est devenu anormalement prédominant dans ce secteur ;
- Parasympathique pelvien (PSP) pour la même raison au niveau périphérique ;
- Lobe frontal : la maîtrise des sphincters est sous leur dépendance ;
- Oméga 2 : il peut être utile de le concerner pour retendre tout le tonus mésodermique, dont bénéficiera la vessie, sous la forme d'une syntonisation de son équilibre musculaire.

Personnalisation thérapeutique

Bilatéralement, en commençant du côté de la latéralité :

- s'il s'agit d'une femme en période ménopausique ou multipare, ajouter :
  - FSH/LH,
  - Plexi hypogastriques ;

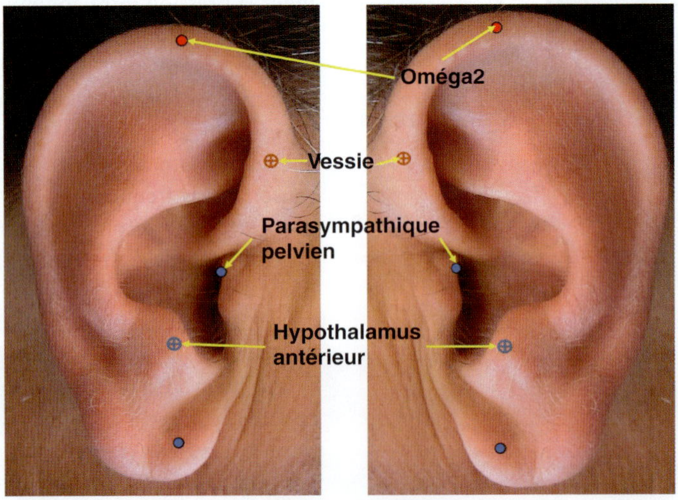

Figure 36.2. Auriculothérapie d'aide de l'incontinence urinaire d'effort.
Source : David Alimi.

- s'il s'agit d'un problème post-chirurgical :
  - jouer sur Corps calleux pour tonifier la musculature pelvo-vésicale ;
  - ajouter Oméga 1 pour favoriser une meilleure trophicité de la viscéro-cicatrice.

Calculs urinaires

Des calculs peuvent se former à un niveau quelconque du tractus urinaire et être la cause fréquente de douleurs, d'obstruction et d'infection secondaire.

Physiopathologie sommaire

L'uro- ou la néphrolithiase est liée à des facteurs favorisant la sursaturation des urines avec des sels constituant les calculs (excrétion excessive ou diurèse insuffisante), la présence de noyaux de cristaux préformés (acide urique), un déficit en inhibiteurs de la croissance cristalline.

La taille des calculs peut aller du cristal microscopique à la pierre de plusieurs centimètres de diamètre.

Les calculs sont soit silencieux, soit symptomatiques par des douleurs lombaires ou des coliques néphrétiques.

Les uretères, comme la plupart des formations endodermiques, sont inhibés par le sympathique et excités par le parasympathique.

En cas de calcul urinaire, un obstacle est créé à l'écoulement de l'urine. Par voie réflexe, un hyperpéristaltisme urétéral (hyperparasympaticotonie) s'instaure dans le but de lutter contre l'obstacle, ce qui augmente dans la plupart des cas un enclavement du calcul dans l'uretère.

Le traitement consiste donc à baisser le tonus parasympathique pour permettre à celui du sympathique de se rehausser, ce qui entraîne une baisse du péristaltisme urétéral et une urétéro-relaxation propres à favoriser un désenclavage du calcul et ensuite son élimination.

Une fois le diagnostic établi, l'auriculothérapie apporte une aide précieuse au traitement, voire règle le problème en permettant l'expulsion dans les meilleures conditions possible du ou des calculs.

Auriculothérapie de base

Le traitement consiste donc en la poncture du côté de la colique néphrétique de :

- HA : pour son action antispasmodique ;
- PSP : pour la même action à la périphérie ;
- Thalamus : la poncture unilatérale du thalamus a une action antalgique puissante du côté de la poncture.

Auparavant, il faudra transfixer avec une ou deux aiguilles extemporanées (aiguille stérile jetable ou ASJ) la zone mésonéphrotique, juste au-dessus de la vessie, en double sens en finissant par piquer la région musculo-lombaire.

Ces aiguilles extemporanées devront être laissées en place 30 à 45 minutes, puis retirées. Ces transfixions devront être répétées toutes les 24 ou 48 heures, jusqu'à l'expulsion du ou des calculs, ce qui se produit en général au bout du premier ou deuxième traitement.

Chapitre 37

Méthodologie de détermination des stratégies auriculothérapeutiques

Dans ce chapitre, nous faisons un synopsis des différentes stratégies auriculothérapeutiques en reformulant sur un mode synthétique le raisonnement du médecin auriculothérapeute, ce qui lui permettra d'ajuster précisément le type, l'intensité et la fréquence de ses traitements.

Les différents types de zones

Nous rappelons que « les points » ne sont pas des points, mais des zones volumétriques, activées ou non, enchâssées dans l'épiderme et le derme auriculaire. Ils représentent le ou les systèmes nerveux gérant la structure et/ou le fonctionnement du système, de la région, de l'organe ou du viscère correspondants. Certaines zones peuvent supporter l'affichage d'un ou plusieurs types de représentations. Les travaux de Claudie Terral et Pierre Rabischong, en 1986 et 1997, ont montré que ces zones pouvaient répondre à trois profils électriques caractéristiques (diode, thyristor, elliptique) d'intensité environ de 200 mA, avec des points satellites de 5 à 10 mA. Ces zones représentent le dépôt de signatures électriques précises des potentiels d'action émis par le site anatomique correspondant, et arrivées à leur destination à l'oreille, après avoir emprunté des itinéraires précis, obéissant à des lois neurophysiologiques précises.

J'ajoute que les différentes zones auriculaires peuvent supporter, de façon permanente ou intermittente, une ou plusieurs fonctions réflexes et thérapeutiques, du fait de l'organisation en réseau des systèmes nerveux gérant notre organisme, et du fait de sa configuration holographique du « tout dans le tout ».

« Points maîtres »

Ils correspondent aux gestions du système nerveux central (SNC) ou du système nerveux périphérique (SNP) mettant en œuvre au moins deux réseaux ou deux aires, jouant un rôle dominant dans le maintien des homéostasies centrales et/ou périphériques, et pouvant supporter ou avoir un rôle dans les comportements psychorelationnels et/ou psycho-affectifs. Ils supportent les auriculothérapies de type homéostasiques.

« Points d'organes ou de viscères »

Ils correspondent aux gestions sensitives, motrices d'un organe ou d'un viscère, jouant un rôle dominant dans le maintien de leur trophicité programmée et/ou induite et pouvant supporter ou avoir un rôle dans la gestion des informations esthésiques (douloureuses ou autres) de ces organes ou viscères. Ces zones d'organes ou de viscères supportent une auriculothérapie ponctuelle, basique dite de « consigne ».

« Points de fonctions »

Ils correspondent aux gestions fonctionnelles physiologiques des organes et/ou viscères jouant un rôle dominant dans l'adéquation de la fonction aux nécessités physiologiques et pouvant supporter ou avoir un rôle dans les stratégies thérapeutiques dites « de contrainte ».

« Points de système »

Ils correspondent aux gestions du maintien du rôle physiologique des différents systèmes jouant un rôle dominant dans les articulations des systèmes entre eux pour maintenir la structure en réseaux du SNC et SNP, et pouvant avoir ou supporter un rôle dans les stratégies thérapeutiques dites « réticulaires ».

« Points de régulation »

Ils correspondent aux gestions finales (abouties) des balances sensitivo-motrices et/ou neurovégétatives des différents secteurs, des différentes régions de l'organisme, jouant un rôle dominant dans le fonctionnement et la régulation sensitivo-moteurs et/ou neurovégétatifs de ces mêmes secteurs ou régions, une fois les différents arbitrages effectués, et pouvant avoir ou supporter un rôle dans les stratégies thérapeutiques dites « plexiques ».

« Points d'adaptation »

Ils correspondent à la gestion automatique, par action sur tous les leviers des grandes boucles de rétro-action et d'anté-action de l'organisme, des grands équilibres gestionnels et entropiques de l'organisme. Ils participent aux stratégies thérapeutiques dites « cybernétiques ».

« Points commissuraux »

Ils correspondent à la gestion des synchronisations et des syntonisations interhémisphériques de toutes les fonctions essentielles de notre organisme, dans le but d'harmoniser nos deux hémicorps. Ils jouent également un rôle important dans le réglage des différentes fréquences opérationnelles de fonctionnement des rouages physiologiques. Ils participent aux stratégies thérapeutiques dites « de résonance ».

Les différents types de requêtes

Requête auriculothérapeutique de consigne

Lorsque l'on veut demander au cerveau de mobiliser le maximum de ses ressources gestionnelles, pour tenter à nouveau (après que le cerveau l'a déjà fait) de s'opposer à l'installation d'une pathologie, tout en orientant le type et la nature de la mise en œuvre thérapeutique. Il s'agit de la stratégie auriculothérapeutique courante, classique.

Exemples :

- douleurs dentaires (figure 37.1) ;
- ptose de la paupière supérieure, avec larmoiement, après traumatisme (figure 37.2).

Requête auriculothérapeutique de contrainte

Lorsqu'on estime que l'on peut interférer avec les stratégies gestionnelles du système nerveux, en tentant de lui intimer une ou plusieurs requêtes, pour modifier ou tenter de modifier un état clinique, pathologique, mais admis par le système nerveux parce que devenu résident, bien que l'ayant obligé à s'adapter par modifications en cascades.

Exemple : pour l'impuissance associée à l'anxiété, une des requêtes sera bilatéralement, en commençant du côté opposé à la latéralité, Cosmonaute, *Folliculo-stimulating hormone/luteinizing* hormone (FSH/LH), Corps calleux.

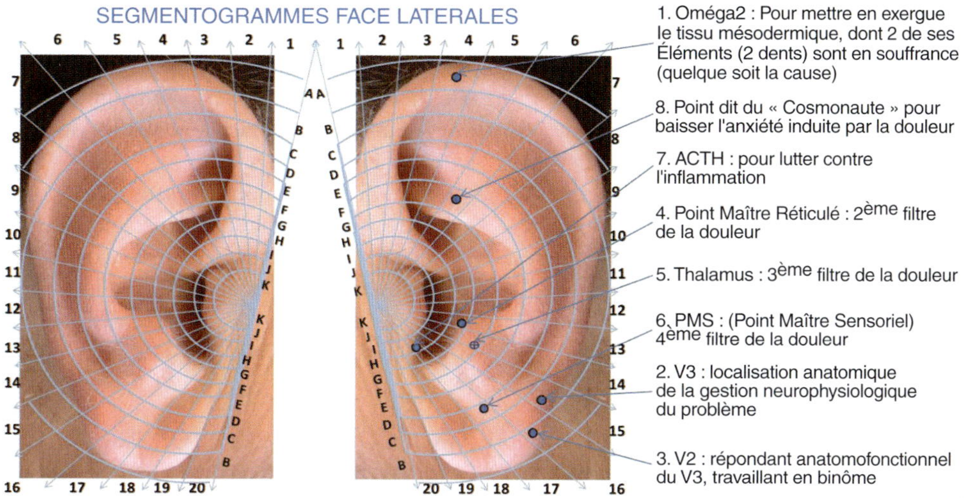

Figure 37.1. Exemple d'une auriculothérapie de consigne pour une douleur dentaire.
Source : David Alimi.

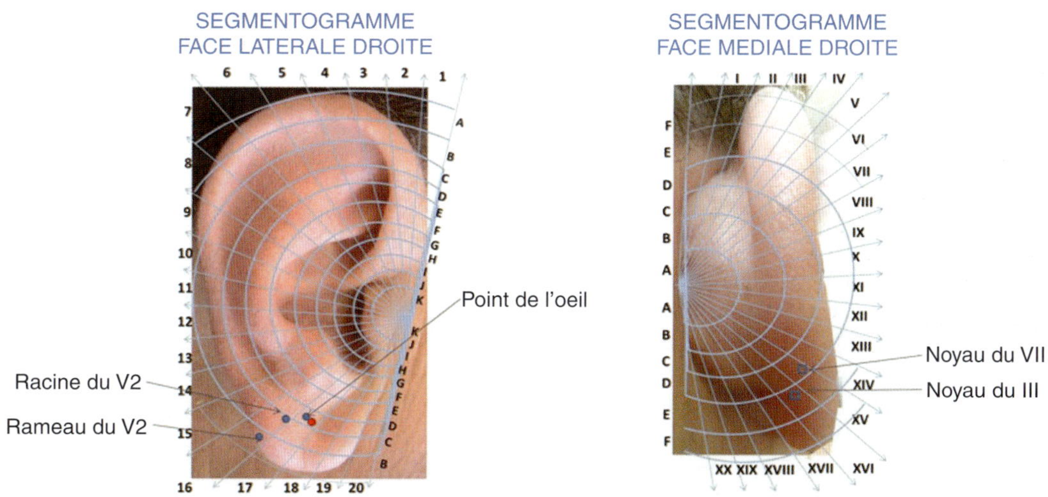

Figure 37.2. Exemple d'une auriculothérapie de consigne pour une ptose de la paupière supérieure.
Source : David Alimi.

Requête auriculothérapeutique homéostasique

Lorsque l'on pense qu'il est souhaitable de revenir à la meilleure homéostasie possible (loi de Kahler), lorsque l'on pense que la symptomatologie est due à un dérèglement fonctionnel (colopathie fonctionnelle, diarrhée non infectieuse ou constipation, pollakiurie de stress, dyspnée *sine materiae*, hypertonie ou contractures musculaires de stress, accentuation du tremblement physiologique, etc.), par dérive progressive soit des latences neurovégétatives (avance ou retard de phases), soit des intensités neurovégétatives (hyper- ou hypostimulation), soit des couplages sensitivo-moteurs (désynchronisation des circuits de Renshaw, des circuits ostéo-tendineux).

Exemples :

- pollakiurie de stress : bilatéralement, en commençant du côté de la latéralité, Vessie, Parasympathique pelvien, Épiphyse, Rein ;
- accentuation du tremblement physiologique : bilatéralement, en commençant du côté opposé à la latéralité, Oméga 2, Cervelet, Épiphyse.

Auriculotherapies spéciales

Auriculothérapie ponctuelle, basique, de consigne

Elle permet la sollicitation d'un organe, d'un viscère isolément, en le sortant artificiellement de son réseau, parce que porteur d'une pathologie propre, pour tenter de susciter sa réparation. Elle peut permettre aussi de traiter une zone faisant partie d'un groupe de points d'un programme thérapeutique, pour susciter une réparation, en général de niveau élémentaire organique ou fonctionnelle.

Exemples :

- un traumatisme aigu d'un doigt avec une douleur consécutive : son auriculothérapie ponctuelle, basique sera, notamment (du côté atteint), point maître de la main (PMM) sensitif et/ou moteur, point maître réticulaire (PMR), adrénocorticotropine hypophysaire (ACTH) ;
- une colite néphrétique d'inauguration : son auriculothérapie ponctuelle, basique sera, notamment (du côté atteint), Oméga 2, Mésonéphros minéralo-urétique, Rein, Parasympathique pelvien, Thalamus.

Auriculothérapie plexique

Elle permet la sollicitation d'une ou plusieurs commandes plexiques, d'un ou plusieurs métamères, afin de susciter un rééquilibrage fonctionnel périphérique direct ou central indirect. Ce rééquilibrage permet une remise en balance neurovégétative ou sensitivo-motrice du ou des métamères concernés.

Exemples :

- une névralgie cervico-brachiale de topographie difficile ou pluritronculaire : son auriculothérapie plexique sera, notamment (du côté atteint), Plexus brachial, PMR et/ou Thalamus, ACTH ;
- une diarrhée motrice (sans cause organique retrouvée) : son auriculothérapie plexique sera, notamment (bilatéralement en commençant du côté opposé à la latéralité), Plexus mésentérique supérieur, Plexus mésentérique inférieur, Oméga 1, Épiphyse.

Auriculothérapie réticulaire

Elle permet la sollicitation thérapeutique par la mise en action d'un ou plusieurs réseaux neurologiques, d'une ou plusieurs aires cérébrales ou d'un ou plusieurs métamères, afin de susciter un rééquilibrage homéostasique fondamental central et/ou périphérique. Ce rééquilibrage permet une resyntonisation des aires associatives.

Exemples :

- un trouble obsessionnel compulsif : son auriculothérapie réticulaire sera, notamment (bilatéralement en commençant du côté opposé à la latéralité), Lobe frontal, Lobe temporal, Oméga 2, Épiphyse ;
- une gaucherie contrariée : son auriculothérapie réticulaire sera (notamment) sur le pavillon gauche, PMS, Hippocampe, Corps calleux et sur le pavillon droit, Corps calleux.

Auriculothérapie cybernétique

Elle permet la sollicitation thérapeutique par la mise en action des boucles biochimiques et nerveuses, soit en rétro-action, soit en anté-action, afin de susciter la meilleure gestion possible de l'entropie (loi de Rudolf Clausius) pour le maintien de la meilleure stabilité des systèmes (loi de Kahler), en respectant la loi de la complexité indispensable.

Exemples :

- séquelles d'accident vasculaire cérébral (AVC) : une auriculothérapie cybernétique sera, notamment, bilatéralement, en commençant sur le

pavillon correspondant à l'atteinte vasculaire, Oméga, point maître sensoriel (PMS) sensitif, PMS moteur, Oméga ;
- arthropathie chronique dégénérative : une auriculothérapie cybernétique sera, notamment, uni- ou bilatéralement, Oméga 1, Oméga 2, point de synthèse ou PS (ou Plexus thymique s'il existe une contre-indication), Oméga.

Auriculothérapie neuromédiatique

Elle permet la sollicitation thérapeutique par la mise en action des harmoniques neuromédiatiques, afin de susciter la meilleure syntonisation des facteurs neurobiochimiques, pour la meilleure gestion des fonctions cognitives et des comportements, en respectant la loi de Kahler et des énergies nerveuses spécifiques.

Exemples :
- mise en œuvre des circuits acétylcholinergiques : aide dans la maladie d'Alzheimer, bilatéralement en commençant sur le pavillon gauche, Hypothalamus antérieur (HA), Hippocampe, PMS sensitif et moteur, PS (ou Plexus thymique si contre-indication) ;
- mise en œuvre des circuits dopaminergiques : aide dans la maladie de Parkinson, bilatéralement en commençant sur le pavillon gauche, HA, Tronc cérébral (TC) sensitif et moteur, PMS moteur, PS (ou Plexus thymique si contre-indication).

Auriculothérapie de résonance

Elle permet la sollicitation thérapeutique par la mise en action des résonances intra- ou intermétamériques, pour susciter une resynchronisation fonctionnelle de leurs différents éléments constitutifs, en jouant sur la loi de convergence de Kahler ou sur les fibres associatives intermétamériques, et sur les réglages fréquentielles.

Exemples :
- lombalgies induites par une colopathie : bilatéralement en commençant sur le pavillon gauche, Côlon sensitif et moteur, Parasympathique pelvien, L5 vertébromère, PMR, Commissure blanche antérieure (CBA) ;
- métrorragies induites par une cystite : bilatéralement en commençant du côté de la latéralité, Vessie, Parasympathique pelvien, Utérus, PMR, Corps calleux.

Chapitre 38

Auriculocybernétique

Parmi les auriculothérapies spéciales précédemment développées, une d'entre elles mérite un développement particulier, du fait de son importance et de ses implications dans la pratique quotidienne de l'auriculothérapeute : il s'agit de l'auriculocybernétique.

Définition et notions générales

La cybernétique vient du grec *kubernêsis* qui veut dire gouverner un vaisseau, en compensant les déviations et les dérives pour rester sur la route programmée. C'est la science du contrôle des systèmes, vivants ou non vivants, fondée en 1948 par le mathématicien américain Norbert Wiener.

Une société, un réseau d'ordinateurs, une machine, une entreprise, une cellule, un organisme, un cerveau, un individu, un écosystème, etc. peuvent être considérés comme des « systèmes ».

Il s'agit d'un ensemble d'éléments en communication interactive (échanges de matière, d'énergie, d'information), intégrant des changements d'état ou d'action. Ces interactions donnent à l'ensemble des propriétés que ne possèdent pas les éléments pris séparément : « le tout est supérieur à la somme des parties » (comme un hologramme).

Les éléments d'un système sont en interaction permanente réciproque, c'est-à-dire que l'action d'un élément A sur un autre B entraîne, en retour, une réponse (rétro-action ou *feed-back*) du second élément vers le premier : il s'agit d'une boucle de rétro-action ou de *feed-back*. Lorsqu'une variation de la valeur de A produit une variation dans le même sens de la valeur de B, le système est amplificateur et la boucle est dite positive : le plus appelle le plus et le moins appelle le moins. Il y a donc amplification de la tendance.

Dans une boucle négative, la variation négative de A fait augmenter B et, en retour, l'augmentation de B fait diminuer A (par exemple, un radiateur électrique possède une résistance et un thermostat : l'augmentation de la chaleur déclenche la coupure du thermostat, qui provoque en retour la baisse de la température, qui conduira à son tour la réouverture du thermostat).

Pour être équilibré dans le temps, un système doit s'autoréguler : une tendance dans un sens entraîne les conditions de la tendance inverse, les boucles doivent être négatives. Nos cellules, tissus, organes, organismes en sont des exemples. Notre cerveau est à part, en ce sens qu'il possède la propriété de modifier le sens de ses boucles au fil des circonstances.

Wiener pensait que la thermodynamique est la science qui s'apparente le plus à la cybernétique. Rudolf Clausius, dans les années 1850, développe le concept d'entropie et en 1894, Ludwig Boltzmann relie entropie et information : l'entropie, c'est l'information manquante !

La cybernétique étudie le maintien de l'homéostasie (morphostase) par autorégulation.

L'évolution des systèmes et la création de nouvelles structures (morphogenèse) se rapprochent des travaux sur les structures dissipatives d'Ilya Prigogine, où il y a émergence d'un nouvel équilibre à partir d'un déséquilibre.

C'est ainsi qu'a émergé ce que l'on appelle « la loi de la variété indispensable ». Elle se décompose comme suit :

- la complexité (variété) d'un système dépend de la variété (complexité) de ses états différents ;
- lorsque plusieurs systèmes fusionnent, leurs variétés (ou complexités) ne s'additionnent pas, elles se multiplient ;
- pour contrôler un système, il faut associer un autre système, qui devra maintenir aussi faible

que possible la variété (complexité) des résultats (ou objectifs).

L'équation de cette loi s'écrit ainsi :

$$Vo \geq V / Vc$$

Où :

- Vo = variété (complexité) des objectifs (des résultats du nouveau système) ;
- V = variété (complexité) du système à gérer, c'est-à-dire du système initial ;
- Vc = variété (complexité) du système de contrôle.

Ainsi, la complexité du système initial sera toujours inférieure ou égale au produit du nouveau système par le système de contrôle.

Rapportées à la neurophysiologie, les boucles cybernétiques ont pour rôle d'assurer la meilleure intégration possible des informations sensitives, sensorielles et motrices, centrales (substance grise dans le cerveau, le tronc cérébral et la moelle épinière) et périphériques (tous les nerfs et leurs plexi), puis de les injecter dans une boucle de rétro-action, afin de gérer des systèmes complexes, pour la meilleure performance possible.

Les systèmes neurophysiologiques sont des structures interconnectées et intra-organisées : la variation d'un seul élément entraîne, en l'absence de compensation, la modification fonctionnelle de tout le système. L'action cybernétique aboutit soit à une variation programmée par le système, soit à une correction de variation aléatoire, afin d'assurer la stabilité relative et fluctuante du système (homéostasie).

Le cerveau organise ses voies en boucles – en amont, de rétro-action *(feed-back)* et en aval, de reformatage *(feedforward)* –, à partir de relais synaptiques (orientation et transmission des influx et instructions) en procédant soit à partir d'engrammes (programmes pré-établis), soit à partir d'instructions génétiques, soit par constructions régulières et successives, soit, enfin, à partir de macro-commandes issues d'un ou de plusieurs systèmes.

En cas de perturbations, un organe comparateur, recevant le *feed-forward*, capable d'intégration, envoie un signal rétrograde compensateur *(feed-back)*, afin de compenser la perturbation intercurrente.

Cette organisation existe à tous les niveaux du névraxe depuis la périphérie jusqu'aux centres.

Elle est soumise aux grandes lois du cerveau :

- loi d'Otto Kahler ;
- loi des énergies nerveuses spécifiques ;
- loi de John Hilton ;
- loi de Weber-Fechner ;
- loi de Rudolf Clausius (entropie) ;
- loi de Donald Hebb ;
- loi de la cybernétique (loi de la variété indispensable, qui intègre, *de facto*, toutes les autres lois).

Ceci va permettre de syntoniser toutes les actions du système nerveux central (SNC) et du système nerveux périphérique (SNP) dans une cohérence cybernétique, donnant la possibilité au cerveau de rester ou de revenir constamment à la dernière bonne configuration connue.

Les neurorouages, eux, supportés par les grandes voies de connexions intra- et intercérébrales, alimentés par les grands systèmes de rétroaction (diffus pour certains et ramassés pour d'autres) vont servir de voies stratégiques de passage et de traitement des informations.

En appliquant toutes ces notions à l'auriculothérapie, nous vous proposons un nouveau concept : l'auriculocybernétique qui permet de faire l'économie de points, tout en restant efficace et en sollicitant la réactivité des systèmes de notre organisme, ce qui enclenchera des modalités thérapeutiques de haut niveau.

Auriculothérapie cybernétique en neurologie

Pathologies douloureuses

Nous les subdiviserons en céphaliques, somatiques, sympathiques et fantômes.

Pathologies douloureuses céphaliques

- Vo = V/Vc
- Vo = sédation de la douleur
- V = fluctuation intensité de la douleur
- Vc = filtre de la douleur

Traduction auriculothérapique :

- V1, V2 ou V3 ;
- Épiphyse ou facteur de fluctuation ;
- point maître réticulaire (PMR) ou Thalamus ou point maître sensoriel (PMS).

Pathologies douloureuses somatiques

- Vo = V/Vc
- Vo = sédation de la douleur
- V = fluctuation intensité douleur
- Vc = filtre de la douleur
  Traduction auriculothérapique :
- PMS ;
- Épiphyse ou plexus d'étage ;
- PMR ou Thalamus ou PMS en criblage (deux aiguilles).

Pathologies douloureuses sympathiques

- Vo = V/Vc
- Vo = sédation de la douleur
- V = fluctuation intensité douleur
- Vc = filtre de la douleur
  Traduction auriculothérapique :
- Ganglion stellaire ou Ganglion sympathique lombaire supérieur ;
- Épiphyse ou Plexus d'étage ou PMS ;
- Thalamus.

Pathologies douloureuses fantômes

- Vo = V/Vc
- Vo = sédation de la douleur
- V = fluctuation intensité flux vasculaire
- VC = filtre de la douleur
  Traduction auriculothérapique :
- Plexus brachial ou Plexus lombaire ;
- Oméga 2 ou Hypothalamus postérieur (HP) ou Médullo-surrénale ;
- Thalamus ou PMS.

Pathologies du sommeil : les insomnies

- Vo = V/Vc
- Vo = rétablissement veille/sommeil
- V = fluctuation vigilance
- Vc = systèmes d'éveil
  Traduction auriculothérapique :
- Réticulée ;
- PMS moteur ;
- PMS ou Réticulée en criblage (deux aiguilles).

Pathologies neurovasculaires : séquelles d'accident vasculaire cérébral

- Vo = V/Vc
- Vo = rétablissement communication neuronale
- V = incapacitance
- Vc = systèmes pyramidal et extrapyramidal
  Traduction auriculothérapique :
- Oméga ;
- PMS moteur ;
- PMS moteur en criblage (deux aiguilles) ;
- ou point de synthèse (PS) s'il n'existe pas de contre-indication.

Pathologies du mouvement

- Vo = V/Vc
- Vo = rétablissement dextérité
- V = variation des trajectoires
- Vc = systèmes pyramidal et extrapyramidal
  Traduction auriculothérapique :
- Oméga 2 ;
- Cervelet ;
- PMS moteur (éventuellement en criblage si l'intensité est élevée).

Auriculothérapie cybernétique en rhumatologie

Arthropathie chronique dégénérative

- Vo = V/Vc
- Vo = eutrophie du cartilage
- V = dégénérescence du cartilage
- Vc = synthèse du cartilage
  Traduction auriculothérapique :
- Oméga 2 ;

- Oméga 2 (donc criblage) ;
- PS en l'absence de contre-indication, sinon Plexus thymique.

Rhumatismes non articulaires

- Vo = V/Vc
- Vo = eutrophie du mésoderme
- V = douleurs
- Vc = anti-inflammatoire
 Traduction auriculothérapique :
- Oméga 2 ;
- PMR ;
- Adrénocorticotropine hypophysaire (ACTH).

Maladies systémiques

- Vo = V/Vc
- Vo = rétablissement immun normale
- V = augmentation de l'entropie
- Vc = *statu quo* génétique
 Traduction auriculothérapique :
- Oméga 2 en criblage (deux aiguilles) ;
- HP ;
- PMS.

Auriculothérapie cybernétique en gastro-entérologie

Affections sus-mésocoliques

- Vo = V/Vc
- Vo = rétablissement fonctionnel
- V = dysautonomie
- Vc = retour balance végétative
 Traduction auriculothérapique :
- Oméga 1 ;
- Parasympathique crânien ;
- Épiphyse.

Affections sous-mésocoliques

- Vo = V/Vc
- Vo = rétablissement fonctionnel
- V = dysautonomie
- Vc = retour balance végétative
 Traduction auriculothérapique :
- Oméga 1 ;
- Parasympathique pelvien ;
- Épiphyse.

Auriculothérapie cybernétique en oto-rhino-laryngologie

Pathologies de l'audition

- Vo = V/Vc
- Vo = rétablissement fonctionnel
- V = vieillissement
- Vc = frein de l'entropie
 Traduction auriculothérapique :
- Cochlée (point maître de la « ligne des sons ») ;
- HP ;
- PS (en l'absence de contre-indication, sinon Plexus thymique).

Pathologies de l'équilibre

- Vo = V/Vc
- Vo = rétablissement fonctionnel
- V = vieillissement
- Vc = frein de l'entropie
 Traduction auriculothérapique :
- Vestibule ;
- HP ;
- Corps calleux.

Auriculothérapie cybernétique en ophtalmologie

Pathologies optiques

- Vo = V/Vc
- Vo = rétablissement fonctionnel
- V = vieillissement
- Vc = frein de l'entropie

Traduction auriculothérapique :

- PMS ;
- HP ;
- Épiphyse.

Pathologies des liquides

- Vo = V/Vc
- Vo = rétablissement fonctionnel
- V = rythme des sécrétions
- Vc = euthymie du sympathique oculaire

Traduction auriculothérapique :

- PMS ;
- Épiphyse ;
- Point dit merveilleux (ganglion sympathique cervical supérieur).

Auriculotherapie cybernétique en dermatologie

Pathologies dermatologiques

- Vo = V/Vc
- Vo = eutrophie peau
- V = perturbation renouvellement
- Vc = homéostasie

Traduction auriculothérapique :

- PMR ;
- Oméga ;
- Point de synthèse (ou Plexus thymique si contre-indication).

Pathologies systémiques dermato-expressives

- Vo = V/Vc
- Vo = déconnecter peau
- V = endodermisation peau
- Vc = homéostasie

Traduction auriculothérapique :

- PMR ;
- Oméga 1 ;
- Oméga.

Auriculothérapie cybernétique en uro-néphrologie

Pathologies sécrétoires

- Vo = V/Vc
- Vo = filtration rénale améliorée
- V = désynchronisation filtration
- Vc = homéostasie

Traduction auriculothérapique :

- Rein ;
- Oméga 2 ;
- Oméga 1.

Pathologies excrétoires

- Vo = V/Vc
- Vo = équilibre hydrique amélioré
- V = désynchronisation excrétion
- Vc = homéostasie

Traduction auriculothérapique :

- Rein ;
- Mésonéphros ;
- Oméga 1.

Auriculothérapie cybernétique en gynécologie

Pathologies cycliques

- Vo = V/Vc
- Vo = rétablissement du rythme
- V = désynchronisation hormonale
- Vc = retour à homéostasie

Traduction auriculothérapique :

- Épiphyse ;
- Hypophyse ;
- Hypothalamus antérieur (HA).

Pathologies non cycliques

- Vo = V/Vc
- Vo = rétablissement homéostasie
- V = désynchronisation tissulaire

- Vc = normalisation des mitoses
Traduction auriculothérapique :
- Épiphyse ;
- Oméga 2 ;
- PS ou Plexus thymique en cas de contre-indication.

Auriculothérapie cybernétique en cardiologie

Pathologies vasculaires

- Vo = V/Vc
- Vo = oxygénation tissulaire
- V = insuffisance de perfusion
- Vc = vasodilatation
Traduction auriculothérapique :
- Cœur moteur droit et gauche ;
- Oméga 2 ;
- HA.

Pathologies musculaires

- Vo = V/Vc
- Vo = force musculaire cardiaque
- V = insuffisance musculaire
- Vc = disponibilité du glucose
Traduction auriculothérapique :
- Oméga 2 ;
- Cœur moteur droit et gauche ;
- Foie/voies biliaires/pancréas.

Pathologies rythmiques

- Vo = V/Vc
- Vo = synchronisation rythmique
- V = commande et exécution rythmique
- Vc = syntonisation autonomique
Traduction auriculothérapique :
- Oméga ;
- Épiphyse et Oméga 2 ;
- HP.

Auriculothérapie cybernétique en pneumologie

Pathologies obstructives

- Vo = V/Vc
- Vo = bronchodilatation
- V = perte ou diminution de l'élasticité des bronches
- Vc = contrôle sympathique
Traduction auriculothérapique :
- Plexus broncho-pulmonaire (PBP) ;
- Oméga 1 ;
- HP ou point dit merveilleux.

Pathologies restrictives

- Vo = V/Vc
- Vo = capacité respiratoire
- V = oxygénation tissulaire
- Vc = efficience pulmonaire
Traduction auriculothérapique :
- PBP ;
- Oméga 1 ;
- PS (en cas de contre-indication, Plexus thymique).

Chapitre 39

Ordre de réalisation des stratégies thérapeutiques

Rappel des ordres généraux

Hiérarchie neurophysiologique ascendante (du moins vers le plus)

Il s'agit de l'ordre physiologique de mise en importance des rôles joués par les différentes organisations neuroanatomiques (encadré 39.1).

Ordres spatio-temporels des métamères

Il s'agit de la puissance progressive, de la périphérie vers le centre, des arrangements anatomiques fonctionnels (encadré 39.2).

Encadré 39.1

Physiologie

Motricité involontaire (extrapyramidale) – Végétativités : parasympathique, sympathique – Sensibilités – Motricité volontaire (pyramidale) – Système immunitaire – Système limbique – Cortex cérébelleux – Cortex cérébral

Encadré 39.2

Physiologie

Dermomères – Musculomères – Articulomères (ligamentomères, tendinomères) – Radiculomères sensitifs – Radiculomères moteurs – Gangliomères ou plexi – Parasympathomères – Sympathomères – Vasculomères (artériels, veino-lymphatiques) – Myélomères sensitifs – Myélomères moteurs – Neuromères

Ordres auriculothérapeutiques

Il s'agit des ordres de traitement en fonction de la nature des pathologies.

Pathologies mécaniques

- En cas de souffrance équi-bilatérale, commencer à traiter du côté de la latéralité. Si cette souffrance équi-bilatérale injecte des circuits affectifs, commencer à traiter du côté opposé à la latéralité.
- En cas de souffrance bilatérale asymétrique, commencer à traiter du côté le plus souffrant.
- En cas de souffrance unilatérale, commencer à traiter du côté souffrant. Si cette souffrance unilatérale injecte des circuits affectifs, ajouter une touche « limbo-apaisante » : par exemple, Rhinencéphale ou Cosmonaute ou Thalamus, selon la nature de la souffrance.

Pathologies limbiques ou à consonance limbique

Commencer par traiter l'hémisphère droit (sur pavillon gauche) puis l'hémisphère gauche (sur pavillon droit), quelle que soit la latéralité. S'il s'agit d'un gaucher, ajouter la Commissure habénulaire droite (sur pavillon gauche).

Pathologies mémorielles

Faire la stratégie décidée en fonction de la sémiologie, puis, si l'anamnèse est supérieure à

L'auriculothérapie médicale

6 ou 7 mois, ajouter Hippocampe gauche (sur le pavillon droit). Si l'anamnèse est inférieure à 6 ou 7 mois, ajouter Hippocampe droit (sur le pavillon gauche).

Pathologies traumatiques

Siégeant du côté de la latéralité

- Sans consonance limbique : faire la stratégie imposée par la sémiologie et ajouter Corps calleux du côté de la latéralité (par exemple, sur le pavillon droit pour un droitier).
- Avec consonance limbique : faire la stratégie imposée par la sémiologie et ajouter Corps calleux du côté opposé à la latéralité (par exemple, sur le pavillon gauche pour un droitier).

Siégeant du côté opposé à la latéralité

- Sans consonance limbique : faire la stratégie imposée par la sémiologie et ajouter Corps calleux du côté opposé à la latéralité (par exemple, sur le pavillon gauche pour un droitier).
- Avec consonance limbique : faire la stratégie imposée par la sémiologie et ajouter Corps calleux du côté de la latéralité (par exemple, sur le pavillon droit pour un droitier).

Pathologies immunitaires

- Si l'anamnèse est supérieure à 6 mois, faire la stratégie imposée par la sémiologie et ajouter Hippocampe et Commissure blanche postérieure (CBP) gauches (sur pavillon droit).
- Si l'anamnèse est inférieure à 6 mois, faire la stratégie imposée par la sémiologie et ajouter Hippocampe et Corps calleux droits (sur pavillon gauche).

Pathologies induites

Médicales

Suivre les mêmes ordres que pour les pathologies non induites ci-dessus et :

- pour les pathologies du côté de la latéralité : ajouter le point maître sensoriel (PMS) si l'induction a été faite en périphérie (par exemple, sur le pavillon droit pour un droitier), ou ajouter Hypothalamus postérieur (HP) si l'induction a été faite en central (par exemple, sur le pavillon droit pour un droitier) ;
- pour les pathologies du côté opposé à la latéralité : ajouter point maître réticulaire (PMR) si l'induction a été faite en périphérie (par exemple, sur le pavillon gauche pour un droitier), ou ajouter Oméga 2 si l'induction a été faite en central (par exemple, sur le pavillon gauche pour un droitier) ;
- pour les pathologies bilatérales : ajouter Épiphyse bilatéralement, en commençant du côté opposé à la latéralité.

Chirurgicales

Suivre les mêmes ordres que pour les pathologies non induites et ajouter PMS moteur du côté de la pathologie, pour toutes les pathologies quelle que soit la latéralité.

Pathologies mosaïformes

Suivre les mêmes ordres que pour les pathologies non induites vues plus haut et ajouter PMS bilatéralement quels que soient le côté lésé et la latéralité.

VII
Minutes de cours

Chapitre 40

Recueil de dialogues singuliers

Il s'agit de réponses auriculothérapeutiques pouvant être apportées à quelques questions de clinique particulière et de certains dialogues singuliers entre mes élèves et moi, concernant des aspects pratiques, techniques ou physiopathologiques.

Je veux remercier ici tous mes élèves qui m'ont, de près ou de loin, apporté leur aide décisive en recueillant scrupuleusement dans leurs notes la plupart des questions et réponses qui ont émaillé les nombreux cours partagés ensemble :

- le docteur Martine Deloix Vericel, une de mes premières élèves, compagnon de tous les rails, même les plus tordus, que nous avons dû prendre pour conduire le train de l'auriculothérapie toujours le plus loin possible. Elle a fidèlement recueilli toutes les réponses que j'ai dû faire aux questions pertinentes des premiers médecins qui ont eu l'intelligence d'approcher l'auriculothérapie. Mes remerciements et ma reconnaissance sont constants et elle restera une compagne de route et une amie jusqu'à la fin ;
- le docteur Michel Bloch, un autre de mes élèves des promotions suivantes, dont j'ai le souvenir d'un homme intelligent, toujours aimable, perspicace, répondant justement à bon nombre des questions que je posais à mon auditoire. Il a, lui aussi, recueilli et colligé fidèlement et intelligemment toutes les réponses que j'ai faites aux élèves de sa promotion. Michel Bloch est maintenant malheureusement décédé, prématurément. C'est Myriam, son épouse, elle aussi élève, qui m'a gentiment remis ses cahiers. Je l'en remercie profondément. Michel aura gravé dans ma mémoire le souvenir indélébile de l'ami qu'il était devenu. Je lui rends sincèrement hommage ;
- le docteur Léopold Khun, un de mes élèves suisses, a eu la patience de recueillir mes propos lors des cours donnés à Genève. Je veux lui dire tous mes remerciements et ma reconnaissance ;
- le docteur Levio Cappello, un de mes élèves italiens, a été celui qui a recueilli tous mes propos, lors des cours faits en Italie à Turin. Je veux, ici, l'en remercier vivement et lui dire combien j'ai apprécié ce travail fastidieux et fidèle. Il a toute mon affection et ma reconnaissance ;
- le docteur Graziella Pacetti, une de mes élèves suisses, a bien voulu assurer la traduction en français des recueils italiens initiaux, effectués par le Dr Levio Capello. Sa maîtrise de l'italien et du français a été un atout décisif dans ce travail laborieux, précis et fidèle. La syntaxe, la grammaire et le vocabulaire de chaque langue ont exigé d'elle une vigilance permanente pour garder le sens initial de mes propos. Je veux lui dire mes remerciements les plus vifs et les plus sincères pour ce travail qu'elle a accepté de faire au nom de notre amitié, ce qui n'a fait que la renforcer.

Enfin ma reconnaissance serait incomplète, si je ne disais pas combien tous les élèves que j'ai eu pendant les 25 ans de mon enseignement à la faculté de médecine de Paris m'ont apporté leur encouragement, leur soutien, leur amitié et leur énergie. Je ne sais pas si sans eux, j'aurai résisté à toutes les tempêtes qui ont soufflé sur le dos de notre discipline ! Je ne peux donc tous les citer, mais je veux nommer particulièrement : Sabine Brulé, Richard Véricel, Sophie Manuel, Jean-Luc Lemire, Hubert Gresser, Véronique Bastin, Christine Pailler, Florence Weill, Mireille Cherqui, Pierre Bréchet, Jacques Chelly et Claire-Marie Rangon (à qui a échu la lourde tâche de continuer à faire vivre l'auriculothérapie à l'université).

Je veux leur dire, à tous, aussi à ceux que j'ai pu oublier de citer, du fond de mon cœur, merci.

Avertissement

Les propositions auriculothérapeutiques indiquées et développées dans ce livre ne sont que l'expression de stratégies moyennes, déduites d'une longue expérience clinique, en conformité avec un raisonnement neurophysiologique strict, condition *sine qua non* du basis scientifique de l'auriculothérapie. Elles ne sont donc que des orientations thérapeutiques, parmi d'autres, ayant le plus de chances de couvrir les différentes pathologies, tout en ayant fait la preuve de leur efficacité.

L'ordre de pratique des zones auriculothérapeutiques est important. Il est absolument à suivre pour espérer une réponse thérapeutique optimale.

Question : Que sont les plexi spinaux ?

Réponse : Il est à noter qu'on passe directement des membres supérieurs à la région ilio-inguinale, du fait qu'il n'existe aucun plexi « intermédiaires » entre ces deux zones ; en revanche, c'est justement dans cet intervalle anatomique que se situent les nerfs thoraciques rachidiens ou nerfs spinaux intercostaux. Donc en dessus et en dessous de T2 à T12, ce sont les plexi qui assurent l'innervation. Souvent, on commet des erreurs stratégiques d'auriculothérapie lorsqu'on ne prête pas attention à cette particularité anatomique fondamentale.

Question : Comment débloquer une parésie du nerf spinal ?

Réponse : On peut tenter de débloquer, au moins partiellement, une parésie du nerf spinal, après curage jugulo-carotidien ou occipito-cervical postérieur, en piquant le radiculomère C4 à l'aide d'une seule aiguille, alors qu'aucune autre technique chirurgicale ou médicamenteuse n'existe pour sortir de ce problème.

Question : Comment bien repérer les dermatomes antérieurs et postérieurs ?

Réponse : Sur un individu debout, les métamères postérieurs sont plus hauts que les métamères antérieurs, et ils remontent obliquement vers le centre de la colonne vertébrale. Pour les horizontaliser et bien les repérer, il faut demander au patient de se fléchir à 90° en avant en maintenant le dos droit.

Question : Auriculothérapie ou neuro-auriculothérapie ?

Réponse : Certains confondent l'auriculothérapie avec la stimulation de certains points des « méridiens » acupuncturaux passant par l'oreille, mais elle n'a que des similitudes apparentes avec l'acupuncture chinoise. Au lieu d'agir sur différents points du corps pour « harmoniser les courants énergétiques de l'organisme », selon la théorie chinoise, l'auriculothérapie, par une stimulation de points spécifiques de l'oreille, peut influencer des zones spécifiques du système nerveux central. Ces zones sont alors incitées à se mobiliser, pour revenir à la meilleure dernière configuration homéostasique possible.

L'oreille, en raison de son innervation privilégiée (V3, VII, IX, X, PCS), est reliée au cerveau en mode bidirectionnel, et profite ainsi d'un échange continu d'informations entre le cerveau et les organes et divers systèmes périphériques. Ces évidences ont été démontrées grâce à des explorations scientifiques : IRM fonctionnelle, thermographie, EEG.

Vous comprenez que l'auriculothérapie est basée sur un diagnostic clinique précis, qui doit être ensuite « transducté » en son équivalent neurophysiopathologique, ce qui permettra de construire une stratégie thérapeutique.

Ce qui implique, *de facto*, que cette discipline ne soit pratiquée, formellement, que par des docteurs en médecine, spécialisés !

Les pavillons auriculaires se comportent ainsi comme des écrans tactiles, où tout événement signifiant s'affiche sous la forme : soit d'une modification morphologique du revêtement ecto-mésodermique, soit d'une modification des potentiels électriques de surface. Le pianotage thérapeutique sur ces zones affichées permet, chaque fois que possible, d'inciter les réseaux neuronaux du système nerveux (central et périphérique) d'œuvrer pour revenir à la meilleure dernière bonne configuration homéostasique possible (une des lois d'Otto Kahler).

Question : Comment se passe une séance d'auriculothérapie ?

Réponse : Un bon auriculothérapeute est avant tout un bon médecin ! Comme je vous l'ai déjà dit : il est indispensable d'approcher le diagnostic clinique le plus précis possible. Il faudra ensuite rechercher, sur un ou les deux pavillons auriculaires, l'affichage correspondant qui aura pu s'individualiser, comme indiqué tout à l'heure. Ce marquage, dans la majeure partie des cas, pourra avoir une traduction électrique, sous la forme d'une différence (anormale) de résistance ou de potentiel (DDP), repérable et mesurable par des micro-ohmmètres ou des microvoltmètres, mesurant ces différences, du point par rapport à son environnement immédiat.

Une fois ces zones repérées, le traitement auriculaire pourra se faire par leur sollicitation à l'aide d'aiguilles spéciales, stériles à usage unique, dite semi-permanentes (ASP), fabriquées par la Sedatelec, piquées et laissées en place, pour agir et tomber d'elles-mêmes, au bout de quelques heures ou quelques jours, en fonction de la complexité des réseaux neuronaux engagés dans la pathologie. Aussi, on peut utiliser pour un traitement extemporané, si on le juge nécessaire, des aiguilles stériles à usage unique, de 3 à 5 cm de longueur et de 0,4 à 0,6 mm de diamètre, avec lesquelles on réalisera différentes techniques thérapeutiques. Récemment, nous avons mis au point un nouvel outil thérapeutique, que j'ai appelé « aiguille cryogénique » (AC) et qui consiste, à l'aide d'un instrument spécial, à injecter, au sein de la zone volumique du point à traiter, un flux stérile, spécialement paramétré, d'azote liquide. Ce gaz liquide va se mouler au sein du point en épousant ses formes et former, du fait de certaines réactions physico-chimiques, une sorte de cristal tissulaire qui exerce la même fonction que l'ASP. Cette technique a permis de gommer tous les inconvénients des aiguilles mécaniques, de mieux intéresser la population pédiatrique, tout en ayant la même puissance thérapeutique, voire légèrement supérieure dans certaines indications. Nous en reparlerons tout au long de nos cours ultérieurs.

Question : Dans quels cas peut-on recourir à l'auriculothérapie ?

Réponse : L'auriculothérapie a de nombreuses indications, un peu dans tous les domaines de la médecine. Elle n'est pas, bien sûr, une panacée, elle possède des contre-indications, des non-indications, mais sa puissance et son innocuité lui permettent d'atteindre de nombreux domaines de la pathologie humaine.

Elle ne traite pas les maladies tumorales, génétiques ou infectieuses, ou tout au plus peut aider l'organisme à diminuer leurs symptômes.

Elle traite les pathologies douloureuses, inflammatoires, neurofonctionnelles, les rythmopathies, les états anxio-déprimaux, certaines allergies, les troubles du sommeil, certaines pathologies vasculaires centrales ou périphériques, les préparations pré- et postopératoires, les facilitations anesthésiques, beaucoup de troubles fonctionnels, les aides aux désintoxications, notamment tabagique, mais pas seulement, certains désordres hormonaux, certaines pathologies liées aux carences en neuromédiateurs, les troubles consécutifs aux dyslatéralités, et j'en oublie sans doute encore !

Je dois peut-être vous dire aussi que l'état de grossesse appelle à une vigilance : certains points ne doivent pas être traités car ils peuvent être abortifs, d'autres peuvent freiner certains processus, et il est donc préférable, sauf petite pathologie de ne traiter qu'avec discernement après le 6e mois de grossesse. Par contre l'auriculothérapie représente une excellente solution pour les nausées, gastralgies, reflux gastro-œsophagiens et vomissements du début de grossesse. Enfin, je dois vous signaler qu'elle apporte une aide importante pour faciliter un accouchement eutocique.

Pour finir, évidemment, tout processus inflammatoire ou infectieux des pavillons contre-indique, temporairement, toute auriculothérapie.

Question : Comment pourriez-vous décrire les points de l'oreille ?

Réponse : La première notion à préciser, c'est que les points de l'oreille ne sont pas des points au sens strict du terme, mais des sites, des zones tridimensionnelles, que nous appelons complexes neurovasculaires. Ce sont des « voxels neurophysiologiques », une image est faite de pixels, une vidéo de voxels : les points de l'oreille sont des voxels. Ils sont reliés entre eux en circuits, leur forme et leur volume évoluent constamment. Cette évolution se fait selon des homéostasies segmentaires, élémentaires et générales. Il y a un mouvement morphologique permanent en fonction de la variation de la ou des pathologies affichées sur le point. La chose importante à retenir est que les points gardent toujours la même valeur volumique, génétiquement déterminée.

Les points de l'oreille sont contenus dans un volume tissulaire que l'on appelle microvolutome, génétiquement défini pour recevoir des informations physiologiques ou pathologiques ou un mélange des deux. Par exemple, si un point mesure 1,5 mm^3, 0,9 mm^3 peut être occupé par un potentiel pathologique et 0,6 mm^3 par un potentiel physiologique.

Cette notion est très importante pour comprendre le concept de volutome. Ces zones sont le siège de potentiels auriculodermaux (PAD) dont les valeurs vont suivre fidèlement les variations physiologiques ou pathologiques (organe, viscère, grande fonction, etc.), dont ils sont les témoins.

Question : Doit-on alors penser que ces zones retracent quasiment l'historique physiologique ou pathologique du patient ?

Réponse : Oui, cette représentation suit fidèlement l'histoire clinique, sémiologique, fonctionnelle, étiopathologique de l'affection, du symptôme ou du syndrome représentés. Ces points sont représentés sur l'oreille en fonction de l'origine neuro-embryologique du tissu qui supporte le point de départ de la pathologie. Ce qui veut dire que si une pathologie a son point de départ dans le territoire endodermique, la représentation sur l'oreille va s'afficher dans le territoire endodermique, puis dans d'autres satellites tissulaires pour les symptômes associés. Si le point de départ de la pathologie est dans le territoire ectodermique ou mésodermique, il en sera de même.

Une notion très importante est que dans environ 85 % des cas, c'est la configuration somatotopique organo-viscérale qui est affichée, soit la configuration médullaire, réticulaire et corticale. Cette représentation est captée par les récepteurs viscéro- et organo-somatiques et véhiculée par la filerie neurovégétative et somesthésique. Elle se dépose ensuite au niveau de la formation réticulée (sur laquelle est branchée l'oreille), du thalamus et enfin du cortex, sur l'aire somesthésique S1 où se trouve l'homonculus de Penfield (individu tête en bas) et l'aire somesthésique S2 (homonculus vertical penché en avant).

Évidemment, pour que ce type de représentation s'affiche à l'oreille, il est indispensable que les connexions entre les premier, deuxième et troisième neurones soient intactes. S'il y a perturbation, distorsion ou interruption de ces voies, l'affichage auriculaire s'en trouvera altéré, en n'existant que partiellement ou de façon tronquée ou pas du tout (par exemple, syndrome de Wallenberg).

À vous dire aussi : ces points permettent de faire un diagnostic surtout topographique mais que très partiellement étiologique.

Une autre notion à garder en mémoire : s'il y a eu l'ablation d'un organe (vésicule, appendice), ou s'il y a des lésions cicatricielles, les points correspondants s'afficheront en permanence à l'oreille. Prenons un exemple : après cholécystectomie, le point de la vésicule, sera toujours plus ou moins affiché sur l'oreille. Si on détecte le point de la vésicule chez un patient cholécystectomisé, cela ne veut pas forcément dire qu'il faut le traiter, ce point est un témoin actif, pour toute la vie (avec plus ou moins de puissance), de la cholécystectomie. Voilà pourquoi il est capital en médecine de connaître l'histoire et les antécédents du patient et que cette discipline ne soit pratiquée que par des médecins.

La chose intéressante est qu'il y a une concordance entre l'organe lésé et son affichage à l'oreille, qui est estimée à 90–95 %. Ceci est une donnée statistique très importante, car si on trouve un point affiché à l'oreille, cela signifie qu'il y a un problème organique, fonctionnel, cicatriciel, mémoriel… Si le point ressort, ce n'est pas par hasard.

Question : De quel(s) côté(s) s'affichent les points ?

Réponse : En général, l'affichage des points à l'oreille se fait du même côté que le problème, parfois il peut être controlatéral, très rarement bilatéral. Le nombre de points représentés est fonction de la complexité du ou des circuits neurophysiologiques perturbés.

Les points suivent fidèlement l'évolution de la pathologie : si la pathologie guérit, les points disparaissent. Ils s'affichent en un premier temps par intermittence, puis deviennent muets. Si la pathologie s'aggrave, les points s'affichent de façon plus intense et deviennent constants. Ils ne sont plus intermittents. Si la pathologie devient chronique, leur affichage devient chronique : c'est le principe de la proportionnalité. Mais selon certaines circonstances, ils peuvent s'éteindre, même si le problème persiste, car alors la puissance de la pathologie devient moindre par rapport à une nouvelle autre.

Question : Comment procéder pour la détection des points ?

Réponse : Les zones auriculaires peuvent être sensibles à la palpation (manuelle ou avec le palpeur à pression bleu de la Sedatelec) ou non. La plupart de ceux qui y sont sensibles sont positifs à la détection électrique (micro-ohmmètres ou microvoltmètres). Ces points appartiennent à la représentation somatotopique S1 que monsieur Paul Nogier a appelée : « **points de phase I** » **pour la face externe** et « **points de phase IV** » **pour la face postérieure**. Ces notions de phases nous paraissent actuellement dépassées. Les zones non sensibles à la palpation mais uniquement électriquement, monsieur Paul Nogier les avaient nommées : « points de phase II ou III », ils correspondent à la représentation de la somatotopie thalamique ou S2, qui s'affiche en cas de problème de communication entre le thalamus et le cortex S1 et S2 pour les points de « phase II ou entre le thalamus et S1 pour les points « de phase III ». S'il n y a pas de problème de communication entre les différents étages, c'est toujours la représentation S1 qui va s'afficher à l'oreille.

Quand je parle de « problème de communication », il faut entendre défect fonctionnel (intermittent, très rarement définitif) dans la majeure partie des cas, ou exceptionnellement par lésion organique, alors définitif.

Si on ne trouve pas de point douloureux, cela ne signifie pas pour autant qu'il y a un problème de communication. Le point est douloureux ou non en fonction d'autres considérations.

Il existe des **points qui sont spontanément douloureux**. Certains patients disent ressentir une petite douleur spontanée, sans qu'il n'y ait, apparemment, de pathologie associée. Il faut demander au patient de nous montrer la zone douloureuse et faire une détection électrique à la recherche d'une différence de potentiel. Ces points correspondent à ce que l'on appelle une **réaction sentinelles** et il ne faut en général pas les traiter.

Pourquoi ne faut-il pas les traiter ? Parce qu'ils sont le témoin d'une réaction de l'organisme pour autotraiter le problème et il vaut mieux alors ne pas intervenir.

Nous parlerons (voir plus loin) du concept que monsieur Paul Nogier et ses élèves ont nommé « auriculomédecine ». C'est une technique et une théorie fondées sur la prise du pouls, qui permet de mettre en évidence plus facilement ces points.

De toute façon, il est important d'identifier et d'éliminer les obstacles au transport de l'information, afin d'optimaliser la réponse thérapeutique.

Question : Mais alors ces caractéristiques électriques peuvent être très sujettes à variation ?

Réponse : Oui, ces charges électriques des points, qui sont les reflets des potentiels d'action des événements physiologiques et/ou physiopathologiques qu'ils sous-tendent, sont très sensibles aux « nuages événementiels ».

Ils peuvent être sujets à une accoutumance, à une adaptation ou à une compensation, les trois contribuant aux mécanismes d'économie des points topiques réflexes, en participant aux processus de protection et de perpétuation des montages histo-embryo-génétiques des systèmes topiques auriculaires. Ceci signifie que l'on retrouve au niveau de l'oreille une fidélité anatomofonctionnelle et sémiologique. **L'oreille suit fidèlement chaque processus pathologique, dans sa nature et dans son devenir.**

Question : Qu'en est-il des points du cerveau ?

Réponse : – Vous voulez dire les zones de l'oreille correspondant aux représentations cérébrales ? – Oui, Monsieur !

En l'absence de pathologie, les aires cérébrales ont une activité de base, c'est le bruit de fond neurophysiologique. Les points qui leur correspondent au niveau de l'oreille sont muets, il n'y a pas de différence de potentiel entre les points. Il n'y a que leur support virtuel (quand un point somatique ou cérébral n'est pas impliqué dans un processus de réparation, il est muet, il y a juste son support virtuel). Par exemple, nous occupons une salle, tout le temps où nous sommes dans la salle, cette salle est active (salle pleine), dès que nous en sortons, la salle est vide, elle devient passive. Le point reste (salle), mais il n'est pas actif (salle vide).

En cas de pathologie, les zones de l'oreille, correspondant aux aires ou circuits cérébraux concernés, s'allument. Leur traitement va enclencher tous (ou presque tous : le cerveau garde toujours pour lui ses « réserves primordiales », qu'il utilisera pour sa propre détresse) les processus de réserve de l'organisme, donc du cerveau, pour tenter la réparation ou l'amélioration de la pathologie concernée, qui ne l'aurait pas été suffisamment dans la première tentative, je dirai automatique, de premier niveau, du cerveau, qui n'aura alors mobilisé que le premier front de défense. Il s'agit de ce que j'appellerai l'**auriculothérapie de consigne**.

Il existe aussi l'**auriculothérapie de contrainte**: dans ce cas, le point de l'oreille correspondant au cerveau est passif, il n'est pas le siège d'une pathologie, si on le traite cela revient à dire au cerveau qu'il a un problème. En sollicitant les zones cérébrales correspondantes, on envoie une information factice, virtuelle, ce qui équivaut à une pathologie factice. Ce traitement de contrainte va augmenter la réactivité des connexions, la vitesse de conduction des fibres nerveuses, l'amplitude, la fréquence, etc. obligeant ou contraignant fortement le cerveau à revoir le bon ordre, la bonne harmonie de tous ses réseaux. On peut comparer le cerveau à un chef d'orchestre, qui harmonise tous ses musiciens et qui a besoin de tous ses musiciens pour exécuter correctement la partition.

Question : Pourriez-vous nous dire quelques mots sur les principales propriétés des zones auriculaires repérées sur la cartographie de la nomenclature internationale ?

Réponse : Oui, bien sûr. Le mieux est que nous décrivions quelques points types des différents territoires histo-embryologiques.

Pour le mésoderme :

Le point **oméga 2** (ω2) qui est le point maître du mésoderme, est un point que l'on sollicitera à chaque fois que l'on voudra faire un traitement des pathologies mésodermiques. Quand on sollicite le point ω2, on fait apparaître sur notre clavier auriculaire, au premier plan, toute ou presque toute la carte mésodermique. Imaginons trois claviers, si on pique le point oméga (ω), c'est le clavier ectodermique qui va apparaître en priorité, et si on pique oméga 1 (ω1) c'est le clavier endodermique qui sera prioritaire. À chaque fois que l'on ponctionne un point oméga, on fait ressortir à l'oreille les points qui en dépendent.

En général, 20 à 30 minutes après la stimulation initiale, si on n'a sollicité aucun autre point, le clavier auriculaire redevient neutre, ou du moins retrouve son état de base.

Le point a des **significations que j'appelle propres et réciproques**. Si on sollicite ω2 en dehors de sa capacité mésodermique, il a une signification réciproque, plus psychique. Ce point est utile dans les problèmes de relations avec l'autre, car pour aller vers l'autre, il faut stimuler l'appareil locomoteur, soit le territoire mésodermique. Dans les problèmes relationnels, on va d'abord vers l'autre en sollicitant nos muscles et notre appareil ostéo-articulaire, puis après l'ectoderme entre en scène, pour la phase d'établissement d'un contact plus intime. Le point ω2 est d'une grande aide en cas de difficulté à aller vers l'autre, pour aider à baisser sa garde, en cas de timidité exagérée ou de replis sur soi quand l'autre vient vers vous.

Les points du pouce, main et poignet sont utilisés lors des problèmes traumatologiques, rhumatologiques, dermatologiques qui intéressent spécifiquement ces zones.

Exemples :

- le point C4 (voire la cartographie) est le musculomère du pied, il va être utilisé pour un traumatisme musculaire du pied, une douleur pré- ou postopératoire, une blessure ou toute autre lésion de la loge musculaire du pied ;
- le point D5 est le point maître du musculomère de la jambe. Il va être utilisé dans les pathologies musculo-tendineuses de la jambe : tendinites, fasciites, crampes, traumatismes musculaires dus au sport ou autres. Tous les points décrits ci-dessus sont des musculomères sensitifs, ils concernent la sensibilité des muscles et non la motricité ;
- le point E4, au centre de la fossette triangulaire, est le point maître du genou sensitif. Il concerne toutes ses composantes gestionnelles nerveuses (fibres sensitives, sensitives musculaires, proprioceptives, neurovégétatives, etc.) et leurs satellites attachés (réglages toniques, phasiques, etc.). Les points concernant les musculomères moteurs se trouvent sur la face postérieure, car les muscles ont des nerfs sensitifs qui permettent de ressentir la douleur musculaire, et des nerfs moteurs qui génèrent la contraction ;
- le point F6, est le point sensitif de la hanche. La poncture de ce point est indiquée dans les coxarthroses, les capsulites, les traumatismes sportifs. Dans la même zone, on trouve le point de la corticosurrénale, car il est d'origine mésodermique ; pas loin est affiché le point du coude, car au niveau de l'homonculus de Penfield, la corticosurrénale et le coude sont sur la même colonne neuronale.

Rappelons que la face externe ou latérale du pavillon de l'oreille abrite les représentations sensitives et sensorielles, alors que la face interne ou médiane ou mastoïdienne abrite les représentations motrices et excréto-sécrétoires.

Chose importante : les points sont une représentation et non une projection. **On trouve des projections au niveau du cerveau, mais à l'oreille il n'y a que des représentations somatotopiques.**

Par exemple, si on stimule la glande mammaire sur la face médiale du pavillon de l'oreille, on ne va pas augmenter la sécrétion du lait. Pour cela, il y a une autre stratégie : piquer la glande mammaire, point de synthèse, épiphyse. Pour stopper la sécrétion du lait, on fait un criblage du mésonéphros et de l'hypophyse, bilatéralement avec deux aiguilles ou alors on donne des médicaments.

Le point de la glande mammaire et le cœur ont quasiment les mêmes coordonnées. La cartographie de l'oreille est calquée sur la cartographie cérébrale, et ces deux points sont situés dans la même zone mais dans des couches différentes, c'est pourquoi ils se retrouvent très proches en D10-D11.

Devant le cœur, il y a un point bleu car d'origine ectodermique, c'est le plexus cardiaque coronarien, que l'on peut solliciter dans les coronaropathies, péricardites, troubles du rythme, fibrillation sauriculaires, *flutters*, etc.

Au départ de la gouttière scaphoïdienne (en bas), on trouve l'articulation temporo-mandibulaire (ATM) sensitive, D15, que l'on va piquer lors des douleurs de l'ATM, d'origine diverse : bruxisme, luxation, arthrose, bégaiement, etc.

Comme beaucoup de points, on peut utiliser les propriétés réciproques de ce point : il stimule la capacité à communiquer en faisant des mouvements vers l'extérieur en exprimant les émotions personnelles, qui font de chacun de nous une personne unique, au travers de la parole ressentie.

Un peu en dessous de la langue, on trouve le point des dents (toute la dentition inférieure et supérieure). En cas de douleur dentaire, il faut piquer le point maître des dents et la branche du trijumeau correspondante. À cela on peut ajouter le point de l'adrénocorticotropine hypophysaire ou ACTH (I17) pour renforcer l'action anti-inflammatoire, antalgique, etc.

Pour l'ectoderme :

B19 représente le nerf optique, deuxième nerf crânien. Il est sur la bordure du lobule. On peut solliciter ce point dans un certain nombre de pathologies optiques (problèmes de réfraction : myopie, hypermétropie, astigmatisme). Il peut être utile également **dans les aides** aux maculopathies.

D19 est le point du nerf olfactif, premier nerf crânien, il est situé à la jonction du lobule et de la joue.

Juste sous le nerf olfactif, on va trouver le point du rhinencéphale, D19, dit également point de l'angoisse en raison de sa forte action anxiolytique et anti-angoisse. Ce point correspond à une zone dans la région du cortex frontal sous-orbitaire. C'est dans cette région que l'on enregistre des potentiels quand il y a une situation d'angoisse et d'anxiété.

Le **pointω, C18**, point maître de l'ectoderme se trouve sur une ligne qui fait un angle de 90–100° avec le rhinencéphale. Quand on traite ce point, c'est comme si on faisait apparaître au premier plan tout le clavier ectodermique : pendant une vingtaine de minutes, tous les points ectodermiques seront actifs thérapeutiquement, c'est-à-dire sollicitables.

Au centre du lobule, se trouve un point marqué en bleu et rouge, **point maître sensoriel, sensitif, fonctionnel : D17**, point maître des aires corticales qui correspond à l'intersection des lobes frontal, temporal et pariétal, et de la zone qui correspond à l'aire associative ou intégrative.

C'est la zone du cerveau qui intègre tout. Avant de prendre une décision, le cerveau consulte les lobes frontal, pariétal et temporal puis décide en connaissance de cause.

Le point D17 est aussi le point de l'œil, des aires associatives, du globe oculaire, des processus ciliaires (pour sa valence motrice ; utiles dans l'hypertension oculaire), de la décision et de la prévision. Il faut éviter de mettre une boucle d'oreille à cet endroit. Il faudrait idéalement ne pas porter de boucles d'oreilles, car quand on perce le lobule de l'oreille, c'est comme si on enlevait une touche sur le clavier auriculaire. Par exemple, pour écrire Paul, il faut les lettres P, a, u et l, si on enlève le P, on ne peut plus écrire le mot en entier. On trouvera tout autour du trou de boucle d'oreille une augmentation de la sensibilité au détecteur et l'électroauriculogrammme sera modifié.

Le point PMS sensitif est un point qui peut être aussi utilisé dans de nombreuses autres stratégies thérapeutiques. Par exemple, dans la « Triade de relaxe », qui est un traitement anxiolytique. Ce point « PMS » sensitif (nomenclaturé D17) s'intercale entre le point dit du « cosmonaute » (nomenclaturé F6) et le point représentant le corps calleux (nomenclaturé K12).

Le point dit du « cosmonaute » correspond au ganglion sympathique lombaire supérieur, qui est la porte d'entrée du stress, qui remonte ensuite le long de la chaîne ganglionnaire sympathique, pour arriver au thalamus puis à l'hypothalamus postérieur et, enfin, au cortex.

Ces trois points entraînent un relâchement du système nerveux important. Il faut les utiliser à chaque fois que l'on veut obtenir une action de détente nerveuse, décontractante, myorelaxante (par le corps calleux), antispasmodique.

Autres points importants d'origine ectodermique **: le V1 (B17), le V2 (B16), le V3 (C15)**, qui sont situés au pied de la **colonne trigéminale**, qui est le bombement qui va de l'antitragus à la bordure du lobule. Ces points sont les points maîtres des trois rameaux du trijumeau. Il faut piquer ces points dans les névralgies correspondantes, glossodynies, problèmes dentaires, sinusites, céphalées, migraines, algies vasculaires de la face, pathologies mandibulaires, neuropathies post-radiothérapie, etc. Il faut piquer du côté homolatéral à la pathologie et bilatéralement si la pathologie est bilatérale.

Il y a trois points importants qui forment un triangle :

- le sommet est le **tronc cérébral (C14)**. On pique ce point dans toutes les pathologies du tronc cérébral : sommeil, mémoire, hoquet, accident vasculaire cérébral (AVC) du tronc, certaines pathologies neurologiques, troubles de la perception ;
- au-dessus et en avant, on a le **noyau sensitif du IX ou glosso-pharyngien (D14)**, que l'on pique lors de troubles de la déglutition, de la respiration, dans les ronflements ;
- autre point qui correspond à la base du triangle, le **noyau du raphé (D15)**, qui sécrète la sérotonine qui est impliquée dans les troubles de l'humeur, du sommeil, dans la dépression.

À la limite inférieure de la gouttière scaphoïde, on trouve le **point maître sympathique (E14)**, qui correspond à la corne latérale de la moelle. On le pique quand on veut activer la sympathicotonie médullaire, quand on veut la moduler ; ce point est très impliqué dans **la triade anti-inflammatoire : PMS (E14), Hypophyse (H17), Corps calleux (K12).** Si on fait la poncture bilatérale, on obtiendra une forte action anti-inflammatoire et anti-œdèmes. On peut aussi la faire que du côté de la latéralité et on mettra un point du corps calleux controlatéral pour faire basculer le traitement de l'autre côté. L'hypophyse est préférable à l'ACTH, car en piquant l'hypophyse, on sollicite l'ACTH mais aussi les autres hormones hypophysaires : thyroid stimuling hormone (TSH), *folliculo-stimulating hormone* (FSH), *luteinizing hormone* (LH), etc.

B8 correspond aux radiculomères sensitifs de la queue de cheval, ce point va traiter les neuropathies, les sciatalgies, les troubles de la marche, diverses pathologies neurologiques de la queue de cheval. En B8 on a le point maître, à partir de là partent les voies nerveuses et leurs irradiations. Quand faut-il traiter le point maître et quand faut-il traiter la racine concernée ? Si on a un syndrome radiculaire à l'examen clinique, on va traiter la racine, si on a un doute sur la racine atteinte ou si on a un syndrome pluriradiculaire, on va traiter le point maître.

Plus bas, on a le **point maître du radiculomère sensitif C7, C11**. C'est la racine la plus importante du plexus brachial, elle a la chronaxie la plus basse et le diamètre le plus important. Le radiculomère sensitif de C7 est intéressé dans toutes les pathologies cervico-brachiales telles périarthrite scapulo-humérale, arthropathies de l'épaule, tendinites de l'épaule, neuropathies du plexus brachial. Parfois il y a deux racines intéressées : soit C7, soit D1.

Parfois, si la lésion se trouve à la limite entre la corne postérieure et la racine, il vaut mieux traiter le radiculomère qui a une action aussi sur la corne postérieure.

Dans une épaule douloureuse, on peut piquer le point de l'épaule, mésodermique, et le point maître du radiculomère C7.

Le choix du traitement va dépendre de l'intensité de la douleur. Si la douleur est légère, la poncture du point de l'épaule est suffisante, car la représentation du point de l'épaule à l'oreille ne figure pas que l'organe, mais c'est le point d'innervation de tout ce qui innerve l'épaule : innervation sensitive, motrice, sympathique. C'est le point d'innervation de l'organe, quand on traite le point de l'épaule, on traite les nerfs de l'épaule, quand on traite le myélomère ou le radiculomère, on demande au cerveau d'essayer d'aider l'épaule, le cerveau va alors passer en revue tout le circuit de l'épaule, la racine, les cornes médullaires, la cartographie et tout le reste. Quand la douleur est supérieure à 5/10 à l'échelle visuelle analogique (EVA), il est préférable de traiter le point de l'épaule et le radiculomère correspondant.

Quand une pathologie commence à être chronique, les potentiels pathologiques partent de l'épaule, transitent par la racine du plexus concerné, passent par la moelle, remontent par les cordons postérieurs, arrivent au thalamus et ils croisent. En cas de pathologie chronique, il faut savoir que les potentiels pathologiques transportés vont parasiter le nerf qui les transporte au bout d'un certain temps. Il y a un champ d'hystérésis, il se forme un champ de rémanence en raison de la loi de Hebb, la loi de la mémoire cellulaire : lorsqu'un processus chronique commence à s'installer, le câble qui transporte les potentiels pathologiques va au bout d'un certain temps être embouteillé par ces potentiels pathologiques qui restent à l'intérieur du câble et le parasitent. Ce phénomène perturbe les potentiels évoqués (potentiels auditifs visuels, somesthésiques). Que faire ? On traite sur toute la ligne : le gangliomère, l'organomère, le radiculomère, le myélomère. Dans les grosses périarthrites, on aura ainsi des chances de libérer l'épaule.

Question : Votre description des points est vivante et riche de données thérapeutiques pratiques, pourriez-vous, s'il vous plaît, continuer à nous faire vivre quelques autres points ?

Réponse : Oui bien sûr, on va rester dans l'ectoderme. **Le point C15 correspond au raphé magnus.** Il y a trois points qui forment un triangle : la pointe est le tronc cérébral, les deux côtés sont le raphé et le neuvième nerf crânien sensitif.

Au bas de la gouttière scaphoïde, il y a un **point E14 qui correspond au point maître sympathique**. Ce point est très utile dans beaucoup de traitements et en particulier dans le traitement anti-inflammatoire : **PMS E14, point maître de l'hypophyse, intertragal H17, Corps calleux K12** ; bilatéral ou unilatéral, à utiliser également dans les pathologies chroniques (polyarthrite rhumatoïde, spondylarthrite ankylosante, maladies auto-immunes). On peut remplacer l'hypophyse par ACTH, mais à éviter si le patient est diabétique car l'ACTH va augmenter le cortisol qui est hyperglycémiant.

Sous le V1 se trouve le **locus coéruléus C16**, noyau du tronc cérébral, qui sécrète essentiellement de la noradrénaline ; il est impliqué dans les troubles du sommeil, la mémoire, la concentration, le Parkinson.

Légèrement en dessous du locus, on a le **point maître du cortex vestibulaire C17**. Le cortex vestibulaire correspond à la ligne des sons qui est impliquée dans les problèmes auditifs, certains vertiges, le syndrome de Ménière, les troubles posturaux. **Le point des vertiges correspond à l'articulation entre le crâne et l'atlas.**

L'atlas est la seule vertèbre libre, elle n'a pas de ligaments. L'atlas s'emboîte dans l'apophyse odontoïde et sa dent fait pivot, ce qui permet de tourner la tête librement. Comme c'est la seule vertèbre qui n'a pas de ligament, on peut avoir un syndrome de l'atlas qui peut entraîner une scoliose. L'équivalent au bas de la colonne est la dernière vertèbre coccygienne qui, si elle est subluxée, peut entraîner également une scoliose. Il y a des enfants qui sont assis sur les fesses, sur la fin du coccyx, cette mauvaise habitude peut induire une attitude scoliotique. La dernière vertèbre coccygienne a un rôle postural, mais aussi une symbolique psychiatrique. Des pathologies psychiatriques peuvent se développer après un traumatisme des dernières vertèbres coccygiennes. C'est pourquoi, un des traitements des patients dépressifs peut consister en des tapotements au niveau du coccyx ou une manipulation ostéopathique des vertèbres coccygiennes pour les réaligner, les dé-subluxer. Supposons que la dernière vertèbre coccygienne soit déplacée vers l'avant, le patient peut développer dans ce cas une dépression : c'est anatomique en raison du filum terminale.

Je m'explique : la moelle se termine à L1-L2 et ensuite on a la queue de cheval. La dernière vertèbre coccygienne a une position physiologique pointée vers le ventre. Lors d'une subluxation, elle est déplacée dorsalement, la moelle est attachée à cette vertèbre. Quand elle est subluxée, elle attire toute la moelle vers le bas, ce qui a pour conséquence une inflammation et une irritation chronique du liquide céphalorachidien (LCR). C'est une sorte de parasitage.

Pour tenter d'y remédier, on positionne le patient à 90°, il faut faire un toucher rectal et faire des manipulations douces pour réaligner les vertèbres coccygiennes, certaines dépressions sont améliorées. Y penser lors de dépressions du *post-partum* ou post-traumatiques, ou lorsque de grosses dépressions sont réfractaires à toute pharmacothérapie. Mais il faut alors attendre 3 semaines pour voir s'il y a une réponse ou non, car le cycle de la sérotonine est de 3 semaines.

Sur le lobule, il y a le **point TSH F18**, point dit d'agressivité (en effet un excès d'hormones thyroïdiennes rend agressif). Plus en arrière, on a le point **FSH/LH F16**, ce point est utilisé dans des pathologies neuro-endocrines, gynécologiques, bouffées de chaleur, troubles de la ménopause, migraines cataméniales, etc.

Un peu plus haut en arrière, il y a le point de l'**amygdale** ou du septum, qui est à traiter lors de troubles de comportement sexuel, du sommeil, de la mémoire, de la peur.

L'amygdale cérébrale peut être sollicitée dans les états de panique, de grosses frayeurs, certaines phobies, chez les personnes agressives, dans des troubles psychopathologiques de la communication.

L'amygdale a plus de contre-indications que d'indications. Elle peut être contre-indiquée dans des conflits interpersonnels, car l'amygdale a une action désinhibitrice.

Il existe des individus avec des maladies psychopathologiques, des schizophrènes, des sociopathes, des personnes présentant des troubles relationnels, ceux qui vivent et ressassent perpétuellement leurs souvenirs. La poncture de l'amygdale risque de les faire passer à l'acte. Quelqu'un d'agressif peut devenir encore plus agressif et même se suicider. Éviter de piquer l'amygdale chez les personnes présentant une addiction, surtout aux drogues dites « dures » (la ponction de l'amygdale chez un patient prenant du LSD peut induire un passage à l'acte, le patient risque de se défenestrer, sous l'emprise de ce psychotrope hallucinogène dérivé de l'ergot de seigle).

On peut piquer ce point chez des sujets qui ont des peurs infondées et qui voudraient rechercher le motif de leur peur. En effet, de 2 à 5–7 ans, la mémoire se fixe sur l'amygdale, c'est une mémoire inconsciente, puis dès 7 ans elle colonise l'hippocampe. Parfois les souvenirs s'estompent, et ils peuvent être la cause de phobies. En piquant l'amygdale bilatéralement, on peut arriver à guérir la phobie, en déséquestrant le souvenir emprisonné dans l'amygdale. On fait passer le souvenir dans l'hippocampe, il retrouve ainsi sa place normale et les peurs disparaissent.

Si on soigne un patient schizophrène, qui a aussi des troubles de mémoire, selon la loi de Jasper, c'est la pathologie la plus importante qui prime, il faudrait donc théoriquement traiter d'abord la schizophrénie..., ce qui est difficile puisqu'on ne sait pas, ou presque, à quoi elle est due !

Question : Monsieur, si nous avons bien compris, ces points situés dans le bas de l'oreille, au niveau du lobule, sont parmi les plus importants, du point de vue neurologique ?

Réponse : Oui, en effet, ils ont une importance stratégique fondamentale, je dirais essentielle, puisqu'ils sont les ficelles thérapeutiques des perturbations neurophysiologiques de beaucoup de réseaux du cerveau.

Par exemple, un autre point important est la représentation de l'**hippocampe**, point à piquer pour traiter des troubles mnésiques, troubles du sommeil, pour déséquestrer de vieux schémas, dans les problèmes des gauchers contrariés (dyslatéralité). Dans ce cas de figure, on fera : **PMS, Hippocampe, Corps calleux sur le pavillon gauche, puis Corps calleux sur le droit**.

Dans la même zone, il y a le **point du rhinencéphale C19, le nerf olfactif D19**, utile dans les problèmes d'olfaction, anosmie, dysosmie, cacosmie..., et enfin il y a le point **oméga C18**.

En B19, on trouve le nerf optique, utile pour certaines pathologies optiques, ophtalmiques telles hypertension oculaire, papillites, cataracte, etc.

Il y a ensuite une succession de points qui correspondent à la ligne des sons, qui représente la cochlée déroulée. La cochlée est enroulée en escargot sur deux spirales et demie. Sa représentation cérébrale est déroulée et alignée au niveau du cortex temporal, comme à l'oreille. On doit définir un point maître qui est **F16**. Le point à traiter dépend du trouble auditif à traiter. Pour les acouphènes aigus, il faut traiter le point en **F17**; pour les acouphènes graves, les bruits sourds ou les bourdonnements le point à traiter est **E15**; pour des tonalités moyennes, le point est **F16**. Cette bande définit la « ligne des sons ».

I20 représente la commissure blanche antérieure qui réunit les deux rhinencéphales.

K12 est le corps calleux qui est constitué par environ 296 millions de fibres spécifiques !

K3 représente la commissure blanche postérieure.

En **J4**, on a la représentation du pavillon auriculaire lui-même, de l'oreille externe. Point intéressant dans les eczémas du conduit auditif externe, dans les pathologies qui touchent l'oreille elle-même.

En **J2**, il y a la commissure habénulaire qui traite les météoropathologies, toutes les pathologies qui dépendent des changements de temps. Alors que le tractus habénulaire est à traiter dans les comportements mémorisés, dans les dépendances, comme l'alcool, les drogues.

À côté, il y a l'épiphyse en **I1**. Point fondamental à solliciter dans toutes les rythmopathies. J'entends dans toutes les pathologies qui s'expriment selon un certain rythme. Cette glande épiphysaire est la seule unique, d'ailleurs du cerveau, et que les anciens, qui possédaient une certaine « connaissance » appelaient le « troisième œil » : eh bien, ils avaient raison ! Et pourtant ils ne possédaient pas toute la batterie moderne de la neuro-imagerie, et on sait que tous les mécanismes de « pré-vision » sont médiés par cette glande épiphysaire, et que tous les rythmes, sans exception, sont pilotés par elle ; par exemple, même les rythmes mitochondriaux ! En effet tous les rythmes dépendent de l'alternance veille–sommeil, jour–nuit, et c'est la mélatonine, hormone de l'épiphyse, via les noyaux suprachiasmatiques, qui en est le médiateur essentiel.

En **G15**, on a la représentation de l'hypothalamus antérieur. Ce point est à piquer dans de très nombreux traitements : métaboliques, hormonaux, neurovégétatifs, pour les troubles de la mémoire, du comportement, vasculaires, cardiaques, etc.

En **G14**, on trouve le thalamus qui est situé au bas du sillon rétro-antitragal. Le thalamus est le troisième filtre de la douleur. Les quatre filtres de la douleur sont : le *gate control system*, la formation réticulée, le thalamus et le cortex cérébral sensitif.

Le thalamus est un organe qui a un rôle important dans la stabilité de la cartographie cérébrale. La cartographie thalamique est horizontale et détermine la projection du cerveau dans la somatotopie. Le thalamus joue un rôle dans les causalgies, certaines neuropathies, les syndromes neurologiques douloureux, dans la mémoire, dans les douleurs fantômes, etc. C'est organe est très important.

Devant la zone du thalamus, on a les trois points de la réticulée : réticulée mésencéphalique **H15**, réticulée pontique **H13**, réticulée bulbaire **G12**. La formation réticulée est une coulée de cellules qui joue le rôle de filtre, de déparasitage, de sélection d'informations.

Dans cette zone, on trouve plusieurs cartes somatotopiques, car il y a la carte somatotopique du corps entier au sein de laquelle sont incluses les somatotopies des nerfs V, VII, IX et X, qui sont, comme vous le savez, les nerfs du pavillon auriculaire.

La réticulée joue un rôle important pour la peau, la réticulée pontique est le point maître de la peau. Au niveau du cerveau, la peau est représentée comme un organe et ceci se fait au niveau de la réticulée pontique, raison pour laquelle la réticulée pontique est le point maître de la peau.

Elle a un rôle important dans la vigilance (donc les troubles du sommeil), c'est le deuxième filtre de la douleur.

Le plexus broncho-pulmonaire **H12** est un point important pour toutes les pathologies broncho-pulmonaires : asthme, insuffisance respiratoire, emphysème, etc. Dans certaines phobies, on a l'impression de respirer avec difficulté sans qu'il y ait aucun problème clinique ni radiologique, mais le sujet atteint de ce type de phobie a l'impression que le thorax ne s'expend plus ou s'expend mal. La poncture du plexus broncho-pulmonaire permet de guérir ce genre de phobies.

Le plexus pharyngo-laryngé **G11** est important dans les pathologies de déglutition, les problèmes respiratoires, les ronflements, et toutes les pathologies de la paroi pharyngée postérieure.

Le plexus diaphragmatique **F12** est à piquer dans certaines pathologies respiratoires, dans les hernies hiatales, le hoquet, les éructations, le reflux gastro-duodénal. Il a de multiples indications.

Le plexus thyroïdien **F11**, situé un peu plus haut, joue un rôle important dans les pathologies de dysrégulation thermique, dans les pathologies hormonales dépendant de la thyroïde (hypo- ou hyperthyroïdie, thyroïdites, etc.).

Un peu plus loin, on a le plexus thymique, toujours en **F10/F11**, mais plus haut. Le plexus thymique joue un rôle important dans l'immunité (dysimmunité, maladies auto-immunes, défense contre les infections, etc.). Avec le plexus thyroïdien, ce sont les deux seuls plexus à dominance sympathique.

En **F10**, on trouve le ganglion stellaire (parce qu'il a une forme étoilée), qui est la réunion des ganglions sympathiques cervical inférieur et thoracique supérieur.

Plus bas, sur l'avant-mur anthélical, on trouve le **ganglion sympathique cervical moyen en F11**, et le **ganglion sympathique cervical supérieur en F12**, ce ganglion correspond au **point merveilleux décrit par monsieur Paul Nogier**. Il est très puissant pour traiter les pathologies pulmonaires, cardiaques et l'hypertension artérielle, notamment, car ses potentialités sont immenses.

On pourrait continuer avec la description de tous ces plexi, qui jouent un rôle important dans toutes les syntonisations végétatives.

À noter : en auriculothérapie, lorsque l'on traite une viscéropathie, il faut traiter d'abord le plexus et après l'organe, on suit la neurophysiologie.

En **I9**, on a le point du carrefour laryngo-pharyngé, point des chanteurs, **point de la gorge profonde.**

Ce point est très utile en cas de dysphonie, chez les orateurs, les chanteurs, les enseignants.

Dans la maladie de Gilles de la Tourette, on l'associe, sur le pavillon droit, au putamen (que l'on atteint en sollicitant le lobe temporal).

En **J9**, sur la tranche du tragus, on a le parasympathique pelvien, et en **I16**, le parasympathique crânien qui doit être piqué en direction de la commissure des paupières.

En **H11**, on trouve le plexus intercarotidien, point important dans l'hypertension artérielle et dans l'achalasie de l'œsophage.

En **I12**, se trouve le noyau cardio-pneumo-entérique (CPE). On utilise ce point pour traiter une syncope ou une lipothymie. La différence entre les deux est que dans la syncope, on tombe sur une perte de conscience survenant à l'improviste, alors que dans une lipothymie, la chute est consciente.

C'est un point de réanimation lors de malaises dus à un problème du système nerveux végétatif. On pique ce point quand le patient est étendu suite au malaise, jamais sur un patient debout.

La commissure blanche postérieure est située en avant de l'épiphyse, juste en dessous. C'est une formation transversale, de structure très complexe, qui contient des fibres d'association entre les noyaux des nerfs crâniens et entre les deux moitiés du mésencéphale et du diencéphale. Elle est formée d'une mince bande de substance blanche située dans l'épaisseur de la paroi postérieure du troisième ventricule, juste en dessous de l'épiphyse. Elle relie les deux pulvinars, les corps genouillés externes et les tubercules quadrijumeaux antérieurs. C'est dire toute son importance neurofonctionnelle.

Cet exemple illustre l'importance des points sur le pavillon auriculaire. Quand on sollicite cette structure, on sollicite toutes les communications entre ces différentes structures. Voilà pourquoi sur le pavillon auriculaire, les points sont très puissants.

Question : Sur la face médiale, que vous nous avez expliqué être la face motrice et excréto-sécrétoire, les points jouent-ils un rôle différent ?

Réponse : Différent, non, ils sont les représentants de tous les circuits des réseaux moteurs, excréto-sécrétoires et surtout des nerfs crâniens à composante motrice.

Prenons quelques descriptions : au niveau de **B10**, on a le cœur moteur gauche. Il est important dans toutes les pathologies cardiaques, dans l'insuffisance cardiaque gauche, dans les troubles du rythme, dans les péricardites, les dyspnées d'origine cardiaque. Cœur moteur gauche, car on a deux hémicorps, donc un hémi-cœur gauche et un droit ; comme c'est projeté au cerveau, c'est représenté à l'oreille.

Ce point a une particularité, il ne faut jamais le traiter s'il n y a pas de pathologie, car on risque de perturber l'homéostasie cardiaque (comme la plupart de certains autres points à casquette biovitale et homéostasique) et de modifier le rythme cardiaque, et induire des troubles du rythme en cas d'altération du faisceau de His. En cas de troubles du rythme, il faut traiter les deux cœurs moteurs pour les synchroniser en coordonnant les branches droite et gauche du faisceau de His. (Le faisceau de His naît au niveau du nœud atrioventriculaire et se divise en deux branches, droite et gauche.)

En dessous en **B11**, il y a le point moteur de l'épaule, à traiter dans les problèmes traumatiques, moteurs, rhumatologiques de l'épaule.

Sur la même ligne horizontale, on a le point moteur du diaphragme **A9**. Indiqué dans plusieurs pathologies : hoquet, vomissements de la grossesse, insuffisance respiratoire, hernie hiatale par roulement, asthme, certaines colopathies, etc.

Au niveau du lobule postérieur, on trouve le VII, nerf facial, **D15**, qui a de nombreuses indications thérapeutiques : paralysie faciale ; problèmes sécrétoires, de lacrymation, de salivation ; syndrome de Von Frey (transsudation de sueur épaisse, ressemblant à de la salive) ; complication due à une lésion des connexions des fibres nerveuses qui relient le V3 (nerf auriculo-temporal) et le VII, après certaines parotidectomies.

Le nerf facial est un des nerfs qui innervent l'oreille ; comme les autres nerfs de cette catégorie (le V3, le IX, le X et le plexus cervical superficiel), il se voit investi de propriétés thérapeutiques supérieures car en le sollicitant, on active indirectement un peu tous les autres points de son territoire d'innervation auriculaire (c'est une des conséquences des lois de Donald Hebb et de John Hilton : je vous les expliquerai plus tard).

Légèrement en arrière et en dessous du IX, on a le noyau moteur du V, qui est fondamental pour traiter des troubles de la mastication, les algies vasculaires de la face, les bégaiements, les dysorthophonies, les dyslexies, les troubles posturaux mandibulaires, etc.

Concernant les représentations du trijumeau, je vous rappelle que seul le V3 a une branche motrice.

Au centre de la partie postérieure du lobule, on a le PMS moteur, aire motrice associative, et l'œil moteur (représentation des processus ciliaires qui sécrètent l'humeur aqueuse), point à traiter dans l'hypertension oculaire.

Le PMS moteur est important dans les états de fatigue mentale, les dépressions, la maladie d'Alzheimer, le syndrome de Niemann-Pick, la maladie de Parkinson, la chorée de Huntington, la maladie de Friedreich ; il est à associer, bien sûr, à d'autres points.

Le PMS moteur est également important dans les problèmes oculomoteurs (strabisme), orthoptiques, mnésiques, de posture (dans l'aide à une rééducation posturale).

Autour du PMS moteur on a trois points : le troisième nerf crânien, oculomoteur commun, **E16**; le IV nerf du grand oblique ou pathétique, **E17**; le VI en **F16**. Sur le pavillon gauche, ces nerfs tournent dans le sens horaire autour du PMS moteur, alors que sur le pavillon droit, ils tournent dans le sens anti-horaire.

Un peu au-dessus du IV, à la verticale, on a le XII moteur, grand hypoglosse, qui est le nerf moteur de la langue, en **D16**.

Dans une petite fossette, on a le noyau moteur du X, nerf vague **D17**. La poncture de ce point est indiquée dans toutes les pathologies digestives, les troubles de la déglutition, de la parole, du langage moteur, mais aussi l'aphasie de Broca pour laquelle il est utilisé dans sa version réciproque.

En parcourant le sillon cranio-auriculaire, dans une fossette, on trouve le point de synthèse, **D18**. Point qu'il ne faut pas traiter en cas de cancer ou maladie auto-immune, car il peut réactiver le processus pathologique. Les tumeurs bénignes ne sont pas une contre-indication à l'utilisation de ce point.

En **C16**, on trouve le cervelet, point important pour traiter des problèmes de posture, d'équilibre, de mémoire, de vision, de coordination dans certains accidents vasculaires cérébraux (AVC), etc.

Question : Pouvez-vous nous parler de la conduite à tenir en fonction du terrain des sujets à traiter ?

Réponse : Oui, c'est une bonne question, un peu originale !

Les enfants sont très réactifs à l'auriculothérapie, car leurs circuits sont vierges, non encore encombrés de tous les potentiels résiduels parasites, des nombreux problèmes que l'on traverse en avançant dans la vie ! Les réseaux cérébraux, du fait qu'ils obéissent à la loi de l'entropie, ont des résiliences qui « alourdissent » en quelque sorte ces réseaux. Souvent, chez l'enfant, un point ou deux, bien choisis, peuvent suffire. En vérité, il n'y a pas d'âge pour faire de l'auriculothérapie en pédiatrie, en sachant que la myélinisation des nerfs continue jusqu'à l'âge de 21 ans.

Précautions : chez l'enfant, il faut éviter de trop solliciter les points et les aires qui peuvent avoir un rapport avec la croissance, sauf si l'enfant consulte pour ce problème.

Chez la femme enceinte, toutes les stratégies auriculothérapeutiques habituelles sont applicables, à condition de ne pas concerner les aires ou circuits participant à la gestation. Nous en reparlerons.

Chez la personne âgée, on peut utiliser toutes les techniques à condition de faire attention à traiter avec parcimonie les points qui peuvent interagir avec les capacités excrétoires (foie, intestins, reins) et le contrôle des sphincters, sauf si la pathologie le nécessite.

Question : Peut-il y avoir des incidents et/ou accidents ?

Réponse : Aucun, de direct, n'a été vraiment décrit en auriculothérapie. On a parfois des saignements lorsque l'on retire des aiguilles extemporanées. Dans ce type de traitement, avant de le commencer, il est recommandé d'avoir toujours de l'eau oxygénée à 10 volumes (ou 3 %) pour parer à tout saignement (qui n'est que capillaire) et que l'on arrêtera alors rapidement.

Rarement, on peut avoir immédiatement ou secondairement un petit hématome sans aucune conséquence au niveau du point de poncture. Ceci peut survenir un peu plus souvent si on traite une pathologie systémique.

De très rares lipothymies ou syncopes ont été décrites pour autant que l'on traite les patients couchés ou assis, avec le bon protocole. Il faut éviter de les traiter en position debout.

Si on respecte les conditions d'asepsie, en utilisant du matériel stérile, en 20 ans de pratique, à Paris, on ne recense aucun état septique, aucune cellulite ni chondrite. La prudence est de mise chez les patients anticoagulés, si le taux de prothrombine est inférieur à 28 % ou l'*international normalized ratio* (INR) supérieur à 3. Il faut être très aseptique chez les patients porteurs de cardiopathie valvulaire, afin d'éviter tout sepsis.

Il peut y avoir parfois une réaction paradoxale dite d'échappement. En effet, on peut avoir une péjoration transitoire qui peut durer jusqu'à 36 heures à 1 semaine, plus ou moins, après le traitement. Cette exacerbation paradoxale de la pathologie peut survenir dans environ 10 à 20 % des cas, surtout si on traite des pathologies intéressant des déséquilibres du système nerveux neurovégétatif, de la balance sympathique–parasympathique, ou si par le traitement auriculaire, on s'approche trop près de l'intimité limbique du sujet. Cette exacerbation paradoxale ne dure heureusement pas, ensuite tout revient comme avant. Après cette péjoration transitoire, on note une amélioration notable et rapide du problème.

Question : D'après ce que vous nous enseignez, l'auriculothérapie a de nombreuses indications ?

Réponse : Oui, de façon large, et en théorie, toute pathologie qui peut avoir pour base biologique une perturbation de la gestion neurophysiologique des aires ou des circuits des réseaux du système nerveux central ou périphérique peut être traitée ou aidée par l'auriculothérapie.

En vrac :

- en rhumatologie : douleurs d'arthrose, inflammations, tendinopathies, sciatalgies, pathologies inflammatoires de l'appareil locomoteur, etc. ;
- en médecine du sport : traumatologie sportive, préparation des sportifs de haut niveau, etc. ;
- en cardiologie : coronaropathies, troubles du rythme, hypertension artérielle, etc. ;
- en angiologie : syndrome de Raynaud, insuffisance veineuse et lymphatique des membres inférieurs et supérieurs, etc. ;
- en neurologie : algies de toute étiologie, directes ou référées, névralgies, neuropathies, algies vasculaires de la face, migraines, céphalées, glossodynies, névralgies du IX, névralgies post-herpétiques, séquelles d'ictus, problèmes du sommeil, maladies démyélinisantes, etc. ;
- en neuropsychologie : échecs scolaires, troubles mnésiques, préparation aux examens, dépression, dyslatéralités, etc. ;
- en pneumologie : asthme, broncho-pneumopathie chronique obstructive (BPCO), allergies respiratoires, etc. ;
- en immunologie : toutes les altérations de l'immunité ;
- en ORL : anosmie, hyposmie, hyperosmie, dysosmie, sinusites, surdité de transmission, dysphonie, acouphènes, etc. ;
- sevrages : tabac, alcool, médicaments ;
- en chronobiologie : toutes les désynchronisations, tous les problèmes causés par une altération du rythme physiologique ;
- en métabolisme et nutrition : obésité et anorexie (il est plus difficile de traiter l'anorexie que l'obésité), diabète de type 2, et un certain nombre de troubles métaboliques, etc. ;
- en stomatologie : algies dentaires, inflammations, troubles de l'ATM, etc. ;
- en gastro-entérologie : gastrites, troubles du transit, colopathies, rectodynies, anodynies, ulcères, hémorroïdes, hernie hiatale, maladies inflammatoires de l'intestin, etc. ;
- en ophtalmologie : troubles de la réfraction jusqu'à 1,5 dioptrie, glaucome, cataracte, oculorhinite allergique, troubles oculomoteurs, maladies inflammatoires, etc. ;
- en gynécologie et obstétrique : vaginites, hypofertilité, troubles sexuels, troubles de la ménopause, bouffées de chaleur, induction au travail, version, etc. ;
- en urologie : incontinence urinaire, cystite, cystalgie, colique néphrétique, etc.
- dans les dystonies neurovégétatives de toute origine.

Bien sûr, dans toutes ces indications l'auriculothérapie pourra ou bien régler le problème ou bien aider à sa résolution, complémentairement à toute autre thérapeutique.

A contrario, les pathologies cachectiques, maladies immunitaires, tumeurs, cancers ne peuvent pas être traitées directement. On pourrait exercer une action antalgique, anti-inflammatoire, mais non traiter ces pathologies graves elles-mêmes, directement. On pourra aider à diminuer les symptômes, à resynchroniser leurs circuits fondamentaux, à soulager les symptômes inhérents, etc.

Les pathologies psychiatriques déstructurantes (formes catatoniques, hébéphréniques de la schizophrénie, psychiatrie lourde, etc.) ne retirent aucun bénéfice, ou très peu, d'une auriculothérapie, pour trois raisons :

- ces patients ont des psychotropes, neuroleptiques qui perturbent les connexions nerveuses. Vu que l'on travaille essentiellement sur ces connexions, on est ennuyé ;
- les pathologies psychiatriques altèrent tellement les circuits neurologiques que l'on ne s'y retrouve plus ;
- les patients sous psychotropes ont des remaniements importants des neuromédiateurs, qui sont des vecteurs, des éléments importants de l'action auriculologique.

Question : Je voulais vous demander s'il y a des contre-indications à l'auriculothérapie ?

Réponse : Question intéressante en effet. La première est de traiter sans diagnostic préalable. Sans diagnostic, il ne faut pas toucher le pavillon car on risque des effets délétères.

Sans une idée de la physiopathologie, même si on a repéré des points qui s'affichent sur le pavillon de l'oreille, il faut s'abstenir de traiter.

Toutes les écoles ne sont pas de cet avis. C'est une grosse erreur, car on peut méconnaître le risque évolutif et participer à une catastrophe.

Exemples :

- une tumeur du corps calleux peut être responsable d'une céphalée, si on traite la céphalée, on a de bonnes chances de l'améliorer, et on laisse évoluer la tumeur. Le patient va développer un œdème cérébral qui peut entraîner la mort ;
- devant des douleurs, un prurit, des saignements anaux, on pense à une maladie hémorroïdaire. Le point des « hémorroïdes » est très puissant, sa poncture va soulager les symptômes, mais la tumeur digestive sous-jacente va continuer d'évoluer (peut-être un cancer) ;
- *idem* pour les douleurs du rachis lombaire, elles peuvent facilement être soulagées, mais elles peuvent cacher une métastase, qui va être négligée en traitant uniquement les symptômes au premier plan.

La règle d'or : ne jamais traiter sans diagnostic !

Il existe des précautions à prendre chez la femme enceinte. Dans certains cas, à partir de la fin du 7e mois de grossesse, il peut y avoir confusion à l'oreille entre les points maternels et les points fœtaux ! et alors la sollicitation de certains sites pourrait déclencher la mise en route du travail.

Par ailleurs et je crois que l'on se l'ai déjà dit aussi, il existe des points sentinelles, qu'il ne faut pas traiter, ils s'éteindront d'eux-mêmes.

Enfin, les pathologies chirurgicales ne sont pas une indication à l'auriculothérapie, si ce n'est la préparation à l'opération, et tout le postopératoire (réveil, antalgie, cicatrisation, récupération fonctionnelle, etc.).

Et pour finir, les enfants de moins de 7 ans n'ont pas fini la croissance de l'oreille et, de ce fait, n'ont pas encore leur cartographie complètement efficiente. Les points sont présents mais investis partiellement de toute leur puissance (ceux, par contre déjà bien installés, sont très efficients, très souples, car non ou très peu chargés d'un long historique). Chez les enfants, il faut solliciter le moins de circuits possible.

Question : Le plexus cervical semble être une notion importante qui revient souvent en auriculothérapie. Pouvez-vous nous en dire un mot ?

Réponse : Oui, bien sûr. Le plexus cervical est formé de la réunion des nerfs spinaux cervicaux C1, C2, C3 et C4. Il se subdivise en plexus cervical superficiel et profond. Le superficiel comprend inconstamment le nerf C4. Il assure la sensibilité de la plupart des téguments sus-claviculaires (partie médio-inféro-latérale de la tête, partie antérieure du cou et partiellement les épaules et la face antérieure du thorax). Les nerfs moteurs, eux, innervent les muscles antérieurs du cou ainsi que les sterno-cleido-mastoïdiens et les trapèzes, et aussi le diaphragme via les nerfs phréniques. En auriculothérapie, ces plexi sont souvent sollicités dans les pathologies douloureuses de ces régions mais aussi dans beaucoup de vasculopathies et en dermatologie. Il est donc important de bien les connaître.

Question : Monsieur, comment pourrions-nous comprendre l'amenée des représentations cérébrales à l'oreille ?

Réponse : Au cours de l'embryogenèse, grâce aux jeux des gènes *Hox*, *SHH* et *Pax*, et grâce au déterminisme génétique, en même temps que les cartes somatotopiques s'organisent dans les pré-hémisphères cérébraux, des coulées somatotopiques originelles des cerveaux antérieur, moyen et postérieur sont déversées dans les régions des nerfs crâniens V3, VII (connectés avec les IX et X, au travers du tractus du faisceau solitaire et du noyau ambigu), qui vont, avec le plexus cervical superficiel ou PCS (C1, C2, C3), innerver le pavillon auriculaire. Vous savez que ces structures ont une conduction bidromique, du fait de leur origine embryonnaire limbique.

Les racines C1, C2, C3 (et inconstamment C4 voire C5) du PCS sont inter-reliées entre elles : C3 rejoignant C2 rejoignant C1.

De même, au niveau du ganglion de Gasser, les racines V3, V2, V1 du trijumeau s'entremêlent pour se synchroniser : V1 se jetant dans V2, lui-même se jetant dans V3.

Vous savez aussi que V1 est interconnecté avec C1.

Le chaînage est donc : somatotopies cérébrales se déversant dans la racine V1 qui les conduit vers la racine C1 du plexus cervical superficiel, à laquelle elle est connectée. Cette racine C1, avec C2 et C3, innervant le lobule, va apporter sur ce dernier lesdites représentations cérébrales qui lui ont été transférées de V1 (figure 40.1).

Question : Comment bien repérer les différents étages métamériques ?

Réponse : Sur un individu debout, les métamères postérieurs sont plus hauts que les métamères antérieurs et, au niveau postérieur, les métamères remontent obliquement vers le centre de la colonne vertébrale. Pour les horizontaliser et bien les repérer, il faut demander au patient de se fléchir en avant, à l'horizontale, en maintenant le dos droit.

Question : Comment peut-on, avec l'auriculothérapie, faciliter un accouchement ?

Réponse : Le nerf obturateur joue un rôle capital dans l'accouchement. Un des traitements très efficace en obstétrique pour faciliter un accouchement « eutocique » (= réussi), pour ouvrir la symphyse pubienne, c'est notamment de transfixer L2.

Sur le plan anatomique, le nerf obturateur accessoire est souvent absent. En obstétrique, les deux ligaments essentiels pour ouvrir la symphyse pubienne et permettre l'accouchement dans de bonnes conditions sont :

- le ligament de Poupart (ligament qui relie l'épine iliaque antéro-supérieure à l'épine du pubis) ;
- le ligament de Zaglas (un des principaux ligaments sacro-iliaques postérieurs).

Question : Comment bien repérer les plexi spinaux à l'oreille ?

Réponse : Concernant le repérage des plexi sur l'oreille, jusqu'à C7, on peut s'orienter en traçant une ligne virtuelle entre le point 0 et la vertèbre concernée sur l'anthélix. À partir de D1, on se repère à l'aide des représentations des vertèbres à l'oreille, en traçant une ligne légèrement oblique vers le haut, en se dirigeant vers les représentations hélicales des plexi spinaux.

Question : Qu'en est-il du plexus sacral ?

Réponse : Le plexus sacral est aussi indispensable à connaître, car il permet le traitement de toutes les lombo-sciatalgies, les périarthrites pelvo-fémorales, les arthrites de hanche, les coxarthroses, les épidurites (consécutives à des métastases, engendrant des sciatiques à bascule).

Le nerf sciatique, ou ischiatique, est une des composantes de ce plexus sacral. Il mesure plus de 1 mètre, est issu de cinq racines et constitué de deux nerfs : une division postérieure dénommée nerf tibial, et une division antérieure dénommée nerf fibulaire ou nerf péronier.

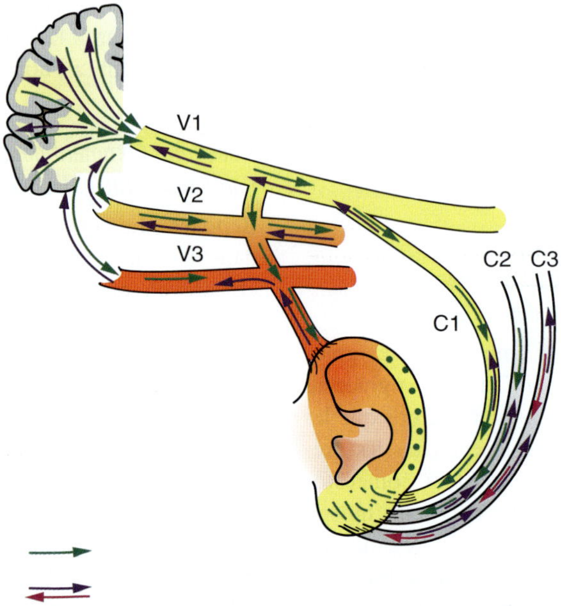

Figure 40.1. Coulées somatotopiques cérébrales, captées par V1, se déversant dans C1, qui les amènent sur leur dévolutions somatotopiques auriculaires, lobulo-hélicales.

On le trouve sur l'oreille, à partir du musculomère de L5 (appelé quelquefois point « Barin »), situé au croisement de la branche montante de l'hélix et de la racine inférieure de la fossette triangulaire ou naviculaire. De là, on trace une ligne virtuelle légèrement oblique vers le haut qui, au niveau de l'hélix, coïncide avec le plexus sacral.

À noter que l'importance volumétrique du tubercule de Darwin (très inconstante d'ailleurs) sur l'hélix reflète un rapport direct proportionnel à ce qui existe réellement, anatomiquement, chez la personne. Un Darwin large ou bien marqué implique donc un plexus lombo-sacré et coccygien bien développé.

Question : Et pour les plexi autonomes ?

Réponse : Ils sont toujours préviscéraux, c'est-à-dire situés avant les viscères qu'ils innervent. C'est pourquoi, à l'oreille, on les retrouve aussi préviscéraux, ils descendent à partir de l'avant-mur et se positionnent devant leurs viscères.

Les ganglions reçoivent leur **innervation sympathique** en provenance de la moelle épinière au niveau du cordon intermédio-latéral, qui lui-même reçoit son innervation orthosympathique en provenance de l'hypothalamus postérieur. Autrement dit, depuis l'hypothalamus postérieur, les fibres descendent dans le tronc cérébral au niveau du tegmentum (= plancher du tronc cérébral ; alors que le tectum, c'est le plafond, la calotte, du tronc cérébral), puis longent la corne antérieure de la moelle en sortant par la racine médullaire antérieure, rejoignent le nerf rachidien, puis, via le rameau communicant **blanc**, gagnent le ganglion sympathique. Depuis les ganglions, les fibres rejoignent les plexi.

Rappel : il y a des rameaux communicants **gris** de C1 à C8, puis des rameaux **blancs et gris** de T1 à L2, puis seulement des rameaux communicants **gris** de L3 jusqu'à S5 ou CO1. En effet, les rameaux communicants **blancs** alimentent la chaîne ganglionnaire sympathique au niveau cervical et lombaire. Mais au niveau thoracique, les rameaux communicants **blancs** alimentent la chaîne ganglionnaire, font relais à l'intérieur de ce ganglion, ressortent par les rameaux communicants **gris** pour aller ensuite innerver les nerfs rachidiens, gagnant soit les nerfs intercostaux ou nerfs des membres, soit les nerfs viscéraux à destination des viscères.

En pratique, on emploie fréquemment les plexi autonomes. Parfois, en piquant judicieusement le bon plexus autonome au moyen d'une seule aiguille plantée unilatéralement, on obtient un beau résultat dans des situations pathologiques inextricables, là où les autres manœuvres médicales avaient échoué !

Par exemple, dans le faux croup, dans les troubles de la déglutition d'origine mécanique, dans les laryngites striduleuses, dans les toux persistantes, dans les dysphonies, etc., en sollicitant la zone dite de la gorge profonde (située à l'extrémité supérieure du trou auditif), qui correspond à l'innervation du carrefour pharyngo-laryngé, et en ajoutant le plexus pharyngo-laryngé (situé dans le quadrant supéro-interne de l'hémiconque supérieure), qui pilote le fonctionnement autonomique de ce carrefour, on obtient une prise en charge complète (physique et fonctionnelle) et efficace.

Chaque fois que l'on peut traiter en intégrant le système nerveux autonome (SNA), on est le plus complet possible. Les tonalités sympathiques ou parasympathiques donnent le « la » à l'ensemble des homéostasies. À noter que quand on a « du vague à l'âme », on est en parasympathicotonie.

Question : « Pouvez-vous nous dire, s'il vous plaît Monsieur, quand pique-t-on le radiculomère plutôt que le myélomère ?

Réponse : Le suffixe « mère » signifie « réunion de tout » ou « réunion de ce qui précède », de manière horizontale et longitudinale. Par exemple, dermomère = réunion de tous les dermes correspondants.

Le **myélomère**, ou réunion des moelles correspondantes, concerne l'ensemble de la moelle épinière. Le myélomère sensitif correspond aux cornes postérieures de la moelle, tandis que le myélomère moteur correspond aux cornes antérieures de la moelle. Les cornes postérieures reçoivent un *input* rentrant (arrivée des sensitivités, conduction centripète des informations). Des cornes antérieures, sortent les influx moteurs (conduction centrifuge des informations).

Bien se souvenir que **la moelle épinière se termine à L1**. À partir de L1, les racines ne sont plus étagées comme elles le sont pour les racines cervicales et thoraciques, mais elles forment une sorte de concentré de moelle épinière. Une partie de la moelle épinière donne les racines L1 à L5 ; plus bas, on a la queue de cheval qui concerne uniquement S1 à S5, ainsi que le(s) nerf(s) coccygien(s) : CO1 et, inconstamment, CO2.

Le **radiculomère** concerne les racines émergeant de la moelle : les racines antérieures ou ventrales du radiculomère sont motrices, alors que les racines postérieures ou dorsales du radiculomère sont sensitives. Chaque étage ou métamère est inter-relié, dans un trajet un peu oblique du haut vers le bas, à trois métamères au-dessus et sept métamères au-dessous, ce qui correspond au total à dix filaments par racine, du moins en moyenne, car l'être humain est un organisme stochastique, c'est-à-dire à statistique variable. Ainsi quand on traite par exemple le radiculomère de C7, on concerne majoritairement C7, mais aussi un peu C4 à C6 et C8 à Th6. En piquant un seul point, on « allume » donc conjointement plusieurs métamères au-dessus et au-dessous, mais de manière plus faible plus on s'éloigne de C7. À noter aussi que, dans la moelle, il y a d'une part des communications intramétamériques horizontales et d'autre part des communications intermétamériques verticales.

Donc quand faut-il traiter la moelle, quand faut-il traiter les racines ?

On traite le myélomère:

- soit quand une pathologie intéresse directement la moelle : myélite, abcès ou kyste médullaire, infection médullaire, traumatisme médullaire, sclérose en plaques, sclérose combinée de la moelle, sclérose latérale amyotrophique (maladie de Charcot), maladie de Strümpell-Lorrain, mal de Pott, AVC médullaire intéressant notamment l'artère d'Adamkiewicz ;
- soit en cas d'atteinte neurologique totale, c'est-à-dire atteinte de la moelle, des racines, des troncs, des plexi et des nerfs périphériques. C'est par exemple le cas dans le diabète insulino-dépendant sévère non équilibré.

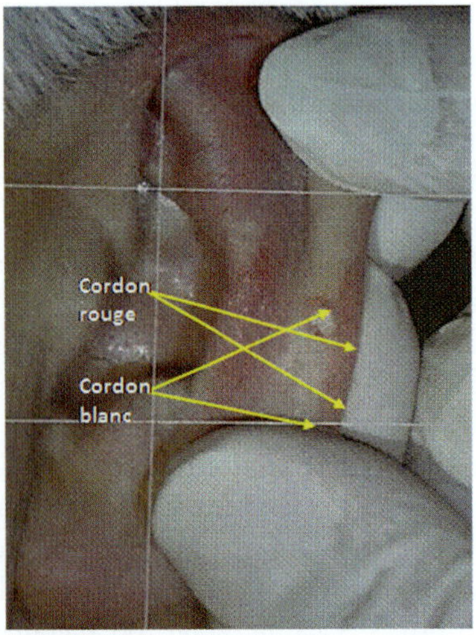

Figure 40.2. En étirant un peu l'hélix, un cordon rouge apparaît représentant les myélomères et un cordon blanc apparaît représentant les radiculomères.
Source : David Alimi.

On traite le radiculomère dans tous les autres cas, c'est-à-dire chaque fois qu'il y a une atteinte des racines, qu'elle touche les racines antérieures ou postérieures, ou lorsqu'il y a une atteinte des nerfs rachidiens eux-mêmes.

Ensuite, c'est la clinique qui prime **toujours** sur les autres données de l'examen et qui nous guide pour le traitement.

Rappel : sur la bordure de l'hélix, quand on l'étire un peu, le radiculomère est d'apparence blanche, tandis que le myélomère est d'apparence rougeâtre (figure 40.2).

Question : Pourquoi la thyroïde est-elle invoquée dans les pathologies de l'agressivité et des désordres thermiques ?

Réponse : La thyroïde est la glande qui règle les métabolismes thermiques de toutes les autres glandes. Ce sont les hormones T4 et T3 qui règlent les niveaux de fonctionnement des cycles de Krebs des autres glandes. C'est, avec les surrénales, les glandes de notre défense, qui, pour se faire, augmentent le niveau de notre agressivité, qui est corrélée au degré de température interne : plus il est élevé, plus on peut être agressif.

La thyroïde est le thermorégulateur périphérique, tandis que le thermorégulateur central passe par le cerveau, surtout l'hypothalamus.

Question : De quoi est constitué le plexus solaire ?

Réponse : Le plexus solaire innerve l'ensemble de l'étage sus-mésocolique. Il est constitué des ganglions mésentériques supérieurs, des ganglions cœliaques ou semi-lunaires et des ganglions rénaux (ou aortico-rénaux).

Question : Comment se fait-il que les plexi, qui sont de nature neurologique, donc ectodermiques, soient situés dans les conques de l'oreille, c'est-à-dire dans l'endoderme ?

Réponse : C'est parce que les plexi sont une représentation à partir du parasympathique crânien et pelvien. Le nerf X, en fournissant l'innervation des conques, amène avec lui les influx correspondants aux plexi, du moins pour ce qui correspond à la composante parasympathique. Et c'est à partir de la chaîne ganglionnaire latéro-vertébrale que va s'inscrire le « dépôt » des représentations des composantes sympathiques de ces plexi. En quelque sorte, on peut dire que c'est en « surimposition ». Autrement dit, la conque elle-même est innervée par le X qui amène toutes les représentations du X, et sur cette conque viennent se surajouter, se superposer, les plexi.

Attention à un piège : dans l'auriculothérapie des colites, il faut traiter une colite droite en sollicitant soit le nerf vague, soit les ganglions mésentériques supérieurs, soit le parasympathique crânien (constitué des nerfs III, VII, IX et X). Alors qu'une colite gauche se traitera au travers du parasympathique pelvien.

Concernant les plexi, d'une manière générale, avant de solliciter les grands chefs du haut, on commence par s'adresser en bout de chaîne ; si cela ne suffit pas, on peut remonter d'aval en amont. Si le plexus ne répond pas, on traite le ganglion. Si le ganglion ne répond pas, on traite le sympathomère (= myélomère sympathique). Si le sympathomère ne répond pas, on traite soit le PMΣ pour tout ce qui est haut, soit la médullo-surrénale pour tout ce qui est bas. Si cela ne répond pas, on traite soit l'hypothalamus antérieur (parasympathique), soit l'hypothalamus postérieur (sympathique).

En effet, pour un organisme donné, le meilleur équilibre dans des conditions spatio-temporelles données n'est pas forcément l'équilibre théo-

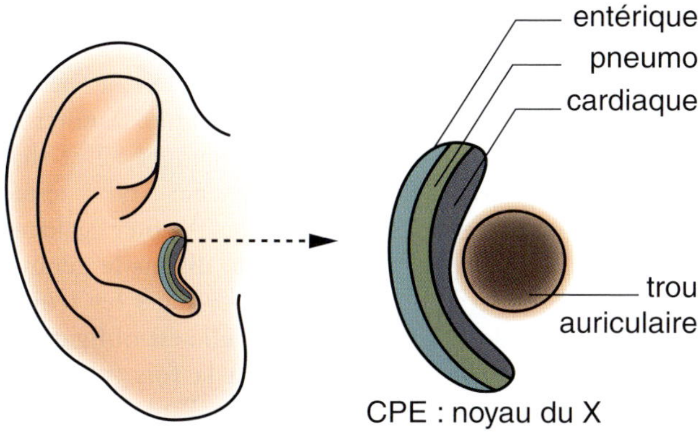

Figure 40.3. Agencement des représentations du noyau cardio-pneumo-entérique.

rique (la clinique prime toujours sur les examens complémentaires), mais celui ayant permis à l'organisme considéré de rester dans la meilleure homéostasie possible de tous ses organes (au prix d'un petit déséquilibre compensateur sur tel et tel organe). Dès que l'ensemble deviendra cohérent, synchrone et stable, la meilleure homéostasie possible sera provisoirement atteinte.

Souvent d'ailleurs, les loci auriculaires des plexi autonomes se confondent avec le ou les organes correspondants.

Ainsi, la stratégie thérapeutique des pathologies viscérales devrait toujours comporter une première étape plexique, avant la sollicitation des centres autonomes, qu'ils soient ganglionnaires, médullaires ou cérébraux.

Question : Monsieur, quelle est la particularité du noyau cardio-pneumo-entérique ?

Réponse : Tout comme le nerf cochléo-vestibulaire, le noyau cardio-pneumo-entérique (CPE) se retrouve représenté à l'oreille de façon excentrée ; le noyau cochléo-vestibulaire perché au sommet du parapet tragal et le CPE est plaqué sur l'hémiconque inférieure juste à l'entrée du trou auditif. Ces deux représentations doivent leur situation particulière aux jeux des bouclages, collisions et disparitions des arcs branchiaux, lors de leurs développements embryonnaires. Le noyau CPE (figure 40.3) représente l'épanouissement des rameaux terminaux, des vecteurs cardiaque, pulmonaire et entérique, des groupements parasympathique crânien et parasympathique pelvien, sous une forme ramassée, en forme de croissants concentriques, autour du trou auditif. Ce noyau est le fusible périphérique des tonalités parasympathiques à destination du cœur, des poumons et du système digestif (y compris côlon pour le côté droit).

Ces ramassis de noyaux concentrent une grande puissance thérapeutique. Le « quartier » cardiaque est à éviter car potentiellement capable d'induire rapidement une lipothymie par hyperparasympathicotonie. Il peut par contre représenter une aide d'urgence en cas de lipothymie avérée, car, alors, le curseur, au plancher, ne peut que remonter.

Question : Comment se fait l'emboîtement des homéostasies dont vous nous avez parlé ?

Réponse : il existe plusieurs homéostasies :

- des homéostasies locales ;
- des homéostasies segmentaires, chacune étant la réunion de plusieurs homéostasies locales ;
- des homéostasies régionales, chacune étant la réunion de plusieurs homéostasies segmentaires ;
- l'homéostasie générale, réunion de toutes les homéostasies régionales.

Ainsi, nous sommes des « intégrales secondes » de ce que nous sommes à chaque instant, résultat d'une régulation sympathique, parasympathique, hormonale, sensitive, motrice, sécrétoire, humorale, affective, sentimentale, émotionnelle, électrique, magnétique, chimique, thermique…

Ces diverses modalités concernent chaque niveau homéostasique.

Les sites auriculaires sont donc la réunion de toutes ces influences, qu'elles soient physiologiques ou pathologiques. Ils changent sans cesse de forme, car ils sont comme une gelée plastique, mais tout en conservant constamment le même volume (la cytologie l'a parfaitement démontré).

À l'oreille, les points sont en quelque sorte contenus dans une unité tridimensionnelle, dans une espèce de « micro-volutome » tissulaire génétiquement dédié à recevoir le dépôt des informations physiologiques (qui transitent obligatoirement par le point avant d'aller au cerveau) ou pathologiques ou un mixage des deux (sous la forme du dépôt d'un ou de plusieurs potentiels dermo-auriculaires).

Par exemple, si tel organe est à deux tiers malade et à un tier sain, les potentiels d'action de la partie saine de cet organe ainsi que les potentiels d'action de la partie malade de cet organe se déposent dans le volutome auriculaire, de sorte que la résultante finale sur le point sera le mixage des deux influences surajoutées.

Admettons qu'il y ait un obstacle sur la voie spino-thalamique, bloquant disons 20 % des influx sur cette seule voie, alors que les influx transitent à 100 % sur la voie cordonale postérieure, sur l'oreille va alors s'afficher un patchwork de cartographies représentant 80 % de la spino-thalamique et 100 % de la cordonale postérieure : il y a intrication de la somatotopie dominante avec la ou les somatotopies déjà amputées, altérées. Ceci explique que, quelquefois, on ne retrouve pas le point attendu par la clinique et le raisonnement neurophysiopathologique.

Admettons à présent qu'il y ait un blocage complet de la voie spino-thalamique : l'oreille, ne recevant plus aucun influx spino-thalamique, n'aura qu'un affichage cordonal postérieure.

Ou bien les différentes somatotopies s'intriquent les unes avec les autres en fonction des blocages éventuels, de leur puissance respective, pour finir par donner un mixage somatotopique de niveau S1 ou S2 ou thalamique, avec une tonalité dominante.

Par exemple, le genou va s'afficher dans la somatotopie S1 habituelle, le coude dans la somatotopie S2, et le nez dans la somatotopie thalamique. À noter que les représentations somatotopiques S2 et thalamiques ne sont que labiles, seule S1 est résidente et anatomofonctionnelle. À noter également que **la même localisation, disons le genou, ne pourra jamais se retrouver dans les trois « phases » en même temps, elle est obligatoirement dans une seule phase à la fois** (phase est un terme utilisé par monsieur Paul Nogier, mais en fait, je pense, mal choisi et qu'il vaut mieux remplacer par « somatotopie »).

Question : Monsieur, vous nous aviez dit quelque chose sur le cancer et les points omégas, pourriez-vous, s'il vous plaît, nous le préciser ?

Réponse : À l'oreille, **le cancer augmente fortement l'affichage des trois points omégas**. Ceci s'explique par le fait qu'ils sont les points originels des trois tissus embryologiques ecto-, méso- et endodermiques et qu'ils pilotent l'évolution vitale de chacun, selon son programme génétique spécifique. Donc on est astreint à une entropie ouverte, en échangeant en permanence avec le milieu extérieur, mais en obéissant à un processus entropique génétiquement déterminé (voir l'activité déclinante des télomérases avec l'âge). Le cancer interfère avec ces mécanismes, ce qui potentialise l'affichage de ces points dits « omégas ».

Question : Je ne comprends pas bien le rôle antagoniste entre les glucocorticoïdes qui dépriment le système immunitaire et, malgré tout, le désir du corps de stimuler son système immunitaire ?

Réponse : Lorsque les glucocorticoïdes sont sécrétés en trop grandes quantités et de manière durable **en dehors d'une situation de stress**, ils vont effectivement avoir une action délétère sur le système immunitaire ; mais en situation de stress, on est dans une physiologie particulière, spéciale, adaptative, dans une boucle inversée, qui va même engendrer l'effet opposé, puisqu'elle va limiter l'action des lymphokines.

Question : Quelles sont les fonctions précises de T4 et de T3 ?

Réponse : L'axe thyroïdien, c'est la liaison entre l'hypophyse, sécrétant la TSH, et la thyroïde, sécrétant la T4 (tétraiodotyronine) et la T3 (triiodotyronine). La T3 est l'hormone la plus active au niveau cellulaire, elle gère l'homéostasie thermique intracellulaire, tandis que la T4 est l'hormone la plus active au niveau tissulaire, elle gère les organisations spatio-temporelles thermiques tissulaires.

Pour faire le point d'un syndrome clinique thyroïdien, au lieu de demander classiquement la T4 libre, personnellement je demande la T3, qui donne un reflet plus fidèle de l'éventuelle pathogénie thyroïdienne.

Question : Le cervelet est souvent concerné dans les stratégies auriculothérapeutiques contre le stress, quel rôle joue-t-il ?

Réponse : En effet, le cervelet joue un rôle fondamental dans la conservation des mémoires post-traumatiques (c'est-à-dire dans les altérations posturales et procédurales). Il est l'équivalent moteur de l'hippocampe. Le cervelet est aussi le compère, le binôme de l'amygdale, il conserve en mémoire les souvenirs (à coloration motrice) un peu « pervers ».

Vous avez remarqué que dans toutes ces stratégies, un ordre précis est respecté ! Si on pique sans tenir compte de l'ordre, on est moins actif dans l'immédiat, mais on reste actif malgré tout dans un deuxième temps. Toutefois, mieux vaut respecter l'ordre neurophysiologique, car alors, non seulement les séquences choisies sont très efficaces en regard de la sémiologie du patient, mais également en regard de sa « chaîne » neurobiologique.

Question : Monsieur, qu'en est-il de la consistance des pavillons auriculaires ?

Réponse : Les humains naissent tous avec des pavillons auriculaires souples et très déformables (quoique avec des petites différences relatives). Peu à peu, jusqu'à la deuxième année, les oreilles acquièrent leur type de consistance, proportionnellement à l'expression du type de tonus postural et à l'expression du type caractériel. Certains ont un pavillon d'oreille plus souple ou au contraire plus rigide que d'autres. Cela peut donc donner une idée du tonus général, surtout du tonus postural. Par ailleurs, la consistance générale du pavillon auriculaire reflète aussi le psychotype de son propriétaire : la personnalité « rigide » aura tendance à avoir des oreilles « rigides » et la personnalité « souple » à avoir des oreilles « souples ».

Question : D'après votre enseignement, la poncture du point de synthèse fait peur ! Qu'en est-il exactement ?

Réponse : C'est au cours de mon activité à l'Institut Gustave Roussy (IGR), centre de référence en cancérologie à Villejuif, en région parisienne, pendant plus de 20 ans, que nous avons appris à bien connaître les potentialités thérapeutiques de cette zone.

Cette dernière a la particularité d'être « opportuniste » ou « adaptative ». Du fait qu'elle correspond à l'équivalent (un noyau) moteur de l'hypothalamus antérieur, ce dernier a une fonction trophotrope, c'est-à-dire de synthèse.

Mon maître René Kovacs avait constaté que sa poncture déclenchait une augmentation des synthèses fondamentales : acide ribonucléique (ARN), ARN messager, acide désoxyribonucléique (ADN), prostaglandines, prostacyclines.

De ce fait, nous avons établi :

- une contre-indication stricte à la sollicitation de ce site : le cancer avéré !
- une contre-indication relative : les pathologies auto-immunes actives.

En pratique, si on pique ce point alors qu'il n'y a pas de cancer avéré connu mais qu'un processus cancéreux est en train de tenter de se développer (que l'on ne connaît donc pas), c'est-à-dire en présence d'une pathologie prémitotique au cours de laquelle l'organisme lutte pour ne pas la laisser se développer, alors le point de synthèse va aider le corps à lutter contre le cancer. Cela dit, en cas d'antécédents familiaux de cancer du sein sans atteinte personnelle de cancer, on peut parfaitement piquer le point de synthèse, du fait qu'il ne s'agit pas du même individu. Par ailleurs, en cas de précancérose, par exemple dysplasie, leucoplasie, etc., on peut le piquer du fait que l'organisme

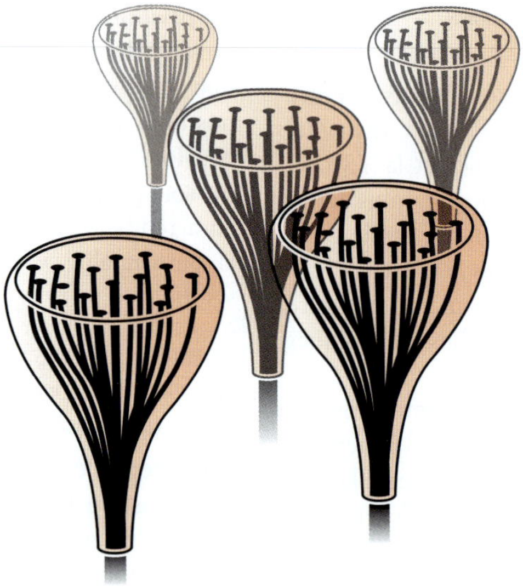

Figure 40.4. Agencement des emboîtements des représentations auriculaires.

est justement en lutte pour ne pas « craquer » face à une possible évolution vers un cancer. Une leucoplasie n'est pas un cancer, elle peut guérir, le potentiel malin ne s'est pas encore exprimé.

En revanche, si le cancer existe déjà, ou qu'il y a une forte suspicion de cancer naissant, la puncture de ce même point peut augmenter la prolifération mitotique. On pourra alors se rabattre sur un point équivalent, quasi aussi efficace, mais de nature différente et sans danger : le plexus thymique (à solliciter bilatéralement).

Question : Que pouvez-vous nous dire à propos du criblage de certaines zones que vous préconisez ?

Réponse : La figure 40.4 représente des aires, des complexes neurovasculaires, des volutomes, des voxels répartis sur le pavillon de l'oreille. Chacun d'eux est alimenté par des fourches baptisées « complexes de Merkel–axone », qui sont de véritables neurones et qui conduisent les informations au cerveau au niveau des noyaux innervant l'oreille.

Il existe une superposition et même une interpénétration, une intrication des aires entre elles.

Quand on plante une seule aiguille verticalement dans un voxel, on allume essentiellement le circuit correspondant au point, plus précisément

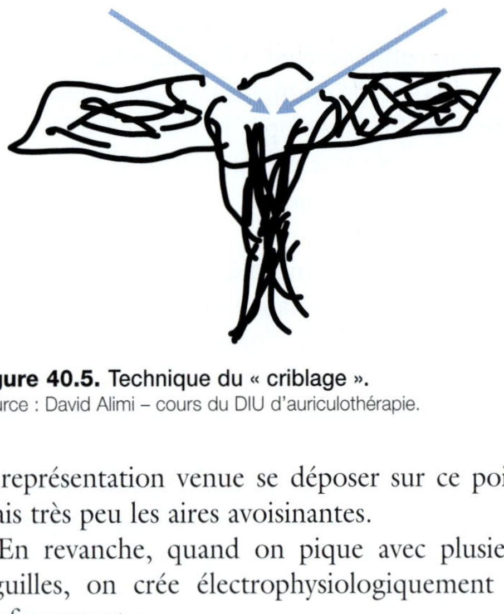

Figure 40.5. Technique du « criblage ».
Source : David Alimi – cours du DIU d'auriculothérapie.

la représentation venue se déposer sur ce point, mais très peu les aires avoisinantes.

En revanche, quand on pique avec plusieurs aiguilles, on crée électrophysiologiquement un renforcement :

- par des **stimulations en criblage**: au moyen de deux aiguilles piquées obliquement à 30° (par rapport à l'horizontal) sur le même site (figure 40.5). D'une part, on joue sur le recrutement temporel, chacune des piqûres enclenchant son processus électrophysiologique, décalé dans le temps. Ces processus vont ensuite se succéder tout au long de la chaîne de transmission. D'autre part, on augmente la stimulation du potentiel de membrane donc du potentiel de récepteur donc du potentiel d'action. L'intensité de la stimulation, codée par la fréquence, sera plus grande au niveau des aires cérébrales réceptrices. Le tout pour le même message thérapeutique : c'est la loi des énergies nerveuses spécifiques ;

- par des **stimulations en série**: au moyen de deux ou trois aiguilles piquées verticalement l'une à côté de l'autre, sur une zone centrée par son épicentre. D'une part, on joue sur le recrutement spatial, chacune des piqûres enclenchant son processus électrophysiologique, successivement dans plusieurs aires contiguës. Ce type de recrutement favorise la synchronisation plurimétamérique. D'autre part, on reproduit rapidement la stimulation du potentiel de membrane des capteurs concernés, ce qui potentialise l'effet de réponse des aires cérébrales destinatrices : c'est la loi de Weber-Fechner.

Par exemple, face à une douleur neuropathique de désafférentation, rebelle, hyper-résistante, on peut faire une sollicitation bilatérale et en série des trois composantes de la réticulée (mésencéphalique, pontique, bulbaire), ainsi que trois sollicitations en série de la zone du thalamus. On suscite ainsi une suractivation des filtres de la douleur avec une très puissante action antalgique.

Cette auriculothérapie en série avec deux ou trois aiguilles est également très efficace pour soulager les **souffrances morales intenses, les grandes dépressions mélancoliques**, lorsque, par exemple, on sollicite la formation réticulée. Cette dernière est le lieu de passage obligatoire de toutes les informations ascendantes et descendantes, vers et en provenance du cortex, via le thalamus et la couronne radiée thalamo-corticale.

Ce réseau réticulé filtre, débogue toutes ces informations, pour en faire des potentiels les plus signifiants parmi l'immensité du brouillard informationnel. Il y parvient au travers de boucles cybernétiques, qui recyclent une ou plusieurs fois les informations, avant de les stocker temporairement sous la forme d'une file d'attente et enfin de les envoyer aux cortex. Il est à noter que les mêmes mécanismes se déroulent pour les « connectomes » en provenance des cortex.

Ainsi, lorsque l'on traite la réticulée avec la formule des stimulations en série, on accélère ces processus, ce qui rend plus efficace les stratégies auriculothérapeutiques antidépressives, notamment dans certaines formes mélancoliques.

Question : Que sont ces lignes de Langer dont vous nous avez parlé tout à l'heure ?

Réponse : Ce sont de petites lignes de force de la peau – des trousseaux de fibres conjonctives, de mucopolysaccharides –, tendues dans un maillage tonique du revêtement cutané, comme des tenseurs ou des haubans, insérées dans le derme, plus exactement dans le mésoderme, et reliées aux capeurs neuromusculaires.

Selon nos activités, ces lignes tendent ou détendent la peau ; lorsqu'elles la tendent, on observe des plis, des rides. En chirurgie, il est recommandé d'inciser parallèlement aux lignes de Langer et non perpendiculairement, de façon à éviter de créer une cicatrice toxique dont les berges se referment mal en laissant une espèce de déhiscence entre elles.

Question : Qu'appelez-vous les ligamentomères vertébraux et où sont-ils représentés ?

Réponse : Lorsqu'il y a des douleurs, on pique de préférence le musculomère sensitif et/ou le musculomère moteur et/ou le ligamentomère.

En présence de troubles statiques vertébraux sans douleurs, on pique le musculomère moteur et/ou le ligamentomère ou le tendinomère.

Note capitale à ce propos : le **ligamentomère**, c'est-à-dire les ligaments vertébraux interépineux et latéro-épineux (aussi les ligaments jaunes et tous les ligaments stabilisant les vertèbres entre elles), est situé dans le fond de la gouttière postérieure rétro-anthélicale (cette gouttière est en regard de la convexité anthélicale de la face externe du pavillon).

Au fond de la gouttière, il y a les ligaments (leur rôle étant de maintenir les articulations en place) ; les muscles sont plus à l'extérieur de la gouttière, alors que les tendons (qui enveloppent les muscles et qui les rattachent aux surfaces osseuses) sont plus à l'intérieur. Les vertèbres, sur cette face auriculaire, sont mêlées aux ligaments. Muscles, tendons et ligaments appartiennent tous trois au tissu mésodermique, c'est-à-dire à oméga 2.

Question : Y aurait-il à l'oreille un ou des points de la « culpabilisation » ?

Réponse : Je dirais qu'il y a des points accentuant la culpabilisation ou culpabilisant, tel le point épiphyse, du fait que cette glande, donneuse de rythmes, de fréquences, induit le ressassage, la répétition incessante *(« tu es coupable »)*. Le point de la déculpabilisation serait Oméga 1, pour digérer un événement indigeste et l'oublier. L'hippocampe n'est pas conseillé dans cette indication, car il s'agit ici d'un fichier résidant. Une fois qu'on a piqué Oméga 1, l'hippocampe estime que ce fichier n'est plus utilisé et il le classe dans l'étagère des archives. Donc, en piquant Oméga 1, il n'est pas besoin de piquer hippocampe, car ce dernier se charge lui-même de ranger automatiquement le dossier, du fait qu'il existe des résonances entre les points.

Question : Pourquoi ne pas tenir compte également du noyau suprachiasmatique puisqu'il est couplé à l'épiphyse ?

Réponse : Oui, ces deux zones cérébrales sont effectivement couplées dans ce travail via une relation rigide, c'est-à-dire que l'épiphyse fonctionne obligatoirement avec le noyau suprachiasmatique, comme un binôme, ainsi en piquant l'épiphyse, hiérarchiquement supérieure, on touche automatiquement du même coup ce noyau.

Question : Et si on ne piquait que l'hypothalamus antérieur ?

Réponse : Non, car ce dernier gère plutôt des problèmes situés « plus bas », plus terre à terre en quelque sorte (digestion, parasympathique, etc.), il est soumis à l'épiphyse. On vient de voir que l'alternance sympathique/parasympathique est modulée par l'épiphyse.

Question : Puisque l'on parle de rythme, pourriez-vous, s'il vous plaît Monsieur, nous dire un mot sur la maladie de Bouveret et la fibrillation auriculaire ?

Réponse : Nous pourrions dans la maladie de Bouveret (tachychardie paroxystique supra-auriculaire), ainsi que pour les extrasystoles, solliciter :

- bilatéralement :
  - Plexus cardiaque myocardique,
  - Épiphyse ;
- ou bien, toujours bilatéralement, et plus « cybernétiquement » :
  - Épiphyse,
  - Oméga 2.

Pour la fibrillation auriculaire, l'auriculothérapie doit être différente, car c'est une arythmie complète liée, dans la plupart des cas, à une atteinte organique ou fonctionnelle, du tissu nodal. Il faudrait faire :

- Cœur moteur gauche ;
- Épiphyse ;
- point de synthèse (en l'absence de contre-indication) ici, pour sa fonction de *reset* métabolique fondamentale.

Question : D'une manière générale, quand devrons-nous nous interroger sur l'inefficacité d'une auriculothérapie ?

Réponse : l'auriculothérapie médicale, scientifique que je vous enseigne, est une thérapeutique déduite d'un raisonnement logique, neurophysiologique ; si une telle auriculothérapie bien stratégiée ne répond pas après la troisième séance, c'est qu'il y a, souvent, mais pas toujours bien sûr, « anguille sous roche ». Il peut s'agir :

- soit d'un diagnostic incorrect ou incomplet ;
- soit d'une pathologie chronicisée, devenue et considérée par le cerveau comme « résidente » ;
- soit d'un obstacle complexe empêchant l'action de l'auriculothérapie, comme un médicament d'action complexe (immunosuppresseur, anticancéreux, immunomodulateur, neuroleptique, etc.) ;
- soit de l'existence masquée d'une connectivite, d'un cancer.

A contrario, si le traitement d'une pathologie donne d'excellents résultats, il faut éviter d'y revenir, tant que la pathologie ne s'exprime plus, surtout dans les pathologies difficiles, neurologiques comme les névralgies, les désordres neuromédiatiques, etc. et ce, même si le patient insiste. R. Kovacs disait : « Il faut éviter de marcher sur la queue du tigre qui dort. »

Question : Vous nous avez enseigné que les points ou zones d'auriculothérapie pouvaient avoir « une signification propre » ou « une signification réciproque », qu'en est-il exactement ?

Réponse : Ces potentialités sont surtout effectives pour les points dits d'organe. Leur affichage à l'oreille peut revêtir soit une signification « propre », soit une signification « réciproque ».

La **signification « propre »** correspond, sur la somatotopie auriculaire, à la représentation physique de l'organe considéré (en fait, il s'agit de la représentation de son innervation multimodale (sensitive, motrice, végétative).

Exemple : « le point de la main » correspond en fait au point de l'innervation multimodale de la main. La signification propre, c'est ainsi piquer le point du poignet en cas d'un trouble du canal carpien.

Ces points seront à traiter chaque fois qu'une pathologie concernera cet(ces) organe(s).

Rappel : les modalités sensitives sont affichées sur la face externe de l'auricule, alors que les modalités motrices et sécrétoires ou excrétoires sont affichées sur la face interne de l'auricule.

La **signification « réciproque »** correspond à une focalisation soit neurofonctionnelle, soit psychoaffective, mémorisée, d'une atteinte spasmodique ou atonique de l'organe considéré.

Exemples :

- une phobie du vent chez une jeune femme, avec une sensation d'oppression respiratoire gênante et anxiogène, après exposition à une tempête violente (le toit de sa maison a été soufflé !). Le traitement efficace sera la puncture des points du plexus broncho-pulmonaire (gérant le poumon) et du rhinencéphale ;
- un blépharospasme chez un enfant d'un couple en conflit, ayant vécu une scène violente de dispute parentale. Le traitement efficace a été la puncture des points du PMS moteur et de la commissure blanche antérieure ou CBA (réunion des deux bulbes olfactifs, tête de pont du système limbique).

Ainsi, les points revêtent des significations différentes selon les circonstances.

Question : Mais, dans ces deux exemples, le choc psychique a été enregistré sur le disque dur, donc ne pourrait-on pas aussi piquer l'hippocampe ?

Réponse : on aurait pu le faire intervenir plus tard, au cas où on aurait eu affaire à une mnémopathologie, bien enregistrée (dans l'hippocampe). Dans ce cas, la puncture de l'hippocampe permet une déprogrammation, une déséquestration, avec catharsis utile à l'évacuation définitive du dossier émotionnel indigeste. L'auriculothérapie potentialise le traitement psycho-émotionnel. Mais lorsque l'événement est récent, l'évacuation n'est pas toujours possible car le dossier est encore trop « accroché » et la puncture de l'hippocampe ne donne aucun résultat. La sollicitation de la réticulée eut pu être aussi utile : le pavillon de l'oreille change tout au long de la vie, à l'image exacte de notre cerveau, et on peut vraiment considérer le pavillon comme une réticulée déportée à ciel ouvert ! En effet, la somatotopie qui s'affiche est surtout celle de la réticulée ; toutes les informations qui montent au cerveau ou qui en redescendent s'y gravent automatiquement en effectuant une dérivation sur le pavillon de l'oreille.

Question : Pourriez-vous, Monsieur, nous indiquer une bonne stratégie auriculothérapeutique pour « l'entretien » des systèmes ?

Réponse : Par exemple, la trophicité du **système nerveux central (SNC)** et du **système nerveux périphérique (SNP)** pourra être stimulée par la piqûre des points **PMS, Hypothalamus antérieur et Épiphyse**. C'est un excellent traitement de resynchronisation homéostasique général. Personnellement, je me fais moi-même ce traitement deux fois par an, au printemps et en automne !

Ces points de système seront surtout à piquer dans un but préventif pour le maintien de l'efficacité du système considéré. Il facilite donc le traitement « du maillon faible » d'une personne.

Un des gros avantages de ces traitements, quelquefois cybernétiques, c'est qu'ils ne requièrent que deux ou quatre aiguilles semi-permanentes (ASP), ou sollicitations, en tout !

Question : Quel(s) point(s) pourrait-on traiter en prévention du cancer ?

Réponse : le plexus thymique et/ou la CBA : le plexus thymique car il est le site pouvant relancer ou optimiser la vigilance immunitaire ; la CBA car elle réunit les deux rhinencéphales qui sont la tête de pont du système limbique, qui lui-même est le maître d'œuvre du système immunitaire.

Question : Que peut-on faire pour qu'un travail de deuil se fasse ?

Réponse : On peut solliciter CBA (pont inter-hémisphérique du système limbique) et Hippocampe ou Amygdale. L'amygdale parce qu'elle stocke tout ce qui est adversif ou agressif. On piquera sur le pavillon gauche si le deuil est récent, car la première mémorisation se fait dans le cerveau droit. Si c'est un deuil ancien, les mnémonèmes basculent ensuite (au bout de 6 ou 7 mois) dans le cerveau gauche, et il faudra donc piquer sur le pavillon droit.

Dans les souvenirs de viol, il faut piquer Amygdale et Hippocampe. Il faudra ajouter Corps calleux car il s'agit d'un mnémonème resté séquestré dans le cerveau droit (un des mnémonèmes « super-signifiants » : dont le poids limbique est tellement important qu'il ne peut être transporté ou difficilement). On fera donc l'ensemble du traitement sur le pavillon gauche, et l'on ajoutera Corps calleux pour tenter d'aider à la déséquestration.

Question : Et pour un adulte, ancien enfant battu ?

Réponse : Cet adulte, ancien enfant battu, est rempli d'agressivité, il faudra donc piquer deux points :

- TSH appelé « point d'agressivité » car :
  - d'une part, les gens agressifs sont à la limite de l'hyper-TSHémie, ou en franche hyper-TSHémie,
  - d'autre part, la TSH est la lubérine hypophysaire qui active les métabolismes thermiques de toutes les autres glandes périphériques, ce qui peut avoir pour conséquences une sécrétion maximale de ces glandes (dont testostérone et progestérone à effets agressifs) ;
- Amygdale (pour les mêmes raisons que précédemment).

Question : Dans ces problèmes complexes, quand, sûrement, piquer à droite ou à gauche ?

Réponse : La plupart d'entre nous avons presque toujours une épaule plus haute que l'autre ! Si c'est la gauche (qui est un peu plus haute que la droite), c'est qu'on est plus préoccupé par des problèmes émotionnels, donc gérés par le cerveau droit, et l'on piquera alors préférentiellement sur le pavillon gauche. En fin de compte, dans la plupart des cas, dans les auriculothérapies à visées psychothérapeutiques, il vaut mieux solliciter le pavillon gauche. L'inverse est vrai pour les problématiques stratégiques, cartésiennes.

Attention, cependant : les points Amygdale, Hippocampe, CBA et Rhinencéphale peuvent faire souvent passer à l'acte ! Si on a un doute, plutôt traiter les deux pavillons (en commençant du côté opposé à la latéralité) pour équilibrer les réactions.

Question : Une anosmie entraîne souvent beaucoup de réactions secondaires, pourquoi ?

Réponse : Le cerveau est énergétisé par tous les sens, ce qui lui permet de puiser dans le milieu extérieur ses quanta énergétiques. Un éventuel déficit de ce champ énergétique peut faire bouger notre homéostasie, ce que notre cerveau supporte mal. Il déclenche alors une cascade de réactions, qui vont tendre à dissiper davantage d'énergie puisqu'il y a un défect des entrées, et il faut qu'il y ait un surcroît de sorties pour équilibrer le bilan énergétique.

Le tout est initialisé par le système limbique, cœur de notre vie émotionnelle, auquel est branché en prise directe le nerf olfactif, via la CAB, l'hippocampe et l'amygdale.

Question : Qu'est-ce qui nous incite à aller uriner ? Quel est le rapport avec l'émotion et la sensation ?

Réponse : Le lobe frontal informé par le cortex cingulaire donne l'ordre aux sphincters urinaires de s'ouvrir pour vider la vessie. L'activation du lobe frontal représente l'émotion initiale qui sera le starter de la chaîne de volées de potentiels spécifiques qui va aboutir à l'ouverture des sphincters. La sensation est le ressenti conscient du besoin d'uriner et également le ressenti au moment où l'on urine. C'est la raison pour laquelle, souvent dans les stratégies auriculothérapeutiques des troubles de la miction, le lobe frontal est concerné par la stratégie.

Un patient dans le coma urinera par regorgement, sans sensation, mais l'émotion initiale a existé pour activer la chaîne neurophysiologique automatique. Dans l'épilepsie, il y a un découplage de toutes les émotions, c'est la raison pour laquelle les sphincters s'ouvrent largement. L'émotion c'est le potentiel d'action, toute l'électrophysiologie et la sensation est le ressenti de l'émotion : ce qu'on éprouve. L'émotion est inconsciente et la sensation est consciente.

Question : On dit que le fait d'uriner fait baisser le stress ! Est-ce vrai ?

Réponse : Oui, le fait d'uriner est un déstressant. En urologie, on dit dans les cas de globe urinaire « pisser ou mourir » et si l'on s'est retenu trop longtemps, cela peut aller jusqu'à la syncope vagale. En effet, lorsqu'on est en rétention urinaire le système nerveux autonome est en hyperparasympathicotonie. Après la miction, on revient à un meilleur état d'équilibre neuro-végétatif donc moins stressé.

Question : Dans le syndrome du membre fantôme, y a-t-il encore cette émotion ?

Réponse : Les douleurs des membres fantômes font appel au thalamus. Ce dernier a une carte topique horizontale, solide, rigide, tellement philogénétique qu'elle ne bouge pas même en cas d'amputation. Elle continue à envoyer au cortex cérébral des émotions correspondantes à ses fichiers mémorisés avant l'amputation. C'est en quelque sorte un parasitage thalamus–cortex. Le deuxième phénomène intervenant est le remaniement des cartes topiques cérébrales, qu'on appelle la plasticité. Par exemple, si un doigt est sectionné, sa carte correspondante s'atrophie et les cartes adjacentes tendent à prendre sa place. Il y a multiplexage dans le temps et dans l'espace. En fait, la stimulation thalamique va réveiller l'information au niveau de la carte topique cérébrale, qui, elle, va produire une émotion fantôme et une sensation fantôme. Le tout est géré par le lobe préfrontal, qui détient d'ailleurs aussi le contrôle du système immunitaire. C'est la raison pour laquelle, plus on a d'émotions donc de sensations, plus on a conscience de soi et plus on a une estime de soi, plus on est performant immunitairement pour maintenir ce haut niveau d'estime du meilleur soi possible ! Le corollaire en est que plus on est pessimiste et déprimé, plus notre système immunitaire est bas !

D'ailleurs en auriculothérapie, la plupart des stratégies à visée limbique, thymique font appel à des stimulations des zones du rhinencéphale, du plexus thymique.

Question : Quelle est la partie du cerveau qui veille à exécuter les trois obsessions dont vous nous avez parlé ?

Réponse : C'est le lobe frontal qui est chargé du maintien de la meilleure homéostasie générale, qui, elle-même, dépend de toutes les homéostasies segmentaires. Cette homéostasie générale ne peut se maintenir que si ce lobe frontal gère et exécute les trois obsessions fondamentales du cerveau :

- chaque neurone doit se connecter en permanence : tout neurone qui n'établit pas de connexions est frappé d'apoptose au bout de 1 ms !
- l'ensemble des systèmes biologiques doit s'efforcer de maintenir la meilleure homéostasie possible dans la plus petite unité de temps et de lieu ;
- l'ensemble des systèmes gestionnels de l'organisme se doit d'obéir à une injonction entropique génétiquement programmée : se dégrader à chaque instant tout en restant dans les limites des équilibres homéostasiques.

Le réajustement est donc permanent avec le minimum de perte à chaque instant, et c'est cela la vie !

Question : Et les cauchemars, Monsieur, qu'en dites-vous ?

Réponse : Le fonctionnement du cerveau laisse apparaître des sortes de « scories » (bugs, doublons, parasites, non-dits, non évacués, fichiers corrompus, etc.). Ces « scories » sont mises « de côté » pour être traitées la nuit, lorsque l'on dort. L'on pense que les cauchemars pourraient être dus au fait que certaines « scories » posent problème aux circuits chargés de ce « nettoyage » ! Le cauchemar serait un arrangement en chaos, le rêve l'organisation parfaite. En gros, l'unité élémentaire d'un rêve, c'est une image ou une vidéo pure, l'unité élémentaire d'un cauchemar, c'est une image ou une vidéo avec ses « scories ».

Question : En fonction de ce qui a été dit, quelle pourrait être une proposition auriculothérapeutique des cauchemars ?

Réponse : Un des buts du sommeil, c'est de permettre une bonne resynchronisation interhémisphérique, à condition que le matériel à resynchroniser ne soit pas trop chargé de « scories ». La resynchronisation, au sens neurophysiologique du terme, consiste à suractiver les flux interhémisphériques via les commissures, essentiellement le corps calleux.

En cas de problématique quelconque, il faut revenir à la dernière bonne configuration connue.

Nous pouvons donc en déduire une des meilleures stratégies auriculothérapeutiques. Bilatéralement, en commençant du côté de la latéralité :

- Hippocampe : car il est l'épicentre de la mémoire homéostasique limbique ;
- Thalamus : car il est l'épicentre de la mémoire homéostasique générale ;
- Commissure habénulaire : pour un *reset* de la transduction sensori-limbique ;
- Corps calleux.

Question : Quelle forme a le pavillon de l'oreille ?

Réponse : La forme d'un fœtus tête en bas. Cela veut dire que l'oreille est en elle-même la carte somatotopique tête en bas, dont les différentes cases vont se remplir des potentiels des informations neurofonctionnelles sensitives, motrices, végétatives, limbiques arrivant de la périphérie et du cerveau, en obéissant aux différentes lois que nous vous avons détaillées dans les cours.

Question : Pourquoi à l'oreille la face est représentée, orientée en bas, alors qu'au cerveau on a vu qu'elle était représentée, orientée en haut ?

Réponse : Le pavillon auriculaire tout entier est orienté comme un fœtus tête en bas. Cela veut dire que l'ensemble des systèmes neurologiques (rendant compte des sensibilités, exécutant les ordres moteurs, équilibrant les systèmes autonomes, permettant les efficiences hormonales, gérant les subtilités limbiques, etc.) est représenté sur cet appendice d'environ 21 cm^2. Le fait que la tête soit représentée orientée vers le bas s'explique par les dynamiques multiples qui s'exercent lors de l'embryogenèse, notamment les diverses rotations.

Ainsi, dans le premier arc branchial, c'est le V3 qui va amener les coulées morphocellulaires de la tête avec son cerveau, issues de ses connexions avec le V1, qui est la racine trigéminale collectant initialement les somatotopies cérébrales. Ces projections branchiales vont se trouver installées en position orientée tête en haut, conformément aux cartes cérébrales.

Puis c'est le jeu des rotations, translations, collisions des arcs branchiaux, qui va positionner la représentation de la tête, orientée vers le bas, sur le lobule auriculaire. Rappelons aussi que les coulées morphocellulaires de la tête avec son cerveau, après s'être déversées dans la racine V1, sont d'une part, dirigées vers la racine V3 qui innerve le premier arc branchial (qui donnera avec le deuxième arc, innervé par le VII, les tissus formant le lobe auriculaire) et d'autre part, dirigées vers la racine C1, via le V1, qui innerve le lobule et l'hélix, leur apportant les somatotopies cérébro-médullaires. Ces notions ont été explicitées dans le cours sur le développement embryologique du pavillon auriculaire. Par ailleurs je vous rappelle qu'**à l'oreille, ce ne sont pas les tissus qui sont représentés mais les systèmes nerveux spécifiques de ces tissus.**

Question : Monsieur, vous nous avez toujours dit qu'il ne fallait pas confondre somatotopie et sensibilité, qu'en est-il s'il vous plaît ?

Réponse : La tête est innervée par le trijumeau pour la sensibilité antérieure et la motricité masticatoire, par le plexus cervical superficiel (PCS) pour la sensibilité postérieure, et par le nerf facial pour la motricité. Ces nerfs capturent et transportent les sensibilités du visage y compris celle du pavillon auriculaire, chacune en fonction de sa localisation.

Rappelons que les somatotopies sont des représentations des cartes somatotopiques cérébrales, amenées et déposées sur le pavillon auriculaire aux endroits respectifs des territoires des nerfs dans lesquels sont véhiculées ces somatotopies, par le processus embryogénétique qui leur correspond. Il y a ainsi superposition des sensibilités et des somatotopies, c'est la raison pour laquelle les zones affichées sur le pavillon auriculaire peuvent être marquées ou pas, sensibles ou pas, douloureuses ou pas, selon l'intensité des potentiels pathogènes déposés dans leurs dévolutions somatotopiques. Le pavillon auriculaire joue alors son rôle de véritable écran tactile.

Question : Vous nous avez enseigné que le système postural agissait sur tout, y compris sur les modulations relationnelles. Pourriez-vous, Monsieur, s'il vous plaît, nous éclairer un peu plus ?

Réponse : le système postural est un système tonique à multiples entrées et multiples réponses, calées sur des synergies motrices précâblées dans des *patterns* moteurs du cortex cérébral, et dont le but est la stabilisation de l'homme dans son environnement, en fonction des exo-entrées et des endo-entrées sensorielles.

En fonction de cela, il y a une régulation centrale qui joue sur les différents haubans, les différents tenseurs, qui va faire que l'ensemble va élaborer la réponse la plus adaptée, selon des réponses tactiques alignées sur les circonstances cognitives (le relationnel). C'est ainsi que l'on n'aura pas la même angulation du corps, la même chaleur de serrage des mains, le même regard, le même sourire selon que l'on s'adresse à un copain ou à un inconnu. Il y a donc intrication : le cortex conditionne le système limbique qui va conditionner le système autonomique, le tout aboutissant au système postural.

Question : Vous nous avez souvent dit que la commissure blanche antérieure (CBA), le point de synthèse (PS) et la glande épiphysaire (GE) étaient un bon tryptique antivieillissement. Pourriez-vous, s'il vous plaît, nous en dire plus ?

Réponse : Oui en effet, la CBA est une commissure sous-calleuse qui réunit les deux rhinencéphales, tête de pont du système limbique. Ce système limbique, c'est lui qui réceptionne les impacts du stress qui finissent par transiter dans les canaux de la CBA, dont le rôle essentiel est d'assurer la meilleure communication possible, afin de permettre le traitement optimal des informations stressantes, via le meilleur stockage possible. Si tel n'était pas le cas, ces informations « mal traitées » deviendraient des « scories », des parasites et des blocages possibles, tous ces éléments capables d'accélérer l'entropie à laquelle nous sommes soumis !

Le PS (à condition qu'il n'y ait pas de cancer ou de suspicion de cancer, comme dit précédemment) correspond à la partie motrice de l'hypothalamus antérieur, donc avec un rôle anabolique, capable de susciter les sécrétions de prostaglandines, prostacyclines, ADN, ARN, ARN messager, qui vont favoriser les synthèses des éléments nécessaires à une bonne eutrophie biologique.

Le vieillissement c'est un décalage dans le temps des battements des systèmes sympathique–parasympathique, au profit du sympathique, lui catabolique. Donc solliciter la GE correspond à favoriser le meilleur rythme possible des fonctions perturbées dans une pathologie donnée.

Question : Que pourrions-nous proposer en cas d'agoraphobie ?

Réponse : Une bonne auriculothérapie pourrait être de solliciter, dans l'ordre :

- la zone oméga 2 : pour sortir du repli sur soi et faciliter notre relation vers l'autre, ou vers d'autres espaces ;
- le PMS moteur : pour renforcer l'acte moteur d'aller vers l'autre ou vers d'autres espaces ;
- une triade de relaxe (Cosmonaute, PMS, Corps calleux) : pour moduler l'anxiété et permettre d'aller vers l'autre ou vers d'autres espaces sereinement ;
- la zone hippocampique sur le pavillon gauche : pour atteindre l'hippocampe droit où se trouve localisé notre GPS.

Conclusion

J'ai dépensé beaucoup d'énergie pour écrire ce livre. Mais cela n'équivaut en rien le plaisir et l'honneur que j'ai à mettre à disposition de mes élèves ce compendium, certes et sûrement imparfait, mais qui leur fera revivre ces merveilleux moments de cours passés ensemble.

Eux comme moi, j'en suis sûr, nous en garderons un souvenir irremplaçable.

J'ai voulu transmettre l'essentiel des connaissances neurophysiologiques en auriculothérapie, dont j'ai mis 20 ans à en faire le synopsis. J'ai voulu transmettre ces connaissances fondamentales pour permettre à tous les médecins qui ont approché ou qui approcheront cette merveilleuse discipline de la pratiquer dans un esprit médical, pour le plus grand bien de leurs patients. J'ai voulu transmettre ma passion de soigner, toujours selon les données acquises de la science, notamment neurophysiologique, en recherchant la moindre iatrogénicité et la plus grande efficacité, tout en sachant que tous les outils thérapeutiques sont miscibles entre eux.

Comme une poussière d'étoiles qui fait scintiller le firmament, si cet ouvrage peut contribuer à éclairer un peu l'océan de notre ignorance, alors nous aurons rempli notre mission.

Vive l'auriculothérapie !

Bibliographie

Chapitre 3 – Histoire de l'auriculothérapie

Alpino P. De medicina Aegyptiorum (Google eBook), Vol. 3. Ed Gerardum Potuliet Leiden 1745 ; 169.

Anonym. Revue des journaux. Du traitement de la névralgie sciatique par la cautérisation de l'oreille externe. Gazette hebdomadaire de médecine et de chirurgie. 1861, série 1, tome 08 : 61-2 citing Finco G.

Bacchi M. Sympathie singulière entre les dernières branches du nerf sciatique et l'oreille. Gazette médicale de Paris (journal de médecine et des sciences accessoires) 1854 ; série 3, n° 09 : 431-2.

Bai Xinghua. Chinese auricular therapy. Beijing : Scientific and Technical Documents Publishing House ; 1994.

Barthez PJ. Traité des maladies goutteuses. Volume 2. Paris ; 1802, chapitre 61 : p. 92-6.

Battista Borsieri G. Institutionum medicinae practisae. Milano : Ed Typis Imperialis Monasterii S. Ambrosii Majoris ; 1785, p. 203-4.

Braithwaite J, Braithwaite W. Case of sciatica cured by cauterizing the ear. Vol. 22. New York : Ed. Braithwaite ; 1850, p. 93.

Calderini CA. Trattamento della sciatica colla cauterizazzione dell'orecchio. Review of the Editor. Annali Universali di Medicina (Milano) 1851 ; serie 4, vol. 137 : 189-202.

Calvy JFA, Blaquière L. Correspondance médicale : Sciatiquex-cautérisation de l'oreille. Nouveaux cas de guérison. Journal des Connaissances Médico-Chirurgicales, 34(4)17 août 1950 : 100-1.

Cauterization of the Ear for Sciatica. Schmidt's Jahrb 1881 ; 2.

Colla I. Cura di diverse sciatiche nervosemediante l'ustine fatta all'orecchio. Memoria letta alla Societa il 1 agosto 1804. Vol 1. Parma : Ed. Luigi Mussi ; 1906, p. 106-13.

Cornarius J, Foës A. Hippocratis liber de aeribus, aquis et locis, Iano Cornario interprete. Accedunt Foësii notae. Publisher : Lugduni Batavorum (Leiden), Apud Johannem Elsevirium (Elsevier) ; 1658.

Crowley CG. Dental bibliography : a standard reference list of Books on Dentistry published throughout the world from 1536 to 1885. Philadelphia, 1885

De la cautérisation de l'oreille comme traitement radical de la sciatique. Journal des Connaissances Médico-Chirurgicales 1850 ; 9 : 225-30.

De la cautérisation de l'oreille comme traitement radical de la sciatique. Journal de Médecine et de Chirurgie pratiques à l'usage des médecins praticiens 1850 ; vol. 21 : 290-2.

Duchenne GB. De l'électrisation localisée et de son application à la pathologie et à la thérapeutique. 2nd ed. Paris : J.-B. Baillière et Fils ; 1861, chap. 21 : p. 952-61.

Duchenne GB. Névralgies sciatiques. In : Exposition d'une nouvelle méthode d'électrisation, dite galvanisation localisée. Archives Générales de Médecine 1851 ; 25 : 209-16.

Finco G. Dell'utilita della cauterizzazione dell'orecchio nelle ischialgie in altri 4 casi. Gazzetta Medica Lombarda (Milano) 1958 ; tome 5 : 69-71.

Fonssagrives JB. Traité de thérapeutique appliquée basé sur les indications. Chapitre : provocation d'actes morbides artificiels. Montpellier : Libraires-Editeurs ; 1878.

Gallina D. Due guarigioni d'ischialgia ottenuyta colla cauterizzazione dell'orechio. Gazetta medica Provinc. Venete. Padova, 1958 ; An I : 82.

Genga B. Anatomia chirurgica, cioe, Istoria anatomica dell'ossa, e muscoli del corpo umano… Bologna : Ed. Longhi ; 1686, vol. 1, chapter XIII : 86-7.

Gori L, Firenzuoli F. Ear Acupuncture in european traditional medicine. Evid Based Complement Alternat Med 2007 ; 4(Suppl 1) : 13-6.

Guerini V. A history of dentistry from the most ancient times until the end of the eighteenth century. Philadelphia/New York : Lea et Febiger ; 1909 ; 256 p.

Jarricot H. Sémiologie viscéro-cutanée : les dermalgies réflexes, Cahiers de Biothérapie 1971 ; 31 : 169-81.

Jarricot H. Sur certains états douloureux : viscéralgies, dermalgies réflexes, cellulies et quelques phénomènes réflexes d'origine thérapeutique [thèse médecine]. Lyon ; 1932.

Lagrelette PA. De la sciatique. Paris : Victor Masson et fils ; 1869, p. 162-5.

Lucciana. De la cautérisation de l'oreille comme traitement radical de la sciatique. Journal de Medecine, de Chirurgie et de Pharmacologie Volume 10. Société royale des sciences médicales et naturelles de Bruxelles. Bruxelles : Lamertin ; 1850, p. 557-9.

Luzitanus Z. Praxis medica admiranda : in qua exempla monstrosa, rara, nova, mirabilia. Vol. II. Amsterdam 1634.

Malgaigne JF. Sur la cautérisation de l'oreille comme traitement de la sciatique. Bulletin Général de Thérapeutique médicale et chirurgicale Paris 1850, n° 39 : 45-6.

Martin-Lauzer M. Guérison de la sciatique par la cautérisation de l'oreille. Gazette Médicale de Paris (journal de médecine et des sciences accessoires) 1851 ; n° 4.

Monteggia GB. Intituzioni chirurgiche. Vol. 1, 2nd ed. Milano : Ed. Giuseppe Maspero ; 1813 : paragraph 499 ; 215.

Niboyet JEH. La moindre résistance à l'électricité de surfaces punctiformes et de trajets cutanés concordant avec les points et méridiens, bases de l'acupuncture. Thèse Sciences Marseille/Louis Jean Edit. ; 1963.

Nuck A, Van Overschuur R. Genees-ofte heelkundige handwerken en ondervindigen. Samuel Luchtmans. Leiden 1740 ; chapter XVIII : 80-1.

O'Connor J, Bensky D. Acupuncture: a comprehensive text. Seattle : Shanghai College of Traditional Medicine Eastland Press ; 1981, 472 p.

Panizza B. Cauterizzazione dell'orechio nell'ischiade. Review of the Editor in chief. Gazetta Medica Italiana, Lombardia (Milano) 1850 ; n° 17, serie 3, tomo I : 150.

Percy M. Pyrotechnie chirurgicale-pratique. Metz ; 1811.

Potter EL. Bilateral renal agenesis. J Pediatr 1946 ; 29 : 68.

Riolani I. Anthropographia, ex propriis, et novis observationibus collecta, concinnata. Paris 1626. Bologna : Ed. Adrianus Perier ; Vol. 4, chapter 5 : 427.

Severino MA, Van Horne J. De la médecine efficace, ou, la manière de guérir les plus grandes et dangereuses maladies tant du dedans que dehors, par le fer et par le feu : divisé en III livres. 1668.

Stanislaus Sandras CM, Bourguignon H. Traité pratique des maladies nerveuses. Baillère ; 1862, 70 p.

Texier H. Cautérisation de l'hélix de l'oreille dans le traitement des névralgies de la face. Bulletin général de thérapeutique médicale, chirurgicale, obstétricale et pharmaceutique, Société de thérapeutique. Volume 52. Paris : G. Doin et Cie ; 1857, p. 41-2.

The seven books of Paulus Aagenita : translated from the Greek : with a commentary embracing a complete view of the knowledge possessed by the Greeks, Romans, and Arabians on all subjects connected with medicine and surgery. London : Sydenham Society ; 1844, vol 2 : 13. En ligne : http://www.archive.org/details/sevenbooksofpaul02pauluoft.

Valsalva AM. Tractatus de aura humana. Bononiae : Pisarii ; 1704 : 12.

Wauters PE (contributeur : Curtet FA). Traité du choix des exutoires. Vol. 2. Bruxelles : Ed. Emmanuel Flon ; 1803, chapter 10 : 72.

Chapitre 4 – Neuroanatomie élémentaire

Baciu M. Bases de neurosciences. De Boeck ; 2011.

Chau A, et al. The effect of claustrum lesions on human consciousness and recovery of function. Conscious Cogn 2015 ; 36 : 256-64.

Crivello F, Joliot M, Hervé PY, et al. Biological underpinnings of anatomic consistency and variability in the human brain. In : Bankman I.

Handbook of medical image processing and analysis, second edition. Academic Press ; 2008.

Gazzaniga MS, Ivry RB, Mangun GR. Neurosciences cognitives. Coll. Université. DeBoeck ; 2001.

Houdé O, Mazoyer B, Tzourio-Mazoyer N. Cerveau et psychologie. Paris : PUF ; 2002.

Ishai A, et al. Distributed neural systems for the generation of visual images. Neuron 2000 ; 28 : 979-90.

Kansaku K, *et al.* Sex differences in lateralisation revealed in the posterior language areas. Cerebral Cortex 2000 ; 10 : 866-72.

Lueck C, et al. The colour center in the cerebral cortex of man. Nature 1989 ; 340 : 386-9.

Masmoudi S, Naceur A. Du percept à la decision. Intégration de la cognition, l'émotion et la motivation. Coll. Supérieur. DeBoeck ; 2010.

Mellet E, et al. A positron emission tomography study of visual and mental spatial exploration. J Cogn Neurosci 1995 ; 7 : 433-45.

O'Craven K, Kanwisher N. Mental imagery of faces and places activates corresponding stimulis-specific brain regions. J Cogn Neurosci 2000 ; 12 : 1013-23 ;

Onteniente B, Peschanski M, Prochiantz A, Ollat H. Neuroanatomie fonctionnelle. De la cellule aux comportements. Volume 3 : développement et plasticité. ANPP ; 1996.

Rosenzweig MR, Leiman AL, Breedlove SM. Psychobiologie. Coll. Université. DeBoeck ; 1998.

Tootell RB, et al. From retinotopy to recognition. fMRI in human visual cortex. Trends Cogn Sci 1998 ; 2 : 174-83.

Zeki S, et al. A direct demonstration of functional specialization in human visual cortex. Journal of Neuroscience 1991 ; 11 : 641-9.

Chapitre 5 – Embryologie de l'auricule

Cochard LR. Atlas d'embryologie humaine de Netter. De Boeck ; 2015.

Encha-Razavi F, Escudier E. Embryologie humaine. 4e éd. Masson ; 2008.

Heffner LJ. Reproduction humaine. De Boeck ; 2003.

Langman J, Sadler TW. Embryologie médicale. 7e éd. Pradel ; 2003.

Larsen WJ. Embryologie humaine. DeBoeck ; 2011.

Poirier J, Catala M, Poirier I, Baudet J. Leçon d'embryologie humaine. 4e éd. Maloine ; 2005.

Wolff-Quenot MJ, Sick H. Atlas d'embryologie clinique. Anatomie sectionnelle et imagerie de l'embryon et du fœtus. DeBoeck ; 1997

Chapitre 7 – Anatomie microstructurale de l'auricule

Auziech O. Acupuncture et auriculothérapie. Essai d'analyse histologique de quelques structures cutanées impliquées dans ces deux techniques. Sauramps ; 1984.

Gellé ME. Oreille, anatomie normale, comparée, embryologie, développement, physiologie, pathologie, hygiène (ed. 1888). Hachette/BNF ; 2014.

Kamina P. L'oreille. Maloine ; 1997.

Chapitre 8 – Neurobiologie du développement du système nerveux central : relations avec la somatotopie auriculaire et l'auriculothérapie

Couly G, Le Douarin NM. Head morphogenesis in embryonic avian chimeras : evidence for a segmental pattern in the ectoderm corresponding to the neuromeres. Development 1990 ; 108(4) : 543-58.

Doupe AJ, Landis SC, Patterson PH. Environmental influences in the development of neural crest derivatives : glucocorticoids, growth factors and chromaffin cell plasticity. J Neurosci 1985 ; 5(8) : 2119-42.

Eysel UT. Functional reconnections without new axonal growth in a partially denervated visual relay nucleus. Nature 1982 ; 299(5882) : 442-4.

FitzGerald MJT, Folan-Curran J. Neuro-anatomie clinique et neurosciences connexes. Maloine ; 2003.

Guyton AC. Neurophysiologie. Masson ; 1984.

Hockfield S, Kalb RG. Activity-dependent structural changes during neuronal development. Curr Opin Neurobiol 1993 ; 3(1) :87-92.

Jenkins WM, Merzenich MM. Reorganization of neocortical representations after brain injury : a neurophysiological model of the bases of recovery from stoke. Prog Brain Res 1987 ; 71 : 249-66.

Jenkins WM, Merzenich MM, Ochs MT, Allard T, Guic-Robles E. Functional reorganization of primary somatosensory cortex in adult owl monkeys after behaviorally controlled tactile stimulation. J Neurophysiol 1990 ; 63(1) : 82-104.

Kaas JH. Plasticity of sensory and motor maps in adult mammals. Annu Rev Neurosci 1991 ; 14 : 137-67.

Kaas JH, Krubitzer LA, Chino YM, Langston AL, Polley EH, Blair N. Reorganization of retinotopic cortical maps in adult mammals after lesions of the retina. Science 1990 ; 248(4952) : 229-31.

Le Douarin NM. Cell line segregation during peripheral nervous system ontogeny. Science 1986 ; 231(4745) : 1515-22.

Merzenich NM, Kaas JH, Wall JT, Sur M, Nelson RJ, Felleman DJ. Progression of change following median nerve section in the cortical representation of the hand in areas 3b and 1 in adult owl and squirrel monkeys. Neuroscience 1983 ; 10(3) : 639-65.

Onteniente B, Peschanski M, Prochiantz A, Ollat H. Neuroanatomie fonctionnelle. De la cellule aux comportements. Volume 3 : développement et plasticité. ANPP ; 1996.

Pascual-Leone A, Torres F. Plasticity of the sensorimotor cortex representation of the reading finger in Braille readers. Brain 1993 ; 116 (Pt1) : 39-52.

Recanzone GH, et al. Topographic reorganization of the hand representation in cortical area 3b owl monkeys trained in a frequency-discrimination task. J Neurophysiol 1992 ; 67(5) : 1031-56.

Robertson D, Irvine DR. Plasticity of frequency organization in auditory cortex of guinea pigs with partial unilateral deafness. J Comp Neurol 1989 ; 282(3) : 456-71.

Sanes JN, Suner S, Lando JF, Donoghue JP. Rapid reorganization of adult rat motor cortex somatic representation patterns after motor nerve injury. Proc Natl Acad sci USA 1988 ; 85(6) : 2003-7.

Saxen lauri. Neural induction. Int J Dev Biol 1989 ; 33 : 21-48.

Wall PD, Egger MD. Formationof new connexions in adult rat brains after partial deafferentation. Nature 1971 ; 232(5313) : 664.

Chapitre 11 – Synthèse neurophysiologique

Alimi D, Geissmann A, Gardeur D. Auricular acupuncture stimulation measured on functional magnetic resonance imaging. Med Acup 2002 ; 13 : 18-21.

Alimi D, Geissmann A, Gardeur D, Bahr F. Study of the stimulation of the auricular areas of the knee as French-German and Chinese localizations. The Radiology. Photon 2014 ; 125 : 133-41.

Auziech O. Acupuncture et auriculothérapie. Essai d'analyse histologique de quelques structures cutanées impliquées dans ces deux techniques [thèse de doctorat]. Paris : laboratoire d'histologie de la faculté de médecine de Paris/ unité INSERM 103 de Montpellier ; 1984.

Bossy J. Bases neurobiologiques des réflexothérapies. 3e éd. Masson ; 1983.

FitzGerald MJT, Folan-Curran J. Neuro-anatomie clinique et neurosciences connexes. Maloine ; 2003.

Guyton AC. Neuro-physiologie. Masson ; 1984.

Kolb B, Whishaw I. Cerveau et comportement. DeBoeck ; 2008, 1013 p.

Langman J, Sadler TW. Embryologie médicale. 7e éd. Pradel ; 2003.

Le Bars D. Physiologie de la douleur. PMCAC 1998 ; mars-avril nº 2, mai-juin nº 3.

LeDouarin N, Fontaine-Perus J, Couly G. Cephalic ectodermal placodes and neurogenesis. Trends Neurosci 1986 ; 9 : 175.

LeDouarin N, Smith J. Development of the peripheral nervous system from the neural crest. Annu Rev Cell Biol 1988 ; 4 : 375.

Marieb EN. Anatomie et physiologie humaines. De Boeck ; 1993, 1054 p.

Nadeau E. Neurosciences médicales. Elsevier ; 2006, 569 p.

Niboyet JEH. La moindre résistance à l'électricité de surfaces ponctiformes et de trajets cutanés concordants avec les points et méridiens, base de l'acupuncture [thèse de doctorat]. Marseille : faculté de médecine ; 1963.

Penfield W, Rasmussen T. The cerebral cortex of man. Macmillan ; 1950.

Pezard L. Sentir – Manuel de physiologie sensorielle. I. Processus périphériques. Éditions des Archives Contemporaines/Gordon and Breach Science Publishers ; 2005.

Pritchard TC, Alloway KD. Neurosciences médicales. DeBoeck ; 2002 ; 526 p.

Rainville P, Duncan GH, Price DD, Carrier B, Bushnell MC. Pain affect encoded in human. Science 1997 ; 277 : 968-71.

Rosenzweig MR, Leiman AL, Breedlove SM. Psychobiologie. DeBoeck ; 1998 ; 849 p.

Rouvière R, Delmas A. Anatomie humaine, Tome 4. 15e éd. Masson ; 2002, p. 347-50.

Terral C. Douleur et acupuncture. De la recherche à la clinique. Sauramps Médical ; 2009.

Chapitre 12 – Zones d'auriculothérapie

Auziech O. Acupuncture et auriculothérapie. Essai d'analyse histologique de quelques structures cutanées impliquées dans ces deux techniques [thèse de doctorat]. Paris : laboratoire d'histologie de la faculté de médecine de Paris/unité INSERM 103 de Montpellier ; 1984.

Terral C. Identification et essai d'explication de la moindre résistance électrique des points de peau [thèse]. Montpellier : faculté des sciences et de médecine ; 1986.

Terral C, Rabischong P. A scientific basis for acupuncture ? J Altern Complement Med 1997 ; 3 : S55-S65.

Terral C, Rabischong P. Rôle fonctionnel de la moindre résistance électrique de points pour la régulation de l'homéostasie. Auricular Acupuncture : Actes d'Alba. Sauramps Médical ; 2003, p. 132-44.

Chapitre 15 – Outils thérapeutiques

Burke D, Mogyoros I, Vagg R, Kiernan M, Temperature dependence of excitability indice of human cutaneous afferents. Muscle Nerves 1999 ; 22 : 51-60.

Evans PJD. Cryoanalgesia : the application of low temperature to nerves to produce anaesthesia or analgesia. Anaesthesia 1981 ; 36 : 1003-13.

Kerschan-Schindl K, Uher EM, Zauner-Dungl A, Fialka-Moser V. Cold and cryotherapy. A review of the literature on general principles and practical applications. Acta Med Austriaca 1998 ; 25(3) : 73-8.

Lecroart JL, Deklunder G, Houdas Y. Dynamiques de refroidissement sous cryothérapie par azote liquide vaporisé et par glace. Laboratoire de physiologie de la faculté de médecine de Lille, Rapport JETCOOL, 1990.

Sliosberg A. Cryopuncture in current medical practice. Presse Med 1952 ; 60(81) : 1730.

Vanggaard L. Physiological reactions to wet-cold. Aviat Space Environ Med 1975 ; 46(1) : 33-6.

Viana F, la Peña E, Belmonte C. La spécificité de la thermotransduction au froid est déterminée par l'expression différentielle du canal ionique. Nature Neuroscience 2002 ; 5 : 254-60.

Zeveke AV, Efes ED, Malysheva GI, Shaposhnikov VL. Analysis of activity in A and C fibres under mechanical and thermal stimulation in the skin receptor field. Prog Brain Res 1976 ; 43 : 151-7.

Index

475442-I- (1,2) - Thomson
Dépôt légal : novembre 2017
Elsevier-Masson SAS, 65 rue Camille-Desmoulins
92442 Issy-les-Moulineaux Cedex
Imprimé en Pologne par Dimograf